Dr. Veronika Rampold

Anhalonium Lewinii
und Meskalin

Sonderdruck zur

Materia Medica MINDMAT

– Vollständige Materia medica der ichnahen Symptome –

Dieses Buch ist zu beziehen bei:

Similimum-Verlag – Homöopathische Literatur
Aleksandar Stefanovic
D-53809 Ruppichteroth · Stockum 8

Satz/Konvertierung: Satzstudio K. H. Romanowski, Ruppichteroth
Druck: Krips b.v., NL-Meppel
Umschlaggestaltung: Madeinmondorf

ISBN 3-930256-32-0

Dr. Veronika Rampold

Anhalonium Lewinii und Meskalin

Monografie eines Halluzinogens aus homöopathischer Sicht

SIMILIMUM

HOMÖOPATHISCHE LITERATUR
ALEKSANDAR STEFANOVIC

I want to go to your country, that you may sing your songs to me.
(Peyotl-Suchlied der Tarahumara (8))

✵

Do you know
The world behind the world?
If you understand...
I seek the break-through to Freedom...
(though you'll never know what I mean)
to the other face
of things.
Do you know?
(vr, „The Break Through", 1985)

✵

„Without looking out of my window, I can see all things on Earth"
(Beatles, „The Inner Light", 1968)

✵

„I was there, I say, and I'll be there,
I know I know
I was there, I say, and I'll be there,
I know I'll be there again"
(vr, 1988, entstanden nach einem Rebirthing)

✵

„Held within the Pleasure Dome...
To taste my bitter triumph
as the mad Immortal Man.
Never more will I return
Escape these caves of ice
To break my fast on Honeydew
And drink the milk of Paradise."
(RUSH, „Xanadu", 1989)

Inhaltsverzeichnis

Vorwort

Mir scheint die Thematik von *Anhalonium* (bzw. die der Halluzinogene überhaupt, vor allem der „spirituellen Drogen“ *Anh., Cann-i., Yagé*) eine umfassende, besonders die Sensiblen und Gebildeten in den Industriestaaten, aber darüber hinaus alle spirituell Suchenden betreffende zu sein. Ob man nun reiche Erfahrungen mit Halluzinogenen hat, wie die *Beatles* zu der Zeit, da sie jenen Text schrieben, den ich zitiert habe, oder gar keine, wie ich selbst, als der Text von „The Break Through“ in meinen Sinn kam – die Sehnsucht nach einer mystischen *Anderen Seite*[1], einem ganz anderen, unserem Inneren viel näheren Aspekt, welche die Dinge für unsere Sinne annehmen könnten, auf daß unsere hungernde Seele gesättigt werde, faßt sich immer wieder in Worte, Bilder, Musik und motiviert zu verschiedensten (Ver)such(ung)en und „Suchten“, mit oder ohne Drogen. Wir alle sind manchmal wie jene *Huichol*-Männer, die bei der rituellen Suche nach *Peyotl*, durch die Wüste ziehend, gefährdet, fastend und müde, einander fragen: „Siehst du den Hirsch? Husch, husch, weg ist er!“ (2), bis sie dessen Pflanze gewordene Fußspuren, die ihnen Stillung ihres inneren Durstes versprechen, gefunden haben. Und wer sie je gefunden hat, ist und bleibt siech[2] danach, sie wieder zu finden.

In dieser Sehnsucht liegt die Chance jeder wahren spirituellen Suche – aber auch die Gefahr der „Beschleunigung des Weges“ durch Halluzinogene. Denn wer den *Anschein* von Erleuchtung chemisch erzwingt, sein Ich *scheinbar* gewaltsam sprengt (17.4) und es dabei in Wirklichkeit doch nur nietzschehaft (21) glorifiziert, kann enden im ewigen Eis von Erkenntnis ohne Liebe, ja in der Zerstörung aller seiner Liebe (17.4); und wer sein Ego durch diese Stoffe *tatsächlich* aufweicht, ist in Gefahr, die angemessene Selbstachtung mit der falschen zusammen aufzugeben, Nachgiebigkeit mit Nächstenliebe zu verwechseln und auf den Wellen des Lebens willenlos umhergetrieben zu werden (37).

So kann *Peyotl* tatsächlich zur „raiz diabolica“ (18), zur Teufelswurzel werden.

Dr. med. Veronika Rampold

Pfingstsonntag, den 31.5.1998

1) Den Ausdruck „Andere Seite“ habe ich immer für das Mystische benutzt – seltsamerweise ohne irgendein Vorbild, ja ohne zu wissen, woher er stammt. Er kam mir einfach passend vor. Erstmals scheint er im deutschsprachigen Raum in den 20er Jahren als Titel eines Romans aufgetaucht zu sein, der von dem halluzinogenerfahrenen Alfred Kubin stammt. Ich selbst könnte ihn unbewußt von den Doors aufgeschnappt haben... aber woher in aller Welt hatten die ihn, kannten sie Kubin?

2) „Sucht“ kommt von „suchen“, aber auch von „siech“ – krank.

Quellen und Zitierweise

Alle fremdsprachigen Angaben (englisch, französisch) wurden von mir selbst übersetzt.

Symptome durch Essen von „*Mescal buttons*", die bei den Indianern übliche Art der Drogeneinnahme, sind ohne besondere Kennzeichnung, solche von *Peyotl*-Extrakt o.ä. mit Bezeichnug der Drogen-Zubereitung, aber ohne Sternchen, und solche von *Meskalin* oder auch „*Pellotin*" **mit Bezeichnung des Prüfstoffs und mit einem Sternchen** (*) in die Themenliste aufgenommen worden.

Die Prüfungssymptome aus (14) wurden an Epileptikern oder an Menschen erhoben, die einen schizophrenen Schub durchgemacht hatten und zum Versuchszeitpunkt in dieser Hinsicht symptomarm waren. Bei deren Vergleich mit denen, die aus Selbstversuchen gesunder Ärzte mit pharmakologischen Dosen von *Peyotl* bzw. *Meskalin* oder aus kultischem *Peyotl*-Gebrauch stammten, zeigen sich keine inhaltlichen Unterschiede. Ferner wurde keine jener vorgeschädigten Versuchspersonen vor der Gabe der Droge über das Auftreten von Visionen unter *Peyotl* informiert, und doch hatten alle, bis auf eine, lebhafte Erscheinungen dieser Art, die sich bis in kleine Einzelheiten ähnelten. Somit sind diese Symptome vollkommen verläßlich und brauchen nicht besonders gekennzeichnet zu werden.

a) Peyotl (Quellen 17 - 19 geben Wirkungen der potenzierten Arznei wieder, alle anderen Angaben beziehen sich auf pharmakologische Dosen)

1. Diguet, L.: Le Peyote et son usage rituel chez les indiens du Nayarit. Journal de la Société des Américanistes de Paris, 1907.
2. Reko, V. A..: Magische Gifte. Rausch- und Betäubungsmittel der Neuen Welt. Stuttgart: F. Enke, 3. Aufl. (1949), S. 17 - 100.
3. Guttmann, A.: Die Spaltung der Persönlichkeit durch ein Medikament. Die Umschau, Bd. 28 (1924), H. 37, S. 705 - 707
4. Guttmann, A.: Medikamentöse Spaltung der Persönlichkeit. Monatsschr. f. Psychiatrie und Neurologie Bd. 66, Heft 2 - 3, S. 161 - 187 (Peyotl und Meskalin, beides wird nicht unterschieden)
5. Radin, Paul: A sketch of the Peyote cult of the Winnebago. A study in borrowing. Journal of relig. psychology Bd. 7, 1914, Nr. 1, S. 1 - 22

6. Lewin, L.: Über Anhalonium Lewinii und andere giftige Cacteen. Ber. d. dt. botan. Gesellschaft Bd. XII, S. 283 - 290
7. Safford, W.E.: Narcotic Plants and Stimulants of the ancient Americans. Annual Report of the Smithsonian Institution, 1916, S. 387 - 424
8. Seymour, Gertrude: Peyote worship, an Indian cult and powerful drug. Survey, Bd. 36, 1916, S. 181 - 184
9. Fernberger, S.: Observation on taking Peyote. American Journal of Psychology Bd. 34 (1923), S. 267 - 270
10. Reko, V. A.: Peyotl-Genuß im heutigen Mexiko. Deutsche Zeitung von Mexico, 6.5. 1924.
11. Lewin, Louis: Phantastica. Die betäubenden und erregenden Genußmittel. Berlin: Stilke, 1924.
12. Harms, H.: Über das Narkotikum Peyotl der alten Mexikaner. Monatschr. f. Kakteenkunde Bd. 31 (1921), S. 90 - 92
13. Mooney, James: The Mescal Plant and Ceremony. Therapeutic Gazette 3. Ser. Vol. XII (1896) S. 7 - 11
14. Bresler, Johannes: Anhalonium Lewinii. Psychiatrisch-neurologische Wochenschrift 1905, Nr. 27, S. 249 - 256 (Peyotl und Meskalin, nicht unterschieden)
12. Schumann, K.: Über giftige Kakteen. Berichte der Deutschen Pharmazeutischen Gesellschaft, Bd. 5 (1895), S. 103 - 110
16. Guttmann, A.: Experimentelle Halluzinationen durch Anhalonium Lewinii. Bericht über den 6. Kongreß für experimentelle Psych. Göttingen, 15. - 18. April 1914, S. 75 - 79 (Peyotl und Meskalin, nicht unterschieden)
17. Unger, H.: Das Arzneibild Peyotl. AHZ 1958, Heft 11, S. 523 - 535 und Heft 12, S. 571 - 577 (AMP und Versuch einer Synthese aus zahlreichen älteren Quellen, ausschließlich Substanzprüfungen; 17.1: D 30, 17.2: D 12, 17.3: D 6, 17.4: D 3. Prüfer 1 war Herbert Unger selbst.)
18. AMP von Nancy Herrick (C 30), 10 Prüfer, Oktober 1994, zitiert aus Reference Works 2.5 englisch
19. „Traumprüfung“ von Jonathan Shore (C 30), während eines Seminars, Finnland 1993, zitiert aus Reference Works 2.5 englisch
20. Castaneda, Carlos: Die Lehren des Don Juan. Ein Yaqui-Weg des Wissens. Frankfurt am Main: Fischer, 1973 (Wirkungen rituellen *Peyotl*-Genusses bei dem Schüler des Schamanen *Don Juan*)

b) Meskalin (pharmakologische Dosen)

21. Beringer, Kurt: Der Meskalinrausch, seine Geschichte und Erscheinungsweise. Berlin: Springer, 1927.

22. Serko, Alfred: Im Mescalinrausch. Jahrbücher für Psychiatrie und Neurologie Bd. 34, 1913, S. 355 ff.

23. Jolly, F.: Über Pellotin als Schlafmittel. Deutsche Medicinische Wochenschrift, 1896, Nr. 24, S. 375 - 6

24. Dixon, W. E.: The Physiological action of the alkaloids derived from Anhalonium Lewinii. J. of Physiology, Bd. 25 (1899), S. 69 - 86

25. Alberts, Leni: Einwirkungen des Meskalins auf komplizierte psychische Vorgänge. Dissertation, Heidelberg 1920.

26. Zádor, Julius: Meskalinwirkung auf das Phantomglied. Monatsschr. f. Psychiatrie und Neurologie Bd. 77, Heft 1 - 2 , S. 71 - 99 (200 - 350 mg Meskalinsulfat, synthetisch, Fa. Merck)

27. Matefi, Laszlo: Meskalin- und LSD- Rausch. Confinia Neurologica – Grenzgebiete der Neurologie Bd. 12, Fasc. 3, 1952.

28. Huxley, Aldous: Die Pforten der Wahrnehmung. Übs. H .E. Herlitschka. München: Piper & Co., 1954 (Selbstversuch Huxleys mit 400 mg Meskalin p.o.).

29. Leuner, Hanscarl: Die experimentelle Psychose. Berlin / Göttingen / Heidelberg: Springer, 1962 (Meskalin ohne genaue Angabe der Provenienz, bei Neurotikern verschiedener Art, in psychotherapeutischem Setting)

c) Klinische Erfahrungen mit potenziertem Peyotl

30. Gisevius: Die Angst in der hom. Arzneimittellehre. Deutsche Zeitschrift für Homöopathie 1931, Nr. 10, S. 240 - 248 (mehrere Fälle, gebessert oder geheilt; C 30, C 200)

31. Stephenson, Nature Materia Medica, zitiert aus Reference Works 2.5 englisch (ein Fall, gebessert, C 200)

32. Jayesh Shah, zitiert aus Reference Works 2.5 englisch (zwei Fälle, C 200, oder Hochpotenz ohne Angabe derselben)

33. Nancy Herrick, zitiert aus Reference Works 2.5 englisch (ein Fall, 1M)

34. Gina Inez, zitiert aus Reference Works 2.5 englisch (ein Fall, 1M)

35. Paul Herscu, zitiert aus Reference Works 2.5 englisch (gesammelte Erfahrungen aus mehreren Fällen, Hochpotenzen)

36. Vithoulkas, MM Viva (gesammelte Erfahrungen aus mehreren Fällen, Hochpotenzen)

37. Müller, Hugbald Volker: Die Psychoanamnese. Heidelberg: Haug, 1981 (ein Fall, C 200 i. v.)

38. Müller, Hugbald Volker: Die Farbe als Mittel zur Simillimumfindung in der Homöopathie, Bd. I - III Heidelberg: Haug 1990 - 1996 (zum Zeitpunkt des Drucks noch nicht zitiert, da nicht verfügbar)

39. Rajan Sankaran, zitiert aus Reference Works 2.5 englisch (ein Fall, gebessert durch C 200; Beschreibung nicht sicher genug, um abzugrenzen, was wirklich geheilt wurde, daher nicht zitiert)

d) Nachträge zu Peyotl

40. Smith, Bernhard/Lancet, zit. in HRC/29 (1914)/3, S. 114 (Peyotl-Fluidextrakt)

41. Newberne, R. E. L. / Burke, Ch. H.: Peyote, an Abridged Compilation from the Files of the Bureau of Indian Affairs. Washington, Government Printing Office 1922 (Berichte weißer Pfarrer und Beamter über Verhaltensveränderungen von indianischen *Peyotl*-Essern)

42. Shonle, Ruth: Peyote, the Giver of Visions. American Anthropologist, New Series, Bd. 27, 1925, S. 53 - 75 (Religionsgeschichte, Visionen von Indianern während der *Peyotl*-Messe)

43. Safford, W. E.: An Aztec Narcotic. Journal of Heredity Bd. 6, 1915, S. 291 - 311 (Religionsgeschichte, Botanik, Visionen von Indianern während der *Peyotl*-Messe)

44. Hollenberg, A., „Die Bedeutung der Ungerschen Arbeiten“, AHZ, 205 (1960), S. 229.

45. Unger, H., Diskussionsbeitrag über seine Peyotl-Prüfungen, AHZ, 206 (1961), S. 679.

46. Rampold, V., noch laufender Anh.-Fall aus meiner Praxis.

Nomenklatur, Mythologie, Religionsgeschichte – Peyotl-Götter und Peyotl-Messe

1) Allgemeines

Der älteste bekannte Name der Pflanze stammt aus der aztekischen Kultur und lautet *Teonanacatl*, d, h. „Fleisch der Götter" (18). Er bezog sich allerdings nicht allein auf *Peyotl*. Der später eingebürgerte Name *Mescal* ist eine Verballhornung von „*Mizcal*", d.i. Schnaps (12). Er rührt von einer Verwechslung mit der Agave her, aus welcher Tequila- und Mescal-Schnäpse hergestellt werden. Ferner bezeichnet er die berauschende Eigenschaft der Pflanze, derentwegen manche Leute sie in Unkenntnis ihrer Eigenschaften auch „trockener Whiskey" zu nennen pflegten (8). In Mexiko wurde die Droge früher auch in Form eines Gärgetränks eingenommen (12). Älter und stimmiger ist der Name *Peyotl*, den ich auch in der homöopathischen Nomenklatur für angemessener hielte als die bereits wieder überholte lateinische Bezeichnung „*Anhalonium Lewinii*". Er leitet sich vom aztekischen Wort für „Kokon" oder „Raupe" her und soll sich auf das wollige Haar beziehen, das die samentreibende Pflanze auf ihrem Kopf trägt (2), oder auch auf die mediane Einbeulung des Kopfes der Pflanze, so daß dieser wie eine eingerollte Raupe anmutet (18). Andere übersetzen ihn mit „Gespenst" oder „Hirngespinst" (2), eine Doppelbedeutung, die schon dem lateinischen Wort *larva* zu eigen war, das sowohl Larve oder Maske, als auch Gespenst bedeutete. Andere Namen der Pflanze waren, je nach Indianerstamm, *Kamaba, Huatari, Hikuri, Ho, Señi, Wokowi* (1). In der heutigen *Native American Church* wird die Droge oder auch „ihr Geist" gerne mit dem Kosenamen „*Mescalito*" bezeichnet (18).

Der Gebrauch von *Peyotl* für rituelle und medizinische Zwecke ist in seinem Verbreitungsgebiet sehr alt. Im aztekischen Mexiko gehörte die Droge ebenso zum Rüstzeug der Priester und Schamanen wie bei den Indianern der südwestlichen Wüsten der USA. Der Konsum der Droge außerhalb des religiösen Settings aber war laut den Gesetzen des Aztekenherrschers *Montezuma* strikt verboten (8). Außer den Azteken waren es vor allem die *Huichol* (siehe dazu auch *C. Castaneda* „Die Lehre des Don Juan", worin die *Peyotl*-Tradition dieses Stammes romanhaft verarbeitet ist), die *Tarahumara* in Nordmexiko (welche auch für einen anderen eigentümlichen Brauch, einen tagelang ununterbrochen durchgehaltenen religiösen Wettlauf, bekannt sind), die *Kiowa*, die *Comanchen* und die *Mescalero*-Apachen, welche Rituale mit *Peyotl* feierten. Selbst die schlimmsten Strafandrohungen und Verurteilungen durch christliche Missionare, welche angehalten waren, im Beichtstuhl direkt nach dem Gebrauch halluzinogener Drogen zu fragen, und die den *Peyotl*-Gebrauch für ebenso schlimm wie Menschenfresserei erklärten (8), brachten die indigenen Völker jener Gegenden nicht von diesem Kult ab. Im späten 19. Jahrhundert wurde der rituelle Gebrauch von *Peyotl* von einem christlichen Ekstatiker aus dem Stamm der Winnebago, der lt. (8) *Harry Rave*, lt. (42) *John Rave* hieß, übernommen, der eine *Peyotl*-Kirche begründete.[1] Auch heute noch gibt es diese synkretistische Gemeinde, genannt *Native American Church*, deren Priester zuweilen sogar in fremden Ländern missionieren und die eine Ausnahmegenehmigung besitzt, *Peyotl*, das in USA sonst als illegale Droge gilt, zu gebrauchen. Die Riten dieser Gemeinde werden, wie viele andere synkretistische mittel- und südamerikanische Kulthandlungen, „Mesa", heilige Messe, genannt, und der Verzehr des berauschenden Kaktus bildet ihr Sakrament. Solcherlei Zeremonien, schreibt *Seymour*, habe es auch schon in 17. und 18. Jahrhundert gegeben, und ihretwegen hätten die Missionare überhaupt so heftig gegen *Peyotl* gekämpft (8). Die Christianisierung des Peyotlkonsums ist aber viel älter als jene Kirche, denn *Guttmann* erwähnt, daß die katholischen Missionare in Mexiko in früheren Zeiten mit eigenartiger Doppelmoral mit dem *„Mescal"* umgingen: der eigenständige Genuß desselben war verboten, aber wer zur Beichte kam, bekam als Belohnung *Peyotl* vom Priester! (4)

Es gibt mehrere alte Beschreibungen der *Peyotl*-Zeremonie aus verschiedenen Ethnien. Sie geben die Form wieder, in der man sie vor ca. 100 Jahren beging, und die aussagekräftiger sein dürfte als moderne Kulthandlungen. Lt. (8) degenerierte der Kult schon lange vor den 60er Jahren (in denen die Hippies sich in ihn hineindrängten), durch den Einfluß ehrgeiziger junger Indianer, denen es bei der Übernahme religiöser Ämter weniger um Visionen als um Prestige ging.

Es besteht eine Verbindung zwischen dem (modernen) *Peyotl*-Kult und dem von dem Schamanen *Wovoka* in der Zeit größter Not eingeführten Geistertanzritual[2], einer Trance-Technik, mit welcher die in ihrer nackten Existenz bedrohten Prärie-Indianer glaubten, die Büffel zurückrufen und die Kraft der Geister in sich aufnehmen zu können, um die übermächtigen Weißen doch noch zu vertreiben. Ein Ponca-Indianer soll bei diesem Geistertanz eine Vision gehabt haben, die ihn veranlaßte, die *Peyotl*-Messe unter seinen Stammesbrüdern einzuführen, und so sei dieser Kult entstanden (8). Dies ist sicherlich nur halb wahr. Der *Peyotl*-Kult ist uralt, und selbst wenn er völlig ausgerottet würde, er würde auferstehen, wenn einfache, gläubige Leute die Kraft dieser Pflanze wiederentdeckten, wie es wohl auch dieser Indianer tat.

1) Ob wohl die Techno-Jünger heutiger Tage wissen, daß der Name ihrer Feste, „Raves", vielleicht von diesem Eigennamen kommt, und wieviel ihre farbenprächtigen Ankündigungsblätter, die „Flyer", mit *Peyotl*-Visionen gemeinsam haben?

2) Es waren jene Geistertänzer, die bei der letzten Schlacht gegen die Weißen am Wounded Knee (1864) massakriert wurden. Sie hatten sich mit dem Mut der Verzweiflung einer großen Übermacht entgegengeworfen.

Daß es gerade diese Kultform ist, welcher heute die meisten *Native Americans* anhängen, liegt daran, daß für alle Ureinwohner Amerikas die *Vision* das zentrale Element ihres Glaubens ist. Durch den Traum oder Wachtraum spricht das Göttliche zu ihnen. In vergangenen Zeiten suchten die meisten Indianerstämme durch Askese und Erschöpfung die ersehnte Verbindung zu Gott, was natürlich nicht allen Stammesmitgliedern gelang. Unter *Peyotl* aber hat fast jeder Visionen und braucht sich dafür nicht zu kasteien. Darüber hinaus macht die Pflanze im Normalfall eben *nicht* kampfesmutig, wie es die ältesten Angaben behauptet haben (wohl durch Verwechslung mit anderen Drogen, wie *Datura*, *Psilocybe*), sondern „löst eine gewisse Traurigkeit aus, die ängstlich macht und veranlaßt, Streitigkeiten aus dem Weg zu gehen" (1), bzw. sie macht ergeben, weich, offen, suggestibel und schafft beim gemeinsamen Konsum, trotz der durch sie erzeugten meditativen Introversion, doch einen festen Zusammenhalt als Gruppe. Der *Peyotl*-Kult in der heutigen, christianisierten Form ist also eine geeignete Religion für eine einst stolze und kriegerische, nun aber hoffnungslos unterlegene, von der restlichen Gesellschaft ausgegrenzte Minderheit, die ihre Erfüllung nicht mehr außen suchen kann, sondern allein in der Innenwelt der Gemeinschaft und des jeweiligen eigenen Selbst.

2) Spezielle Gebräuche

Bei den *Huichol* gibt es eine komplexe Mythologie um die Pflanze und ein eigentümliches Zeremoniell für deren Ernte, die *Reko* (1925) detailliert beschreibt. „Nach der Stammesmythe der *Huicholi*-Indianer ist der *Peyotl*, der in ihrer Sprache *Hículi* heißt, aus den Fußspuren eines Zauberhirsches entstanden. Weil sie ihn zu Berauschungszwecken in unmäßigen Mengen trinken, glauben sie, er mache Durst. Und eine Pflanze, die Durst mache, müsse natürlich, wenn sie in der Erde wachse, den Regen herbeiziehen[1]. Daher wird die Pflanze das ganze Jahr hindurch sorgfältig geschont, um das Land vor einer Dürre zu bewahren. Aber schließlich ist er auch dazu da, um genossen zu werden und des Menschen Herz zu erfreuen. So wird er, beinahe wie eine Kulturpflanze, gehegt und zu ganz bestimmten Zeiten und nur einmal im Jahr geerntet.

Im Oktober, wenn er die größten Kräfte haben soll, wird er von einigen wenigen (lt. (21) zwei bis zwölf) Stammesangehörigen, die die Plätze, wo er häufig ist, genau kennen, gesammelt. Man schneidet den oberirdischen Teil ab und läßt die Wurzel stehen. Die wenigen Männer, die zu dieser *Peyotl*-Ernte ausersehen werden, müssen sich vorher durch lange Zeit jeder Berauschung, des Tabakgenusses – lt. *Lewin* auch des Salzes und des Paprika (11) – sowie des

1) In Mittelamerika gilt auch der Hirsch daher als Sinnbild des Durstes.

Koitus enthalten (lt. (21) letzteres vier Monate lang!), um die nötige Weihe zu diesem Geschäfte zu erlangen. Mit Bogen und Pfeil, wie zu einer Jagd, ziehen sie in das Gelände, wo der *Peyotl* wächst, und wie Kinder, die spielen, fragt einer den anderen: „Siehst du den Hirsch? Husch, husch... weg ist er." Die anderen machen verzweifelte Gesichter, legen ihre Pfeile auf und zielen nach den verschiedensten Richtungen, wo der eingebildete Hirsch möglicherweise sein könnte. Dann gehen sie weiter, bis wieder einer die merkwürdige Frage stellt, die anderen verdutzt und zwecklos mit den Pfeilen nach allen Richtungen, auch in die Luft und auf die Erde unter sich zielen. Endlich kommen sie in ein Gebiet, wo die *Peyotln* wachsen, und wie von einer Erleuchtung überkommen, ruft der Führer der Leute, auf den ersten dieser Kakteen zeigend, aus: „Da, unten in der Erde, ist der Hirsch." Der kaum aus dem Boden herausragende Oberteil des *Peyotl* wird für die Spur eines unter der Erde, gleichsam wie ein Antipode, wandelnden Hirsches genommen. Nun schießen sie mit ihren Pfeilen auf den vermeintlichen unterirdischen Hirsch, was auf den europäischen Beobachter, der den ersehnten Kaktus als Ziel vermeint, natürlich den Eindruck macht, als ob sie alle an dem gesehenen Kaktus absichtlich vorbeischießen würden. Schließlich ist der eingebildete Hirsch aber doch erlegt und der *Peyotl*, die Beute, wird abgeschnitten. (Die ersten fünf Kaktusköpfe ißt jeder Teilnehmer der Expedition selbst, so daß sie die Arbeit des Sammelns im abklingenden Rauschzustand verrichten (21).) So sammeln sie unter den immer gleichbleibenden Zeremonien ganze Säcke voll von den ersehnten *Peyotln*. Abends, wenn sie diese, in Wasser zerquetscht, beim Feste trinken, finden sich immer einige unterhaltsame Redner, die den unterirdischen Hirsch diesmal wirklich gesehen haben wollen, und so tief ist ihre Suggestibilität, daß sie ihn genau beschreiben oder gar die Anderen dazu bringen, anzugeben, ihn auch erblickt zu haben." (2)

Diguet (1) fügt diesen Informationen hinzu: „*Peyotl* ist für die *Huichol* die heilige Pflanze überhaupt, die in Preisliedern mit dem Ehrennamen *Foutouri*, Blume, bezeichnet wird. Er gilt als göttliches Geschenk und als Nahrungsmittel für die Seele, wie der Mais Nahrung für den Leib ist. Sein Schutzgeist ist die Göttin *Hatzimouika*. ... In den letzten 5 Tagen vor der Ankunft im Verbreitungsgebiet der *Peyotl*-Kakteen fasten die Männer, die die Pflanze ernten sollen, äußerst streng. ... Während des *Peyotl*-Festes wird die heilige Pflanze erst den Göttern angeboten, dann den Freunden der Eltern." (1) *Lewin* nennt einen anderen Namen des *Peyotl*-Gottes der *Huichol*: *Ta-Té-Wa-Li* (11). Offenbar gab es mehrere Stämme, die einen eigenen Schutzgeist für den berauschenden Kaktus benannten.

Seymour macht zum *Peyotl*-Kult der *Tarahumara* folgende Angaben: „Die Männer, welche *Peyotl* (sie nennen es *Hikuli*) ernten sollen, reisen vierzig Tage lang, bis sie zu dessen Verbreitungsgebiet kommen. Mit Hilfe eines Liedes an den Geist der Pflanze, das lautet: „Ich will in Dein Land gehen, damit Du mir

Deine Lieder vorsingst", findet der Sucher den Kaktus. Er erntet ihn schweigend und ohne ihn durch Berührung zu entweihen, mittels scharfer Stöcke. – Hat die Gemeinde sich im Tipi versammelt, drückt der Priester den Rand einer runden Schüssel in den Boden und zeichnet dann zwei Durchmesserlinien durch diesen Kreis, um ein Symbol des Erdenrundes darzustellen. Auf den Schnittpunkt dieser Linien legt er einen *Hikuli*. Diesen bedeckt er mit der umgekehrten Schüssel. Danach zieht er einen gekerbten Stock über diese Schüssel, hin und her, und erzeugt so ein kratzendes Geräusch, das „der *Hikuli* liebt und durch welches er seine Kraft manifestiert". Nach dem Verzehr der Pflanze wird die Nacht hindurch getanzt, wobei auch Frauen teilnehmen, teils gemeinsam mit den Männern, teils separat. Der Phase der Euphorie folgt früher oder später Schläfrigkeit und Depression, so daß ein Gläubiger nach dem anderen *Hikuli* bittet, ihn für eine Weile zu entschuldigen (so daß er das Zelt verlassen und schlafen gehen kann). Es kann vorkommen, daß der Leiter allein die Zeremonie zu Ende führt. Bei Sonnenaufgang stehen alle auf, und *Hikuli* wird feierlich „heimgewunken", zur Sonne, woher er gekommen sein soll. Es wird Wasser gebracht, rituell gereinigt und mit dem gekerbten Stock über jeden gesprengt; dann waschen sich die Gläubigen und essen. Bei den nördlicheren Stämmen, zu denen der Kult sich von den *Tarahumara* aus verbreitet hat, wird, statt zu tanzen, vor allem gebetet und meditiert, und es werden lange Rezitationen der erfahrenen Visionen gehalten. Dort kommt der benötigte akustische Stimulus eher von Trommeln und Rasseln als von kratzenden Stöcken." (8)

Mooney (1891, wohl ältester aller Berichte dieser Art) beschreibt eine *Peyotl*-Messe beim Stamm der *Kiowa* wie folgt: „Die Zeremonie beginnt etwa um 21 Uhr und dauert bis zum nächsten Mittag; meist wird der Samstagabend dafür ausgewählt, mit Rücksicht auf die Vorstellung der Weißen, daß der Sonntag heilig und der Ruhe gewidmet sei. Die Gläubigen sitzen im Kreis in einem geheiligten Tipi-Zelt, rund um ein Feuer. Die religiösen Übungen werden durch ein Gebet des Leiters eröffnet, der dann jedem Mann vier *Mescal-Buttons* aushändigt. Diese werden rasch verzehrt. Der *Mescal* wird erst gekaut, dann zwischen den Händen zu einem Preßling (pellet) zusammengerollt und verschluckt, wobei sich der Gläubige die Brust und den Nacken mit den Händen reibt, damit der Bissen rascher rutscht. Nach dieser ersten „Runde" nimmt der Leiter die Rassel und sein Assistent die Trommel, und sie singen zusammen das erste Lied, viermal, aus voller Kehle, wobei sie mit aller Kraft ihrer Arme die Trommel schlagen und die Rassel schütteln. Dann werden Trommel und Rassel an das nächste Paar weitergegeben, und so geht das Lied immer und immer wieder im Kreis herum, nur durch eine Pause für die Taufzeremonie um Mitternacht und eine für die Tageslichtzeremonie unterbrochen, bis etwa 9 Uhr am nächsten Morgen. Um diese Zeit werden die Instrumente aus dem Tipi getragen, die heiligen Speisen werden verzehrt, und die Zeremonie ist beendet.

(*Seymour* beschreibt, daß die in (13) nicht weiter beschriebene Tageslichtzeremonie bei einem benachbarten Stamm, den *Pawnees*, in besonderen Liedern und dem Öffnen eines Vorhangs bestehe, so daß die aufgehende Sonne auf den Altar scheinen könne. (8))

Um Mitternacht wird ein Wassergefäß herumgegeben, und jeder nimmt einen Schluck und spritzt sich einige Tropfen auf den Kopf. Bis zu dieser Stunde hat niemand seinen Platz verlassen, alle saßen mit gekreuzten Beinen und ohne sich anzulehnen auf der Erde. Danach ist es jedem erlaubt, hinauszugehen, ein wenig umherzugehen und wiederzukommen, aber nur wenige tun dies, da es als Zeichen von Schwäche gilt. (Über das Holen des benötigten Wassers schreibt *Seymour*, zwanzig Jahre später, daß die Gemeinde während der Zeit, wo der damit beauftragte Teilnehmer draußen sei, für dessen Sicherheit bete, damit er in seinem berauschten Zustand nicht in den Bach oder Brunnen falle (8).)

Die heiligen Speisen, die am Ende der Zeremonie verzehrt werden, bestehen aus geröstetem Mais in gesüßtem Wasser, Reis oder anderem gekochtem Getreide, gekochten Früchten und mit Zucker gemischtem Trockenfleisch. Jeder nimmt von allen vier Speisen ein wenig und trinkt vorher ein wenig Wasser, um den Mund zu reinigen.[1]

Um Mitternacht gibt der Leiter nochmals *Mescal* aus, und zwar so viel, wie jeder haben will. Häufig habe ich (*Mooney*) einen Mann um zehn Buttons bitten und diese so rasch, als er nur konnte, verschlingen sehen. Sie essen immer wieder *Mescal* bis zum Ende der Feier. Es wird viel gespuckt, und wahrscheinlich wird nur wenig von dem Saft verschluckt. Jeder raucht handgefertigte Zigaretten; ihr Rauch gilt als heiliger Weihrauch. (Lt. *Seymour* wird auch mit Zedernzweigen geräuchert (8).) Zwischendurch bricht irgendein glühender Anbeter in ein ernsthaftes Gebet aus, wobei er seine Hände dem Feuer und dem heiligen *Mescal* entgegenstreckt. Während der restlichen Zeit sitzen die Gläubigen, wenn sie nicht mit aller Kraft das Lied singen und Trommel oder Rassel spielen, ruhig da, die Decke um sich gezogen, die Augen auf den heiligen Mescal in der Zeltmitte gerichtet oder vielleicht auch mit geschlossenen Augen, wie dösend. Doch muß der Verehrer sofort bereit sein, wenn er mit Singen drankommt oder wenn er auf Bitte eines anderen Anwesenden ein Gebet sprechen soll. So ist es offenkundig, daß die Sinne stets wachsam sind und sich unter der Kontrolle des Willens befinden. – Neueingeweihte werden ständig dazu aufgefordert, ihre Blicke nicht wandern zu lassen, sondern sie auf das heilige *Mescal* in der Mitte des Kreises zu richten.

1) Diese Speisen sollen die frühere Nahrung der Prärieindianer imitieren. Heute scheint das nicht ganz einfach zu sein. Bei einer *Peyotl*-Zeremonie, die 1999 in Europa an geheimem Ort abgehalten wurde und von der mir glaubhaft berichtet worden ist, bestand das Speiseopfer aus Dosenmais, gegrilltem Rindfleisch und Roter Grütze!

Eine Vorbereitung, z. B. Fasten oder das Schwitzbad, gibt es nicht; man ißt wie sonst zu Abend, bevor man das Zelt betritt. Das Essen, welches ein oder zwei Stunden nach Ende der Zeremonie gegeben wird, ist stets ein Festmahl, so luxuriös, wie es sich der Gastgeber nur leisten kann. Den Rest des Tages verbringt man mit Plaudern, Rauchen und Singen neuer Lieder, bevor es Zeit ist, heimzugehen. Man geht zur gewohnten Zeit ins Bett und steht am nächsten Morgen normalerweise auch wie sonst auf. Bis zum Tag nach der Zeremonie wird das Essen nicht gesalzen. (*Lewin* erwähnt auch ein Salz-Tabu für die Männer, welche *Peyotl* suchen, siehe oben.)

Normalerweise nehmen an der Zeremonie nur Männer teil, aber man bringt auch kranke Frauen und Kinder herein, und nachdem für ihre Genesung gebetet wurde, erlaubt man ihnen, ein oder mehrere Mescals zu essen, die der Priester für sie vorbereitet." (13) An christianisierten Zeremonien nehmen auch die Frauen teil, dürfen – bzw. sollen – aber früher gehen, weil sie das Festessen bereiten müssen (8).

Bei den *Omaha*-Indianern unterschied sich der Kult insofern von dem bei den *Kiowa*, daß die älteren Teilnehmer jüngere zu überreden suchten, sie möchten mehr *Peyotl* essen, als sie ursprünglich wollten, wie ein junger Teilnehmer berichtet. Dieser weiß weiter zu sagen: „Wenn die Medizin zu wirken beginnt, um Mitternacht etwa, fangen sie an zu weinen, zu singen und zu beten, oder sie stehen auf und beben (shake) am ganzen Leibe, und einige von ihnen sitzen nur da und starren vor sich hin." „Bei dieser *Heiligen Peyotl-Gesellschaft* haben sie eine Art Taufe. Sie taufen mit *Peyotl*-Tee „im Namen des Vaters und des Sohnes und des Heiligen Geistes", wobei der Heilige Geist mit *Peyotl* gleichgesetzt wird. Dann trinkt man etwas von dem Tee und sie machen Zeichen auf die Stirne mit dem Tee, und danach nehmen sie einen Adlerflügel und fächeln einen damit an" (7). Es handelte sich hierbei um von *John Rave* und *Albert Hensley* eingeführte, teils indianische, teils christliche Riten, gleich denen, welche *Rodin* bei den *Winnebago* beobachtet hat (5). Christianisierte Indianer wurden generell während des Rituals aufgefordert, beim Verzehr des *Peyotl* „an Jesus und Seine Güte" zu denken, beichteten in der *Peyotl*-Messe ihre Sünden, bezeugten, welche sündhaften Gewohnheiten sie aufgegeben hätten (8) (5), forderten einander zu moralischem Handeln auf, trugen zu ihrem Federschmuck Rosenkränze in ihr Haar geflochten und erhofften sich beim Betrachten des *heiligen Mescal* in der Zeltmitte, den heiligen Leib Jesu Christi als Vision zu schauen. Am Schluß der Zeremonie vollzog der Leiter eine an die Fußwaschung Jesu an Seinen Jüngern erinnernde Demutshandlung, indem er das Waschwasser herbeitrug, mit dem die Gläubigen sich rituell waschen mußten (8).

Das in (7) erwähnte „Shaking" erinnert an die Ekstasetechniken der im 19. Jhdt. in den USA – vor allem bei den Indianern der westlichen Staaten (43) – sehr verbreiteten, christlich-mystischen Sekte der *Shakers* und an Wirkungen der *Bioenergetik* (*A. Lowen*) oder des *Rebirthing* (*L. Orr* et al.), Effekte also, die durch bestimmte Atem- und Körperübungen auch ohne Drogenkonsum zustande kommen. Die Lieder bei den *Peyotl*-Messen und beim *Peyotl*-Sammeln sind von sehr einfacher Struktur, meist nur ein kurzer Satz religiösen Inhalts, der immer und immer wieder gesungen wird (5) (8). Diese Art von Liedern (in Indien werden sie als Gesang *kirtan* und als Gebetstext *mantra* genannt) gibt es in fast allen Kulturkreisen als Meditationshilfe. Sie können für sich allein schon Trance induzieren. Mir selbst ist deren Gebrauch von der Ostkirche, allen hinduistischen und buddhistischen Gemeinden, den mystischen Richtungen des Islam, den afrikanischen Massai, den nord- und südamerikanischen indigenen Völkern und den australischen Aborigines bekannt; im weiteren Sinne gehört auch der katholische Rosenkranz dazu.

Das Arzneimittelbild

Anh. erforderte wegen seiner ausufernden zentralnervösen Symptomatik, die alle anderen Aspekte überdeckt, eine besondere Anordnung seiner Symptome. *Biologie*, *Modalitäten* und *Körpersymptome* wurden vorangestellt, denn sie weisen im Krankheitsfall sicherer auf den *Peyotl*-Kaktus hin als die Rauscherscheinungen, nach der Faustregel: „Bei körperlichem Krankheitsschwerpunkt ist meist der Gemütszustand das Wahlanzeigende, bei Gemütsleiden oft die körperliche Begleitsymptomatik". Mit einer Liste der Diagnosen, bei denen *Anh.* in die engere Wahl gezogen werden sollte, schließt dieser Teil des Buches. Darauf folgt die *ichnahe Symptomatik* in Form von Themen; eine Liste der Themenüberschriften steht ihr zur besseren Orientierung voran, und sie endet mit einem Entwurf zur miasmatischen Dynamik des Mittels nach *Masi-Elizalde*[1].

Biologie, Physiologie, Arzneiverwandtschaften, Volksmedizin

Aussehen und Vorkommen – Peyotl (heutiger botanischer Name: Lophophora Williamsii Lewinii) ist ein unscheinbarer, wenig behaarten Kaktus der mexikanischen Wüsten (12), stachellos (2), mit niedrigem Sproß, der sich wie schüchtern in der Erde versteckt (43), großem, rübenförmigem Rhizom (13), welch letzteres ihm bei den, seinem Gebrauch feindlich gesonnenen, katholischen Missionaren den Namen „Teufelsrübe" (8) eingetragen hat, und schönen weißen Blüten, die auf dem kahlen Boden seiner Verbreitungsgebiete „gleich herabgefallenen Sternen"[2] leuchten (8). Samentragend weist er einen weißen Haarschopf auf (2). Er wächst vor allem in sehr unwirtlichen und schwer zugänglichen Gebieten, lt. (18) hoch im Gebirge[3]. Auch verwandte Arten sollen als Rauschmittel gebraucht worden sein (12). Getrocknete „Köpfe" dieses Kaktus wurden als Mescal buttons, Mescal beans oder Mescals bezeichnet. Es handelt sich dabei um das besonders wirkstoffreiche Mittelstück zwischen der harten Haut des Sprosses und der Wurzel. Sie sehen wie gedörrte Pilzhüte aus, weshalb man die halluzinogenen Pilze Mexikos (Psilocybe spp.) lange Zeit mit Anhalonium verwechselt hat. Auch wurden diese beiden Drogen früher im aztekischen Raum unterschiedslos Teonanacatl genannt. (Daher habe ich die Anga-

1) Zur gründlichen Einführung in diese Methodik siehe Preis, St., Mattmann-Allamand, P., Weihe, Ch. (Hrsg. Verein zur Publikation der revidierten Materia Medica nach Dr. Masi-Elizalde e. V., Lörrach): Materia Medica Homoeopathica revidiert nach Dr. Alfonso Masi-Elizalde, Ch-Luzern: Gegen-Druck Verlag, 1996, Teil 1.

2) Interessant könnte in diesem Zusammenhang eine in (4) erwähnte Bemerkung *Adalbert Stifters* sein, Kakteen seien gewissermaßen die Kristalle des Pflanzenreichs.

3) Durch die Sammeltätigkeit der *Peyotl*-Benutzer ist er in freier Wildbahn fast ausgerottet. Im Internet heißt es, daß die indianischen Anhänger der NAC ihn deshalb kultivieren.

ben von Bernardino Sahagun aus dem 16. Jhdt. nur teilweise in die Pathogenese aufgenommen, denn er beschreibt bei der Schilderung der aztekischen Teonanacatl-Feste Visionen, die viel mehr denen von Agar. als denen von Anh. ähneln.) Mit der geheimnisvollen aztekischen „Wahrheitsdroge" Ololiuqui, welche entweder aus den lysergsäurehaltigen Samen einer Ipomoea-Windenart (die zuweilen als „morning glory seeds" illegal gehandelt werden) oder aus einer mit Stramonium verwandten Pflanze (11) hergestellt wird, wurde Peyotl mitunter ebenfalls verwechselt. Jedenfalls nannte man sowohl einen magischen Peyotl-Trank als auch einen aus Ipomoea bereiteten Zaubertrunk Piule (10).

Die Symptome dieses Kaktus und seines Hauptalkaloids, *Meskalin*, das chemisch zu den Amphetaminen zählt und lt. (18) durch seine Umwandlung in *Adrenochrom*, einen halluzinogenen Metaboliten von *Adrenalin*, seine zentralnervösen Effekte zeitigt, sind bisher nur unvollständig in den Arzneimittellehren und Repertorien verzeichnet, weil die meisten AMP's dieser beiden Stoffe in allopathisch-psychiatrischen Journalen veröffentlicht worden und so der Bearbeitung für die Homöopathie entgangen sind. *Unger* hat in den 50er Jahren eine Zusammenfassung der darin gegebenen Befunde versucht, die aber so theoretisierend ausgefallen ist, daß sie sich weder zur Mittelfindung noch für eine analytische Bearbeitung nach *Masi-Elizalde* eignet. Daher wurde der *Peyotl*-Kaktus noch bis vor wenigen Jahren kaum verschrieben, zumindest in der europäischen Homöopathie.

Die durch *potenziertes Peyotl* ausgelösten Erscheinungen decken sich bis in Einzelheiten mit denen durch die Droge in Substanz, es kam durch wiederholte Gabe von D 30 zu regelrechten Meskalinvisionen (17, Prüfer 1)!

In diesem Buch liegt erstmals eine relativ komplette Synopse aller klassischen[1] Quellen über *Anhalonium* und *Meskalin* vor, die eine **vollständige, keine weiteren Nachversuche benötigende Pathogenese** ergibt – ein Urteil, das die wenigsten unserer Pathogenesen verdienen.

Körperliche Hauptwirkungen – Der Geschmack der Pflanze ist sehr unangenehm, intensiv bitter (9) und scharf (20), den Mund taub machend (20), „grasig" (2) und Übelkeit erregend, so daß in die Peyotl-Zeremonie Neueingeweihte nicht selten die verzehrten Mescals erbrechen (13) (20); aber auch sc. gespritztes Meskalin erzeugt regelhaft Nausea und hat in einem Falle „Aufstoßen bitterer Flüssigkeit" ausgelöst, als habe der Proband Mescal-Buttons gegessen (21) *. Selbst Anh. D 30 dil. hat bei einer Prüferin „Ekel vor der Arznei" erzeugt (17.1).

1) Die meisten dieser Originalien sind über 40 Jahre alt. Im Internet hoffte ich Moderneres zu finden – vergebens. Mit Ausnahme einiger auf halb illegalen Websites dokumentierter „Selbstversuche" ist dort alles aus (20) oder (21) abgeschrieben.

Die Hauptwirkung der Droge besteht in der Erzeugung von *komplexen Bewußtseinsveränderungen und hauptsächlich visuellen Halluzinationen*. Letzteres trat auch bei einem Kriegsblinden ein (21) *. Es handelt sich demnach um zentral, am ehesten direkt in der Sehrinde generierte Bilder, was ein anderer Meskalinprüfer selbst merkt: „Erst meint man, das Gesehene sitzt in den Augen; bewegt man den Kopf, dann meint man, es ist an der Decke, aber dort ist es auch nicht" (21) *.

Ferner erzeugen *Peyotl* und *Meskalin häufig Parästhesien*, wie Kriebeln, Kälte, auch „Wattegefühl" (21) *, *nicht selten* Anästhesie der ganzen Körperoberfläche, zuweilen auch Hyperästhesie der Haut; Juckreiz; *häufig leichte Ataxie*; *regelhaft Mydriasis*; Akkommodationsstörungen; nicht selten Stirn- und Hinterhauptschmerz, auch äußerst heftigen (9) (24). Wegen dieser Neurotoxizität ist *Anh.* unter den gewöhnlichen Drogenmißbrauchern „aus der Mode gekommen" (s. u.). An vegetativen Störungen treten auf: *häufig Tachykardie* bis 140 (21), vereinzelt Bradykardie (eine den Herzmuskel selbst betreffende *Meskalin*wirkung, die sich am isolierten Froschherzen reproduzieren ließ (24) *); ferner *Blutdrucksenkung*, bei kleinen Gaben *Meskalin* passager und gefolgt von anhaltender Erhöhung desselben, bei großen anhaltend, verbunden mit Diurese (24) *; zuweilen „quälende Mundtrockenheit wie durch *Atropin*", in anderen Fällen Salivatio (21) ; Handschweiß (21) *; Frost, gefolgt von Fieberhitze und reichlichem Schweiß, in der Nacht nach dem Rausch (21) * sowie ein „Gefühl wie bei einer beginnenden Infektion" oder auch „allgemeines körperliches Mißgefühl von Vergiftetsein" (21) *. *Meskalin* hat in höheren Dosen (sc.) auch wohl Durchfall, selbst blutigen Stuhl ausgelöst (24) *. Bei einem Versuchshund hat *Meskalin* sc. ferner ein „enormes" Ödem der Lefzen und Lider verursacht (24)*, an sich als allergische Sofortreaktion keine seltene Erscheinung, aber interessant im Zusammenhang mit den Schwellungsillusionen gleicher Region, die von manchen Menschen im Meskalinrausch bemerkt werden (24) (21) *.

Verlauf des Rausches – Auffällig ist, daß die ersten wahrnehmbaren Wirkungen des Rauschmittels meist dysphorisch getönt sind, Trägheit, Gleichgültigkeit, Redeunlust, Übelkeit, Schwindel (16), grippeartiges Allgemeingefühl (25), Brustbeklemmung (14), Photophobie (2), Mattigkeit (2): „der Kater kommt vor dem Rausch" (2). Die katerartigen Erscheinungen rühren vom Meskalin plus einem in der Pflanze enthaltenen Harz, die Halluzinationen allein vom Meskalin her (14).

Der Rausch selbst verläuft allmählich ansteigend, auf seiner Höhe phasenhaft in der Intensität schwankend, danach entweder langsam oder „jäh und übergangslos" abklingend; „vereinzelt tritt nach scheinbarem Ausklang des Rausches noch eine mehr oder minder starke Nachphase auf" (21). Dies gilt sowohl für *Meskalin* wie für *Peyotl*. Katerempfindungen *nach* dem Rausch werden von einigen Referenten völlig verneint, u.a. in (21), wo 60 Menschen

Meskalin erhalten hatten – die Mehrheit der mit *isoliertem Meskalin* Berauschten erlebt also keinen Kater. Andere dagegen, vor allem solche, welche *Peyotl gegessen* hatten, haben diese sehr betont, z. B. als „Trägheit und Depression" sowie Denkschwierigkeiten (8), „zweitägiges Kopfweh und einen Tag lang verdorbener Magen" (9). Es verhält sich also ähnlich wie bei *Cann-i.*, das auch je nach Präparat und Darreichungsform in einigen Fällen starken „Kater" auslöst und in anderen überhaupt keinen. Die Wirkungsdauer von *Meskalin* bzw. *Peyotl* ist mit bis zu 8 Stunden auffällig lang und auch in diesem Punkt am ehesten mit (oral eingenommenem und hoch dosiertem) *Cannabis* zu vergleichen (29) *.

DD. zwischen Peyotl und Meskalin – Die Wirkung beider Prüfstoffe auf das Nervensystem scheint sich zu gleichen. Auch das ist eine absolute Ausnahme – selbst Atropin und Belladonna unterscheiden sich ja deutlich in ihrer zentralnervösen Wirkung. Wo Unterschiede auftreten, da zumeist dosisabhängig, denn der Peyotl-Kaktus enthält nur sehr wenig Meskalin, und so müssen die Effekte, welche man mit reinem Meskalin erreicht, viel übersteigerter sein als die durch den Kaktus selbst, wobei auch grobtoxische Wirkungen wie Stupor, Hyperreflexie, Tetanus zum Vorschein kommen. (Bei meiner Recherche zeigten sich übrigens viele unter Anh. im Repertorium stehenden Symptome als von Meskalin stammend.) Hochwichtig ist allerdings die Anmerkung in (21), daß synthetisches Meskalin mehr die Bewußtseinslage verändere, während aus der Pflanzendroge hergestelltes mehr Euphorie erzeuge. Die Annahme, Meskalin und Peyotl wirkten identisch, muß also vielleicht eingeschränkt werden mit dem Nachsatz: „sofern das Meskalin aus der Pflanzendroge extrahiert ist".

Suchtgefahr – Trotz heiterer Stimmungslage kann im Meskalinrausch (21) und auch im Peyotl-Rausch (mehrere Quellen) ein ausgesprochenes körperliches Unbehagen bestehen. Dies dürfte bei den Individuen, die es erlebt haben, ein Hindernis für die Ausbildung einer Sucht sein. Auch kann die „weitgehende Erschütterung" des Weltbilds, das der Rausch auslöst, „viele von weiteren Versuchen abhalten" (21) – für Andere hinwiederum dürfte gerade diese „Erlebnistiefe" (21) zum Anlaß seelischer Abhängigkeit werden[1]. Die Gefahr des „Meskalinismus" existiert also, weshalb der Konsum und Verkauf von Peyotl in den meisten Ländern und von Meskalin weltweit verboten ist. Die Suchtgefahr durch Meskalin , das sc. injiziert werden kann (die Injektion ist

1) Unter den Rockmusikern und bildenden Künstlern der 60er Jahre war *Meskalin* als Inspirationsquelle geschätzt. Z. B. haben *Frank Zappa* und *Jim Morrison* es benutzt. Süchtig „abgefahren" sind sie aber nicht darauf, sondern für den regelmäßigen Rausch mußten Opiate, Kokain, Whisky usw. herhalten. Über die heutige „Meskalin-Subkultur" war nur wenig herauszufinden, am meisten noch übers Internet. Die Einnahme scheint sich auf einen kleinen, esoterisch orientierten Personenkreis zu beschränken und in Form des Kaktus selbst, der dafür mühsam jahrelang eigenhändig großgezogen wird, zu erfolgen. Der Bericht eines „Selbstversuchers" im Internet bestätigt *Mooneys* positive Einstellung, indem er schreibt, nach Einnahme anderer Drogen habe er regelmäßig das Verlangen nach Wiederholung der Erfahrung gehabt, nach *Peyotl* nicht, obwohl es ein sehr schöner „Trip" gewesen sei.

allerdings schmerzhaft (21) *), dürfte stärker sein als durch die oral aufgenommene Ganzdroge, des widerlichen Geschmacks letzterer wegen. Peyotl-Süchtige im Zustand des Kontrollverlusts beobachtete Mooney unter den von ihm beobachteten Indianern „nie“, ebensowenig negative Nachwirkungen des Rausches (13). Diese positive Einstellung zu der Droge wurde von späteren Referenten relativiert, indem sie bezeugen, gewohnheitsmäßig Peyotl Gebrauchende würden faul und gleichgültig und vernachlässigten Arbeit und Familie, Kinder von „Mescal-Essern“ wiesen eine höhere Säuglingssterblichkeit auf als andere Indianerkinder, vielleicht weil ihnen in unkritischer Weise gegen alle möglichen Krankheiten Peyotl-Dekokt gegeben werde, und Schüler, die an einer Peyotl-Messe teilgenommen hätten, könnten danach tagelang nicht lernen und seien wie schwachsinnig (8). Es scheinen also Probleme ähnlich denen aufgetreten zu sein, die sich bei Alkoholikern und manchen Cannabis-Mißbrauchern einstellen; diese wurden durch die desolate Bildungs- und Sozialsituation der indigenen Amerikaner verstärkt, wie Seymour einräumt (8).

Bezug zu anderen Rauschmitteln

Peyotl wurde von vielen Indianern als Ersatzdroge für **Alkohol** benutzt, und es muß wirklich Fälle dauernder Entwöhnung vom Schnaps gegeben haben, nämlich wenn der *Peyotl*-Konsum religiös überbaut war. Doch häufig wurden sie bald wieder rückfällig (8). *Serko* bemerkt, daß Selbstversuche mit *Meskalin* ihn am nächsten Morgen „ausnehmend frisch und munter und *außerordentlich alkoholtolerant*“ zurückgelassen hätten (22), was nahelegt, daß es tatsächlich eine Art intrazerebraler Kreuzreaktion zwischen beiden Drogen gibt.

Für die halluzinogenen Drogen **LSD** und **Psilocybin** ist ebenfalls eine Kreuztoleranz mit *Meskalin* bekannt (29)[1]. Es würde zu weit führen, die Wirkungsunterschiede zwischen diesen Stoffen hier herauszuarbeiten. Einige Angaben zu diesem Thema macht *Leuner* (29).

Am ähnlichsten scheint **Cannabis indica** zu wirken. Es wurde behauptet, *Anh.* unterscheide sich von *Cann-i.* dadurch, daß seine Euphorie nicht mit Lachreiz verbunden sei, ein ernsteres Glücksgefühl gewissermaßen als das des Hanfrausches (24). Das stimmt so nicht, denn außerhalb eines religiösen Settings erlebte *Peyotl-* oder *Meskalin*-Räusche können mit „*läppisch*“ oder mutwillig getönter Lustigkeit wie ein Alkoholrausch einhergehen (14, 16, 21, 22, 25), und ein in rituellem Setting erlebter Hanfrausch kann von feierlichem Ernst gekennzeichnet sein. Auch soll der *Haschisch*-Rausch von dem durch *Meskalin* oder *Peyotl* durch seine größere *Konkretheit*, d.h., seine mehr „gegenständlichen, vorstellungsreichen, handlungserfüllten, szenischen“ Illusionen und Traumbilder unterscheidbar sein (21), doch bietet ein von *Beringer* (21) zitiertes Beispiel eines tiefen *Cannabis*-Rausches kaum Anhalt für diesen differentialdiagnostischen Ansatz.

Meines eigenen Erachtens ist für diese Differentialdiagnose wichtiger, daß *Cann-i.* bei der Mehrzahl seiner Konsumenten dem *Sinnengenuß*, der euphorischen Erhöhung des Fühlens dient („Kiffen" beim Musikhören, bei weltlichen Festen, vor dem Geschlechtsverkehr), während *Peyotl* vorwiegend zur *Kontemplation* benutzt zu werden scheint. Diese Funktion kann auch *Cann-i.* erfüllen, weshalb „Ganja" oder „Charas" von Anbetern des Hindugottes *Shiva* und von den christlich-animistischen *Rastafaris* rituell konsumiert wird, doch hat der Hanf sich schon vor Jahrtausenden aus dem alleinigen Gebrauch durch Gläubige, Schamanen und Asketen gelöst und ist weltweit zum Genußmittel geworden, während der *Peyotl*-Kaktus noch heute vorwiegend rituell eingenommen wird, obwohl er in seinem Verbreitungsgebiet schon sehr lange als Rauschmittel bekannt war.

Ferner lösen zwar beide Drogen das Erlebnis des *Ich-Verlustes* aus – *Anh.* oft ekstatisch, aber ebenso oft auch dysphorisch getönt, *Cann-i.* regelhaft ekstatisch, orgasmusartig –, aber *Persönlichkeitsspaltung* ist für *Cann-i.* weit weniger typisch als für *Anh.* Symptome derselben treten unter *Cannabis* nur partiell, angedeutet auf (z. B. „die eigene Stimme erscheint fremd, als ob ein Anderer rede"), während sie bei *Peyotl* oder *Meskalin* das gesamte Rauscherlebnis bestimmt, wenn die genommene Dosis hoch genug war. Selbst die Euphorie des Meskalinrausches kann als etwas von außen Gemachtes, Nicht-Eigenes empfunden werden, dem ein nicht näher charakterisierbares Gequältsein des eigentlichen Ich entgegensteht (21)[1].

Der Rauschhanf hat im allgemeinen eine den *Geschlechtstrieb steigernde* Wirkung, während die an den Meskalinexperimenten oder *Peyotl*-Messen Teilnehmenden fast einhellig angeben, *die Sexualsphäre trete während des Rausches völlig in den Hintergrund*; wenn *Anhalonium* ausnahmsweise den Geschlechtstrieb vermehre, dann zumeist bei Frauen*. Auch die Wirkung auf die *Vigilanz* ist bei beiden Drogen sehr verschieden: während *Haschisch,* meistens, ähnlich wie *Opium* oder *Alkohol* , schläfrig macht und sediert, verursachen *Peyotl* und *Meskalin* helle Wachheit, ähnlich wie *Koffein* oder die anderen Rauschmittel der Amphetaminreihe.

Der wichtigste Unterschied aber liegt darin, daß ***Cann-i.* selbst in hohen Dosen kaum Halluzinationen oder tiefgehende Verzerrungen des Körper-**

1) Im Rahmen eines Vortrags vor homöopathischen Ärzten (Norderney, Nov. 1998) relativierte *Ch. Rätsch* diese Annahme wie folgt: „Kleine Mengen *Peyotl* schärfen die Sinne, etwas höhere Dosen erzeugen sexuelle Erregung, hohe wirken halluzinogen." Einen Unterschied zwischen Männern und Frauen machte er diesbezüglich nicht. Andererseits können sehr hohe Dosen *Cannabis* , wie indische Sadhus sie nehmen, einen ganz der Transzendenz zugewandten Gemütszustand hervorrufen, in dem, fast wie unter *Peyotl*, Sexualität und alle Triebe uninteressant erscheinen.

schemas erzeugt; farbige Visionen kommen so gut wie nie vor. Der Hanf verstärkt meistens nur normale Körper- und Sinneswahrnehmungen und stellt sie durch das assoziative und traumhafte Denken und die Euphorie, welche er erzeugt, in einen neuen Kontext. Anders ausgedrückt: im Meskalinrausch meint man die „Andere Seite" zu *sehen*, im Hanfrausch lediglich *zu fühlen und zu ahnen.*

Medizinischer Gebrauch

Peyotl war ein wichtiges *Heilmittel für chronisches Kranksein* bei den indigenen Völkern, die es kannten. *Mooney* beschreibt den Fall seines eigenen Kiowa-Dolmetschers, dem *Peyotl*, als er durch Tbc dem Tode nahe war, das Leben gerettet hatte; er lebte noch 13 Jahre danach relativ normal. *Mooney* selbst beobachtete, wie dieser bei einer Exazerbation der Krankheit durch zeremoniellen Genuß von *Peyotl* rasch wieder gesundete. Die Droge hielt ihn buchstäblich am Leben. Er schreibt weiter: „Die Indianer halten *Mescal* für ein Allheilmittel, eine Quelle der Inspiration und den Schlüssel, der ihnen alle Glorie der Anderen Welt eröffnet. Vor allem bei Blutungen und konsumierenden Krankheiten halten sie die Droge für wirksam. Aus dem Osten Nordamerikas zurückgekehrte indianische Studenten, die sich in dem feuchten Klima der Ostküste fast stets die Schwindsucht geholt haben, gehören zumeist zu den größten Verteidigern der Zeremonie, da sie aus Erfahrung wissen, daß die Pflanze ihnen Erleichterung bringt." Ohne Zeremoniell gebrauchten die Kiowa die Pflanze als Dekokt gegen Fieber, Kopf- und Brustschmerzen, und manche aßen sie auch gewohnheitsmäßig zwischen den Mahlzeiten, als eine Art Stärkungsmittel (13).

Allopathisch-psychiatrisch wurden *LSD* und in wesentlich geringerem Maße *Meskalin* Ende der 50er Jahre in der Behandlung schwerer Neurosen gebraucht. Die hierbei befolgte Technik, „Psycholyse", genannt, wird von *Leuner* beschrieben. Einzelne Psychiater wenden sie heute noch an, wenn auch nicht in Verbindung mit den obigen Drogen, die ja mittlerweile illegal sind, sondern mittels subnarkotischer Gaben des halluzinogenen Narkosemittels *Ketamin.* Wesentlich gebessert bzw. geheilt wurden auf diesem Wege „Kranke mit sehr schweren, z. T. intraktablen Kern- und Zwangsneurosen und psychotischen Grenzfällen" (29)*.

Moderne *homöopathische Erfahrungen* besagen, daß *Anh.* akut bei schwerer Pneumonie und lebensbedrohlichem Asthma, sowie bei schwächender Diarrhoe, blutender Colitis ulcerosa bzw. blutendem M. Crohn indiziert ist. Chronisch angezeigt ist es bei Geistesstörungen, auch solchen, wo der Patient irgendeine kleine körperliche Beschwerde als Krankheitsangebot bringt und sich der mentalen Störung unbewußt ist (mit oder ohne Drogenabusus in der Vorgeschichte – *N. Herrick*), bei chronischer Schwäche und bei verhaltensgestörten Kindern, die kein Ich entwickelt zu haben scheinen (*Jayesh Shah*) und autistische Züge tragen.

„Ein *Anhalonium*-Patient, der zu Ihnen kommt und noch nicht schwer erkrankt ist, kann leicht mit anderen Mitteln verwechselt werden" (*Herscu*), v.a. natürlich mit *Cann-i.*, aber auch mit *Chin., Phos.* (Schwäche durch Säfteverluste), *Alum.* (Schwäche mit Geistesverwirrung), *Anac.* (Willensentzweiung), *Bar-c.* (Kinder). *Nancy Herrick* nennt als weitere DD's in einem exemplarischen Fall (auf die Psyche bezogen) *Ign.* und *Ant-c.* (36). Ich selbst meine, man müßte auch *Tub.* und *Med.* hinzufügen. Als Folgemittel sind bisher nur *Sulf.* und *Merc.* dokumentiert (32) (34); auch an *Med.* sollte man denken (32). In einem eigenen, seit 3 J. laufenden *Anh.*-Fall (ältere Frau, Multiple Sklerose) sind zuweilen Zwischengaben von *Caust., Phos.* oder *Alumn.* vonnöten.

Miasmatisch (im klassischen Sinne) scheint *Anh.* mit seinem an die Getriebenheit von *Tub.* erinnernden „Gefühl, als rinne einem die Zeit durch die Finger" und seinem sadomasochistischen Element dem tuberkulinischen Miasma am nächsten zu stehen. Ferner scheint es einen deutlichen Bezug zum *Atemwegssystem* zu haben (die Beobachtung *Mooneys*, es bessere Schwindsucht, und ein durch es geheilter Fall subakuter Pneumonie stützen diese Hypothese). *Thuja, Cann-i.* und dessen nicht berauschendes Schwesterpräparat *Cann-s.* dagegen sollen *rein sykotische* Mittel mit hauptsächlichem Bezug zum *Urogenitalsystem* sein.[1] *Medorrhin* , das *Anh.* in vielen Punkten sehr ähnelt, ist lt. *Candegabe* ein *sykoto-tuberkulinisches* Mittel und hat einen gleich starken Bezug zu Atemwegen und Urogenitalsystem.

Es handelt sich insgesamt um ein Mittel mit ausgeprägten *Wechselzuständen*, wie *Op., Acon., Ign.,* bei dem man Erst- und Nachwirkungen nur willkürlich definieren kann. Es dürfte also für *Anh.* in gleichem Maße wie für *Acon.* die Aussage *Hahnemanns* gelten: „Mittels beider Wirkungsphasen kann es heilbringend sein". Von den oben genannten Arzneien unterscheidet es sich durch seine *sehr lange anhaltende und kumulative* Wirkung, deutlich länger wirksam als andere „Psychotika" (29), auch darin *Cann-i.* am ähnlichsten.

1) Ich bezweifle die Validität dieser alten Angaben. Es besteht nämlich eine bedeutende Ähnlichkeit zwischen den chronischen Folgen starken Cannabisrauchens und dem Krankheitsbild der Lungentuberkulose, so daß m. E. auch der Hanf zu den tuberkulinischen Mitteln gehört.

Modalitäten

1. Oft entstehen *Anhalonium*-Zustände durch schwächende Blutverluste, entweder aufgrund eines Traumas oder auch durch eine mit Hämorrhagie einhergehende Krankheit (Metrorrhagie, blutende Colitis ulcerosa). Eine zweite Causa ist *langjährige Überarbeitung durch eine Aufgabe, der man sich mit Haut und Haar verschrieben hat*; es kommt zu chronischer Erschöpfung (burn-out), die Kraft zu arbeiten und die Geistesklarheit gehen verloren, die Patienten sehnen sich zurück nach besseren Zeiten und werden zusätzlich tief depressiv, was ihre Geistesverwirrung noch vermehrt (*Herscu*). (36)
2. *Plötzliches Einsetzen* des Rausches oder seines Hauptstadiums, allerdings nach einer Latenzzeit mit Prodromen, wird wiederholt beschrieben, zumal in (21) *; auch in (17) finden sich mehrere plötzlich einsetzende Symptome (Augenschmerz, Frieren, Extrasystolie, Sehtäuschungen).
3. Die Exazerbation einer Tbc nach Exposition zu *nasser Kälte* (Ritt im Regen) wurde durch Verzehr von *Peyotl-Buttons* rasch behoben (bei einem Indianer; *Mooney*) (13) ; bei Prüferin 4 traten unter *Anh.* D 3 ihre sonst anhaltenden rheumatoiden Beschwerden nicht auf, „trotz des ungünstigen Wetters im November und Dezember“ (17.4).
4. Bei *Druck* auf ein *Neurom* an der Stumpfspitze wandert die Phantomzehe weiter nach distal (dem Normalzustand ähnlicher, vr), beim Nachlassen desselben wieder nach proximal (Unterschenkelamputierter, n. 300 mg *synthetischem Meskalin*). (26) *
5. Während des Rausches schwindet der sonst vorhandene, *reißende Stumpfschmerz* (Unterschenkelamputierter, n. 300 mg *synthetischem Meskalin*). (26) *
6. Ein Alkaloidgemisch aus *Peyotl*, *Pellotinum muriaticum*, hat in einem Fall von *Tabes dorsalis* die lanzinierenden Schmerzen gelindert; in mehreren weiteren Fällen *schmerzhafter neurologischer Erkrankungen* (MS, Neuritis alcoholica, Ischialgie, Tabes) hat es mehrstündigen Schlaf ermöglicht, jedoch ohne davon abtrennbare Analgesie. Die Dosis lag bei 60 - 120 mg sc. Eine Patientin mit *Hirntumor*, die in ihren Kopfschmerzanfällen stets laut schreit und jammernd um Beruhigungsmittel bittet, erfuhr durch nur 20 mg *Pellotin* sc. ebenso deutliche Beruhigung mit mehrstündigem Schlaf wie durch das sonst verabreichte *Morphin*. Dabei nahm auch ihr, während der Anfälle stets beschleunigter, Puls bis zur Norm ab. (23) *
7. **Drücken auf die Augäpfel** erzeugt Farb- und Lichtvisionen, noch bevor sonst welche auftauchen. (**Alle Quellen**, konstantes Symptom. Auch beim

Normalen kann der Bulbusdruckversuch Lichterscheinungen auslösen, die denen von *Peyotl*-Berauschten ähneln; doch muß dafür, wie jeder leicht nachvollziehen kann, relativ fest zugedrückt werden, so daß es unangenehm ist und man rasch wieder damit aufhört.)

8. Der Meskalinisierte **wünscht meist allein gelassen zu werden** und empfindet im allgemeinen *alle Anforderungen*, die an ihn gestellt werden, insbesondere psychologische Versuchsanordnungen, *als störend, weil er nicht aus seiner Traumwelt gerissen werden möchte*. Andererseits kommt auch **Verlangen** vor, jemanden um sich zu haben, und zwar während des Rausches, aus *Angst vor schlimmen Folgen* der eigenen Geistesstörung, und im Nachrausch bzw. in den Tagen nach der Intoxikation, um von den Erfahrungen des Rausches *erzählen* zu können. (21) *
9. Die Visionen **schwinden bei geöffneten Augen bzw. bei Lichteinfall** (9), können aber auch beim Blick auf eine leere Fläche, z. B. Papier oder den hellen Himmel, vorhanden sein (14).
10. Kopfschmerz hinter den Augen *schlimmer durch Augenschließen* (Prüferin 4, 3. - 6. T.). (17.3)
11. Erkennen von Straßenschildern in einer Entfernung von 10 m, was sie sonst nicht vermag. Trotz eines Schleiergefühls vor den Augen erscheint alles heller und klarer. Dieses bessere Sehen auf Entfernung tritt immer nur an *sonnigen, hell beleuchteten Orten* auf, nicht aber im Schatten oder bei trübem Wetter (Prüferin 6, über 2 Wochen lang). (17.1) (17.3)
12. „**Dunkelheit und vollkommene Körperruhe begünstigen die haptischen wie die optischen Halluzinationen**. Optische Kontrolle und energische Bewegungen bringen die flüchtigen und wenig ausgesprochenen sehr leicht zum Schwinden, während andere sich auch sehr hartnäckig behaupten können“ (ein Psychologe, nach 200 mg *Meskalin* sc.). (22) *
13. Katzen, denen *Meskalin* injiziert wurde, „zeigen eine *Vorliebe für Dunkelheit*“. (24) *
14. Möchte *im Dunkeln* sein, das Dunkel gibt ihm „ein *weiches warmes Gefühl*“ (Arzt 14, nach 500 mg *Meskalin* sc.). (21) * (Psychoanalytisch betrachtet drückt sich hierin ein Verlangen nach Rückkehr in den Uterus aus. vr)
15. *Peyotl*-Messen finden immer in der Nacht statt, weil die Droge dann stärker wirkt. **Nachts** wurden auch bei den Potenzprüfern **alle Beschwerden schlimmer**, v.a. Visionen, ängstliche Unruhe, Erregung (17).
16. Nächtliche Knochen- und Muskelschmerzen stören den Schlaf (63j. Frau, Fußmykose). (33)

17. *Nachmittags schlimmer* (Kopfschmerz, Prüferin 2); schlimmer etwa um 15 - 16 Uhr (Herzschmerz, Prüferin 3); ab Mittag Beginn und ab 17 Uhr Abflauen der Beschwerden (Herzschmerz, Prüferin 3). (17)

18. Konzentrationsunfähigkeit, Denkschwäche, Benommenheit: besser erst am Abend (Prüferin 6, 2. T.); den ganzen Tag Zerschlagenheit, Unlustigkeit, Verdrießlichkeit, dagegen am Abend angeregte Stimmung, Kraftgefühl usw. (4. T.). (17.3)

19. Bohrender Schmerz hinter dem linken Auge, *schlimmer abends* (Prüferin 4, 15. T.). (17.4)

20. **Verlangen, sich hinzulegen,** ist ein regelhaft in allen Quellen angegebenes Symptom. Ein Prüfer formuliert, man „möchte sich schlaff hinlegen, träumen oder schlafen, jedenfalls an nichts denken, sich mit nichts beschäftigen" (Arzt 3, nach 300 mg *Meskalin* sc.). Ein anderer *Meskalin*-Proband empfand die Rauschsituation so lange als unangenehm, Zimmer und Kleider als zu eng usw., bis er sich hinlegen durfte; nachdem er das getan hatte, erschien ihm „der Raum befreit, sinnvoll geworden". (21) *

21. Schwindel, der sich erst abends beim Liegen bessert (Prüferin 2, 1. T.). (17.2)

22. Stechende Herzbeschwerden, im *Liegen* mit Extrasystolie, abends; (Prüferin 2, 1. T.); drückende Schmerzen in der Herzgrube mit *Verschlimmerung im Liegen* und unregelmäßigem Puls (4., 5., 6., 7. T., immer 15 Min nach Einnahme). (17.1)

23. Kopfschmerzen, die *beim Hinlegen zu äußerster Heftigkeit anwachsen*; mit heißem Kopf, kalten Füßen, Schüttelfrost (Maler, nach 400 mg *Meskalin* sc.). (21) *

24. Beim Aufrichten, Schwindel (Prüferin 5, 8. T.). (17.1)

25. Beim *Aufstehen* befällt ihn ein Erstickungsgefühl, er kann nicht atmen (ein Indianer, nach erstmaligem *Peyotl*-Konsum). (5)

26. Starkes Schwindelgefühl im *Sitzen*, vor allem beim Rückwärtsbeugen beim Friseur; beim Gehen aber ist es fast unmerkbar (Jurastudent 1, nach 400 mg *Meskalin* sc.). (21) *

27. Schwindel beim Bücken und Drehen (Prüferin 2, 15. T.). (17.1)

28. Schwindel beim *Drehen des Kopfes nach hinten* (Prüferin 6, 8. - 10. T.). (17.1)

29. *Zur Bewegung fühlte ich weder Wunsch noch Kraft* (*Havelock Ellis*, durch 4 *Peyotl*-Buttons). (21) (Auch andere Quellen zu *Meskalin* und *Peyotl* erwähnen dies. vr)

30. Bei *Bewegung* verstärkt sich die Übelkeit (zwei Prüfer; einer davon hatte zugleich Bewegungsdrang und zwang sich nur der Nausea wegen zur Ruhe). (21) *

31. Unruhe, auch ängstliche, mit *Bewegungsdrang* (mehrere Prüfer). (17)

32. Beim Beginn des *Essens* verstärkt sich die Übelkeit, und während des Essens wird seine Euphorie teils „durch zerfahrene Unruhe verdrängt, begünstigt durch lästigen Druck in der Herzgegend bis zu leichter Atembeklemmung“. Während des Essens auch Hitzewellen zum Kopf und verstärkte lokale Hitzesensationen (Arzt 1, nach 300 mg *Meskalin* sc., erster Arzneiversuch). (21) *

33. Gliederzittern, Übelkeit und Herzschmerz bessern sich durch Schnaps, Kaffee oder Biskuits (d.h. Süßes) (*Havelock Ellis*, durch 4 *Peyotl*-Buttons). (21) (Auch an anderen Stellen wird erwähnt, daß Süßes die Wirkung von *Peyotl* abmildere.)

34. Ein Proband ist nach dem *Meskalin*rausch „ungewöhnlich alkoholtolerant“ (22). *

35. Weingenuß, der sonst immer tiefen Schlaf verursacht, bleibt ohne Wirkung gegen die nächtliche Unruhe (Prüferin 2, ab 8. T., mehrere Tage) (17.1); selbst Wein konnte das Gefühl der Entfremdung von den Mitmenschen nicht auslöschen (Prüfer 1) (17.3).

36. Der Körper ist zittrig, und das Zittern zeigt sich *besonders*, wenn die Aufmerksamkeit auf einen in der Hand gehaltenen Gegenstand gerichtet wird (durch hohe Dosen *Meskalin*). (24) *

37. Ein Gefühl von Übelkeit, das *nicht mehr existiert, wenn man sich darauf konzentriert*. In gleicher Weise vergeht auch Leeregefühl im Magen, wenn er es beachtet (Arzt 3, nach 300 mg *Meskalin* sc.). (21) *

38. Allgemeines Übelbefinden, dabei „eine gewisse *Unruhe, Drang, sich zu beschäftigen*, um sich *abzulenken*“ (Arzt 4, n. 400 mg *Meskalin* sc.). (21) *

39. Heftiger Schmerz in den Augen beim Lesen, zu Beginn des Rausches (Arzt 3, nach 300 mg *Meskalin* sc.). (21) *

40. **Frieren**; *Kälte verschlimmert, bzw. Besserung durch warme Anwendungen und warme Luft* (bei Schwächepatienten, die *Anh.* benötigen) (36); fühlt sich in einem kalten Raum äußerst unwohl, dort klingt auch der Rausch sehr rasch ab (zwei Prüfer in (21) *).

41. Eine ungewohnte Art von Kopfweh, kriechend, unter der Stirn, „wie ein Wurm im Gehirn“, schlimmer durch *helles Licht und frische Luft*, sowie durch „*absichtliches Denken*“, so daß er letzteres gerne aufgibt und sich

ironisch sagt: „Man hat doch endlich mal das Gefühl, daß das Gehirn im Kopf ist“ (Jurastudent 2, nach 500 mg *Meskalin* sc.). (21) *

42. Er fängt heftig zu schwitzen an und möchte nach draußen, und draußen geht es ihm besser, obwohl es dort zwanzig Grad unter Null hat (ein junger Indianer, bei seiner ersten *Peyotl*-Messe) (7); *Anh.*-Patienten, die das Schwächestadium noch nicht erreicht haben, sind zumeist warmblütig (36).
43. Überempfindlich gegen *Geräusch* (Arzt 2, nach 500 mg *Meskalin*, zweiter Arzneiversuch). (21) * (Desgleichen bei weiteren Probanden. vr)
44. *Berührungsempfindlichkeit der Haare*, „Schmerz in jedem einzelnen Haar“ (Prüferin 5). (17.1, 17.2, 17.3)
45. Überempfindlichkeit der gesamten Körperhaut oder einzelner Teile gegen **Berührung und Kleiderdruck** (mehrere Prüfer). (21) *

Körperliche Symptome

Kopf

1. Berührungsempfindlichkeit der Haare, „Schmerz in jedem einzelnen Haar“; bei dumpfem oder wundem Schmerz in der rechten Kopfseite oder re. Scheitelgegend (Prüferin 5). (17.1, 17.2, 17.3)
2. Schluckbedürfnis, mit steigendem Kopfinnendruck in der Tiefe des Schädels, ausstrahlend nach beiden Ohren, mehrere Tage lang (Prüferin 5). (17.1)
3. Kopfschmerzen hinter den Augen (Prüferin 2, 1. T.). (17.3)
4. Schmerzen hinter beiden Augen, v.a. links (Prüferin 4). (17.1) (17.2)
5. Heftige, anfallsartige Kopfschmerzen hinter beiden Augen, den ganzen Tag über , erst nachts bei Flachliegen allmählich abklingend. Nachmittags schlimmer (Prüferin 2; 19., 20. T.). (17.1)
6. Kopfschmerzen, die beim Hinlegen zu äußerster Heftigkeit anwachsen; mit heißem Kopf, kalten Füßen, Schüttelfrost (Maler, nach 400 mg *Meskalin* sc.). (21) *
7. Abends Druckgefühl hinter dem rechten Auge, 3 St. anhaltend; dann Frösteln, Pulsbeschleunigung, Herzklopfen (Prüferin 5, 1. T.). (17.1)
8. Unerträglicher Druck hinter den Augen (Prüferin 2, 23. T.). (17.1)

9. Heftiges Hämmern im Kopf, mehr nach der Stirn zu, und Druck hinter beiden Augen (Prüferin 2, 1. T.). (17.2)
10. Stechender Schmerz hinter beiden Augen (Prüferin 5, 1. T., 15 Min. n. Einn.). (17.1)
11. Heftige, stechende Kopfschmerzen über dem linken Auge, keilförmig, zum Hinterkopf ziehend (Prüferin 2, 1. T., 15 min. n. Einn.). (17.1)
12. Dumpfer Kopfschmerz rechts hinter dem Auge bis tief zum knöchernen Schädel, Druck von innen nach außen (Prüferin 6, 3. T.). (17.2)
13. Während einer komplexen Vision, unsagbarer Druck hinter dem linken Auge bis zur vorderen Schädelhöhle, der mit Klopfen und Hautrötung über der linken Augenhöhle bis zur linken Scheitelgegend verbunden war (Prüfer 1, nach 3 Wochen). (17.1)
14. Bohrender Kopfschmerz, besonders ganz in der Tiefe des linken Auges nach der Schädelgrube zu empfunden; mit Benommenheit (Prüferin 4, 4. T., 11. T.). (17.1)
15. Bohrender Schmerz hinter dem rechten Auge, über die Stirn zum hinteren Scheitel ziehend, von innen nach außen (Prüferin 6, 11. T.). (17.2)
16. Bohrender Schmerz hinter dem linken Auge, schlimmer abends (Prüferin 4, 15. T.). (17.4)
17. Bohrender Stirnkopfschmerz beidseits, mit Ausstrahlung zur linken Halsseite und zum linken Schulterblatt; Schmerzen in der Tiefe der Nasennebenhöhlen; Benommenheit, Schwindel (Prüferin 4, 9. T.; an diese Symptome schloß sich ein „interkurrierender" – wohl auch zur AMP gehöriger, leider nicht dokumentierter – Schnupfen an). (17.1)
18. Kopfschmerz, als schneide ein aus Draht bestehendes Schneidegerät / ein Drahtschneider (wire cutter) den Kopf entzwei (Prüferin 6). (18)
19. Eine ungewohnte Art von Kopfweh, kriechend, unter der Stirn, „wie ein Wurm im Gehirn", schlimmer durch helles Licht und frische Luft, sowie durch „absichtliches Denken", so daß er letzteres gerne aufgibt und sich ironisch sagt: „Man hat doch endlich mal das Gefühl, daß das Gehirn im Kopf ist" (Jurastudent 2, nach 500 mg *Meskalin* sc.). (21) *
20. Linksseitiger Kopfschmerz strahlt von der Tiefe des linken Auges nach der Stirn und von da bis zum Nacken aus; Zuckungen des linken Oberlides (Prüferin 4, 12. - 15. T.). (17.1)
21. Tagelang anhaltende, zermürbende Kopfschmerzen in der vorderen Schädelgrube, mit Brennen der Lider und Empfindung äußerster Trockenheit in der Lederhaut der Augen (Prüfer 1). (17.3)

22. Hochgradige Unruhe, unerträglicher Kopfschmerz entlang beider Sehnerven bis hin zum Chiasma opticum, Hitzegefühl und Klopfen in der Kopfhaut der Scheitelgegend; am Abend völlige Unfähigkeit zu schlafen; beim Versuch zu lesen bewegen sich die Buchstaben durcheinander; beim Verdunkeln des Schlafzimmers starker Brechreiz, aber zugleich unfähig, sich zu erheben. Danach begannen Visionen (Prüfer 1, n. 3 x 10 Tr.). (17.3)
23. Eine an schweren nervösen Kopfschmerzen Leidende bekam *Peyotl* D 1 dagegen. Nach einigen Tagen traten „*schmerzhafte Visionen* von stählernen Dreiecken" auf. (30) (D.h., die *Peyotl*-Visionen können auch als Flimmerskotom *während*, nicht nur als zweites Rauschstadium *nach* Kopfschmerz auftreten. vr)

Augen, Gesicht, Mundraum

1. Weitsichtigkeit. Kann nicht lesen, muß das Buch weit weg von sich halten, um überhaupt Buchstaben zu erkennen (Prüferin 2, 20. T.). (17.3)
2. Rasender Stirnkopfschmerz mit Gefühl, als ob die Augen herausquellen; von vormittags bis abends (Prüferin 2, 21. T.). (17.3)
3. Gefühl, die Augäpfel lägen tiefer, wie bei Enophthalmus (zwei Prüfer, nach 500 mg *Meskalin* sc.). (21) *
4. Flimmern vor dem linken Auge, tagelang (Prüferin 4). (17.1)
5. Plötzlich einsetzende Schmerzen am rechten Auge (Prüferin 3, 1. T. abends). (17.1)
6. Brennendes Drücken im linken Augapfel (Prüfer 1, 6. T.). (17.1)
7. Gefühl, als seien die Augen kalt (Prüferin 2, 1. T.). (17.2)
8. Stechender Schmerz im rechten Ohr, bis zum rechten Unterkiefer ziehend (Prüferin 5, 8. - 10. T.). (17.1)
9. Taubheitsgefühl an beiden Lippen, 10 Min. n. Einnahme (Prüferin 4, 2. T.). (17.1)
10. Pelzigwerden der vorderen Zunge und teils auch der Lippen, danach pulsierender Stirnkopfschmerz und Trockenheitsgefühl in beiden Augäpfeln (Prüfer 1, 1. T. kurz nach Einnahme). (17.1)
11. Taubheitsgefühl der Zungenspitze (Prüferin 5, 1. T., 15 Min. n. Einn.). (17.1)
12. Zäher Speichelfluß (zwei Probanden, nach 500 mg *Meskalin* sc.). (21) *
13. Starke Trockenheit des Gaumens, die Zunge begann am Gaumen festzukleben (Arzt 7, nach 400 mg *Meskalin* sc.). (21) *

14. Pelzigkeits- und Schweregefühl auf der ganzen Zunge, mit heftigen Augenschmerzen verbunden, bis zum Abend anhaltend; dann wiederum Erbrechen; Lebensangst (Prüferin 2, 28. T.). (17.2)
15. Nächtliches Taubheitsgefühl am Gaumen (Prüferin 4, 8. T.). (17.1)
16. Pelzigkeits- und Lähmungsgefühl im Ober- und Unterkiefer, mit Benommenheit (Prüferin 4, 1. T.). (17.4)
17. Dumpfer Schmerz im rechten Kiefergelenk (Prüferin 5, 3. T.). (17.3)
18. Schwellung der linken oberen Gesichtsgegend, besonders unter dem Auge (Prüferin 5, 5. T.). (17.1)
19. Plötzliche Rötung des Gesichts (Medizinstudent 5, nach 500 mg *Meskalin* sc.). (21) *
20. Maskengefühl der Gesichtsmuskulatur (Prüferin 5, 10. T.). (17.1)
21. Abneigung gegen die geringste Bewegung des Gesichts. *Die Patienten bewegen beim Artikulieren kaum Lippen, Kiefer, Mund* (bei linksseitiger *Trigeminusneuralgie*). (36)

Hals und Endokrinium

1. Heftige Schmerzen in der linken Halsseite, die über die linke Gesichtshälfte zum linken Hinterkopf ausstrahlen (Prüferin 4, 8. T.). (17.1)
2. Wundheitsgefühl am Gaumen, der Zungenspitze und der rechten Tonsille, ohne Zeichen von Angina (Prüferin 5, 12. T.). (17.1)
3. Deutliche Schwellung der Schilddrüse (Prüferin 5, 8. T.). (17.1)
4. Heilt Morbus Basedow (36); behob paroxysmale Tachykardien aufgrund von Dysthyreose, bei einer jungen Frau (37).
5. Bei ovariell bedingter schwerster Adipositas mit komplizierten psychischen Störungen trat unter potenziertem *Peyotl* eine „ganz eigenartige Änderung auf beiden Gebieten“ ein. (30) (Leider hat *Gisevius* das nicht konkreter beschrieben. vr)

Magen und Bauch

1. Schwindelgefühl (nach rechts drehend), schneller Puls, Brechreiz; nur im Liegen langsam besser (Prüferin 6., 8. T.). (17.1)
2. Leichtes Übelsein, Brechneigung (ohne Würgen), „wie bei einer Verdauungsstörung“, Kältegefühl an der Haut (kurz nach Giftaufnahme; Arzt 4,

n. 400 mg *Meskalin* sc.). Ein weiterer Meskalinprüfer beschreibt eine Nausea „wie bei leichter Kohlenmonoxidvergiftung". (21) *

3. Brechreiz (n. 30 Min.), Erbrechen (n. 40 Min.) (Medizinstudent 4, nach 400 mg *Meskalin* sc.). (21) *
4. Schmerz wie von einem Messer, das unterhalb des Nabels quer über den Bauch schneidet (zweimal, am 2. Tag, bei ein und demselben Prüfer). (19)
5. *Anh.* kann bereits dann indiziert sein, wenn *Durchfall, Schweiß und Schwäche zusammen mit Überempfindlichkeit gegenüber Umweltreizen auftreten,* ohne daß ein Realitätsverlust erkennbar wird (*Phos., Chin.*). (35)
6. Verstopfung, am Abend nach dem Rausch (Arzt 5, n. 400 mg *Meskalin* sc.). (21) *
7. Erwacht ein Uhr nachts mit heftigem Leibschneiden, „Blähungskolik, wie wenn ich schwanger wäre / wie während einer vergangenen Schwangerschaft (like when pregnant); *viel besser nach Absetzen eines sehr voluminösen Stuhles*, danach fühlte ich mich zutiefst gereinigt und schlief den Rest der Nacht gut" (Prüferin 2). (18)

Harnorgane

1. Harndrang (Prüferin 5, 11. T.) (17.1); mit Befürchtung, der Urin könnte unwillkürlich abgehen (Arzt 7, nach 400 mg *Meskalin* sc.). (21) *
2. Trinkt viel Wasser, aber braucht nicht zu urinieren (Prüferin 2). (18)
3. Schießender Schmerz von der Nierengegend zum oberen hinteren Teil eines Beins (Oberschenkelrückseite? vr) (Prüferin 1). (18)
4. Druck in der Nierengegend, nach dem Rausch (ein Proband), Gefühl „dicker Nieren" nach dem Rausch, zwei Tage lang (ein anderer Proband; beide nach 500 mg *Meskalin* sc.). (21) *

Atemwege

1. Heftiger Schnupfen, am Tag nach dem Rausch (Arzt 11, nach 500 mg *Meskalin* sc.). (21) *
2. Schnarchen im Schlaf trat auf bei einem Prüfer, der sonst nichts damit zu tun hatte, und verschwand bei einem anderen, der vorbestehend dazu neigte. (19)

3. Engigkeit in der Brust, schwere Atmung (1. T., abends); Beklemmungsgefühl in der Brust mit eigenartiger Benommenheit (3. T.); gleichartige Sy. auch in den nächsten Tagen (Prüferin 4). (17.1)
4. Atembeklemmung mit dumpfem Schmerz in der re. unteren Brustkorbseite (Prüfer 1, 1. T. nachmittags). (17.1)
5. B*andgefühle*: um Brust, Abdomen, Kopf (im Schwächestadium der Krankheit). (35)

Herz

1. Stechende Herzbeschwerden, im Liegen mit Extrasystolie, abends; (Prüferin 2, 1. T.); drückende Schmerzen in der Herzgrube mit Verschlimmerung im Liegen und unregelmäßigem Puls (4., 5., 6., 7. T., immer 15 Min nach Einnahme). (17.1)
2. Drückende Herzschmerzen, bis zum linken Arm ausstrahlend (Prüferin 4, 3. - 6. T.). (17.1)
3. Drückender Schmerz in der Hinterwand der linken Herzkammer, genau an der Stelle, wo ich vor Jahren einen elektrokardiographisch festgestellten Myokardinfarkt erlitten hatte (Prüfer 1, 6. T.). (17.1)
4. Pulsbeschleunigung oder Bradykardie, Extrasystolie, Klopfen im ganzen Körper (Prüferin 5; ab der Nacht v. 1. zum 2. T., immer wieder). (17.1)
5. Heilt Bluthochdruck. (36)

Bewegungsapparat

1. Mattigkeit und Schmerzen in der Kreuzgegend; ich wußte nicht, wie ich mich setzen oder bewegen sollte, so abgeschlagen und schlaff fühlte ich mich; dabei, anscheinend aus der gleichzeitigen Kälteempfindung entstehend, starker Bewegungsdrang“ (Arzt 4, n. 400 mg *Meskalin* sc.). (21) *
2. Wunder Kreuzschmerz (Prüferin 2), Kreuzweh (Prüferin 5). (18)
3. Beim Sitzen auf dem Boden werden ihr die Gesäßbacken taub, schmerzhaft kriebelnd (Prüferin 2). (18)
4. Ischialgie rechts (Prüferin 2). (18)
5. Schweregefühl in Beinen und Armen (Prüferin 4, 3. - 6. T.). (17.1)
6. Zittern der Beine (Prüferin 5, 3. T., 20 Min. n. Einnahme). (17.1)

7. Nächtliche Knochen- und Muskelschmerzen stören den Schlaf (63j. Frau, Fußmykose). (33)
8. Muskelerschlaffung, oder Gefühl vermehrter Muskelkraft. (36)
9. Schmerzen in den Gelenken zwischen Hand und Fingern, am Tag nach dem Rausch (Jurastudent 1, nach 400 mg *Meskalin* sc.). (21) *
10. Sausen an den Fußsohlen, Sausen und „Erweichungsgefühl" im Handgelenk und den Gelenken zwischen Hand und Fingern" (Jurastudent 1, nach 400 mg *Meskalin* sc.). (21) *
11. Meine eigene *Anh.*-Patientin klagte bei der Erstanamnese über „Unruhe, Vibrieren, Wirbeln, wie von einem eingeschalteten Ventilator" in Stirn, Herzgegend oder Gelenken, Angst erzeugend, „als solle es sie in einen Strudel hineinreißen", so daß sie „am liebsten davonlaufen wolle", sowie über ein „Gefühl, als wenn ihre Gelenke zerfließen, als wenn deren Konturen nicht mehr zu spüren sind, meist unangenehm, manchmal auch angenehm". (46)

Frost, Hitze und Schweiß

1. Tagsüber heißes Stromgefühl in Beinen und Armen (Prüferin 5). (17.3)
2. Fühlt sich, während einer sein ganzes Leben tief erschütternden Vision vom Charakter eines religiösen Erlebnisses, „wie an eine 100.000-Volt-Leitung angeschlossen", zugleich ungeheures, „weltraumhaftes" Kältegefühl (Jurastudent 1, nach 400 mg *Meskalin* sc.). (21) *
3. Am Abend nach dem Rausch Frösteln trotz warmer Bedeckung, mit Zähneklappern; danach starke trockene Hitze, dann zwischen 24 und 1 Uhr Schweißausbruch. Zugleich kollernde Bewegungen des vorher „völlig still liegenden" Darmes (Arzt 5, n. 400 mg *Meskalin* sc.). (21) * (*Viele Fiebersymptome*, siehe Thema 47.)
4. Abnorme Schweißneigung der Hände (nach dem Rausch bei Arzt 15, n. 500 mg *Meskalin* sc., und während des Rausches bei zwei Probanden, ebenfalls nach 500 mg). (21) *

Schlaf und Allgemeines

1. „Wie nach dem Genuß von sehr starkem Kaffee, ein angespanntes Abgespanntsein, (dabei) Schlaflosigkeit die ganze folgende Nacht hindurch, (und) ein zusammenziehendes, lanziges Gefühl im Hinterkopf bis zum Scheitel nach vorn" (im Nachrausch; Medizinstudent 2, n. 400 mg *Meskalin* sc.). (21)*

2. Er wird käsebleich, hat das Gefühl einer beginnenden Seekrankheit, „muß schnaufen", läuft unruhig hin und her, stößt nervös mit dem Fuß auf (Jurastudent 2, nach 500 mg *Meskalin* sc.). (21) *
3. Unruhiges Bewegen der Füße im Bett, fühlt sich unbehaglich (Prüferin 6). (18)
4. Nächtliche Unruhe, unfähig einzuschlafen, fühlt sich „wie gepeitscht" (Prüferin 2, 9. und folgende Tage). (17.2)
5. Motorische Unruhe, v.a. nachts (mehrere Prüfer). (17)
6. Vorbestehende Schwierigkeit, beim Seminar still zu sitzen, besserte sich durch das Mittel (2. T.). (19)
7. Tags körperliche Erschöpfung, nachts helle Wachheit bis zum Morgen (Prüferin 5, 1. - 5. T.). (17.1)
8. Zunehmendes Gefühl der Schwäche und Kraftlosigkeit führt zum Prüfungsabbruch (Prüferin 4, ab 16. T.). (17.1)
9. Chronische *Peyotl*-Benutzer „*verlieren die körperliche Abwehrkraft gegen Krankheiten*". (41)

Für Anhalonium-Zustände in Frage kommende Diagnosen

- Hebephrene oder katatone Schizophrenie.
- Depression, auch somatisierte.
- Paranoide Zustände.
- Neurosen vom Typ der „frühen Störung“, mit autistischen Zügen oder mit Distanzlosigkeit.
- Ich-Schwäche nach Halluzinogenmißbrauch oder durch exzessive Meditation.
- Neurasthenie, auch infolge Erschöpfung durch schwere körperliche Krankheiten.
- Konzentrations- und Lernstörungen der Kinder.
- Tetanische Konvulsionen, v.a. psychogene und durch Hyperventilation bedingte.
- Hyperthyreose und sog. Dysthyreosen.
- Herzarrhythmien, Herzklopfen, Herzneurosen.
- Anfallsweise Kopfschmerzen, wie Migräne, Clusterkopfschmerz, Trigeminusneuralgie.
- Vestibulärer Schwindel.
- Schwangerschaftsübelkeit.
- Blutige oder profuse Durchfälle verschiedener Genese.
- Ischialgie.
- Pneumonie.
- KHK.
- Bluthochdruck.
- Schlafapnoen.
- Insomnie.
- Absencen.
- M. Parkinson.
- Multiple Sklerose.
- Ataxie verschiedener Genese.
- Muskelschwächesyndrome.
- Immunschwächekrankheiten.

Thementitel Abteilung GEIST und GEMÜT

1) Zeitsinn, Schnelligkeit, Langsamkeit.
2) Erwartung von etwas Großem, einer Umwälzung, Offenbarung, Geheimnis, Zauber; Feierlichkeit, Pathos, Bedeutungsschwere, Monumentalität; Gegenpol: Nüchternheit, Sachlichkeit, langweilige Alltäglichkeit.
3) Schöpfung, Urzeugung, Urphänomen, Erschaffen durch Zerstören, Chaos.
4) Vorzeit, Geschichte, Antike, Erinnerung.
5) „Anderwelten“.
6) Trennung zusammengehöriger Dinge, Zweiheit, Vielheit, schizophren sein, an mehreren Orten zugleich sein; Einswerdung von Subjekt und Objekt oder von Unvereinbarem, Fusion, Synästhesie, Assoziativität, Beziehungswahn; „Dreieinigkeit“.
7) Verlust der Wertzumessung.
8) Auflösung des Körpers.
9) Ohne Gesicht, ohne Hände, ohne Individualität, ohne Ich, Insekt sein (ein Insekt ist ein Tier ohne jedes Ichbewußtsein, vr) versus Mensch sein.
10) Selbstbetrachtung.
11) Unsicherheit über Realität und Illusion, glaubt verrückt geworden zu sein, glaubt, reale Eindrücke seien halluziniert, muß kontrollieren, was real ist und was nicht, Fremdheit der bekannten Umgebung; oder halluzinierte Bilder erscheinen realer als die Wirklichkeit.
12) Als handelnder Mensch minderwertig, in der Realität kümmerlich, aber in der Phantasie überlegen, erhaben, göttlich; Nietzsche.
13) Kritik, Ironie, Karikatur, Theater, Komödie.
14) Sich selbst wehtun, Lust am Schmerz („Masochismus“), sich aufwecken durch Schmerz.
15) Starres Bild zerstören, Götzen verbrennen, Fesseln brechen, Autoritäten verspotten.
16) Scham, Schüchternheit, sich vorbeibenehmen, Verlegenheit, Blamage; Bruch von Konventionen, Hemmungslosigkeit.
17) Hellsichtigkeit, Erleuchtung.
18) Trance, Dämmerzustand, Stumpfheit, Stupor.
19) Klarheit / Wachheit vs. Verwirrung / Benebelung der Sinne und Gedanken; Logik vs. Schizophrenie.

20) Behagen, Euphorie, Seligkeit, Ekstase, Friede, vs. Unruhe, Furcht, Angst, Schrecken, Düsternis.

21) Energie, Kraftbewußtsein, Unermüdlichkeit, Verleugnung von Furcht und Müdigkeit.

22) Faulheit, Desinteresse an Arbeit, Verlust des Verantwortungsgefühls; oder: Fleiß, Arbeit geht leicht.

23) Heiter wie beschwipst; albern; Realität erscheint lächerlich; unfreiwilliges Lachen.

24) Offenherzig, aufrichtig, öffentlich, schamlos.

25) Kindliches Verhalten und Empfinden.

26) Übertreibung, Schwindeln.

27) Ergebung, Passivität, Kapitulieren.

28) Machtlosigkeit des Willens, die Willenskraft muß sich der Suggestion beugen, Fremdbeeinflussung, Hypnose, Maschine, Automat, Roboter, Zombie.

29) Macht der Phantasie, der Gedanken, der Autosuggestion, der Achtsamkeit.

30) Kampfkraft: Krieg, Räuber, Soldaten, Marschieren, Waffen, „Härte", Mut, Gefahr, Abgrenzung, Immunität; „weiche", freundliche Stimmung, Harmoniewunsch, Abwehrschwäche, Furchtsamkeit.

31) Paranoia, fühlt sich gereizt, gequält, verlacht, abgelehnt, kritisiert, ausspioniert usw..

32) Sprechen und Sichausdrücken („Selbstdarstellung"), Schreiben, „mimischer Affektausdruck".

33) Menschliche Beziehung: Einsamkeit, Autismus, Isolation, Heimweh, Trauer, (Un)-Verständnis, Verschmelzung der Seelen, Identifikation, Familie.

34) Sehen von Wesen, Tieren, Personen und Geistern.

35) Religiöse Bilder, Beten.

36) Heiligung, Beichten, Gewissen, Sünde.

37) Todessymbole, Todesahnung, Todesangst, Suizidalität.

38) Prachtvoll farbige Bilder, Farbvisionen, Farbenströme, erhöhte Farbempfindlichkeit, „schattenloses Licht", ungegenständliche oder geometrische Farbfiguren.

39) Pflanzenstrukturen, organische Strukturen.

40) Architektur: Türme, „gotische Dome", Gewölbe, Gebäude, Säle, räumliche Gebilde, Perspektive, Plastizität.

41) Zeichen, Symbole, triviale Gegenstände.

42) Details, Kleinigkeiten.

43) Verzerrtes Körperschema, verzerrte (groteske) Visionen, Verzerrung gehörter Geräusche, kinästhetische Übersensibilität, Tastsinnstörung.

44) Hören von Stimmen; Gesang, Musik, Glocken; Rhythmus, Klopfen; Hyperästhesie oder Trübung des Gehörsinns.

45) Steigerung und Illusionen des Geruchsinns.

46) Fliegen, Schweben, Fallen.

47) Unsichere Raumorientierung, unbeholfene Bewegung, Verzerrungen des Raums, Bewegungen im Raum.

48) Nahrungstrieb (Hunger, Durst, Essen, Geschmackssinn, Salz, Fleisch, Wurst, Brot, Tisch).

49) Ekel, Verdruß, Widerwille, Nausea.

50) Würmer.

51) Kälte- und Hitzeempfindungen.

52) Druck: Druckempfindungen, Engegefühle, Bedrückung.

53) Tetanus, Krampfanfall, Zuckungen.

54) Herz, Blutdruck.

55) Akinesie.

56) Denken gleich Schauen.

57) Ästhetik, Schönheit.

58) Demut, Bescheidenheit, will nichts für sich verlangen, das Ego wird zuwider.

59) Urteilskraft.

60) Wasser.

61) Gitterwerk, Vernetzung.

GEIST und GEMÜT

1) Zeitsinn, Schnelligkeit, Langsamkeit, „Relativitätstheorie"

1. Landschaften, Gemälde, Tier- und Menschengestalten in traumartigen Verwandlungen tollster Art wurden bei vollkommenem Wachsein in allen Einzelheiten gesehen und sofort zu Protokoll gegeben, falls es auf der Höhe der Vergiftung bei der Fülle der sich jagenden Gesichte überhaupt gelang, alles, was man halluzinierte, so schnell zu formulieren. (16)
2. „Das (die Visionen) fliegt alles nur so, ich weiß nicht, welches Bild ich zuerst benennen soll" (43j. Mann, durch *Peyotl*-Extrakt). (14) Auch alle anderen Berichte enthalten diese Angabe, daß **die Visionen schneller vorbeifliegen, als man sie in Worte fassen oder auch nur erinnern kann.** *Ellis* sagt darüber, diese Visionen seien „ebenso schwer zu beschreiben, wie sich ein Wasserwirbel beschreiben läßt als Chaos von Farbe und Form" (21).
3. „Ich sah anhaltend rasende Schnellbahnen bei Nacht, hatte den Eindruck von Bahnsteigen mit ihren Lichterreihen, wo rechts und links von mir Züge mit enormer Geschwindigkeit vorbeirasten. Ferner sah ich mich selbst ganz deutlich mit riesiger Geschwindigkeit durch irgendeine breite Straße einer italienischen Stadt fahren. Häuser im Palazzostil und Palmen an den Seiten, aber alles hatte ein etwas merkwürdiges Licht. Ich möchte es nicht als Abendstimmung bezeichnen, sondern vielmehr als den letzten Moment vor dem Niedergehen eines schweren Gewitterregens" (Naturwissenschaftler, nach 500 mg *Meskalin* sc.). (21) *
4. Farbenprächtige Bilder, die teils Teppichmuster und Mosaiken darstellten, teils aus verschlungenen, sich blitzschnell bewegenden, farbigen Bändern bestanden. Es schossen ferner farbige Strahlen von großer Helligkeit im Bogen über das dunkle Gesichtsfeld, ungefähr wie Feuerwerkskörper, aber mit größerer Schnelligkeit. (14)
5. „Eine Änderung in der Schnelligkeit der Bewegung der (halluzinierten farbigen) Muster trat ein, als durch Klopfen ein bestimmter Rhythmus vorgegeben wurde, und zwar folgte nunmehr die Bewegung der Muster dem jeweils angeschlagenen Takt, wobei jedem Klopfzeichen das Eintreten und Verschwinden eines Musters entsprach; bei einem Trommelwirbel wurde der Wechsel und die Bewegung so rasend schnell, daß ein eindrucksmäßiges Festhalten nicht mehr möglich war" (Ärztin 2, nach 400 mg *Meskalin* sc.). (21) *
6. Keine deutliche Erinnerung an die zeitliche Ordnung (Abfolge) der Rauscherlebnisse (Arzt 4, n. 400 mg *Meskalin* sc.). (21) *

7. Verlust des Zeitsinns (*Prentiss und Morgan*, unter *Peyotl*). (14)
8. Hochgradige Herabsetzung des Zeitsinns, indem einige Minuten auf 1/2 Stunde geschätzt wurden und der 10 Minuten lange Weg von der Wohnung zum Labor endlos lang erschien. (14)
9. Das Mittagessen erschien mir endlos lange; beim Verlassen des Dunkelraums Gefühl, dort 5 - 6 St. zugebracht zu haben (Medizinstudent 1, durch 350 mg *Meskalin* sc.). (21) *
10. „Großes Erstaunen, daß seit der letzten Notierung nicht Stunden, sondern (fünfzehn) Minuten vergangen sind" (Arzt 6, nach 400 mg *Meskalin* sc.). (21) *
11. Zeitverzerrung. Eine gegebene Zeitspanne schien viel länger als sonst zu sein. Die Sprache erschien langsam, und Gehen wurde zu einer mühsamen (ponderous) Sache. Beim Gehen fühlte ich aufeinanderfolgende Empfindungen, die von den beteiligten Muskeln und Gelenken ausgingen. (Wir beurteilen normalerweise eine Zeitspanne nach ihrer „Füllung" durch die Anzahl von Prozessen, welche innerhalb von ihr das Zentrum der Aufmerksamkeit beansprucht haben. Unter *Peyotl* wird diese Füllung pro Zeiteinheit sehr gesteigert, wodurch die Zeitspanne verlängert erscheint.) (9)
12. „Ich wurde aufgefordert, mich mir selbst vorzustellen, wie ich von dem Orte, wo ich lag, bis hinauf in mein Zimmer ginge, und ich sollte die Zeit, die indessen verstreichen würde, bezeichnen. Erst nach angestrengten Versuchen gelang es mir, mich selbst mir vorzustellen (sic). Ich sah mich vor der Tür des Dunkelzimmers im Gange in einer Stellung, die einer laufenden Bewegung entsprach. Diese Vorstellung ging auf unbegreifliche Weise in eine Gefühl über, welches mit der vorgestellten Bewegung zusammenhängen mußte: es war mir, als ob ich mich nur ganz schleichend vom Platz bewegen konnte, als ob meine Glieder, die laufen wollten, gegen einen unsichtbaren Widerstand ankämpfen müßten oder *als ob ich an einer Stelle kleben bliebe. So kam ich in der Vorstellung meiner selbst nicht vom Platze und konnte deshalb den Zeitpunkt, wann ich in meinem Zimmer angelangt sei, nicht angeben*" (Arzt 16, nach 500 mg *Meskalin* sc.). (21) *
13. Eine ganz enorme subjektive Überschätzung der abgelaufenen Zeitstrecken, mit anderen Worten, der Zeitfluß ist enorm beschleunigt. Die Folge davon ist, daß kaum Erlebtes überaus schnell in die Vergangenheit verschwindet, wodurch die Zeit gedehnt erscheint. Erlebnisse der letzten halben Stunde erscheinen so in weiter Ferne, und das Gefühl der nächsten Zukunft überstürzt sich. Man hat zunächst das eigentümliche Gefühl, als hätte man die Herrschaft über die Zeit verloren, als schlüpfe diese einem gleichsam durch, als wäre man nicht mehr imstande, die augenblicklichen

Momente festzuhalten, um sie auszuleben; man sucht sich an sie anzuklammern, aber sie entwinden sich und fluten ab. Es ist ein *sonderbares Haschen und Hasten nach der Zeit, ein inneres Vibrieren, eine eigenartige Unruhe im zeitlichen Erleben*, die schwer zu schildern ist. ... Um eine Zeitspanne zu schätzen, bediente ich mich sonst immer des Tricks, mir vorzustellen, daß ich eine bestimmte Strecke abschreite; habe ich deren Ende erreicht, gebe ich dem Experimentator ein Zeichen, daß die geschätzte Zeit abgelaufen sei. Im Mescalinrausch versagte dieser Trick vollkommen. Auf das Signal, daß die zu schätzende Zeitspanne begonnen habe, schloß ich die Augen und betrat in der Vorstellung den mir vertrauten Weg. Nach wenigen Sekunden schien es mir bereits, daß ich zu langsam gehe, daß ich gar nicht vorwärts komme, daß die Zeit auf keinen Fall ausreichen werde für den ganzen Weg, und ich begann zu laufen. Und nun geschah etwas ganz Sonderbares: es gelang mir nicht, mich mir selbst laufend vorzustellen. Ich sah mich immer stürzen, mich kriechend auf dem Boden fortbewegen, die sonderbarsten Stellungen einnehmen, nur vorwärts kam ich nicht. Ähnliches erlebt man oft im Schlaf. Da kam Unruhe über mich, es schien mir, daß die Zeit schon längst verstrichen sei, die ich zu schätzen hatte, und ich gab das Schlußsignal. In Wirklichkeit war kaum ein gutes Drittel der festgesetzten Zeit verstrichen" (ein Psychologe, durch 200 mg *Meskalin* sc.). (22) *

14. „Ich umarmte meinen Vater (den er in einer Vision sieht, vr) und begann, ihm hastig Dinge zu erzählen, die ich nie zuvor hatte sagen können. ... Es war, *als hätten wir wirklich keine Zeit* und ich müßte alles auf einmal sagen. Ich sagte phantastische Dinge über meine Gefühle zu ihm..." (*Don Juans* Schüler, während eines rituellen *Peyotl*-Rausches). (20)

15. Hat beim Versuch zu schreiben das Gefühl, er müsse *sich schrecklich beeilen* (Jurastudent 2, nach 500 mg *Meskalin* sc.). (21) *

16. Unruhig, geht wankend hin und her, faßt alles an, ist nervös, erregt, *hastig*; redet wirr, wobei die Reden häufig *Zeitbegriffe* enthalten; sieht *römische Ziffern*, violette *Zeiger*; bemerkt, daß seine *Uhr* fehle, und findet sie auf dem Tisch wieder; wird plötzlich für einen Augenblick völlig klar, als er beim Klopfen gegen die Wand *mitzählt* (Arzt 1, nach 500 mg *Meskalin* sc., zweiter Arzneiversuch). (21) *

17. Amüsiert sich über eine Uhr, auf der eine Jahreszahl steht, weil da „Anno 1720" steht und es doch 1922 ist (Medizinstudent 1, nach 350 mg *Meskalin* sc.). (27) *

18. Möchte sich *über die Zeit orientieren*, aber kann es zunächst noch gar nicht zustande bringen, auch nicht durch Auf- die Uhr- Sehen; als sie endlich eine Zeit abgelesen hat, vergißt sie sie sogleich wieder. Bis tief in die

Nacht nach der Injektion hinein überschätzt sie ferner die Länge verstrichener Zeiträume (eine Psychiaterin, nach 300 mg *Meskalin* sc.). (21) *

19. Schätzt zunächst den Rausch, der erst Minuten gedauert hat, auf viele Stunden; später Verlust des Zeitgefühls und aller Grenzgefühle: „Alles hat keine Grenzen. Dauer des Zustandes nach der Ewigkeit hin. Keine abgegrenzten Zeitläufte (sic). Es geht alles in die Unendlichkeit" (Arzt 9, nach 400 mg *Meskalin* sc.). (21) *

20. „Bisweilen war mein Zeitbewußtsein aufgehoben, es gab für mich keine Zeit" (Arzt 13, nach 500 mg *Meskalin* sc.). (21) *

21. „Auf der Höhe des Rausches ist die Zeitsinnstörung ganz enorm. Namentlich bei reichlichen Halluzinationen hat man ein Gefühl, als schwimme man in einem unbegrenzten Zeitstrom, irgendwo und -wann. Man überblickt die Zeit nicht mehr, das unmittelbare Zeitgefühl ist tief getrübt. Man muß sich immer wieder mit einiger Anstrengung ruckartig die zeitliche Situation aktiv vergegenwärtigen, um dieser *Zeitverflüchtigung* für Augenblicke zu entgehen. Läßt die Spannung nach, läßt man sich gehen, dann ist die *uferlose Zeit* gleich wieder da" (ein Psychologe, durch 200 mg *Meskalin* sc.). (22) *

22. Möchte alles in langsamem Tempo tun, so, als bewegten sich Geist und Körper durch *dicken Sirup* (Prüferin 1). (18)

23. „Das Seltsamste war, daß mir hier und da das normale Zeitbewußtsein angesichts der geschauten Figuren vollkommen verloren ging; die Zeit war nicht mehr ein Strom, der vorbeifloß und dessen Fließen man messen konnte, sondern sie war gleichsam *ein Meer, das als Ganzes stillstand* und nur in sich ein chaotisches Durcheinander war. Ich vermochte das ständige Werden der Figuren dann nicht mehr als eine Sukzession in einer bestimmten zeitlichen Richtung aufzufassen, sondern manchmal flossen die Farben und Formen zu einem unbeschreiblichen Durcheinander zusammen, wie wenn die vorher abwechselnden Figuren jetzt alle gleichzeitig erlebt würden. Hatte ich vorher die Figuren in ständiger Bewegung gesehen, so war jetzt nur noch eine bunte, unsäglichverwirrende Mannigfaltigkeit da, in der ich keine Bewegung mehr wahrnehmen konnte. Wenn ich in die Schau der Figuren ganz versank, so geschah es hier und da, daß ich zugleich auch in diesen Zeitenstillstand versank, wo *das Aufeinanderfolgende in einer stillstehenden Gegenwart zusammenfloß*. Diese Unterbrechungen im normalen Zeiterleben kann ich jetzt nicht nur nicht formulieren, sondern mir auch erlebnismäßig kaum mehr vergegenwärtigen. Wenn ich ... mich gewaltsam der Außenwelt zuwandte, so ... äußerte sich die Zeitsinnstörung in der Täuschung, daß seit dem letzten Aufraffen ungeheuer lange Zeit verflossen sein müßte. ... Auf der Höhe des Rausches... konnte ich mir auch unter größter

Anstrengung nicht mehr klar machen, wieviel Uhr es etwa sein möchte" (Arzt 17, nach 500 mg *Meskalin* sc.). (21) *

24. „Über mich kam (bei architektonischen Visionen) ein außerordentlich starkes und schönes Gefühl der Freude im Grenzenlosen und Unendlichen. Dies übertrug sich derart auf mich, daß mir nun alles grenzenlos schien. ... In jenen Momenten war mir *jegliche Zeitschätzung abhanden* gekommen, es erschien mir auch äußerst gleichgültig, fast *verächtlich, nach dem menschlichen Begriff der Zeit zu denken,* dieses Gefühl des Schwebens im unendlichen, des ewigen Flusses im Grenzlosen beherrschte mich vollkommen... „ (Psychiaterin, nach 300 mg *Meskalin* sc., zweiter Arzneiversuch). (21) *

25. Absolutes, inhaltsloses Glücksgefühl. „Ohne daß mir an meiner Umwelt irgendetwas besondere Freude machte oder ich innerlich etwas Faßbares erlebte, fühlte ich mich grenzenlos glücklich. Die Frage, ob ich jetzt sterben möchte, bejahte ich. Ich kann mir in diesem Augenblick einen anderen Zustand gar nicht vorstellen, und da der jetzige ganz inhaltslos ist, so erscheint es mir gleichgültig, ob er nun länger oder kürzer dauern möge." ... Bis 3 Uhr nachts blieb „die Empfindung eines jeweiligen (gegenwärtigen) Zustandes als einzig möglich und dauernd" bestehen. „Der Übergang von der Welt bei geschlossenen Augen zu der Welt mit offenen Augen hat jedesmal etwas Überraschendes, Absolut-Neues. Alles, was man sieht, ist „anders", isoliert und beziehungslos zu Vergangenem oder Vorgestelltem, wie etwa Familie, Klinik usw. Zu diesem Gefühl der Unabänderlichkeit des augenblicklichen Zustandes gehört auch das Gefühl, der durch das *Meskalin* hervorgerufene Zustand müsse dauernd bleiben", was dem Probanden selbst erst nicht logisch erschien. Später baute er sich die Meskalinerlebnisse „zu einer neuen Weltanschauung zusammen", die diese Vorstellung rechtfertigte (Arzt 12, nach 500 mg *Meskalin* sc.). (21) *

26. Das Schildern des erlebten Rausches in chronologischer Abfolge erscheint ihm (retrospektiv) „nicht sehr fruchtbar", weil ihm dafür *die Orientierung in dieser zeitlichen Anordnung fehle* und bei diesem Konzept auch der Gesamteindruck, das Erlebnis des Rausches selbst, verlorengehe (Arzt 13, nach 500 mg *Meskalin* sc.). (21) *

27. Spricht zum Versuchsleiter: „Wie lange war dies eben? Zwei Sekunden... (*verächtlicher Tonfall) Sekunde, was soll ich damit anfangen*? Das sagt doch nichts" (Arzt 1, n. 500 mg *Meskalin* sc., zweiter Arzneiversuch). (21) *

28. Sieht auf die Uhr, ohne etwas daraus schließen zu können; ist zeitlich nicht orientiert, kann sich unter „4 Uhr" nichts vorstellen (Arzt 7, nach 400 mg *Meskalin* sc.). (21) *

29. Schaut immer wieder auf die Uhr, bringt die Uhrzeit trotzdem durcheinander (Medizinstudent 5, nach 500 mg *Meskalin* sc.). (21) *

30. „Es war mir unmöglich zu fassen, daß jetzt Mittag sei. ... Es schien mir *überhaupt keine Zeit verstrichen* zu sein. Auch die erneute Aufforderung (zum Essen zu gehen) und die Bemerkung, daß es 13 Uhr sei, konnte meine Empfindungsinhalte nicht mit Zeit erfüllen. ... Beim Essen *wollte die Zeit nicht verstreichen*, immer noch saßen wir bei der Suppe. Diese unwichtige Beschäftigung schien mir eine Ewigkeit zu dauern... Die Bewegung meiner die Gabel haltenden Hand schien mir *unglaublich langsam* zu sein und in spiraligen Windungen zu verlaufen, obwohl objektiv, außer einem mäßigen Tremor, nichts Abweichendes zu bemerken war; ich zog den Vergleich mit einer Zeitlupenaufnahme" (Arzt 14, n. 500 mg *Meskalin* sc.). (21) *

31. Er nimmt sich bewegende Gestalten in Form von Momentaufnahmen wahr, wie auf einem Filmstreifen, und kommentiert: „Ein seltsames *Nebeneinander, nicht Hintereinander*, sie haben keine Stelle in der Zeit, Zeit hat hier keinen Sinn" (Arzt 2, nach 500 mg *Meskalin*, zweiter Arzneiversuch). (21) *

32. Sukzessiv Gesehenes wird *erst als sukzessiv und unmittelbar darauf als simultan* wahrgenommen; der Simultaneindruck ist der stärkere (Arzt 14, n. 500 mg *Meskalin* sc.). (21) *

33. „Als Dr. M. das Zimmer wieder betrat, fragte ich ihn, wie lange er mich allein gelassen hätte. Er meinte: „Etwa 5 Minuten". „Das ist nicht möglich", antwortete ich. Ich glaubte, man wollte mich täuschen. Wenn man mir gesagt hätte, die Zeit habe Stunden gewährt, so hätte ich das eher geglaubt. Zwar denke ich, die Einsicht, daß es sich doch um einen Versuch handelt, hätte mich davon überzeugt, daß sich ein Versuchsleiter während eines Versuchs (Fehlleistung – hier hat der Proband das vom Sinngehalt her notwendige Wort „nicht" weggelassen, vr) mehrere Stunden von seinen Versuchspersonen entfernen wird. *Zeit war mir ein mathematischer Begriff, eine Zahl, mit der ich rechnete. Empfindungen waren nicht durch Zeitwerte, oder aber (durch) wundersam unverständlich veränderte ausgezeichnet*" (Arzt 14, nach 500 mg *Meskalin* sc.). (21) *

34. „Das Zeitbewußtsein war mir zwar nicht abhanden gekommen, doch war es mir auffallend, daß mich Vergangenes wenig, das Kommende überhaupt nicht ansprach, daß ich mir für die nähere und weitere Zukunft nichts vornehmen konnte. Mein Sinn war *ganz auf das Gegenwärtige gestellt*, darauf gerichtet, nur den eben vorbeistreichenden Moment zu nehmen und hauptsächlich in der Wahrnehmung zu erfassen" (Arzt 11, nach 500 mg *Meskalin* sc.). (21) *

35. Sieht „ein kleines, wie im Guckkasten erscheinendes, schwebendes Menschlein mit Froschbeinen, das mit den Beinen wechselweise Bewegungen macht, wie ein Frosch es tut, wenn er mit dem Fuß etwas ans andere Bein gebrachtes Unangenehmes entfernen will. Das Ganze ähnelt einem *ungewöhnlich langsamen* Tanz des froschbeinigen Menschleins, dessen Tempo mit dem Rhythmus des (zugleich gehörten) Meskalliedes gar nichts zu tun hat" (der Arzt *Guttmann*; ohne Angabe, ob durch *Peyotl* oder *Meskalin*). (4)

36. Sehr *verlangsamte* Wahrnehmung; z. B. kann man, um eine wohlbekannte Person zu erkennen, deren Gesicht eine Zeitlang, aus Sicht des Probanden für einen erheblichen Zeitraum, betrachten müssen (durch hohe Dosen *Meskalin*). (24) *

37. *Verlangsamung* aller geistigen Leistungen, insbesondere bei Umgang mit feststehenden, nicht variierbaren Größen (Rechnen, Schätzen von Gewichten). (25)*

38. „Ich esse sehr langsam. Oft merke ich plötzlich, wie ich eine ganze Weile regungslos vor mich hinstarre. Das fällt mir auf, da ich sonst gewohnt bin, schnell zu essen" (Maler, nach 400 mg *Meskalin* sc.). (21) *

39. „In den Zeiten ungestörter Hingabe an den Rausch lebte ich nur im Augenblick, losgelöst von Vergangenheit und Zukunft. *Das Gefühl für Fortschritt und Ablauf fehlte*." Ißt „entsetzlich langsam und nur auf strenge Aufforderung hin", ohne das Essen je vergessen zu haben, allein weil ihm jedes Gefühl für „Fertigwerden", jede Zielvorstellung fehlt. Auch wird alles Erlebte wie in *Zeitlupe* empfunden. „Die Zigarette, die ich rauchte, wurde nicht kleiner. Das Papier, auf dem Dr. B. schrieb und schrieb, wurde nicht voll. Ja, in manchen Augenblicken hatte ich das Gefühl, es sei nun alles „aus", regungslos stillgestanden; wenn ich aber genauer hinsah, gingen die Dinge aber doch wieder von der Stelle. Ein vom Dach fallender Gegenstand schien unnatürlich langsam zu fallen. Manchmal machte dieses Gefühl aber einem gegenteiligen Platz. So, als wir die Treppe zum Dunkelzimmer hinuntergingen. Da verlief alles so flüchtig, daß man mit dem Verstande gar nicht mitkommen konnte. Die Kameraden, die eben noch neben mir hergegangen waren, standen plötzlich einen Treppenabsatz tiefer. Immerzu sah ich mich neuen Situationen gegenüber." Dieses Erleben bezeichnet er als „zusammenhangslos", „unbestimmt, befremdlich, nicht mit rechten Dingen zugehend" (Medizinstudent 5, nach 500 mg *Meskalin* sc.). (21) *

40. Er schlendert mit für ihn ganz ungewöhnlicher *Beschaulichkeit und Langsamkeit* durch die Straßen (im Nachrausch; Arzt 4, n. 400 mg *Meskalin* sc.) (21) *

41. „Fließe mit dem Leben und der Arbeit. Gefühl, es ist *reichlich Zeit da*, um alles zu erledigen" (Prüferin 1). (18)

42. Traum, daß sie mit dem Auto fährt und an einer Brücke halten muß, wo viele Leute warten. Sie mußte 35 Minuten warten, aber blieb geduldig (Prüferin 3). (18)

43. Ein Proband formuliert unter *Meskalin* eine regelrechte *Relativitätstheorie*, die über den physikalischen Begriff der *Beschleunigung* mit dem Zeitbegriff verknüpft ist (leider ist nirgends vermerkt, ob er die *Einstein*sche Theorie kannte): „Bei den Nachbildversuchen machte ich die Beobachtung, daß die mir vorgelegten objektiven (realen) Bilder bei Bewegung auf mich zu oder von mir fort kleiner wurden, und dies um so mehr, je schneller die Bewegung wurde. Sobald die Vorlage still stand, nahm sie die objektive Größe wieder an. Dieses Phänomen suchte ich im Rausch rational zu erklären. So entstand folgender Gedankengang, der mir noch ganz gegenwärtig ist. Primär sagte ich mir: „Das muß ja so sein", da ich die bewegende Kraft als gegeben und konstant annahm, so mußte Masse mal Beschleunigung konstant sein. Und so war es für mich klar und einleuchtend, daß mit zunehmender Beschleunigung die Masse kleiner werden mußte. Das *Erlebnis* war also für mich auf der anderen Seite der Gleichung! Und diese Gleichung war gleichsam eine elastische Funktion, denn, in Umkehrung, konnte die Masse bei abnehmender Beschleunigung größer werden" (Arzt 13, nach 500 mg *Meskalin* sc.). (21) *

2) Erwartung von etwas Großem, einer Umwälzung, Offenbarung; Geheimnis, Zauber; Feierlichkeit, Pathos, Bedeutungsschwere, Monumentalität; – Gegenpol: Nüchternheit, Sachlichkeit, langweilige Alltäglichkeit

1. Das Erleben im Meskalinrausch ist überwältigender, aufrührender und elementarer als in der *LSD*-Psychose (*Leuner* und mehrere weitere Quellen). (29) *

2. Wunsch nach Ruhe und Selbstbeobachtung, wegen Erwartung von etwas Neuem, Außerordentlichem, Schönem (Medizinstudent 4, nach 500 mg *Meskalin* sc., und mehrere andere Probanden). (21) *

3. Der Rausch beginnt mit „dem Erlebnis einer Veränderung, eines Geschehens in mir, das unbestimmte Gefühl irgendeiner Umwälzung, die ich aber nicht genauer fassen kann. Sie schien mir aus einem irgendwie veränderten Erleben meines Körpers hervorzuwachsen..., (die ich) nicht genauer beschreiben (kann), so deutlich auch das Erleben des Andersseins war. Dabei (bestand) noch gar keine Veränderung im Erleben der Umwelt" (Arzt 17, nach 500 mg *Meskalin* sc.). (21) *

4. Traum: „Ein fremdes Hospital. Dunkle Halle, keine Furcht, er (ein Mann?

der fragmentarische Text läßt dies unklar, vr) war freundlich und nett. Bot mir Wein an. Surrealistisch, lange dunkle Korridore, mit Kerze. Ich fühlte mich ok. Er war ein *Zauberer Oz. Geheimnisvolle, mächtige, gefährliche Person.* Ich wußte, es würde in Ordnung kommen" (Prüferin 2). (18)

5. Empfindet den Gangrhythmus dreier Männer, die er zufällig sieht, als „sonderbar *feierlich*" (Arzt 1, n. 500 mg *Meskalin* sc., zweiter Arzneiversuch). (21) *

6. „Das Muster im weißen Tischtuch hob sich reliefartig vom mehr gräulichen Untergrund ab. Hier setzte nun folgender Gedankengang ein: „Du siehst das Tischtuchmuster so plastisch, weil du von ihm weiter entfernt bist." Es kam mir wie aus der Vogelperspektive vor. An dieses räumliche Distanzerlebnis, das auch bereits im Initialstadium durch die Wahrnehmung des wellenförmigen Parkettbodens ausgelöst wurde – meine Beine kamen mir länger vor – , knüpfte nun sprunghaft eine Eigenbeziehung an: „Du stehst höher über den Dingen, du bist erhöht." Ich kam mir wie auf einem Thron sitzend vor, alles lag unter mir... Die massive, plastische Umwelt löste in mir ein lustbetontes Machtgefühl aus: *„Du bist mächtig*, und das *Majestätische* der Dinge ist wegen dir so." Ich erlebte förmlich dieses Machtgefühl... Dieser Stimmung entsprang auch das Verlangen nach *Beethovenscher* Symphonik. ... Das Machtgefühl wurde durch Verstärkung des Gefühls vom eigenen Körper unterstützt. ... Seinen Ursprung nahm es aus der sehr stark empfundenen Berührung der Extremitäten und des Rumpfes mit der Unterlage. Diese Steigerung der Berührungsempfindung *ließ die Glieder als besonders schwer erscheinen, und die Schwere wurde in Bedeutung übertragen und zum Ich in Beziehung gesetzt*" (Arzt 13, nach 500 mg *Meskalin* sc.). (21) *

7. Die Blumen auf seinem Tisch... „leuchteten von ihrem eigenen inneren Licht und *erbebten fast unter dem Druck der sie erfüllenden Bedeutung*", „in ihrem lebendigen Licht schien ich das qualitative Äquivalent des Atmens zu entdecken, aber eines Atmens ohne ein wiederholtes Zurückkehren zu einem Ausgangspunkt.., nur ein wiederholtes Fluten von Schönheit zu erhöhter Schönheit, von tiefer zu immer tiefere Bedeutung... Auch die Bücher an den Wänden des Arbeitszimmers erglühten in leuchtenderen Farben von einer tieferen Bedeutsamkeit." (28)

8. Beim Hochgehen der Schranken eines Bahnübergangs starrt er „geradezu gebannt" diesen Vorgang an, und „einen Augenblick lang hatte ich das Gefühl, als ob der Vorhang vor einem *Weltgeheimnis* in die Höhe ginge. Sofort danach mußte ich darüber lachen" (im Nachrausch; Arzt 17, nach 500 mg *Meskalin* sc.). (21) *

9. „Angespanntes Horchen, *große Erwartung schönster Musik*, ich vernehme ganz leise ferne Akkorde und Melodien" (Medizinstudent 4, nach 500 mg *Meskalin* sc.). (21) *

10. Überwältigtes Weinen vor Freude, beim Hören der *Nationalhymne*, beim Blicken auf den Ozean, bei guten Nachrichten; ekstatische Gedanken an die *Größe der Erde, des Universums* mit seinen vielen Sonnensystemen, die *Größe Gottes* (Frau, subakute bilaterale Pneumonie). (32)

11. Er will nicht mit Gleichaltrigen spielen, nimmt *nur zu Erwachsenen*, oder Pflanzen und Tieren, Kontakt auf; weigert sich, seine Aufgaben für die (Vor-) Schule zu machen; *die Spiele seiner Altersstufe langweilen ihn* (4 1/2 j. Junge, autistische Verhaltensstörung). (32)

12. Gegen Ende der ersten Stunde deutliche Euphorie mit Neigung zu Scherzen. ... In der zweiten Stunde mischt sich dazu eine Art leichter Benommenheit, das Gefühl, der Umwelt gegenüber nicht ganz sicher zu sein. Dabei aber eher ein Verlangen nach Steigerung dieses leicht ekstatischen Zustandes; die Umgebung wirkt peinlich nüchtern und normal (Arzt 1, nach 300 mg *Meskalin* sc., erster Arzneiversuch). (21) *

13. Das Essen ist ihm *sehr lästig*, stört ihn, er kann den Speisen nichts abgewinnen, und die Zeit wird ihm unangenehm lang, v.a. weil er das sichere Gefühl hat, es solle ihm etwas ganz Besonderes passieren. „Ich fühlte genau, hier oben beim Essen konnte ich das nicht erleben, was mir doch sicher bevorstand! Es mußte etwas kommen!" Auch seine optischen Illusionen sind bei Tische quälend langweilig, einförmig, so daß er denkt: „Das kann doch nicht der Urgrund allen Geschehens sein!" (Arzt 15, n. 500 mg *Meskalin* sc.). (21) *

14. „Gefühl, daß seit Beginn des Rausches mit mir eine ungeheure Veränderung vorgegangen sei, dabei immer begleitet von der Meinung, daß die gesamte übrige Welt diese Veränderung irgendwie mitgemacht haben müßte. ... Als M. neben mir sitzend etwas schrieb, kam es mir vollkommen unmöglich vor, daß irgend jemand noch so alltäglichen Interessen nachgehen könnte" (Arzt 17, nach 500 mg *Meskalin* sc.). (21) *

15. „Ich war während des ganzen Essens erstaunt über L., ich hatte immer gedacht, er würde tiefere Gespräche führen können. Die Tischgespräche (über Schisport, Krankenschwestern usw.) kamen mir recht alltäglich vor" (Medizinstudent 1, durch 350 mg *Meskalin* sc.). (21)

16. „Als B. anfing, mich etwas Alltägliches zu fragen, gab ich mechanisch Antwort, wunderte mich jedoch sehr, daß in diesem Zustand derartige gewöhnliche Dinge zur Sprache kamen. ... Ebenso setzte es mich in Erstaunen, als B. anfing, sich zu rasieren, da mir derartige Dinge nicht in diese Welt zu passen schienen" (Arzt 7, nach 400 mg *Meskalin* sc.). (21) *

17. Der *Meskalin*rausch kommt ihm viel „nüchterner" vor als der (zuvor durchgemachte) *LSD*-Rausch, „ich nehme die Phänomene gelassen"; eine Zeichnung mitten in dem Rausch kommt ihm selbst „technisch-maschinenzeichnungshaft" vor, und auch die Beleuchtung des Zimmers empfindet er als „*nüchtern-sachlich* hell, wie Quarzlicht" (ein Maler, nach 350 mg *Meskalin* sc.). (27) *

18. „Die *nüchterne Realität ekelte mich an*, ich sehnte mich in meinen Traumzustand zurück. Es war mir noch stundenlang nach dem Rausch unmöglich, in faßbare Beziehung zur Umwelt zu treten. Alles um mich her war mir völlig gleichgültig. Ich sah es, verstand es, empfand mich selbst aber als ganz teilnahmslos und objektiviert. ... (Fast alles) setzte sich aus realen, nackten, kleinen, spießigen Tatsachen zusammen, die man ruhig übergehen konnte. Ich empfand mein Leben vor dem Rausche gar nicht. Es gab nur ihn, dann das Erwachen und den jetzigen Zustand. Die *innere Bereitschaftsstellung auf etwas Unerhörtes* blieb die einzige Hoffnung, in die ich mich flüchten konnte. Nichts hätte mich gewundert, was auch geschehen wäre. Auch die Vorstellung einer erneuten Revolution (wie im damals nur kurz zurückliegenden 1919, vr), die Dr. B. gesprächsweise in mir wachrief, hatte absolut nichts Erstaunliches oder Beängstigendes an sich. Ich faßte es lediglich als eine sehnlichst erwartete Unterbrechung des täglichen Alltaglebens auf. Jede kritische Einstellung zu der Bedeutung eines solchen Geschehens ging mir völlig ab. Konsequenzen gab es keine für mich, es gab nur augenblickliche, stark sinnlich betonte Erlebnisse" (Arzt 15, n. 500 mg *Meskalin* sc.). (21) *(*Mehrere Probanden* in (21) * bezeichneten die reale Umgebung als unangenehm alltäglich, als langweilig, schrecklich nüchtern usw. vr)

3) Schöpfung, Urzeugung, Urphänomen, Sexualität, Schaffen durch Zerstören – Chaos

1. Patienten mit *Chronic Fatigue Syndrome,* die *Anh.* brauchen, haben nicht selten eine Vorgeschichte extremer Überarbeitung... Das Erschöpfungssyndrom ist mit Sehnsucht nach dem vorherigen *produktiven* Leben und der intensiven Arbeit verbunden, mit der sie gleichsam *verheiratet* waren... Der Wille und das Verlangen zu arbeiten ist noch da, aber sie werden immer *unfähiger*, irgendeine wirkliche Arbeit zu verrichten. (35)

2. Sagt im Rausch über sich: „Die ganze Welt erscheint mehr ins Ästhetische gezogen. Wie eine Impression. *Ich bin mehr der Genießende, als der, der schafft, der auf dem Niveau des Schaffenden steht. Man weiß, was schön ist, ohne daß man die Möglichkeit hat, Neues zu schaffen. Einer, der alles*

Neugeschaffene verstehend in sich aufnimmt. Man sieht das Ziel, ohne die Mittel zu haben" (Arzt 11, nach 500 mg *Meskalin* sc.). (21) *

3. „Mystisches Gefühl der Einheit, der seelischen Gemeinsamkeit, mit einer *allgemeinen Zärtlichkeit kosmischer Art*, als das *Einssein mit* der Welt, mit dem allgemeinen Leben, *einer Kraftquelle des Lebens*" (eine von *Leuners* Versuchspersonen, unter hochdosiertem *Meskalin*). (29) *
4. Er will „liegen, ruhen, sterben, nicht-sein und nichts-sein. Ich will die Leere, sie ist ein äußerst positives, *schöpferisches* Phänomen. Ich spüre Kraftzuwachs und Wärme, zugleich Dunkelheit, eine „unio mystica", ein intensiv empfundener Höhepunkt, der mir ein Gefühl der Kraft in *Hoden, Händen und Herzen* (sic) gibt" (eine von *Leuners* Versuchspersonen, unter hochdosiertem *Meskalin*). (29) *
5. Das sexuelle Verlangen von *Anhalonium*-PatientInnen kann gesteigert oder vermindert sein. (36)
6. Sexuelle Triebhaftigkeit trat bei den Versuchspersonen *Leuners* gelegentlich, „milder als unter *LSD*", auch unter *Meskalin* auf. (29) *
7. Erwacht ein Uhr nachts mit heftigem Leibschneiden, „Blähungskolik, wie wenn ich *schwanger* wäre / wie während einer vergangenen Schwangerschaft (like when pregnant); *viel besser nach Absetzen eines sehr voluminösen Stuhles*, danach fühlte ich mich zutiefst gereinigt und schlief den Rest der Nacht gut" (Prüferin 2). (18)
8. Traum von zwei großen Hunden, einer ist *trächtig* (Prüferin 9). (18)
9. Lt. einer Fragebogenaktion an (weiße) Ärzte, Pfarrer usw. im Verbreitungsgebiet des *Peyotl*-Kults „*schwächt*" dieser „die *Nachkommenschaft*„. (41)
10. „Nach *mehrmaligen Aborten* ohne nachweisbare organische Veränderung, verbunden mit psychischen Symptomen, vor allem Angstträumen, verlief unter *Peyotl* C 30 und *Pulsatilla* C 30 (Doppelmittelgabe, vr) die Schwangerschaft günstig." Potenziertes *Peyotl* besserte auch Schwangerschaftserbrechen „bei entsprechender psychischer Einstellung" (gemeint ist wohl: bei Vorhandensein entsprechender psychischer Symptome). (30)
11. „Körperlich setzten immer stärkere Schauer ein, in denen ich mich wie in mich selbst zusammenkrümmte, die aber Unendlichkeitscharakter hatten und zusammenhingen mit hinter mir aufsteigenden kristallinischen, kuppelartigen, aber sich spitz übersteigenden Gebilden wie ungeheure Domtürme. ... Die Schauer hingen häufig zusammen mit rhythmischen Erweiterungen und Ausdehnungen dieser Domtürme nach oben. Einmal war es anders. Eine unendliche Kurve ging nach links oben wohl in kleiner Spirale auslaufend, die man aber nicht wahrnehmen konnte, und darin mauri-

sche Architekturen; es schwamm etwas von den ferneren Punkten bis in die Nähe und durch mich, und ich wußte, hier ist die Verbindung mit dem Unendlichen. Dann wieder bewegten sich wallend weite Flächen, über die riesige Spinnennetze gespannt waren. Eine undeutliche Teilung trat ein, eine Mitte hob sich heraus in brodelnden, aber ins Ornamentale übergehenden Formen sich bewegend. Nun waren es *zwei Mächte, zwei Lebewesen, die sich vereinigten und ineinander auflösten, jedoch ohne etwa menschenähnliche Formen zu entwickeln.* Es war ein ungeheures Wogen und eine Art von Wohllust, die zwar in den Schauern des Körpers wurzelten, aber den Akzent durchaus nach der Seite des Allgefühls hatten, so daß die Beziehung zur engeren Sexualität absurd, kleinlich, unzulänglich erschien. Beim Erwachen von dieser Vision überwog das Gefühl einer tiefen Ergriffenheit, die sich in dem Wort *„Urzeugung"* (das er auch wirklich aussprach, vr) verdichtete. Wiederum löste sich aus dem Wallen von halb flächigen, halb wolkigen Gebilden ein wogiges Liniengefüge, das Leib und Beine einer Frau andeutete; mitten in der Erscheinung, etwa auf den Schenkeln, stand unvermittelt ein durchsichtiges Kind" (Arzt 1, nach 500 mg *Meskalin* sc., zweiter Arzneiversuch). (21) *

12. „Ich mache mir (auf dem Höhepunkt des Rausches) Gedanken über mein Verhältnis zu anderen Menschen. Es gelingt mir nicht, sie mir als „Menschen", nicht Personen, vorzustellen. Ich versuche oft, das Bild eines weiblichen Wesens zu gewinnen, das zu meiner rechten Seite liegt, aber ich sehe immer nur eine Arabeske, bestehend aus einer gedrückten Projektion von Kopf und Schulter und einer schwanzartigen, geschwungenen Linie. „Das ist meine Idee vom Weib!" Wenn es mir gelingt, die Wachvorstellung eines weiblichen Körpers zu gewinnen, so erscheint mir das Bild fremdartig, abstoßend, kolossal, etwa wie Gulliver die Riesenmädchen, jedenfalls von ganz anderer Wesensart. Es braucht keine Frauen zu geben, auch keine Menschen. Über diesen Gedanken erschrecke ich etwas; das Gefühl des völligen Isoliertseins. Die Gedanken an das Weib sind in keiner Weise erotisch gefärbt, wie überhaupt *jede erotische Faser in mir zerstört ist*" (Arzt 8, nach 400 mg *Meskalin* sc.). (21)*

13. *„Jedes sexuelle Moment war ausgeschaltet*" (Arzt 13, nach 500 mg *Meskalin* sc.). (21) *

14. Steigerung der *feineren* Erotik (durch *Peyotl* und *Meskalin*). (4)

15. Während des ganzen Rausches „tritt die Zuständigkeit der Sexualsphäre, im Vergleich mit anderen Räuschen, vollkommen zurück, ja, kann als erloschen bezeichnet werden. ... Es war mir vielmehr die ganze sinnlich zu erfassende Umgebung in eine *ästhetische Sphäre* gehoben" (Arzt 11, nach 500 mg *Meskalin* sc.). (21) *

16. Sexuelle Motive fehlten bei den Visionen gänzlich (neun Ärzte, durch *Meskalin*). Wo nackte oder tanzende Frauen auftauchten, was selten war, fehlte diesen jeder sexuelle Aspekt, sie machten den Eindruck von Statuetten oder rhythmisch bewegten Gestalten, die sich in die Architektur eines Balletts einfügten. Die Illusion eines *Pferdephallus*, die Arzt 11 hatte, trat lediglich als Synästhesie zu dem gehörten Wort „Verdrängung" auf, ohne irgendeine Art von Geilheit mit sich zu bringen. (21) *

17. Don Juans Schüler sieht *Mescalito*, den Geist des *Peyotl*, als „mannsgroßen *Stab* aus Licht". (20) (Der Lichtstab entspricht dem archetypischen Bild des heiligen Phallus, das nicht Geilheit bedeutet, sondern reine, konzentrierte Kraft, und sich in den Tempeln Indiens als *Shiva-Lingam* erhalten hat. Ähnliche Bedeutung hat die von einem Meskalinprüfer gesehene Lichtpyramide. vr)

18. Traum, zu einer *Hochzeit* zu wollen, aber das Kleid geht auf usw., mit Angst und Panik (Prüferin 6); Traum, daß die Schwester *heimlich heiratet* und die Familie sich darüber ärgert, sich ausgeschlossen fühlt (Prüferin 7). (18)

19. *Koketter* (flirtatious) Traum (Prüferin 6). (18)

20. Unter *Anh.*, als eine Art Erstreaktion, zunächst mehrere Wochen lang quälende Träume im Halbschlaf, in denen seine Frau ihn verläßt oder mit einem Anderen zusammen ist...; als das aufhört, treten *intensive sexuelle Träume* auf; schließlich werden die sonst immer lebhaft erinnerten Träume unerinnerlich, und er schläft besser (junger Mann, Drogenproblematik). (34)

21. „Ich winde und drehe mich fortwährend „odalisken- oder kokottenhaft", ich denke an Bewegungen beim *Bauchtanz*; der Grund hierfür ist zweifellos der Reiz der Kleidung, der infolge der gesteigerten Hautdruckempfindlichkeit als außerordentlich stark empfunden wird" (Arzt 8, nach 400 mg *Meskalin* sc.). (21)*

22. Traum von einem nackten dreizehnjährigen Mädchen neben ihm, es will ihn verführen (1. Nacht). (19)

23. Sieht eine grell gekleidete Dame, die sich kokett an ihn herandrängt (43j. Mann, durch *Peyotl*-Extrakt). (14)

24. „Traum von einem viktorianischen Haus, das in einen Laden umgebaut worden ist. Es ist eine Party dort, mit vielen verführerischen Frauen in Kleidern aus dem späten 19. Jahrhundert. Es war auch ein gruseliger Kerl da, der ein sehr teures Schmuckstück von mir haben wollte. Ich sagte: Nein, das könne er nicht bekommen, er müsse dafür bezahlen; was denke er eigentlich, wer er sei?" (Prüferin 6). (18)

25. Sieht plötzlich eine Frau mit „*ungeheuerlich vergrößertem Becken*, völlig disproportioniert" vor sich (Medizinstudent 4, nach 500 mg *Meskalin* sc.).

(21) * (Bild entsprechend den altsteinzeitlichen Venusfiguren, die fast nur aus Brüsten, Becken und Hinterteil bestanden und – gleich dem von obigem anderen Prüfer erwähnten Bauchtanz – dem Fruchtbarkeitszauber dienten. vr)

26. Von einigen wenigen Indios wird behauptet, daß der *Piule*genuß „rein", d.h. sexuell wunschlos mache. Von anderen wieder wurde genau das Gegenteil erwähnt. Im Süden gilt er auch tatsächlich als wichtiges Aphrodisiakum, namentlich bei *Kälte der Frauen*. Im Norden, um Monterrey herum, ist der Genuß, ja das bloße Berühren des *Piule* (offenbar ist hier wirklich *Peyotl* gemeint, da andere Quellen dasselbe explizit für den *Peyotl*-Kaktus erwähnen, vr) den Frauen und Mädchen strengstens verboten, vielleicht gerade wegen dieser Wirkung. (10)

27. Hat *ungeordnete sexuelle Beziehungen zu vielen Männern und auch zu Frauen*; einmal hat sie an Gruppensex teilgenommen; bei sexuellen Beziehungen liegt ihr aber mehr an der Zärtlichkeit als am Orgasmus. Ihre erste Liebe war ein Mann, der noch zwei andere Weiber gleichzeitig hatte und sie fallen ließ, als sie ihm unbequem wurde, was sie nicht daran hinderte, „Tag und Nacht um ihn zu weinen". Zur Zeit der Anamnese fängt sie jedesmal, wenn sie beim Sex mit einem Mann zum Orgasmus kommt, zu weinen an, und es wird ihr schlecht, und sie will mit dem Mann danach nichts mehr zu tun haben; so geht es ihr v.a., wenn es fremde Männer sind; trotzdem kriegt sie immer wieder einer herum. Sie scheint sich den Männern hinzugeben, weil sie sich ihnen nicht recht widersetzen kann oder ihnen irgendwie eine Freude machen will, und hinterher zu bereuen, wie billig sie sich verkauft hat (19j. Mdch., paroxysmale Tachykardien). (37)

28. Lt. einer Fragebogenaktion an (weiße) Ärzte, Pfarrer usw. im Verbreitungsgebiet des *Peyotl*-Kults löst dieser *„sexuelle Perversionen"* aus. (41)

29. Gesteigertes sexuelles Verlangen bei Männern, vor allem bei *Homosexuellen*. (36)

30. *Anhalonium*-Frauen können zur *lesbischen Liebe* neigen. (36)

31. Sehr *bizarrer sexueller* Traum; er handelte von Butter, *Dildos* und Erdbeben (*Prüfer* 8). (18) (Ein Dildo ist ein künstlicher Phallus. Solche „Werkzeuge" werden gern von bisexuellen Frauen benutzt. vr)

32. Eine an Depressionen und Angst leidende 27j. Frau mit auffallend *„männlichem, hartem"* Gesichtsausdruck, Härte von Blick und Stimme, die vor ihrer Ehe „ein 6 Jahre langes Verhältnis mit *abnormer sexueller Form*" gehabt hatte, entwickelte im 2. Monat einen Abortus imminens. Auf *Peyotl* C 200 verschwanden sämtliche Abortussymptome und die Depression, und das gesamte Verhalten bildete sich um, *Gesicht, Stimme, Benehmen wurden weiblich.* (30)

33. Er *möchte Frauenkleider und Schmuck tragen*, sagt zu seiner Mutter: „Du trägst doch einen Sari, Mama, warum kann ich keinen anziehen?" Nach *Anh.* verliert sich dieses Verlangen vollkommen (4 1/2 j. Junge, autistische Verhaltensstörung). (32)

34. In Einzelfällen sollen *Frauen* bei der *Peyotl*-Messe schamlos geworden sein, ihre Kleider zerrissen und sich Haare ausgerissen haben; es sollen „tierische Leidenschaften" erweckt worden und „viele schlimme Sachen" geschehen sein. Doch gehörte Sittenlosigkeit niemals als *Brauch* zur *Peyotl*-Messe. (8)

35. Der Geschlechtstrieb, der zuvor stark vermindert gewesen war, kommt „in dramatischer Weise" (plötzlich, vr) wieder, nachmittags um ein Uhr, wobei besonders die Brustwarzen empfindlich sind (Prüferin 2). (18)

36. „Wer zum ersten Mal *Piule* trinkt, sieht fast immer die *Mutter Gottes*." (10)

37. Drei weibliche Versuchspersonen sahen unter *Peyotl*-Extrakt die *heilige Maria*. (14)

38. Sieht zweimal ihre verstorbene Tochter, in Gestalt einer *weißen Jungfrau*, und weint um sie (47j. Frau, durch *Peyotl*-Extrakt). (14)

39. „*Die ganze Welt war für mich aus Wachs* ... Dabei hatte ich ein merkwürdiges *Knetbedürfnis*. Alle Dinge trugen gleichsam die Aufforderung in sich, sie zu kneten, zu verbiegen und auszuziehen, der Löffel bei Tisch, die Zweige des Gartenstrauches, die Eisenstäbe des Treppengeländers, vor allem aber die eigenen Hände und Finger und die der anderen. Auch das zähe Gefühl in Lippen und Wangen forderte mich dazu auf, mit dem Munde langsam ziehende und rollende Bewegungen zu machen. Gab ich dem Drange nach, so bewegten sich die Finger fast (aber nur fast) wie von selbst, jedenfalls ging es ganz ohne Mühe, während jede Zweckbewegung mit starkem Hemmungsgefühl verbunden war. Der Bewegung wohnte eine gewisse Tendenz zum Weiterlaufen inne, halb machte man willkürlich, zum Spaß weiter, halb gab man sich hin. Dieses Weiterkneten ging aber nur bei Dingen, die wirklich eine gewisse Knetbarkeit besitzen, besonders bei Händen und Fingern. Die starren Gegenstände gaben, wie gesagt, nur im ersten Moment nach, und ich ließ schnell ab, sie zu „bearbeiten"" (Medizinstudent 5, nach 500 mg *Meskalin* sc.). (21) * (Kneten ist die älteste „schöpferische Tätigkeit". Nach den Schöpfungssagen vieler Völker soll Gott die Menschen – knetend – aus einem Kloß Lehm geformt haben. vr)

40. „Traum vom Autofahren in einer idyllisch ländlichen (bucolic) Umgebung. Sehr impressionistisch, rollende Hügel, pittoresk. An einer Stelle war die Straße ausgewaschen, und überall drum herum waren ungemein erodierte Felder mit Flecken von Land, die wie Riffe daraus hervorstachen.

Die Straße war unpassierbar. *Wir staunten über die Macht des Wassers* (solchc Landschaftsveränderungen zu erzeugen, vr). Ich wollte wieder heim. Es gab keine sicheren Zeichen, die angezeigt hätten, wo wir seien. Keine Gefühle in dem Traum" (Prüfer 10). (18)

41. „Die Unruhe wurde zu einem Drängen, das nach Betätigung verlangte. Irgendetwas leisten, schaffen, etwas Großes, des Augenblicks, der den ganzen inneren Menschen aufwühlte, würdig. Kampfstimmung, Niederschlagen, Durchdringen, die schwierigsten und gefährlichsten Situationen wünschte ich herbei, um meine Kraft zu erweisen. In ein Gefühl der Ängstlichkeit, Feigheit, Todesfurcht konnte ich mich nicht versetzen. Der Gedanke an Erfolglosigkeit und Tod schien mir lächerlich. Ich empfand wenig Lust, mich mitzuteilen. Mir war, als offenbare sich ein tiefes Geheimnis – Offenbarung eines Lebenszweckes. Ich verspürte unbezwingbare Lust, das Wesen der Natur in einem Kunstwerk darzustellen, daß jeder, der es betrachten möchte, den tiefsten Sinn der Natur ehrt. Ich erkannte folgenden Weg, der aber nicht eigentlich zu einem Kunstwerk zu führen vermochte, sondern vielmehr auf die Umgestaltung der Welt selbst hinzielte: *Im Anfang stand nicht Schöpfung, sondern Vernichtung, Vernichtung des gesamten Gegenwartszustandes, jedoch ohne rohe Gewalt. Es sollte in der Weise ein Abbau geschehen, daß das, was sich zuletzt entwickelte, fortgenommen wird, sodann das vorletzte Glied der Entwicklung, dies so fort bis zum Anfangsglied, zum Urstoff, zum Urphänomen.* Von hier aus sollte die neue Gestaltung der Welt ihren Anfang nehmen. Aufbau wiederum, Glied um Glied, doch nicht so, daß eines zerstört werden mußte, um ein anderes entstehen zu lassen. Jede einmal entstandene Form blieb bestehen, ewig – und daneben regte sich eine andere, die nur entstanden gedacht werden kann aus jener bereits bestehenden und so fort. Die ganze Entwicklung ist schließlich ein Nebeneinander der Entstehungsformen, ewig fortlebend, unteilbar. Es fehlt jeder Wechsel (wie Sommer und Winter, Leben und Tod). Es gibt keine Wertunterschiede. Das letzte Glied vereint alle anderen in sich und schaut sie doch gleichzeitig alle neben sich. Zeit gibt es nicht, da alles zugleich ohne Wechsel besteht. Im letzten Glied scheint auch das Räumliche überwunden. Die Eigenschaft „Unpersönlich, zeitlos, raumlos" Gottes wird hier in ihrer Entstehung begriffen. Im Grunde ist diese Welt nicht anders als die gegenwärtige, doch ist jene die neuerschaffene, die erstandene. Es wurde mir zur Qual, weiter zu denken" (Arzt 14, nach 500 mg *Meskalin* sc.). (21) * (Meine (vr) Hypothese: wenn der Proband weitergedacht hätte an diesem Punkt, wäre ihm die Unnötigkeit seines ganzen Ab- und Aufbauprojekts klargeworden, er hätte erkannt, daß alles bereits so ist, wie er es phantasiert hat. Damit wäre seine Göttlichkeitsphantasie hinfällig geworden. vr)

42. „... Ich kam mir wie auf einem Thron sitzend vor, alles lag unter mir. Von hier ging es im Gedankengang noch einen Schritt weiter. Die massive, plastische Umwelt löste in mir ein lustbetontes Machtgefühl aus: „Du bist *mächtig*, und *das Majestätische der Dinge ist wegen dir so*." Ich erlebte förmlich dieses Machtgefühl, biß die Zähne fest zusammen, rückte auf dem Stuhl und setzte mich in Positur. In Bruchteilen von Sekunden kam mir zuweilen die Unsinnigkeit dieses Gedankens, dann lächelte ich verschämt vor mich hin..." (Arzt 13, nach 500 mg *Meskalin* sc.). (21) *

43. „Mein Schritt war immer noch schwankend, und so ein Gefühl in mir, als gehörte ich eigentlich nicht auf diese Welt, als wäre ich mehr als das, was hier unten sein kümmerliches Dasein fristet. Auf der Toilette angekommen, bemerkte ich das Becken (des Pissoirs), als ich plötzlich *glaubte, ich sei Petrus*, und die Erde würde durch meine geistige Sprengerei *mit Regen versorgt,* eine Vorstellung, die ich auch als Kind einmal hatte. Eigenartig war es, daß ich einen Augenblick stutzte, ob ich wirklich noch ich wäre, mich wiederfand und in B.' s Zimmer zurückging. Hier fühlte ich noch immer so ein Befremden über meine Umgebung, vieles kam mir so menschlich vor, und ich fand erst einige Ruhe, als ich mich in das Kissen mit den großen roten und den kleinen weißen Blumen vertiefte. Sie alle kamen mir vor wie lange Gänge, die nach unten sich weit hinzogen, ganz, ganz unten am äußersten Ende war der Mittelpunkt zu sehen, und da *meinte ich auf einmal, ich wäre Gott,* der auf seine Welten hinunterschaute, die Sehnsucht derer da unten zu verstehen, die wollten, daß ich Ordnung schaffe, ich konnte aber nur sagen: *Mir gefällt dieses Regellose, ich schaffe keine Ordnung*. Dann dachte ich plötzlich daran, daß auf einer der Welten da unten W. K. sei, überhaupt die Menschen, die ich gewöhnlich um mich sehe, und ich fühlte mich schließlich *ganz allein*, aber es war schön und befriedigend, und ich konnte nur schauen und schauen" (Medizinstudent 1, durch 350 mg *Meskalin* sc.). (21) *

44. Während des Rausches sagt er zu einem zugleich gehörten, ziemlich atonalen Musikstück (durch Tonbandaufnahme dokumentiert, also keine nachträgliche Reflexion, vr): „Das Ganze ist desorganisiert. Aber jedes einzelne Bruchstück ist in Ordnung, ist ein Vertreter einer höheren Ordnung. *Diese höhere, göttliche Ordnung herrscht sogar in dem Zerfall. ... Zumindest wird man nicht durch eine bloß menschliche, bloß gemachte Ordnung in ein falsches Sicherheitsgefühl eingewiegt. Man muß sich auf die eigene unmittelbare Wahrnehmung der höchsten, endgültigen Ordnung verlassen.* So kann also in gewissem Sinn auflösender Zerfall seine Vorteile haben." (28) *

45. Traurigkeit *über den Zustand der Welt*, beim Anschauen der Fernsehnachrichten und Zeitunglesen (Prüferin 5). (18)

46. Fühlt sich „stark, stabil / ausgewogen (steady), in der Lage, *mich um die Welt zu kümmern* (to take care of the world)" (Prüfer 9). (18)
47. Eine *Anh.*-Patientin *Herscus* hatte die Empfindung, die Erde empfinde Schmerz und zittere (shaking), und 8 Stunden später gab es wirklich ein Erdbeben. (35)

4) Erinnerung, Geschichte, Antike, Vorzeit

1. „Die Aufmerksamkeit geht von dem, was jetzt geschieht, weg zu dem, was vor 10000 Jahren geschah und was in 10000 Jahren geschehen sein wird... Wieviele Milliarden Jahre sind vergangen, und immer noch ist der Ozean da... Ich habe ein Kontinuum-Gefühl, bezüglich Orten und Leuten, die ich treffe. Ein Gefühl, schon mal hier gewesen zu sein, wiederzukommen" (Frau, subakute bilaterale Pneumonie). (32)
2. Déjà vu - Eindruck im Traum (ein Prüfer). (19)
3. Eine Prüferin träumte, einen Edelmann zu heiraten. Die Details waren sehr klar. Sie hat die gesamte Zeremonie von oben aus gesehen, *als habe sie sie schon früher einmal erlebt*. Nach der Heirat wurde sie zu einem hohen Platz im Raum hochgehoben (levitated) (1. Nacht). (19)
4. Hat *Erinnerungen an ein früheres Leben* in den Höhlen von Elephanta Cave in Indien und erklärt sich damit, weshalb es ihr durch feuchte Kälte schlechter geht (63j. Frau, Fußmykose). (33)
5. „Traum von einem viktorianischen Haus, das in einen Laden umgebaut worden ist. Es ist eine Party dort, mit vielen verführerischen Frauen in *Kleidern aus dem späten 19. Jahrhundert* (Prüferin 6). (18)
6. Ein Brief über den günstigen Ausgang einer für ihn wichtigen Angelegenheit läßt ihn völlig unberührt, die ganze Sache kommt ihm bedeutungslos vor, „als ob sie einer *vergangenen Zeit* angehören würde" (nach dem Rausch; Arzt 17, nach 500 mg *Meskalin* sc.). (21) * (Auch ein anderer Proband schreibt, nach dem Meskalinversuch habe es für ihn sozusagen nur die Zeit während des Rausches und die danach gegeben, die vorher geschehenen Dinge seien bedeutungslos geworden. Dies scheint ein *allgemeines Charakteristikum* tiefgehender Halluzinogen-Erlebnisse zu sein. vr)
7. Kleben an *Erinnerungseinfällen* (Arzt 4, n. 400 mg *Meskalin* sc.). (21) *
8. Riecht in einem Laden das Parfüm, das ihre Mutter zu tragen pflegte; sie bleibt deshalb dort, geht auf und ab und atmet den Duft ein, der sie ein wenig traurig macht, die Mutter vermissend (Prüferin 1). (18)

9. Mehrere Versuchspersonen, sowohl unter *Peyotl* als auch unter *Meskalin* (eigenartigerweise *überwiegen erstere Probanden* gegenüber den Meskalinprüfern, obwohl diese zahlreicher sind – hierin liegt die Andeutung eines Wirkungsunterschieds von *Peyotl* und *Meskalin*, vr), sehen oder erinnern sich lebhaft an *Gestalten ihrer persönlichen Vergangenheit, speziell der Kindheit* . Lt. *Leuner* ist dies ein *allgemeines Phänomen unter dem Einfluß von Halluzinogenen*, tritt aber unter *Meskalin* seltener als z. B. unter *LSD* auf (29) *.
10. „Deutliche Abneigung gegen alle Störungen, gegen den beobachtenden Versuchsleiter und vor allem gegen den Probanden S..., der mir immer unsympathischer wird, es fällt mir ein, daß er *mich an einen Mitschüler namens E. B. erinnert*, der mir auch nicht gerade angenehm war." Er sagt dies auch offen zu S. (Medizinstudent 4, nach 500 mg *Meskalin* sc.). (21) *
11. Traum, sich in einem *Antiquitätenladen* zu befinden (1. Nacht). (19)
12. Traum, sich zusammen mit einem Freund in einer *Ruinenlandschaft* zu befinden, mit einer sehr alten, zerbröckelnden Mauer. Unheimliches (ominous), komisches Gefühl, ängstlich. „Wir sollten nicht hier sein, wir müssen hier weg" (Prüferin 5). (18)
13. Der beobachtende Arzt St. im weißen Mantel löst in ihm die Idee aus, „diese *Statue aus Marmor* müßte schon eine *unendliche Zeit* hier sitzen" (Arzt 17, nach 500 mg *Meskalin* sc.). (21)
14. Sieht „in rascher Aufeinanderfolge Bildeindrücke, ähnlich den Malereien (in) Rot-Schwarz der Antike, nur daß diese Bilder noch einige andere Farben aufwiesen. Eine Trireme (Dreiruderer, ein altrömischer Schiffstyp – vr), ein Spitzbarthaupt, horenähnliche Gestalten (Horen sind weibliche Personifikationen der Tagesstunden, vr) wechselten mit Erscheinungen mehr ägyptischen Einschlags" (Arzt 7, nach 400 mg *Meskalin* sc.). (21) *
15. Sowohl unter *Peyotl* als unter *Meskalin* sehen die Berauschten häufig *„antik" wirkende Gebäude und Ornamente, in Anlehnung an verschiedenste alte Kulturen.* In (21) * wird von Maya- Kunst, afrikanischer, mexikanischer und aztekischer Kunst, von ornamentalen ägyptischen Frauengestalten, chinesischen Gesichtern und japanischen Holzschnitten gesprochen, vor allem aber von alten *Schlössern* und *gotischen* Gewölben sowie *orientalischer* Ornamentik; ein Proband sah die Swastika (das nach rechts sich drehende Hakenkreuz aus der jahrtausendealten indischen Symbolwelt, ein Sonnenzeichen), ein weiterer den Brüsseler Justizpalast, dessen Kuppeln „merkwürdig, zwiebelartig, indisch" aussahen, und ein weiterer Proband kam sogar zu der Vorstellung, mexikanische Ahnen gehabt zu haben.

16. Sieht zuerst eine Kleinstadt, in der festliche Stimmung herrscht, vielleicht Kirmes; später eine alte schmale Straße, die beflaggt ist „wie bei Kaisers Geburtstag oder nach einem Sieg" (zur Zeit des Versuchs gab es schon über 10 Jahre lang keinen deutschen Kaiser mehr, vr). (Ärztin 3, nach 400 mg *Meskalin* sc.). (21) *

17. Stundenlange Visionen: Landschaftsbilder aus geologischer Vorzeit, riesengroße Zypressen, fliegende Tiere mit Menschenköpfen. Mir fiel auf, daß die Landschaften stets in tiefes Grün und Blau getaucht waren. ... Die Landschaftsbilder wechselten in rasender Geschwindigkeit, ohne daß ich unruhig wurde. Vielmehr beobachtete ich alles mit sachlicher Neugierde" (Prüfer 1, nach 3 Wochen). (17.1)

5) „Anderwelten"

1. Fünf der 10 PrüferInnen hatten „surrealistische" Träume. (18)
2. Traum: „Wir sind unter dem Space-Shuttle und sehen zu, wie es abhebt und überall um uns herum Feuer herabregnet. Lärm, Rauch. Dann sind wir in dem Shuttle und schauen auf die Erde, die unter uns wegschwindet (dropping away) - das war cool! Dann fahren wir in einem Auto am Meeresufer entlang, aber es ist nicht auf der Erde, sondern auf einem anderen Planeten. Ozean und Blattwerk haben unirdische Farben. Surrealistisch" (Prüferin 6). (18)
3. (Lebhafte Tagträume, in denen er glaubt, in Zeit und Weltraum umherreisen zu können, wann immer er es wolle, „zwischen Sternen umherspringen, in Schwarze Löcher und Pulsare tauchen" (nicht vermerkt, ob dies gebessert wurde, daher eingeklammert; junger Mann, Drogenproblematik). (34))
4. Traum, sich mit Ehefrau und einigen Freunden auf einer Farm auf dem Land zu befinden. „Hinter der Farm war ein Feld, das voller Topfpflanzen war; alle Pflanzen waren tot. Eine Frau sammelte die Pflanzen ein und sagte dabei, sie wolle nicht all den getrockneten Senf mitnehmen. (Da waren) ein Faß aus geschnitzten Faßdauben, Harken, Werkzeug, eines wurde zu einem Musikinstrument umgebaut (made into). Es waren Binsen oder Schilfrohr da, fünf Fuß (ca. 1,75 m) hoch, mit Katzenschwänzen an deren Enden. Eine Frau und ein freundlicher kahlköpfiger Mann kamen herbei, und ich fragte die Frau, wie es ihr gehe. Sie lächelte schüchtern und ging weg, ohne zu reden; keine wirklichen Gefühle" (Prüfer 8). (18)
5. Fürchtet sich – auch ihrer Sehschwäche wegen –, das Haus zu verlassen; draußen glaubt sie in Gefahr zu sein, hat das Gefühl von Fremdheit, die

Dinge haben ein *unerwartetes, ungewohntes* Aussehen (82j. Frau, sog. Kontaktmangelparanoid). (36)

6. Viele Probanden berichteten, gewohnte Reize (Umgebung, Geräusche) erschienen ihnen „fremd", „unheimlich", bedrohlich. (21) * (Siehe Th. 11, *„Unsicherheit über Realität und Illusion"*)

7. „Bei geschlossenen Augen (sieht er) Felslandschaften von tropischem Charakter, mit großen Wäldern. Felsen und Bäume kennzeichneten sich durch bizarren Formenreichtum. Die Baumkronen waren riesengroß, die Stämme schmal und dünn, die Blätter von ungeheurer Länge. Alles war in eine dunkelblaue bis olivgrüne Atmosphäre getaucht. Es waren Landschaften aus der frühesten Erdgeschichte. Dann erblickte ich menschenähnliche Lebewesen mit regenwurmähnlichen Körpern und großen Köpfen, die wie Blutegel mit Saugnäpfen ausgestattet waren, dann wiederum Menschen mit meterlangen Armen und ganz großen Köpfen, deren Ohren sich weit weg vom Körper befanden und mit ihm durch lange Schall-Leitungen verbunden waren. Diese Lebewesen bewegten sich – ohne Flügel – auf Bäumen. Und das Merkwürdigste: alle waren miteinander durch feinste, bis ins Unendliche dehnbare Fäden verkettet und bewegten sich entgegen der gemeinsamen Verbindung heftig gegeneinander. Trotzdem bestand eine allgemeine Bewegung dieser Lebewesen zu einem hohen Gebirge hin. Wie ich meinen Blick dorthin richtete, sah ich jenseits der Berge einen Maelstrom aus brennendem Öl, der wie ein Sog alles verschlang... Ich hatte keinerlei Gefühl seelischer Erschütterung, sondern beobachtete alles mit kühler Sachlichkeit. Dieser unheimliche Zustand hielt bis morgens 4 Uhr an (Prüfer 1, nach 3 x 10 Tr.). (17.3) (Der Proband fand später heraus, daß der Roman „Die Andere Seite" von *Alfred Kubin* und der frühe Science-fiction-Roman „Lesrabendio" von *Paul Scheerbart* Motive ganz ähnlich obigen enthielten. Beide hatte er vor der Vision nicht gekannt. vr)

8. „Grausame Furcht. ... Zuerst wurde meine herrliche Welt des Schweigens durch scharfe Geräusche erschüttert ... Die Geräusche wurden zu riesigen Schritten. Etwas Gewaltiges atmete und bewegte sich neben mir. Ich glaubte, es war hinter mir her. Ich rannte und versteckte mich hinter einem Felsen... Aber wer immer mein Verfolger war, er überwältigte mich. *Er war wie Seetang*. Er warf sich auf mich. Ich glaubte, sein Gewicht würde mich zerschmettern, aber ich fand mich in einem Rohr oder einer Mulde wieder. Ich sah deutlich, daß der Tang nicht die ganze Fläche um mich bedeckt hatte. Unter dem Felsen war ein Stück des Bodens freigeblieben. Ich begann, unter ihn zu kriechen. Ich sah große Tropfen Flüssigkeit von dem Tang fallen. Ich „wußte", daß er *Verdauungssäfte ausschied, die mich auflösen sollten*. Ein Tropfen fiel auf meinen Arm, ich suchte die Säure mit

Erde und Speichel abzureiben, während ich weitergrub. Einmal war ich beinahe körperlos. Ich wurde zu einem Licht in der Höhe gestoßen. Ich glaubte, der Tang hätte mich aufgelöst. Ich erkannte verschwommen ein Licht, das heller wurde. Es schob sich unter der Erde hervor, bis es schließlich ausbrach und ich die Sonne erkannte, die hinter den Bergen aufstieg." (20)

6) Trennung zusammengehöriger Dinge, Zweiheit, Vielheit, schizophren sein, an mehreren Orten zugleich sein; Einswerdung von Subjekt und Objekt oder von Unvereinbarem, Fusion, Synästhesie, Assoziativität, Beziehungswahn; „Dreieinigkeit"

1. Sieht auf dem Boden eine Schicht *dicken Dunstes,* die (trotzdem) *vollkommen transparent* ist. Beim Lesen „schweben die Worte *nach oben davon, bleiben aber doch an ihrer Stelle*", wobei das Lesen ungestört ist. Sieht Gegenstände aus *mehreren Perspektiven zugleich*, oder sieht Schächtelchen sich ruckweise drehen, „gleichsam, als wollten sie sich von allen Seiten zeigen" (Arzt 3, nach 300 mg *Meskalin* sc.). (21) * (Unvereinbare Wahrnehmungen treffen zusammen, ohne sich zu widersprechen. vr)
2. Ein Beispiel für das **assoziative Denken** unter *Anhalonium* liefert Arzt 8: „Im Meskalinrausch empfindet man die Erscheinungen „halb in sich, halb außer sich". Eigentlich ist man immer wach." Die Gefühle im Traumzustand beschreibt er, während des Rausches, als in diesen aus dem Wachzustand herüber „filtriert" oder -"destilliert" beschrieben. Unmittelbar, nachdem er dies formulierte, sieht er „ein Bild, in dem zahlreiche, symmetrisch angeordnete Brunnenbecken aus farbigem, gepreßtem Glas Wasser von der Höhe (Wachzustand) fallend auffangen und in die Tiefe (Traum) weitergeben" (Arzt 8, nach 400 mg *Meskalin* sc.). (21)*
3. Sieht *„zwei große Weltsysteme*, beide gleich stark in ihrem Ausdruck, beide gleich differenziert in ihrem Aufbau, in ewigem Kampfe miteinander", hat das Gefühl, sie würden sich gleich vereinigen (was höchste Erleuchtung bedeute), aber es kommt nicht dazu (ein Arzt, durch *Meskalin*). (11) *
4. Sieht anhaltend ein schwer beschreibbares Gitterwerk vor sich (welches das Universum zu symbolisieren scheint, vr) und *fühlt sich mit ihm vereint.* Der ganze Rausch und auch die Empfindungen am Tag nach dem Rausch sind von diesem Bild bestimmt, seitenlang wird dieser äußerst komplexe Zustand von Fusion beschrieben. „Es ist alles Gitterwerk, als wenn man hundert Arme und Beine hätte, die hineingeknetet sind, die Gehörsnerven sind wie eiserne Griffel, die einzelnen Glieder lösen sich in Gitterwerk auf." „Das Gitterwerk geht durch mich hindurch, es gibt kein Außen und Innen mehr. Körper und Geist ist auch eins. Das Gitterwerk ist auch ein

Teil davon. Man kommt sich selbst vor wie ein Kristall, was ich sehe, bin ich auch selbst. Man glaubt Geräusche zu hören und Gesichter zu sehen, und alles ist doch nur eins. Ich weiß nicht, ob ich sehe oder höre. ... Ich bin Gitterwerk; was ich sehe, höre ich; was ich rieche, denke ich; alles Gitterwerk. ... Man ist der Welt unendlich fern und wieder nah, als ob alle Wichtigkeit und sie selbst in das Gitterwerk überströmt. ... Immer das Gefühl, als wären die Anderen ich und als müßte mein Erleben ihr Erleben sein... Es ist nicht das Gefühl, als wäre ich das oder dies, sondern ich war im Augenblick alles, ich war Wand, ich war Decke, Gehör, ich war es. ... Wenn ich an meine Hände oder meine Füße dachte, dachte, sah, fühlte, schmeckte ich meine Hände; ich war Gitterwerk. Wenn ich an eine Gehörshalluzination dachte oder daran erinnert wurde, wurden meine Ohrennerven sofort zackige Eisenspieße, die sich in das Gitterwerk hineinbohrten und selbst Gitterwerk wurden. Dann war der Ton eben diese Spieße und das Gitterwerk, die ich deutlich sah, nicht etwa nur dachte, sondern es war vorhanden; ich fühlte, sah, schmeckte, roch den Ton, war selbst der Ton. ... Am Tag nach dem Rausch „immer noch Neigung, auf der Straße Menschen zu verwechseln mit Bekannten, ihre Grüße falsch einzuschätzen und sogleich eine Beziehung zu ihnen zu haben. Es ist so, als wenn jemand mal die Zigarre raucht und ist dann die Zigarre selbst. Nachher legt er sie weg und ist wieder er selbst, und die Zigarre wieder Zigarre. ... Alles Gitterwerk, es war alles Einerlei. Es war alles klar, absolut gewiß, *alle Kritik ist Unsinn gegenüber dem Erleben des Unmöglichen.*" Daß seine Halluzination, vor allem zu Beginn, den Charakter des Eisartigen, Kristallinen hatte, erklärt er selbst damit, daß er physisch Kälte empfunden habe, und mit seiner Stimmung; als diese besser geworden sei, seien die geschauten Formen weicher geworden, „wie Watte", „einmal ein unermeßliches Emporblühen, wie Blumenaufbrechen, aber alles Watte" (Arzt 9, nach 400 mg *Meskalin* sc.). (21) *

5. „Körperlich setzten immer stärkere Schauer ein, in denen ich mich wie in mich selbst zusammenkrümmte, die aber Unendlichkeitscharakter hatten und zusammenhingen mit hinter mir aufsteigenden kristallinischen, kuppelartigen, aber sich spitz übersteigenden Gebilden wie ungeheure Domtürme. ... Die Schauer hingen häufig zusammen mit rhythmischen Erweiterungen und Ausdehnungen dieser Domtürme nach oben. Einmal war es anders. Eine unendliche Kurve ging nach links oben wohl in kleiner Spirale auslaufend, die man aber nicht wahrnehmen konnte, und darin maurische Architekturen; es schwamm etwas von den ferneren Punkten bis in die Nähe und durch mich, und ich wußte, hier ist die Verbindung mit dem Unendlichen. Dann wieder bewegten sich wallend weite Flächen, über die riesige Spinnennetze gespannt waren. Eine undeutliche Teilung trat ein, eine Mitte hob sich heraus in brodelnden, aber ins Ornamentale überge-

henden Formen sich bewegend. Nun waren es *zwei Mächte, zwei Lebewesen, die sich vereinigten und ineinander auflösten, jedoch ohne etwa menschenähnliche Formen zu entwickeln.* Es war ein ungeheues Wogen und eine Art von Wohllust, die zwar in den Schauern des Körpers wurzelten, aber den Akzent durchaus nach der Seite des Allgefühls hatten, so daß die Beziehung zur engeren Sexualität absurd, kleinlich, unzulänglich erschien. Beim Erwachen von dieser Vision überwog das Gefühl einer tiefen Ergriffenheit, die sich in dem Wort *„Urzeugung"* (das er auch wirklich aussprach, vr) verdichtete. Wiederum löste sich aus dem Wallen von halb flächigen, halb wolkigen Gebilden ein wogiges Liniengefüge, das Leib und Beine einer Frau andeutete; mitten in der Erscheinung, etwa auf den Schenkeln, stand unvermittelt ein durchsichtiges Kind" (Arzt 1, nach 500 mg *Meskalin* sc., zweiter Arzneiversuch). (21) *

6. Tendenz zur Verschmelzung mit dem Raum, zu *gefühlsmäßiger Verschmelzung mit der Umwelt,* wechselt immer „ausladender" (wie Oszillation, vr) ab mit Einstellung auf Realität. „Das Versinken in Kontemplation wird jetzt schon schön. Die Schwankungen werden immer stärker, wie Schall in Differenzen an- und abschwellend zwischen großer Ferne und einem „in mir". Sobald man sich ausliefert, nimmt es einen völlig mit, aber man fängt sich leicht wieder durch Einstellung auf die Realität" (Arzt 1, nach 500 mg *Meskalin* sc., zweiter Arzneiversuch). (21) *

7. „Für Augenblicke hatte ich das Gefühl einer grenzenlosen Verlassenheit und Verlorenheit, alles rückte weg von mir, die Zeit spielte keine Rolle – alles schien sich zu verlieren, alles zusammenzustürzen. *Ich selbst war nicht mehr in mir, nicht mehr in meiner Haut, es war das Gefühl des Einsseins mit der Luft, ich verlor das Gefühl der körperlichen Einheit. Der Gedanke, ich könnte einen Arm oder ein Bein beiseitelegen, vom Körper getrennt, kam mir ganz natürlich vor. ...* (Ich glaubte später) Orchestermusik zu hören... (sie) stieg in einem wundervollen Zusammenklang vieler Instrumente wie in einem Rausch, wie eine jubelnde Fanfare auf. Gleichzeitig sah ich ein metallenes Füllhorn vor mir, aus dem die Töne zu quellen schienen. Das *Subjekt-Objekt-Bewußtsein verlor sich,* und ich fühlte mich aufgelöst im Orchester mit den Tönen aufsteigend. Dieser ekstatische Zustand war von einem unbeschreiblichen Glücksgefühl begleitet" (Ärztin 2, nach 400 mg *Meskalin* sc.). (21) *

8. „Plötzlicher Einfall: Arie des Rhadames aus Aida, wird sogleich Aufgabe von Seiten des kritischen Beobachters. Ich wollte mich durch das Singen der Arie *in die Rolle des Rhadames hineinsteigern, um zu erproben, ob ich etwa völlig damit verschmelzen werde. ...* Tatsächlich summte ich aber zunächst nicht diese Arie, sondern ähnlich wie später, wenige Töne, die irgendeine Unendlichkeitsbeziehung hatten. Dann überlegte ich wieder,

ich müßte aus meiner Baßlage in die Tenorlage umstellen, wenn ich mit meinem Plane ernst machen wollte. Es bedurfte jedoch erheblicher Bemühung, um aus dem mehr passiven Summen wenigstens in die erste Phase jener Arie überzugehen, die ich nun wohl ziemlich oft hintereinander wiederholte. Dabei schwamm ich nun zwar in schwelgerischen Klängen, die zugleich in mir und um mich waren, jedoch kam ich *nicht* zu einer Identifikation mit der gewünschten Figur. ... Der Drang zum Summen setzte sich immer wieder durch, und zwar so, daß erst das Summen da war und dann mein Wissen davon, wobei dann eine partielle Hinüberleitung zum Gefühl des eigenen Körpers eintrat, jedoch mit dem Drange, diesen Stimmenklang (wie das Bewußtsein konstatierte) als Ausdruck oder Symbol einer *unendlichen Einheit* zu erläutern. ... Zu dem Summen, in das mir dann auch ganz zwangsmäßig Worte einflossen, die ich erst nachher, wie wenn sie von einer fremden Instanz produziert wären, bemerkte, gesellte sich zunehmend eine andere Tendenz: zu rhythmisieren. Dies ... erschien zeitweilig wie ein gleichmäßiges Wogen des *Alls*, mit dem ich *eins* war. Trat nun, stets unwillkommen, der Kontakt mit der Realität ein, so nahm ich diesen wallenden Rhythmus mit einer gewissen Angst in den Summton mit hinein, ... um den Kontakt mit dem überwiegend schönen Rauschreich nicht zu verlieren" ... „Beim Aufstehen berührte ich meine Schlüssel in der Tasche, konstatierte, daß sie es seien, zugleich aber, daß *meine ganze rechte Seite konturlos in die Umwelt überging* und selbst bei aufmerksamer Hinwendung nur für Augenblicke abzugrenzen war. Schon beim ersten Niederlegen war das gleiche mit meinem Kopf geschehen. Ich sah einen wasserkopfartigen Umriß in gelblicher Fläche, eine Ausdehnung dieses Umrisses nach rechts oben, in dem aber nun mein Kopf völlig enthalten war – vielmehr war es eine Einheit. Diese Form dehnte sich mehr und mehr wellenförmig aus, bis keine Abgrenzung mehr da war" (Arzt 1, nach 500 mg *Meskalin* sc., zweiter Arzneiversuch). (21) *

9. „An der Wand mit der Blättertapete versank ich sehr schnell wieder in einen Traumzustand. Als ich beim Aufwachen mühselig einen Versuch zur Orientierung machte, war mir die Laubtapete echter Wald in Unendlichkeitsdimensionen, und durch leises Hinlehnen und Neigen des Kopfes *schwebte ich wogend und mich dann verschmelzend in diesem kosmischen Walde*. Beim Aufwachen klopfte ich gegen die Wand, brachte aber zunächst die *Trennung von Wald und Ich* nicht zustande; ein durchdringender klarer Moment trat ein, als ich plötzlich mein Klopfen zählte, 1, 2, 3, 4..." (Arzt 1, nach 500 mg *Meskalin* sc., zweiter Arzneiversuch). (21) *

10. *Synästhesien, Vereinigungen und Vermischungen der Sinnesqualitäten und der Affekte* , zeitweise *Aufhebung der Unterscheidung zwischen Körper und Objektwelt* . Z. B.: „Gab das Metronom ein knackendes Geräusch, das

mich schal und leer anmutete, so verwandelte sich das Muster der Umgebung in eine hellgraue Farbe; wurde das Geräusch mehr „zirpend" (cembaloartig), so kamen „entsprechende" Farben, etwa blaugrün oder ein rötliches Braun in die optischen Erscheinungen hinein. Gleichzeitig stellte sich eine rasch überhuschende, kühle, wie „durch Draht laufende" Empfindung an den Beinen ein. Unter steigender Erregung war es mir, als wären Töne, optische Phantasmen, Körperempfindungen und ein merkwürdiger, etwas pappiger Geschmack in eine Einheit eingegangen, als wäre das, was ich im Leibe und was ich in der Außenwelt wahrnehmungsmäßig empfing, nicht mehr getrennt, als würden Leib und Objekt in eine gestaltliche Einheit vereinigt. Ich war sozusagen selbst „zum Ornament geworden. ... Dabei war eine Art Depersonalisation vorhanden, wie ich mir sie sonst nur theoretisch zu konstruieren imstande bin" (Arzt 11, nach 500 mg *Meskalin* sc.). (21) *

11. Täuschungen des Lage- und Bewegungssinns gingen merkwürdige Verbindungen mit solchen des Gesichts ein (neun Ärzte, durch *Meskalin*). (21) *

12. Fühlt sich „wie in ein spiralförmiges Zeug gewickelt; Parästhesien; Muskeln sind gespannt, die Spannung verläuft folgendermaßen: rechte Hand, linke Hand, Schultern, Thorax, rechter Fuß, linker Fuß... oder ist es nur so, weil ich die Beine kreuze? ... Ich sehe bei geschlossenen oder mit der Decke verdunkelten Augen, Ornamente, hin und wieder mit Andeutungen von Maya-Kunstelementen, aber alles in viergeteilter, streng geometrischer Form, ein wenig kaleidoskopenhaft, aber nicht allzu geschmackvoll oder interessant, Lasse ich mich gehen, so habe ich den Eindruck, daß sich selbst einzelne meiner Muskelgruppen spiralförmig zusammenziehen. Sogar die Masseter nehmen daran teil. ... Dieses beachtliche Phänomen dauert mit Schwankungen noch während vieler Stunden an. „Versinke" ich im Liegen, so begleitet ein rötliches Aufglühen vor den Augen jede dieser Zuckungen. Es sind dies Empfindungen wie bei einer Berg- und - Talfahrt auf Jahrmärkten. Sinnestäuschungen beginnen jetzt eindeutig zu interferieren; der Korridor scheint mir bald länger, bald kürzer, meine Hand ist mal näher und voluminöser und bald umgekehrt, und so fort. Aus der Tapete scheinen die ganz feinen Muster sich so plastisch hervorzuheben, daß ich sie betasten muß, um mich von ihrer Flachheit zu vergewissern (ein Maler, nach 350 mg *Meskalin* sc.). (27) *

13. „Zuweilen gehen die haptischen mit den optischen Halluzinationen eine eigenartige Verbindung ein. Z. B. sieht man eine schnell rotierende Lichtspirale, und zugleich nimmt ein Bein scheinbar Spiralenform ein. Die Lichtspirale und die haptische Spirale fließen im Bewußtsein ineinander, d.h., die nämliche Spirale, die man optisch halluziniert, empfindet man

auch haptisch. Das Bein ist haptisch halluzinatorisch in die Lichtspirale, die ein optisches Produkt ist, eingegangen. *Man fühlt sich körperlich und optisch eins*" (ein Psychologe, durch 200 mg *Meskalin* sc.). (22) *

14. Eine schnelle Bewegung meiner Hand rief sofort eine farbige Vision der (durchgeführten) Bewegungen hervor (*Havelock Ellis*, durch 4 *Peyotl*-Buttons). (21)

15. Jede Bewegung im Sonnenschein (die er sieht) pflanzt sich sofort im Zimmer (in wogenden Bewegungen vor seinen Augen) fort (Medizinstudent 1, nach 350 mg *Meskalin* sc.). (27) *

16. Wenn sie hustet, verändert sich die Farbe ihrer Umgebung, die ihr sonst gelb oder grün erscheint; es wird alles rot (Psychiaterin, nach 300 mg *Meskalin* sc.). (21) *

17. „Beim Aufwachen sehe ich auf weißem Grund ein unregelmäßiges, baumartiges Ornament aus grünen Spritzern und habe zugleich ein Zucken vom linken Mundwinkel über die Wange. Diese beiden Phänomene sind mir durchaus als eins bewußt. Während mir das Absonderliche eines solchen Zusammenhangs auffällt, entsteht das Zucken wiederum von neuem und zugleich das grüne Spritzornament, so daß die Zerlegung der Eindrücke einer gewissen intellektuellen Bemühung bedarf" (Arzt 1, durch 300 mg *Meskalin* sc., erster Arzneiversuch). (21) *

18. „Ich sah auf dem Fußboden Figuren, ganz stilisiert und eigentlich nur aus zarten, rot und grün linierten Schleiern bestehend. Es waren Frauen, die nach irgendeinem Rhythmus ihre Schleier bewegten. Dazu hörte ich Musik, sie und die Bilder bildeten durchaus eine Einheit und ordneten sich um den Rhythmus, gewissermaßen als seine konkave und seine konvexe Seite" (Medizinstudent 2, n. 400 mg *Meskalin* sc.). (21) *

19. „Ich lag auf dem Sofa, vor meinen Augen tanzten die verschiedensten grünen und roten Muster, als ich plötzlich durch blendende gelbe und orange Lichter aufgeschreckt wurde. Ich merkte dann, daß Hundegebell mir diesen Eindruck hervorgerufen hatte. Abends begann vor meinem Fenster ein Heimchen zu zirpen. Dieser hohe Ton war mir sehr unangenehm, und ich konnte ihn deshalb aus meinen Bildern trotz Bemühung nicht loswerden, bis ich das Fenster schloß. Ich nannte den Ton bei mir „das gelbe Zirpen". Angenehme und harmonisch genußreiche Farbzusammenstellungen sah ich, als Dr. G. auf dem Klavier vorspielte. Mit dem Schlagen der Turmuhr tauchten schöne purpurne Farben auf" (Arzt 10, nach 500 mg *Meskalin* sc.). (21) *

20. „Die Wirkung von Klavierklängen war höchst eigenartig und angenehm (delightful). Die ganze Luft schien von Musik erfüllt zu sein, und jeder

Ton schien um sich ein Medley anderer Töne zu gruppieren, welche mir von einem farbigen Kranz umgeben zu seinen schienen, die im Takte der Musik pulsierten" (durch hohe Dosen *Meskalin*). (24) *

21. Bei Harmonikamusik „kommt helles, weißes Licht von den Schläfenseiten her und vereinigt sich zu einem Licht strahlend wie eine Bogenlampe"; Lichterscheinungen machen den Rhythmus der Musik mit (Medizinstudent 1, durch 350 mg *Meskalin* sc.). (21) *

22. Beim Hören einer Melodie werden die (halluzinierten) Farben entsprechend der Tonhöhe heller (Arzt 3, nach 300 mg *Meskalin* sc.). (21) *

23. „Teils auf Anregung, teils aus Wohlbehagen spontan, beginnt man zu pfeifen, immer dieselbe stark bewegte und kontrastreiche Melodie „Kubelick-Serenade" von W. Drdla. Es ergibt sich nun eine höchst frappante und stark lustbetonte Harmonie zwischen der gepfiffenen Melodie bzw. der Ausdrucksbewegung des Pfeifens einerseits und der Lichtstärke und dem Farbenreichtum der Bilder andererseits. Mit dem Höhersteigen der Töne, bzw. der sie erzeugenden intensiveren Pfeifbewegung, steigert sich die Lichtstärke und Sattheit der Farben, bei tiefer Tonlage dagegen werden die Farben ruhiger und dunkler. Nicht selbst erzeugte Musik beeinflußt das Optische nicht in nachweisbarem Maße" (Arzt 6, nach 400 mg *Meskalin* sc.). (21) *

24. Empfindet einen auf der Mundharmonika geblasenen Akkord als äußerst unangenehm, schmerzhaft; dabei – oder danach, was er nicht zu unterscheiden vermag – empfindet und sieht er „meinen Unterleib von den Weichen ab als einen großen, grünlackierten Körper etwa von der Form eines stumpfen Kegels mit spiralischen (sic) Windungen. Die Töne der Harmonika, oder den Schmerz, oder beides sehe und fühle ich als leuchtende durch die Spiralwindungen sich durchziehende und in ihnen erstarrende Kurven. Ober- und Unterkörper haben keinen sichtbaren Zusammenhang, aber ich fühle, daß das Spiralige mein Unterkörper ist" (Arzt 8, nach 400 mg *Meskalin* sc.). (21) *

25. „Form und Farbe (sind) in ihrer *Untrennbarkeit* besonders eindrucksvoll" (Arzt 2, nach 500 mg *Meskalin*, zweiter Arzneiversuch). (21) *

26. „Die Farbe Grün erzeugte in meinem Mund einen etwas süßen und metallischen Geschmack. Blau dagegen hatte einen Geschmack, der an etwas Phosphorisches erinnerte" (*Havelock Ellis*, durch 4 *Peyotl*-Buttons). (21)

27. Hat real anmutende Träume, bei denen er „das Gefühl nicht los wird, als bezögen sie sich auf irgendeinen real bedeutsamen Zusammenhang", der ihm aber trotz aller Mühe nicht einfällt; bezeichnet dies selbst als eine Art *Beziehungswahn* (Arzt 1, durch 300 mg *Meskalin* sc., erster Arzneiversuch). (21) *

28. *Alles erscheint ihm auf ihn selbst bezogen*; z. B. daß er im Bücherbord ein Buch mit der Aufschrift „Verwirrtheit" stehen sieht, daß auf dem obersten Aktendeckel neben dem Schreibtisch „Schizo" steht usw. (Arzt 12, nach 500 mg *Meskalin* sc.). (21) *

29. Durch Betrachten einer blauen Tischdecke hat er die Illusion des schematisierten Bildes eines Elefantenkopfs, in blauer Farbe und mit Geschmeide über der Stirn, wobei es ihm sonderbar vorkam, daß der Rüssel dieses Elefanten nicht am Kopfe, sondern nebendran, nämlich in einer hängenden Falte der Tischdecke, liegt. „Dieser Kopf sah mich mit leuchtend roten Augen starr an. Nach kurzer Zeit des Betrachtens hatte ich den Gedanken: „Wenn mich dieser Kopf noch 1/2 Stunde lang so ansieht, dann hat das bestimmt etwas zu bedeuten, und zwar nichts Gutes"" (Arzt 11, nach 500 mg *Meskalin* sc.). (21) *

30. Die Handlungen und Dialoge der Arztkollegen im Eßzimmer erscheinen ihm als ein *auf ihn bezogenes* Theater (Medizinstudent 2, nach 400 mg *Meskalin* sc.). (21) *

31. Die Traumbilder beinhalten merkwürdige Verschmelzungen, z. B. sieht er fünf oder sechs Fische mit der Farbe von Kanarienvögeln, die in einem goldenen Drahtkäfig in der Luft herumfliegen (in der 1. Nacht nach dem Rausch; *Havelock Ellis*, durch 4 *Peyotl*-Buttons). (21)

32. Denkt darüber nach, daß es zur Kennzeichnung einer Bewußtseinstrübung darauf ankomme, das Durchschnittsbewußtseinsniveau eines Menschen festzustellen, das auf keinen Fall bei allen Menschen das gleiche sein könne; dieser Gedanke kam ihm „in Form eines Bildes, das einen Segelschiffhafen darstellte, Masten mit flatternden Wimpeln, helle klare Luft und Wasser. Der gedankliche Zusammenhang dieses Bildes mit der Idee des Bewußtseinsniveaus blieb mir unklar, hatte aber etwas Evidentes" (Arzt 4, n. 400 mg *Meskalin* sc.). (21) * (Der Zusammenhang des Traumbildes mit der genannten Frage ist über die indische Lehre von den *tri doshas*, den drei möglichen Zuständen von Wesen und Seelen, erklärbar. Es stellt diese symbolisch, archetypartig dar. Die Inder unterscheiden *sattva* – reine Geistigkeit, Klarheit, entsprechend der klaren Luft in dem Bild –, *rajas* – Bewegung, Aktion, Begehren, entsprechend den Schiffen, die sich wesenhaft auf ein Ziel hinbewegen –, und *tamas* – Trägheit, Bindung, Tod, Undurchsichtigkeit, Schwere, entsprechend dem stehenden Wasser des Hafens. vr)

33. Sieht einen (realen) Jungen auf dem Hof und begegnet demselben später nochmals, und „ist beunruhigt, ob es derselbe wäre und wie das zusammenhinge; mir schien, es kam noch einer, bei dem derselbe Zweifel sich wiederholte, und zwar mit der Konstatierung: *Es sind drei, können die eins sein*?" (Arzt 1, n. 500 mg *Meskalin* sc., zweiter Arzneiversuch). (21) *

34. Halluziniert: „Ich bin in Montreux am Genfer See und freue mich an dieser schönen Gegend. Plötzlich höre ich auf dem (realen) Korridor vorübergehende Schritte, die ich als die eines Kollegen erkenne, und denke: „Aha, jetzt geht Kollege P. in Berlin (dem realen Ort des Experiments) zum Mittagbrot" (indem der Proband sich gleichsam *an zwei Orten zugleich* empfindet, vr; der Arzt *Guttmann*, ohne Angabe, ob durch *Peyotl* oder *Meskalin*). (4)

35. „Auf einmal schritten ... quer über den Hof... drei Gestalten, unter denen ich den Gärtner erkannte. Als ich weitergehend durch das zweite Fenster wieder auf den Hof schaute, war ich stark beunruhigt, was mit diesen drei Gestalten gewesen sei. Indem ich mir die Tatsache reproduzierte, die seien eben dort vorbeigegangen, mußte ich zwangsmäßig an das erste Fenster zurückgehen, um mir von dort Gewißheit zu verschaffen. Nachdem ich Dr. B. nochmals gefragt hatte (ob die Gestalten real seien, was sie auch waren, vr), verwirrte sich die Reihe der Bilder mit den Erwägungen so vollkommen, daß ich trotz quälender unruhiger Bemühung keine Klarheit in die Beziehung mehr bringen konnte, sondern immer darin stecken blieb, daß *die drei Männer* (worunter der schöne, schlanke Gärtner (war), wie ich mehrmals sagen mußte), *mehrmals vorhanden sei(en),* nämlich einmal ganz richtig, ein zweites Mal durch das andere Fenster etwas anders, ein drittes Mal in der Frage an Dr. B., ein viertes Mal im zweiten Durchblick durch das erste Fenster" (Arzt 1, n. 500 mg *Meskalin* sc., zweiter Arzneiversuch). (21) *

36. Eine sich bewegende glimmende Zigarette wird im Dunkelzimmer nicht als Farbstrich oder - kreis wahrgenommen wie sonst, sondern wie eine Reihe kleiner glühender „Bälle", die der Linie der Bewegung entlang aufgereiht sind; so deutlich, daß er alle Glühbälle zählen kann. Dieselben stehen erst in der Luft still und fließen dann in den Endpunkt hinein. Auch sieht er den Farbtafelhalter, während des Herunterklappens desselben, gleichzeitig in verschiedenen Winkeln. Schließlich geht der Arzt M. vorbei und löst die lebhafte Vorstellung einer ganzen Reihe von M.'s aus, die sich in einer gewundenen Linie von ihm wegbewegen, wobei der Vorderste der Kleinste ist. Ähnliches geschieht auch später, er nimmt sich bewegende Gestalten in Form von Momentaufnahmen wahr, wie auf einem Filmstreifen (Arzt 2, nach 500 mg *Meskalin*, zweiter Arzneiversuch). (21)* (**Stroboskopartige Wahrnehmung**. Diese wird auch von **mehreren anderen Prüfern** erwähnt. vr)

37. Eine *einzige punktförmige Berührung wird als zwei oder drei aufeinanderfolgende* wahrgenommen, als falle ein kleines Sandkorn auf den berührten Finger und springe danach noch ein paarmal auf und nieder (Arzt 14, n. 500 mg *Meskalin* sc.). (21) *

38. Beim Anzünden einer Zigarette im Dunkelraum fühlt er sich gestört, weil es ihm vorkam, „als käme das Licht der Zigarette aus einem anderen Raum herein als dem, in welchem ich mich befand. Desgleichen störte mich das Licht aus den Ritzen des Verdunkelungsvorhangs, wie aus einem fremden Raume kommend. Es war mir, als wenn eine Dissoziation des Raumes vor sich ginge. Im Dunkel waren verschiedene, durch den schwachen Lichtstrahl beleuchtete Gegenstände, die ich nicht identifizieren konnte. Ich hatte aber den Eindruck, als wenn jeder dieser Gegenstände seine eigene Beleuchtung hätte, ... daß *jeder Körper isoliert von irgendwo her sein nur ihm zukommendes Licht bekäme. So wurde mir der Raum in mehrere Räumlichkeiten zerspalten*, die nicht mehr zu einem Gesamtraum zusammengeschlossen waren", was aufhörte, als Licht angemacht wurde (Arzt 11, n. 500 mg *Meskalin* sc.). (21) *

39. Eindruck, *sechs Beine zu haben*, rechts drei, links drei, die divergierend von der Hüfte ausstrahlen (n. 350 mg *synthetischem Meskalin*). (26) *

40. Eindruck, seinen (seit Kindheit gelähmten und zusätzlich durch Blutleere anästhetisch gemachten) Arm „spielend leicht" und sehr rasch (in seiner Vorstellung) hin und her bewegen zu können, aber es ist, „als wenn es ein ganz anderer Arm wäre, gar nicht mein Arm; als ob ich in der Schulter mehrere Arme hätte, und während ich die Impuls gebe, bewegen sich die anderen Arme (parallel). Gefühl, *als ob ich drei, vier, oder auch fünf oder sechs Arme hätte*, alle parallel miteinander in bestimmten Abständen; wie die Buddhas, die mehrere Arme haben"; deutlicher, wenn er eine Faust macht (Arzt, durch 200 mg *synthetisches Meskalin*). (26) * (Ein Proband in (21) * gebraucht in anderem Kontext ebenfalls einen Vergleich mit den „Buddha-Armen".)

41. Kopfschmerz, als schneide ein aus Draht bestehendes Schneidegerät / ein Drahtschneider (wire cutter) den Kopf *entzwei* (Prüferin 6). (18)

42. Wird gesprächig; schildert fortwährend ihre Visionen, sagt: „Ich kann nichts dafür, wenn *die Lippen so allein herumlaufen*" (24j. Frau, durch *Peyotl*-Extrakt). (14)

43. „Als ich einen Kaffeelöffel zu meinen Lippen bewegen und dazu den Arm erheben wollte, kam eine Vision in allen Regenbogenfarben, *mein Arm war vom Körper abgetrennt* und versorgte mich mit Kaffee von einem schwarzen, undefinierbaren Raum aus" (*Havelock Ellis*, durch 4 *Peyotl*-Buttons). (21)

44. Ich hätte *jeden einzelnen Muskel getrennt aus dem Körper herausnehmen* können (ein Arzt, durch *Meskalin*). (11) *

45. Empfindung, als hätte sich der rechte Fuß vom Unterschenkel abgelöst; man empfindet ihn *getrennt vom Körper* neben dem amputierten Unter-

schenkel liegen. Man empfindet dabei den Fuß als solchen neben und getrennt vom Unterschenkel, aber trotzdem zum Ich gehörig...Dann hat sich auch der linke Fuß vom Körper getrennt... Unter vielen anderen hatte ich auch die Halluzination, daß sich mein Kopf vom Körper losgetrennt habe und etwa einen halben Meter weit nach hinten frei in der Luft schwebe. Ich fühlte ihn tatsächlich schwebend, aber doch als zu meinem Ich gehörend. Um mich zu kontrollieren, sprach ich laut ein paar Worte, und auch die Stimme schien von hinten aus einiger Entfernung zu kommen. Oder ich halluzinierte, daß ich mitten durch den Körper entzweigeschnitten bin, die untere Körperhälfte befindet sich dabei in Bauch-, die obere in Rückenlage (diese Halluzination hat mich noch die halbe Nacht darauf geplagt), oder ich fühlte meine Beine quer über meinem Bauche liegen. ... Beim Aufrechtstehen und Gehen hatte ich fast eine halbe Stunde lang die lebhafteste Empfindung, als schwebe mein Oberkörper frei in der Luft und stehe in keiner organischen Verbindung mit den Beinen. Die Täuschung war so lebhaft und so eindringlich, daß ich immer wieder unwillkürlich auf die Beine blickte, um zu sehen, ob sie sich noch immer in einer Achse mit dem Oberkörper befinden und nicht davongeeilt sind. Auch schien es mir beim Gehen, als wären meine Arme hölzern und gehörten nicht zu meinem Körper, ja sogar bei optischer Betrachtung schwand die Täuschung nicht, auch den Augen erschienen meine Hände fremd. Nicht so konstant war ... die Empfindung, als fehlte überhaupt der Brustkorb ganz, als gähne zwischen meinem Kopf und den Beinen eine Leere" (ein Psychologe, durch 200 mg *Meskalin* sc.). (22) *

46. Er ist (im *Peyotl*-Traum) in Gefahr, zwischen *zwei Felsen* zermalmt zu werden, aber ein Adler stößt vom Himmel zu ihm hinab und holt ihn heraus (*Albert Hensley*, ein Priester des *Peyotl*-Kults der Winnebago). (5)

47. Unheimliches Gefühl, *außerhalb seines Körpers* zu denken, zu empfinden und zu fühlen, so daß er all seine Handlungen, Gedanken und Gefühle besser kontrollieren zu können scheint (Prüfer 1, 3. - 5. T.); Gefühl des Ferneseins vom eigenen Körper, Bewußtsein, *neben seinem Körper zu stehen* und trotzdem in ihm zu empfinden und zu denken (6. T., nachts). (17.1)

48. „Als Dr. Bl. aus dem Zimmer gehen wollte, *schien er mir plötzlich ICH* zu sein. Als ich dies sagte, blieb er stehen und lehnte sich an die Tür. Dabei schlug er ein Bein über das andere in einer Haltung, die ich oft habe. Ich sagte: „Ich will mal sehen, ob Sie ich sind, denn so lehne ich selbst oft an der Wand." Sein Gesicht verschob sich inzwischen so, daß es nicht nur meinem sehr ähnlich war, sondern ganz aussah, wie ich meines im Spiegel sehe. Ich sagte: „Ich will sehen, ob Sie ein Spiegelbild von mir sind, oder ob ich noch einmal da bin. Ich werde meinen Arm bewegen, wenn Sie ein Spiegelbild sind, werden Sie Ihren auch bewegen." Das geschah aber

nicht. Darauf habe ich den Eindruck, *ich existiere noch einmal, aber die Duplizität scheint nur irgendwie körperlich zu sein, mien „Seelisches" scheint an meinen eigenen Körper gebunden und in den anderen nicht einzugehen.* Die doppelte Existenz meines Körpers erfüllt mich mit Staunen, das sich aber nicht so sehr auf die Tatsache der Duplizität (als solche) bezieht, sondern auf das Komische dieses Phänomens" (Medizinstudent 2, n. 400 mg *Meskalin* sc.). (21) * (Der Vorgang macht den Eindruck, daß der Proband wahnhaft an diese Verdoppelung glaubt und den eigentlich schlagenden Gegenbeweis mittels einer komplizierten, „scholastisch" erscheinenden Theorie wegdenkt. vr)

49. „Wiederholt eine Art Hamlet-Gefühl, eine *dauernde Spaltung von Körper und Geist*, zwei nebeneinander und nicht miteinander funktionierender Teile. Hier taucht mir der Begriff der *Schizophrenie* auf, von dem ich mir bisher nie ein Bild machen konnte; nunmehr glaube ich, mir dies vorstellen zu können." Ferner Gefühl, sein Kopf schwebe ganz oben und die Beine befänden sich ganz weit unten, oder er selbst schwebe über seinem eigenen, auf dem Sofa liegenden Leib (ein blinder Dr. phil., nach 400 mg *Meskalin* sc.). (21) *

50. Während der Visionen befand ich mich in einem Zustand, der einer *Persönlichkeitsverdoppelung* (dual personality) sehr nahe kam. Ich konnte vollkommen rationale und normale verbale Beurteilungen abgeben, die meinen augenblicklichen Sinneswahrnehmungen vollkommen widersprachen. (9)

51. Zweimal kam unter starkem Einfluß der Droge ein unbeschreibbares Gefühl *dualer Existenz* vor. Nachdem man mit geschlossenen Augen dagesessen hat, um seine Farbvisionen zu beobachten, fühlt man sich bei plötzlichem, kurzzeitigem Öffnen derselben *plötzlich wie ein anderes Selbst*, so, wie wir beim Erwachen aus einem Traum aus einer Welt in eine andere übergehen (durch hohe Dosen *Meskalin*). (24) *

52. Lebt in *zwei getrennten Welten*, denen der nächtlichen Visionen und der alltäglichen Realität, ohne daß ihm die Spaltung seines Inneren Schwierigkeiten bereitet (Prüfer 1). (17.2 und 17.3)

53. Empfindung eines außergewöhnlichen Gefühls von Unwirklichkeit. Ich schien eine *duale Existenz* zu haben, eine, in der ich allen diesen inneren und äußeren Eindrücken, wie etwa den Farbvisionen, unterworfen war, und eine zweite, ganz unbeschreibbare Existenz, in der ich mich selbst geistig in diesem subjektiven Zustand zu beobachten schien (durch hohe Dosen *Meskalin*). (24) *

54. Sagt im Rausch: „Ich kann mich *verdoppeln und vervierfachen*. Wenn ich Brot schlucke, ist es, als wenn ich es schlucken will, und es ginge aus mir heraus. Ich sehe das optisch. ... Ich sitze hier, mein Magen dort, der Hun-

ger ist woanders." Erklärt dies später so: „Meine Hand mit dem Butterbrot darin konnte hier gerade so gut stehen wie irgendwo anders, weil man eben in jede Ecke etwas von mir hineinstellen konnte, eben in das Gitterwerk hinein" (mit dem er eins zu sein meinte; d.h., er glaubt, wenn man ohnehin mit allem eins ist, kann man sich auch teilen oder vervielfachen; Arzt 9, nach 400 mg *Meskalin* sc.). (21) *

55. „Gelegentlich tauchten vereinzelte Vorstellungen, kurze Gedankengänge auf, ohne daß ich mir bewußt war, woher diese kamen. Sie schienen auch keinen Zusammenhang mit mir zu haben, ich sah ihnen verwundert nach. Zugleich änderte sich auch die Euphorie, sie schien mehr schmerzhaft, das Lachen lief an mir ab, die Lachmuskeln taten mir weh, ich wurde von Lachstößen durchschüttelt, wußte nichts mit mir anzufangen. Ich saß im Stuhl, beobachtete alles, was da mit mir vorging, mich alterierte und mir doch nicht eigentlich zu entstammen schien. Im Zimmer allein gelassen versuchte ich, mein Gesicht wieder in ernsthafte Falten zu ordnen, sah mich im Spiegel lachen, verbeugte mich mehrere Male vor meinem Spiegelbild, gravitätisch, um gleichsam so durch die äußere Haltung auch eine entsprechende Mimik zu erlangen, bis ich ein ernstes Gesicht hatte, ging dann aus dem Zimmer, um plötzlich wieder loszugrinsen... Ich merkte ganz deutlich, wie eine leere Albernheit mich völlig überfiel, und konstatierte in einem Teil meines Ichs verwundert und sehr unangenehm berührt, wie sich mein anderes Ich vorbeibenimmt" (Arzt 2, nach 300 mg *Meskalin* sc., erster Arzneiversuch). (21) *

56. Beim Versuch zu schreiben, Gefühl, *nicht er, sondern ein anderer* schreibe. Darauf folgt „eine Scheidung der einzelnen Sinne, ich kann mich sprechen hören, die Trennung von Denken und Sprechen fällt auf. Mein Körper scheint dem Willen nur noch auf Umwegen zu gehorchen. Es ist, als wenn die Sinne ihre Kompetenzen verwechseln" (Jurastudent 2, nach 500 mg *Meskalin* sc.). (21) *

57. „Trotz der vielen Sensationen des Körpers während der drei Stunden des Rausches war ich nicht im geringsten erstaunt, als er wieder in normale Verfassung kam. Dies ging nicht stufenweise vor sich, (sondern) mit einem Sprung kam die ganze Wirklichkeit der inneren und äußeren Welt zurück. Dies war nur in diesem Augenblick sonderbar. Es ist etwa dasselbe Gefühl, das jeder kennt, wenn er in einer Nachmittagsvorstellung im Theater im künstlichen Licht saß, gegenüber einer Szenerie, einer Welt von Vorgängen, und nun ins Tageslicht kommt. Dann scheint einem die Straße für einige Momente fremd. So ging es mir auch im Hinblick auf mein altes gewohntes Selbst. Während des Rausches war die normale Verbindung zwischen Körper und Denken unterbrochen. Mein Körper

war in einer Art meinem Denken fremd geworden. Es erschien mir, als hätte ich unerwartet eine objektive Kenntnis über mich gewonnen. Es war so, als sähe ich meinen normalen Zustand so wie jemand die Straße sieht, der eben aus dem Theater kommt" (*Havelock Ellis*, nach 4 *Peyotl*-Buttons). (21)

58. „Es war sehr heiß, und ich dachte, sterben zu müssen. Ich hatte Durst und traute mich nicht, um Wasser zu bitten. Ich dachte, daß ich nun sicher sterben müsse, es begann mich zu schütteln. – Ich starb, und mein Körper ging in ein anderes Leben ein. Es begann sich rings um mich her zu bewegen, sich umherzubewegen und Zeichen zu machen. Es war nicht ich, und ich konnte es nicht sehen. Zuletzt stand es auf. Die Adlerfedern und Kürbisse, die seien heilig, sagten sie. Sie hatten auch ein großes Buch dort liegen. Dieses nahm mein Körper, und was in diesem Buch enthalten ist, sah mein Körper. Es war eine Bibel. Die Zeichen waren nicht heilig, aber es waren gute Zeichen. Mein Körper erzählte ihnen das, und wenn daher eine Person aufmerksam der Zeremonie des Erdmachers folgt, wird er verstehen, was die Bibel sagt. Mein Körper sprach von vielen Dingen, die getan wurden und die böse waren, lange Zeit sprach er. Zuletzt hörte er auf. *Nicht ich, sondern mein Körper, der dort war, hatte gesprochen. Erdmacher hatte seine eigene Rede gehalten.* Ich *müßte mich für irrsinnig halten*, wenn ich denken würde, daß alles das, was mein Körper gesprochen, von mir war" (ein Winnebago, bei einer *Peyotl*-Messe). (21)

59. „Mein eigener Körper war mir vollkommen fremd geworden, gehörte nicht mehr zu mir, lag irgendwo, wo ich gar nicht war. Wenn ich meine Augen öffnete und meinen Körper anschaute, so wurde dadurch dieses Erlebnis keineswegs verändert. Die Empfindungen vom Körper waren nicht mehr meine Empfindungen, ihnen fehlte die Ich-Qualität..." Beim Versuch, Klavier zu spielen, „lähmte das Gefühl, daß gar nicht meine Hände in die Tasten griffen, mich geradezu, ich konnte kaum einige Töne hervorbringen" (Arzt 17, nach 500 mg *Meskalin* sc.). (21) *

60. Trotz heiterer Stimmungslage kann im Meskalinrausch ein ausgesprochenes körperliches Unbehagen bestehen. (21) * (Gilt auch für *Peyotl.*)

61. „Neulich in gedrückter Gemütsverfassung freundlich ausfallende Rauscheindrücke; heute heitere Gemütsverfassung, obwohl die Halluzinationen entschieden feindlich sind"; sieht z. B. „die Kante eines Gebirges, fallend, objektiv bedrohlich, aber ohne Angst" (ein Proband, ohne Angabe, ob durch *Peyotl* oder *Meskalin*). (4)

62. „Wie fern unter Umständen die Halluzination der Gemütslage liegt, zeigen *zahlreiche Beispiele*, in denen ein *ausgesprochener Gegensatz* zwischen der Gesamtstimmung und dem Inhalt der Halluzination besteht." (4)

7) Verlust der Wertzumessung

1. „Die Unruhe wurde zu einem Drängen, das nach Betätigung verlangte. Irgendetwas leisten, schaffen, etwas Großes, des Augenblicks, der den ganzen inneren Menschen aufwühlte, würdig.... Mir war, als offenbare sich ein tiefes Geheimnis – Offenbarung eines Lebenszweckes. Ich verspürte unbezwingbare Lust, das Wesen der Natur in einem Kunstwerk darzustellen, daß jeder, der es betrachten möchte, den tiefsten Sinn der Natur ehrt. Ich erkannte folgenden Weg, der aber nicht eigentlich zu einem Kunstwerk zu führen vermochte, sondern vielmehr auf die Umgestaltung der Welt selbst hinzielte: Im Anfang stand nicht Schöpfung, sondern Vernichtung, Vernichtung des gesamten Gegenwartszustandes, jedoch ohne rohe Gewalt. Es sollte in der Weise ein Abbau geschehen, daß das, was sich zuletzt entwickelte, fortgenommen wird, sodann das vorletzte Glied der Entwicklung, dies so fort bis zum Anfangsglied, zum Urstoff, zum Urphänomen. Von hier aus sollte die neue Gestaltung der Welt ihren Anfang nehmen. Aufbau wiederum, Glied um Glied, doch nicht so, daß eines zerstört werden mußte, um ein anderes entstehen zu lassen. Jede einmal entstandene Form blieb bestehen, ewig – und daneben regte sich eine andere, die nur entstanden gedacht werden kann aus jener bereits bestehenden und so fort. Die ganze Entwicklung ist schließlich ein Nebeneinander der Entstehungsformen, ewig fortlebend, unteilbar. Es fehlt jeder Wechsel (wie Sommer und Winter, Leben und Tod). *Es gibt keine Wertunterschiede*. Das letzte Glied vereint alle anderen in sich und schaut sie doch gleichzeitig alle neben sich. Zeit gibt es nicht, da alles zugleich ohne Wechsel besteht. Im letzten Glied scheint auch das Räumliche überwunden. Die Eigenschaft „Unpersönlich, zeitlos, raumlos" Gottes wird hier in ihrer Entstehung begriffen. Im Grunde ist diese Welt nicht anders als die gegenwärtige, doch ist jene die neuerschaffene, die erstandene." – (Später im Rausch:) „Am unangenehmsten empfand ich das Abgelenktwerden durch die mannigfachen Reize, die im normalen Zustand unbeachtet bleiben. Merkwürdig, jeder Reiz, ob taktil, optisch oder akustisch, ist gleich aufdringlich, erscheint jedoch auch gleich wesentlich. *Keine Wertunterschiede*" (Arzt 14, nach 500 mg *Meskalin* sc.). (21) *

2. „Daß meine ganze Umgebung sinnvoll auf mich bezogen erscheint, daß die Umgebung selbst ihr Aussehen ständig und gründlich wechselt und geradezu zwangsmäßig mein Handeln beeinflußt..., ergibt für mich plötzlich, ohne daß ich nach einer Formulierung gesucht hätte – dazu fühlte ich mich gar nicht fähig – , die Erleuchtung: *Umwelt und Handeln sind identisch*, Magie ist dann nichts Wunderbares: *die Welt muß sich unserem Handeln fügen*, da dasselbe (Handeln) ja nur ihr (der Welt) Ausdruck ist. Dies schien mir so evident wie die Tatsache, daß 2 x 2 4 ergibt, ich versuchte auch keinen

Augenblick, diese Erkenntnis kritisch zu behandeln. Daß meine Einsicht in das wahre Wesen der Welt etwa wieder verloren gehen könnte, nachdem ich sie einmal mit den durch *Meskalin* geschärften Sinnen erschaut hatte, schien mir ganz unmöglich. Um schizophren zu werden, brauchte man also nur einmal durch irgendeinen glücklichen (!) Umstand einmal zur Erkenntnis gelangt zu sein, alles weitere war dann selbstverständlich. Meine Zukunft, ob ich etwa wieder beruflich tätig sein könnte, schien mir völlig irrelevant. Wie ich nun anfange, diesen neuen Standpunkt theoretisch auf mich selbst anzuwenden, erkenne ich plötzlich die Gefahr. Diese Umwelt-Ich-Identifizierung führte zu einem wirklichen Schwindelgefühl. Dieses Denkprinzip ließe sich ja ins Uferlose durchführen, wer sollte dem je Einhalt gebieten? Wenn aber nicht, dann müßte man ja aus diesem Zustand der Erkenntnis in den Zustand wirklicher Verrücktheit geraten – also darum werden Schizophrene schließlich verrückt, wie etwa *Hölderlin*. Ich denke an die Fahrt *Fausts* zu den Müttern: „*Nichts wirst du sehn in ewig leerer Ferne / Den Schritt nicht hören, den du tust / Nichts Festes finden, wo du ruhst.*" Aber ich entdecke nun auch die Rettung aus diesem Drehschwindel des Denkens: die immer wiederkehrende Ablenkung des Denkens durch die starken Reize der Außenwelt... Triebe aber kann ich mir nicht mehr vorstellen. Sexualität, Ehrgeiz, Erkenntnisdrang erscheinen mir einfältige Hirngespinste derer, die nicht die wahre Erkenntnis besitzen von der Einheit des Ichs mit der Welt" (Arzt 12, nach 500 mg *Meskalin* sc.). (21) *

3. „Beim Kaffee erschien mir die Sache mit dem Völkerbund (Vorläufer der UN, dessen damals erfolgte Gründung alle Menschen in Europa freudig bewegte und über die natürlich auch unter den Probanden gesprochen wurde, vr) wie aus einer anderen Welt und unglaublich belanglos" (Medizinstudent 4, nach 500 mg *Meskalin* sc.). (21) *

4. „Gleichzeitig mit der Heiterkeit beschäftigte mich sehr die Nivellierung meiner eigenen Gefühlszumessung zu irgendwelchen Personen, Dingen usw. Alles, woran ich dachte oder was ich sah, erschien mir ohne jegliche subjektive Wertqualität. Ob von einer Kranken oder einem Streichholz gesprochen wurde, ob ich an meine Angehörigen oder den Hausdiener dachte, alles war gleich nivelliert in der Gefühlsresonanz. Ich wußte wohl, was sie mir vor dem Rausch gewesen waren, konnte aber das normalerweise zu ihnen gehörige Gefühl nicht in mir vorfinden. ... Um aus der albernen Stimmung herauszukommen, starrte ich minutenlang vor mich hin, hörte das Gespräch der anderen unbeteiligt an meinem Ohr vorbeifließen und befand mich so in einer spannungslosen Isolation der Leere, aus der ich mich aber jederzeit selbst wieder herausziehen konnte." – „Zu gewissen Zeiten war der Rauschzustand quälend und erschütternd, vor allem zu den Zeiten, wo der *Verlust der Wertzumessung* sehr eindringlich empfunden wurde" (Arzt 2, nach 300 mg *Meskalin* sc., erster Arzneiversuch). (21) *

5. „Ich blieb drei Stunden lang fast unbeweglich sitzen, unfähig, mich irgendwie zu beschäftigen. Ich hatte die Empfindung einer unnatürlichen Schwere der Glieder, das Gefühl des Gelähmtseins, so daß mich jede Bewegung die größte Anstrengung kostete. Es kam allmählich eine Depression über mich, die mehr und mehr Besitz von mir ergriff und mir wie ein Bleigewicht auf der Brust saß. Es war eine ganz schwere, vitale Verstimmung, der ich vollkommen anheimfiel; *Vergangenheit, Zukunft, die ganze Welt schienen gleichermaßen sinnlos*. Die Reflexion, daß es sich offenbar um eine Giftwirkung handelte, war völlig machtlos dagegen. Ich klebte während dieser Zeit immer nur an den paar gleichen Minderwertigkeitsideen, die sich aus der *nihilistischen* Grundstimmung einförmig heraushoben. Nach 3 Stunden wich mit dem Schweregefühl der Glieder die Verstimmung" (Arzt 17, nach 500 mg *Meskalin* sc.). (21) *

6. „Allmählich verfiel ich in Nachdenklichkeit, konnte mich nicht mehr sammeln und sann stundenlang über Sinn und Unsinn des Lebens nach. Ich wußte nicht mehr, was Tag oder Nacht, was Wirklichkeit oder Illusion war. Das Schlimmste war, daß ich alle diese Gedanken nicht zu verhindern und in keiner Weise zu beeinflussen vermochte. Die geliebten Menschen meiner Umgebung erschienen mir ganz ferne gerückt. Ich stand ihnen ganz verständnislos gegenüber; aber auch jedes Interesse für meine wissenschaftlichen Aufgaben drohte zu erlöschen. Ich fühlte mich von meinen Nächsten und der Welt entrückt, verfiel ins Grübeln und in dumpfe Verzweiflung. Alles schien in mir abgestorben. Ein Gefühl furchtbarer Verlassenheit und Vereinsamung bemächtigte sich meiner. ... Ein Gefühl der Erschütterung meines ganzen Lebens erfaßte mich, ein Bewußtsein, viele Jahre fern von dieser Erde gelebt zu haben, in der ich mich nun erst wieder zurechtfinden mußte. Ein entsetzlicher Zwiespalt stand vor mir: Was war Traum und was Wirklichkeit? Was Tagesbewußtsein und was Nachtbewußtheit? War es Schlaf in anderer Form oder Wachsein? Eine medikamentös erzielte Wachheit hatte viele Schichten meines Inneren durchsichtig gemacht, aber ich hatte Glaube, Liebe und Hoffnung verloren. Ich fühlte mich abgeschnitten von meinem bisherigen Wollen, nachdem ich mich unter der gewaltsamen Wirkung von *Peyotl* dem Selbstlauf meiner Vernunft überlassen hatte. Diese Vernunft erwies sich im Arzneiversuch als ohnmächtig, ja trügerisch; die Arznei war stärker als jene. Es herrschte in mir die Kälte erbarmungsloser Intellektualität, welche an die Selbstherrlichkeit der eigenen Vernunft und an die Unbegrenztheit wissenschaftlicher Analyse glaubte. Ich erkannte den biologischen Schlaf als Hindernis für die Erkenntnis. Aber vernichtet medikamentös erzwungene Erleuchtung nicht den freien Willen als Antrieb lebendiger Erkenntnis, zerstört sie nicht zugleich die Möglichkeit der Gnade? Ich dachte dabei an die Nacht in Gethsemane, in welcher sich aus Verantwortung für die ganze Mensch-

heit die Wachheit zu einer einmaligen Weltensituation verdichtet. Unter *Peyotl* war mein Ich gewaltsam gesprengt; seine Neigungen und Triebe drängten mich jedoch zu verschiedensten und gegensätzlichen Richtungen. Es war ein intellektueller Spuk! Und so wurde mir alles trostlos, weil ich aus der Ohnmacht des Willens zugleich den Glauben ans Leben verloren hatte. Wer möchte ein Leben mit völligem Stillstand der Willensantriebe, der Bewegung zur Zukunft hin ertragen? Ich empfand mein Leben als hoffnungslos trotz der gewaltsam erreichten Erkenntnisse. Sollte ich ewig in dieser Verlassenheit bleiben? Eine unaussprechbare dumpfe Verzweiflung bemächtigte sich meiner; ich verfiel nach diesen Versuchstagen in einen Erschöpfungsschlaf. Allmählich erholte ich mich und fand mich zum Leben zurück. Aber es schien, als hätte ich jahrelang fern von meiner Umgebung gelebt. Vieles war mir anders und fremd geworden. – *Peyotl* hat mir viele Wahrheiten verdeutlicht, stets aber Wahrheiten gegen mein Ich. Es hatte viele Bewußtseinsschichten aufgehellt, aber in einem so grellen Licht, daß mir der tiefe Grund des Unbewußten fast zerstört schien. Das gereinigte Unbewußte ist jedoch der Quell schöpferischen Lebens, und – es ist der Ort, wo die Gnade entsteht. Ich erkannte, daß der Mensch auch in der inneren Welt nur das Land betreten darf, welches ihm verheißen ist, und Verheißungen können nicht erzwungen werden" (Prüfer 1). (17.4)

7. Eigentümliche optische Empfindungsstörung: es war zwar noch möglich, einen bestimmten Punkt an sich zu fixieren, aber es bestand die Empfindung, als wenn *alle Punkte im Gesichtsfeld die gleiche Bedeutung besäßen* (ein Maler, nach 350 mg *Meskalin* sc.). (27) *

8. „Immerfort fühlte, hörte, sah ich so viel gleichzeitig, daß ich unmöglich trennen konnte. Das „nebensächlichste" Geräusch war *ebenso wesentlich* wie der experimentell erzeugte Reiz. Deshalb scheiterten auch so viele (sinnesphysiologische) Versuche, weil ich meine Aufmerksamkeit nicht zu richten vermochte" (Arzt 14, n. 500 mg *Meskalin* sc.). (21) *

9. Kann nicht feststellen, welches Stück Fleisch das größere sei; er erkennt wohl, daß sie verschieden groß sind, aber nach *jedem Entscheid erscheint ihm deutlich das jeweils andere Stück größer als zuvor* (Arzt 12, nach 500 mg *Meskalin* sc.). (21) *

8) Auflösung des Körpers

1. Die *Glieder sind überflüssig*, man weiß nicht, wohin damit" (zu Beginn des Rausches; Arzt 4, n. 400 mg *Meskalin* sc.). (21) *

2. „Gefühl, ich sei *nur noch ein Gesicht*, ein ganz großes. Den Hinterkopf und den übrigen Körper spüre ich nicht mehr als vorhanden, höchstens die

Beine ganz winzig unter dem Kinn..." (Medizinstudent 2, nach 400 mg *Meskalin* sc.). (21) *

3. Als er sich unwillkürlich am rechten Ohrläppchen kratzt, ist es ihm, „als ob das Körpergefühl nur noch in dem Ohrläppchen säße, das ich riesengroß in der Hand hatte; der ganze übrige Leib schien im Augenblick nicht vorhanden" (Arzt 4, n. 400 mg *Meskalin* sc.). (21) *
4. Gefühle körperlicher Loslösung, als ob man *nur noch Kopf oder nur noch Gedanke sei. ...* In Wellen wiederkehrend Gefühl gänzlicher Körperlosigkeit (ein blinder Dr. phil., nach 400 mg *Meskalin* sc.). (21) *
5. Ekstatische Auflösung des Zeitgefühls und des Körpergefühls. „Ich bin nicht mein Körper. Er ist nicht Ich. Wenn ich mir in die Hand schneide, hat das keine Bedeutung. Das fühle ich sehr stark, wenn ich am Ozean sitze... Wenn ich die Augen zumache und (geistig, vr) reise, habe ich das Gefühl, ein Lichtstrahl zu sein, der durch das Universum reist, nicht mit dem Körper" (Frau, subakute bilaterale Pneumonie). (32
6. Empfindung, außerhalb des eigenen Körpers zu sein, im Traum; sah sich selbst von außen (ein Prüfer); Schwebegefühl vor dem Einschlafen, wie körperlos (ein anderer). (19)
7. „Für Augenblicke hatte ich das Gefühl einer grenzenlosen Verlassenheit und Verlorenheit, alles rückte weg von mir, die Zeit spielte keine Rolle – alles schien sich zu verlieren, alles zusammenzustürzen. Ich selbst war nicht mehr in mir, nicht mehr in meiner Haut, es war das Gefühl des Einsseins mit der Luft, ich verlor das Gefühl der körperlichen Einheit. Der Gedanke, ich könnte einen Arm oder ein Bein beiseitelegen, vom Körper getrennt, kam mir ganz natürlich vor. ... (Ich glaubte später) Orchestermusik zu hören... (sie) stieg in einem wundervollen Zusammenklang vieler Instrumente wie in einem Rausch, wie eine jubelnde Fanfare auf. Gleichzeitig sah ich ein metallenes Füllhorn vor mir, aus dem die Töne zu quellen schienen. *Das Subjekt-Objekt-Bewußtsein verlor sich, und ich fühlte mich aufgelöst im Orchester mit den Tönen aufsteigend.* Diese ekstatische Zustand war von einem unbeschreiblichen Glücksgefühl begleitet" (Ärztin 2, nach 400 mg *Meskalin* sc.). (21) *
8. „Ich fühlte mich eins mit den knorrigen Ästen der Bäume und den kleinsten grünen Zweigen, die durchs Fenster schauten, die ich mit den Augen zu berühren schien. Es war mir, als zeige sich ein Teil meines Ichs draußen in den Bäumen als ein Zweig, als sei ich selbst in den Stimmen der Menschen, als hieße (sic) ich mich auf diese Stimmen reden. Das Klopfen draußen im Hof entstand an mir, mein Ohr schuf dieses Hämmern in angenehmem Rhythmus aus sich und zog es in sich zurück. In mir schuf dieser Rhythmus als ein angenehmer Ausdruck menschlicher Tätigkeit den Sinn

der Arbeit. Ich fühlte diesen Sinn als ein immer Neuerschaffen der Welt, das nebensächlichste Wirken durchwirkte die Natur in ihrer Gesamtheit, in allen Einzelheiten. So wirkend allein erhält sich die Welt... Jede Einzelheit im Empfindungskomplex war so deutlich, so klar und scharf, nichts hob sich als Wesentliches von dem Gesamteindruck hervor, nichts trat als Nebensächliches zurück. Dennoch kein Chaos, keine Unbestimmtheit. Wesentlich immer war das Ganze... Das Einzelne konnte weder gesondert Gegenstand des Nachdenkens werden, noch wurde es von einem Sinn isoliert empfunden ... Das Bellen eines Hundes bewegte das ganze Bild, zitterte durch meinen rechten Fuß. Das war alles so deutlich, daß ich den Hund mit meinem rechten Fuß identifizieren zu müssen glaubte... Wenn ich die Augen schloß, war die Vorstellung der mittäglichen Landschaft so lebhaft, als sähe ich mit offenen Augen. Nur schien mir alles größer. Die Wände des Zimmers fehlten, ich fühlte mich inmitten der Landschaft, ich sah ringsum um mich her, als ob mir überall Augen gewachsen seien... *Ich empfand alle Sinnesreize offen ohne Hemmung und vermochte mich nicht abzuschirmen. Alles, was draußen war, hatte in mir Platz. Einmal empfand ich die Welt, als sei sie in mir, ein anderes Mal, als sei ich nicht mehr, sondern nur die Welt empfindend. Ich konnte Reiz von Empfindung nicht trennen, nicht Bewegung von Reiz. Alles war eins*" (Arzt 14, n. 500 mg *Meskalin* sc.). (21) *

9. „Mein eigener Körper war mir vollkommen fremd geworden, gehörte nicht mehr zu mir, lag irgendwo, wo ich gar nicht war. Wenn ich meine Augen öffnete und meinen Körper anschaute, so wurde dadurch dieses Erlebnis keineswegs verändert. Die Empfindungen vom Körper waren nicht mehr meine Empfindungen, ihnen fehlte die Ich-Qualität..." Beim Versuch, Klavier zu spielen, „lähmte das Gefühl, daß gar nicht meine Hände in die Tasten griffen, mich geradezu, ich konnte kaum einige Töne hervorbringen. ... Zur Zeit dieses Erlebnisses war das Kaleidoskopspiel vor geschlossenen Augen noch sehr lebhaft. Da hatte ich eine Zeitlang, als nur ein unbestimmtes Fließen und Wogen da war, das Gefühl, daß sich dies nicht vor mir abspielte, sondern daß ich selbst in dieses Fließen eingegangen war; *ich war dieses Fließen. Außenwelt und Körper waren versunken*, meine Glieder fühlte ich zwar, aber ganz ichfern, sie „schwammen irgendwo" als etwas ganz Fremdes, ich selbst war nur noch ein Hinfließen in eine vage Unendlichkeit" (Arzt 17, nach 500 mg *Meskalin* sc.). (21) *

10. „*Ich empfand mein körperliches Dasein nicht mehr*; zunehmendes, sich unermeßlich steigerndes Gefühl des Sichauflösens. Eine große Spannung kam über mich. Es mußte sich mir Großes enthüllen. *Ich würde das Wesen der Dinge sehen, alle Probleme des Weltgeschehens würden sich enthüllen.* Ich war entsinnlicht" ... Er sieht später „zwei große Weltsysteme, beide gleich stark in ihrem Ausdruck, beide gleich differenziert in ihrem Aufbau, in ewigem Kampfe miteinander. Und alles Geschehen in ihnen war in

ewigem Fluß. Anfangs rasend rasch, dann allmählich in einen getragenen Rhythmus übergehend. Ein zunehmendes Gefühl der Befreiung kam über mich. Hierin mußte sich alles lösen, im Rhythmus lag letzten Endes das Weltgeschehen. Immer langsamer und feierlicher, zugleich aber auch immer eigenartiger, unbeschreiblicher wurde der Rhythmus, immer näher mußte der Augenblick kommen, wo die beiden polaren Systeme miteinander schwingen konnten, wo ihre Kerne sich zu einem gewaltigen Bau vereinigten. Dann sollte ich alles sehen können, dann waren meinem Erleben und Verstehen keine Schranken mehr gesetzt. Doch ein widerlicher Trismus riß mich aus dem Augenblick höchster Spannung heraus. Die Zähne knirschten, die Hände schwitzten, und die Augen brannten mir vom Sehen. Ich hatte ein ganz eigenartiges Muskelgefühl. Ich hätte jeden einzelnen Muskel getrennt aus dem Körper herausnehmen können. Eine sehr unglückliche, unbefriedigte Stimmung überkam mich. *Daß mich mein körperliches Empfinden immer aus dem höchsten seelischen Schwung bringen mußte!*... Immer wieder kamen die Bilder (der zwei Systeme), immer wieder die starke seelische Spannung, der Wunsch nach Lösung, und immer wieder im entscheidendsten Augenblick der schmerzhafte Kaumuskelkrampf. ... Ich sollte nicht dahinterkommen. Ich stand mitten im Weltgeschehen, im kosmischen Erleben kurz vor der Lösung. *Diese Unmöglichkeit des letzten Erfassens, dieses Versagen der Erkenntnis war verzweifelnd.* Ich war müde und *litt unter meinem Körper*" (ein Arzt, durch *Meskalin*). (11) *

11. Egolytischer Gegenpol zu obiger Erfahrung, in den Einzelheiten der Körperempfindung sehr ähnlich, in der begleitenden Stimmung ganz anders, ist die folgende: „Mein Körper ist bald aufgehoben, ich bin aufgelöst, mein Körper ist nur so ein Wärmegefühl, wenn ich meine Hand länger bewege, weiß ich, daß sie besteht, aber ich spüre sie nicht... Wärme- und Farbenwellen durchdringen mich; sofern ich überhaupt noch meine Körpergegenden identifizieren kann, verspüre ich einen krampfhaften Schluß meiner Kaumuskulatur und einen Schmerz in der Gegend der Kardia. ... Mein Kragenknopf drückt mich, aber ich lokalisiere diese Empfindung, wenn überhaupt, dann in das Innere des Halses. Der Rausch durchdringt mich und läßt mich in ihm aufgehen. Dies vollzieht sich ganz unmerklich ohne meine affektive Anteilnahme, und ich bemerke es erst, als ich schon tief in diesem Aufgelöstsein drin bin." ... Sagt auf Frage, wie das Kauen funktioniere: „Ich glaube, ich mache richtige Bewegungen, aber ich spüre keinen Kopf." „Der Körper ist vollständig aufgehoben; Parästhesien, aber wo, ist schwer zu sagen, wenn man keinen Körper hat." Sagt dazu: „Ich glaube kaum, daß ich das überleben kann." „ Ich habe eine ausgesprochene Todesahnung, aber wiederum ohne den Drang, dagegen zu kämpfen oder darüber zu klagen." Später sind „mein Oberkörper und manchmal sogar meine ganze Person

aufgelöst. „Mein" Mittelpunkt liegt irgendwo außerhalb von mir. Ich bin aber nicht in der Lage, dieses merkwürdige Phänomen sicherer zu charakterisieren." Solange diese Auflösung bestand, dysphorische, traurige Stimmung, die sich beim Abklingen derselben etwas hob, ohne jedoch jemals euphorisch zu werden (ein Maler, nach 350 mg *Meskalin* sc.). (27) *

12. Über eine ähnliche Erfahrung berichtet auch ein Winnebago-Indianer, der an *Peyotl*-Messen teilnahm: „Ich betete zum Erdmacher (Gott Vater, dem Schöpfer); ich ... sagte vieles, war ich sonst niemals gesagt hätte. Als ich betete, bemerkte ich etwas über mir, und er war es, Erdmacher, zu dem ich betete, er war es. Das, was Seele genannt wird, das ist es, was man Gott nennt, das war ich, was ich fühlte und sah. Alle, die wir da saßen, hatten einen Geist und eine Seele. Ich wurde im Augenblick Geist, und ich war ihr Geist und ihre Seele. Was immer sie dachten, das wußte ich. Ich mußte nicht erst mit ihnen sprechen und von ihnen eine Antwort bekommen, um zu wissen, was ihre Gedanken waren. Dann dachte ich an einen bestimmten Ort, weit entfernt, und sofort war ich dort, ich war mein eigener Gedanke. Ich schaute umher und bemerkte, wie alles um mich herum leuchtete. als ich die Augen auftat, war ich wieder in meinem Körper. Von dieser Zeit an dachte ich: „So soll es sein. Das ist der Weg, den sie gehen, und ich fange an, dieser Weg zu sein." Alle, die den Erdmacher achten, müssen so sein, dachte ich. Ich brauche keine Nahrung mehr, dachte ich, denn war ich nicht ein Geist? und ich werde meinen Körper nie mehr gebrauchen, fühlte ich. Meine körperlichen Geschäfte sind vorüber, fühlte ich." (21)

13. „Bei nochmaligem Hinlegen versank ich nun völlig und weiß nur, daß ich in farbigen Räumen, für die keine Orientierung nach oben, unten usw. möglich ist, hinschwamm und meines Körpers in keiner Weise mehr inne war, außer in den Augenblicken, wo ich mich zu besinnen trachtete. ... Der Körper war normalen Körpergefühlen nicht mehr zugänglich (der Proband holte sich zuweilen durch Beißen auf einen seiner eigenen Körperteile ins Wachbewußtsein zurück, vr)... Beim Aufstehen berührte ich meine Schlüssel in der Tasche, konstatierte, daß sie es seien, zugleich aber, daß meine ganze rechte Seite konturlos in die Umwelt überging und selbst bei aufmerksamer Hinwendung nur für Augenblicke abzugrenzen war. Schon beim ersten Niederlegen war das gleiche mit meinem Kopf geschehen. Ich sah einen wasserkopfartigen Umriß in gelblicher Fläche, eine Ausdehnung dieses Umrisses nach rechts oben, in dem aber nun mein Kopf völlig enthalten war – vielmehr war es eine Einheit. Diese Form dehnte sich mehr und mehr wellenförmig aus, bis keine Abgrenzung mehr da war." Darauf folgte eine „Zeit vollkommener Ausschaltung des Bewußtseins, über deren Maß ich nicht die geringste Vorstellung hatte." Er nennt das oben beschrie-

bene Rauschstadium „völlige Auflösung" (Arzt 1, nach 500 mg *Meskalin* sc., zweiter Arzneiversuch). (21) *

14. **Bildlich** (als Vision) empfundene Auflösung des Körpers zeigt sich häufig, z. B. bei Arzt 8, der halluziniert: „Ich bin ein Teil der Küste, meine rechte Schulter ist die größte Erhebung, dann nimmt die Höhe gegen die Füße zu ab" und „Dr. B´s Worte und Erklärungen dringen wie durch einen leichten Nebel sanft und angenehm zu mir. Ich äußere diesen Gedanken und sehe dann ein Bild, an dem an Stelle oder vor meiner Stirn sich ein langgezogenes, kahnförmiges Bassin aus Zinkblech befindet, das fast bis oben mit einer Flüssigkeit gefüllt ist. Die Gedanken von Dr. B. (sic!) sehe ich in Parabeln sich langsam durch die Flüssigkeit hindurch bewegen" (Arzt 8, nach 400 mg *Meskalin* sc.). (21) *

15. Ein *Wunsch nach Auflösung der Subjekt-Objekt-Grenze* ist in der Berührungsempfindlichkeit eines Meskalinprüfers enthalten: „Völlige Körperruhe wäre eine Grundbedingung für den Meskalingenuß; aber dann würde das Gefühl der Kleidung stören, sowie die harte Unterlage. Am meisten stören mich die Schuhe. Man muß ganz in Kissen liegen oder in warmem Sand, aber auch dies würde nicht genügen. Am besten wäre ein körperwarmer Teig, in dem man halb eingebettet liegt (eine im Wachzustand von mir halb scherzhaft ersehnte Situation!). Im Meskalinrausch liegt man bis zu einem gewissen Grad in einem solchen Teig (Euphorie in den Augenblicken stärkster Vertiefung), aber es fehlt so vieles" (Arzt 8, nach 400 mg *Meskalin* sc.). (21)*

16. Eine *Furcht vor Auflösung der körperlichen Integrität* zeigt sich in folgendem Rauscherlebnis, berichtet von *Castaneda*: „Dieses Gefühl (von Ekstase) dauerte so lange, daß ich es bewußt erlebte. Dann verwandelte es sich in grausame Furcht. ... Zuerst wurde meine herrliche Welt des Schweigens durch scharfe Geräusche erschüttert, ... dann wurden sie lauter und blieben ununterbrochen, als wollten sie mich einschließen. ... Die Geräusche wurden zu riesigen Schritten. Etwas Gewaltiges atmete und bewegte sich neben mir. Ich glaubte, es war hinter mir her. Ich rannte und versteckte mich hinter einem Felsen... Aber wer immer mein Verfolger war, er überwältigte mich. Er war wie Seetang. Er warf sich auf mich. Ich glaubte, sein Gewicht würde mich zerschmettern, aber ich fand mich in einem Rohr oder einer Mulde wieder. Ich sah deutlich, daß der Tang nicht die ganze Fläche um mich bedeckt hatte. Unter dem Felsen war ein Stück des Bodens freigeblieben. Ich begann, unter ihn zu kriechen. Ich sah große Tropfen Flüssigkeit von dem Tang fallen. Ich „wußte", daß er Verdauungssäfte ausschied, die mich auflösen sollten. Ein Tropfen fiel auf meinen Arm, ich suchte die Säure mit Erde und Speichel abzureiben, während ich weitergrub. Einmal war ich beinahe körperlos. Ich wurde zu einem

Licht in der Höhe gestoßen. Ich glaubte, der Tang hätte mich aufgelöst. Ich erkannte verschwommen ein Licht, das heller wurde. Es schob sich unter der Erde hervor, bis es schließlich ausbrach und ich die Sonne erkannte, die hinter den Bergen aufstieg." (20)

9) Ohne Gesicht, ohne Hände, ohne Individualität, ohne Ich, Insekt sein versus Mensch sein*

1. Sagt (ohne Zusammenhang zur umgebenden Realität): „Ich bin doch kein *Insekt*" und später spricht er das Wort „*Chitinschicht*" (das Exoskelett von Insekten besteht aus einer solchen, vr) (Arzt 1, nach 500 mg *Meskalin* sc., zweiter Arzneiversuch). (21) *
2. Unter potenziertem *Peyotl* hatte *Unger* den Eindruck, ein einziges riesiges Facettenauge (ein Insektenorgan, vr) zu sein (17.1).
3. „Einmal, als ich aus irgendeinem Grund die gekreuzten Arme so auf mich legte, daß die rechte Hand an der linken Lende war und umgekehrt, hatte ich das Gefühl, als ob ich meinen Körper mit den Händen zusammenschnüre und in der Mitte die Taille einer Biene haben müsse" (Arzt 16, nach 500 mg *Meskalin* sc.). (21) *
4. *Don Juans* Schüler halluziniert eine riesige Biene und hat kurz danach den Eindruck, *Don Juan* selbst habe die Augen einer Biene, mit großer Angst (bei seinem zweiten *Peyotl*-Rausch). (20)
5. „Ich mache mir Gedanken darüber, ob man die Kleidung als Überzug des Menschen oder *den Menschen als Ausguß der Kleidung* auffassen solle, und entscheide mich für das Letztere. Ich habe das Gefühl, ganz nackt zu sein und in einem an manchen Stellen beengenden Futteral zu stecken" (Arzt 8, nach 400 mg *Meskalin* sc.). (21)* (Das „Futteral" entspricht dem, eine relativ amorphe Gewebsmasse umgebenden, Exoskelett von Insekten. vr)
6. Sieht eine Frauensperson *ohne Gesicht*, mit dem Marienzeichen (47j. Frau, durch *Peyotl*-Extrakt). (14)
7. Halluziniert seit einem Jahr immer wieder, tagsüber, daß ihr 17j. Sohn im Walde von zwei Verbrechern beraubt und ermordet werde; er ruft „Mutter, Mutter, hilf mir doch" und kämpft mit den Verbrechern. Das *Gesicht* der Verbrecher kann sie *nicht* sehen (57j. Frau, geheilt durch *Peyotl* C 30 dil.). (30)
8. Sieht ... zwei Arme, „aber *ich sehe die Hände nicht*" (47j. Frau, durch *Peyotl*-Extrakt). (14)

* Das Insekt gilt als Wesen ohne jedes Ichbewußtsein. Die Illusion der Insektwerdung findet sich auch bei einem anderen, in ausgeprägter Weise das Gefühl des „Ich" zerstörenden Halluzinogen, dem LSD, wieder. (29)

9. Unter dem Einflusse rhythmischer Geräusche oder von Musik bewegten sich die Bilder im Takte, und H. hatte dann den Eindruck, als ob größere Menschenmassen vorbeimarschierten, konnte aber *einzelne Individuen nicht unterscheiden.* (14) (Meskalinvisionen von Menschengestalten sind häufig eigentümlich unpersönlich. vr)

10. „Die Gegenstände wurden mir *wesenloser*, sie bekamen mehr ein allgemeines Gepräge. Im Bücherschrank sah ich nicht mehr, wie am Morgen, einzelne, verschieden umfangreiche und verschieden eingebundene Bücher, sondern nur noch *den Typus „Buch".* Sie schienen sich zu gleichen wie ein Ei dem anderen. Ein draußen vorbeifliegender Vogel war einfach „Vogel", nicht der und der Vogel, etwa eine Taube. Irgendwelche *individuellen Eigentümlichkeiten* konnte ich an ihm nicht wahrnehmen. ... Der Blick aus dem Fenster (der psychiatrischen Klinik) verschaffte mir noch ein merkwürdiges Bild. Ich sah die Kranken – wieder nicht einzelne Kranke, die sich durch Haltung, Größe, Miene voneinander unterscheiden, sondern *nur den Typus* – zu dreien in Gruppen feierlich einherschreiten, wie bei einem Leichenzug" (Medizinstudent 4, nach 400 mg *Meskalin* sc.). (21) *

11. Gefühl, *als ob ich mir selbst gar nicht mehr angehöre* (Prüferin 6, 3. - 4. T.). (17.2)

12. „Eigentümliches Gefühl von *Wesenlosigkeit* oder Benommenheit, alles kommt nicht recht zum Bewußtsein, als *wäre sie nicht ganz da* (Prüferin 3, 4. T.). (17.1)

13. „Plötzlich bemerkte ich, daß ich weit weg gewesen war in einem sonderbaren, aber glücklichen Zustand, in dem ich schwebend, *losgelöst* von meinem sonstigen *Ich*, frei von allen Empfindungen und jeglichem Denken und Wollen, fern von Raum und Zeit, nur die Schönheit des ewigen Neugestaltens von Farben und Formen geschaut hatte" (eine Psychiaterin, nach 300 mg *Meskalin* sc.). (21) *

14. „Eine Eigenart der religiösen Erfahrungen von *Anhalonium*-Fällen ist, daß sie sich selbst verlieren. Die meisten Religionen kennen einen zu ihnen gehörigen ekstatischen Zustand. Um diesen zu erreichen, mühen sich die Gläubigen viele Jahre lang, nur wenige erreichen ihn, und das auch nur für kurze Zeit. *Anhalonium*-Menschen aber fallen leicht in diese Zustände. Es ist fast, als wenn sie dauernd darin lebten. Eine solche Patientin sagte: „Ich bin nicht wirklich religiös, ich verbinde mich nur einfach, so oft ich es brauche, mit dem Rest des Universums. Es ist weniger Beten oder sonst ein aktives Tun, sondern eher ein Sichanschließen (alignment). Ich werde Teil des Lebens, Teil des Ganzen, und *irgendwie höre ich auf, ich zu sein.*" (35)

15. Beschreibt sein Erleben unter *Meskalin* als eines, in dem er als „Ich" gar nicht involviert gewesen sei, sondern das „selige, *für einen Augenblick aus*

meiner würgenden Umarmung befreite Nicht-Ich" (im buddhistischen Sinne, das Selbst im Gegensatz zum Ego, vr) sei es gewesen, welches sich dem Schauen der Schönheit der Welt hingegeben habe. „In meinem gegenwärtigen Zustand *war mein Bewußtsein nicht auf ein Ich bezogen*, es war sozusagen selbständig... Für den Augenblick war jener störfreudige Neurotiker, der in wachen Stunden das Ganze (der Physiologie des Körpers) zu dirigieren versucht, glücklicherweise aus dem Weg." „Mein Körper schien sich fast völlig von meinem Geist losgesagt zu haben. „Ich" war nicht mehr dasselbe wie diese Arme und Beine dort draußen, wie dieser völlig objektive Rumpf und Hals und sogar dieser Kopf"; und „jemand, der noch nicht mit mir selbst identisch war, stürzte sich mit einem Wolfshunger auf das Essen; aus einer beträchtlichen Entfernung und ohne großes Interesse sah ich zu." (28) *

16. „*Nirwana*-Gefühl" (ein Proband, ohne Angabe, ob durch *Peyotl* oder *Meskalin*). (4)

17. Unter steigender Erregung war es mir..., als würden Leib und Objekt in eine gestaltliche Einheit vereinigt. Ich war sozusagen selbst zum Ornament geworden. Ich habe die Überzeugung, daß ich, wenn ich damals „ich" zu sagen gehabt hätte, jedenfalls nicht das hätte meinen können, was man in normalen Zeiten damit meint. Es war eine Art *Depersonalisation* vorhanden, wie ich mir sie sonst nur theoretisch zu konstruieren imstande bin. Immerhin stand das eigentliche zentrale Ich beobachtend und beurteilend dahinter. Von diesem Zentral-Ich war das Körper-Ich abgespalten und, unter der Wirkung der Synästhesien, der Objektwelt bis zu kurzdauernder Identifizierung angenähert" (Arzt 11, nach 500 mg *Meskalin* sc.). (21) *

18. „Während aller dieser Vorgänge spielt sich... folgender merkwürdiger Ideengang ab: Äußerst lebhaft beginnt mich eine höchst seltsame Idee von „Ich" und „Es" zu beschäftigen. Am Anfang des Versuchs, beim Augendruckphänomen des leuchtenden Kreises, kam mir plötzlich der Gedanke, dort sei das „es", das Licht stelle das „es" dar, die Buchstaben deuteten das „es", obwohl ich nur sinnlose Buchstabenreihen tanzen sah, „ich" war „es" und dann umgekehrt. Dann trat eine deutliche Spaltung von „ich" und „es" ein. Meine Erwartung stieg mächtig, ich glaubte und hoffte sehr, das „es" zu erkennen, sein Wesen zu erfahren. Und ich geriet in einen seltsamen Zustand, der sich über die ganze Zeit, wenn auch oft unterbrochen, hinzog... Diesen Zustand möchte ich der Meditation der Inder, wie ich ihn mir denke und er wohl auch beschrieben wird, vergleichen; ich hoffte, das Wesen des „Es" nicht gedanklich zu fassen, ich wußte, daß ich dazu zu wenig denkfähig sei; ich hoffte vielmehr, es intuitiv zu erfassen, ich glaubte an *eine Eingebung*, es müsse zu mir kommen, aus dem Lichtkreis oder sonst woher, sofern ich mich nur tief genug darein anschauend versenken

könnte, weshalb es mich nicht wenig aufbrachte, dauernd unterbrochen zu werden. Nicht gleich war das „es" mit V. B. (dem Versuchsleiter), obwohl es zeitweilig irgendwelche Beziehung dazu hatte und dessen Profil mir fast dauernd diese Meditation begleitete, deren Erfüllung mir als höchst glückhafter Zustand, bei größter Ruhe und Milde, erschien" (Medizinstudent 4, nach 500 mg *Meskalin* sc.). (21) *

19. „Sphinx-Erlebnisse", von dem Probanden so genannt, weil er wohl in der Zeit vor dem Experiment einmal Ähnliches in Ansätzen durch das Betrachten des Bildes der ägyptischen Sphinx erlebt hat: „Bei der Darbietung eines (optischen) äußeren Reizes versinke ich tief in die Anschauung des Objekts. Nur dieser beachtete Gegenstand ist mir gegeben. Ich vergesse mich und alles sonst um mich. Für die Dauer dieses Zustands ist mir aller Zeitsinn verloren, ich fühle ihn weder kurz noch lang, noch endlos, sondern einfach zeitlos! Das reine Dasein dieses Gegenstandes beherrscht mich, ich, Gegenstand und alles ist eins. Man vergißt sich, Ort und Zeit, ist nur beherrscht von dem Gefühl absoluter Zeitlosigkeit und zeitlosen, monumentalen Daseins. Während dieses Erlebens ist alle geistige Fähigkeit tot, ich fühle mich geradezu identisch mit dem Objekt. Der einzige unterscheidende Zug der Erlebnisse ist nicht so sehr die Verschiedenheit der Objekte als ein jeweiliges verschiedenes Gefühlsmoment, das die Erlebnisse begleitet: weder lust- noch unlustbetonte Gefühle monumentaler Trauer, Schwermut, Größe, Hoheit usw., ebenso losgelöst von mir wie alles Andere. Nicht etwa ich fühle mich traurig, ich fühle Traurigkeit, doch auch diese Fassung gibt das Grandiose der Erlebnisse nicht wieder" (Medizinstudent 4, nach 500 mg *Meskalin* sc.). (21) * (Wahrscheinlich ist das von dem Prüfer vergeblich zu formulieren Versuchte artverwandt mit dem, was die Buddhisten meinen, wenn sie sagen, im Zustand des „Erwachtseins" gebe es kein „ICH GEHE", sondern NUR „GEHEN". vr)

20. *Er scheint nicht zwischen Ich und Nicht-Ich unterscheiden zu können* (4 1/2 j. Junge, autistische Verhaltensstörung). (32)

21. Mehrere PrüferInnen fühlten sich unter *Peyotl* C 30 besonders *„zentriert und dabei offen"*, *„mit sich selbst verbunden"* oder „mit sich selbst und einer höheren Ebene verbunden". (18)

22. „Es war eine Art Ergriffenheit, eine herrlich großartige, beherrschte Haltung, in der ich mich befand... Sie hatte trotz der Einengung des Bewußtseins durch die noch bestehende leichte Dämmerigkeit etwas Reines, kraftvoll Klares und wurde durch die Reflexion darüber, die auffallend leicht fiel, nicht zerstört. Das Ich war völlig ungeteilt in dieser Stimmung, trotz des Nachdenkens darüber, dieses ging widerspruchslos in sie ein. Dabei blieb das *Gefühl der eigenen Persönlichkeit voll erhalten*, nichts verlor sich, nichts schien anzuzweifeln" (Arzt 4, n. 400 mg *Meskalin* sc.) (21) *

23. Während *Don Juans* Schüler bei einem rituellen *Peyotl*-Rausch ins Feld hinausgeht, um *Mescalito* zu suchen, singt er weiter „seine" Lieder, die er durch eine Audition „von *Mescalito* gelernt" hat. „Ich wußte, sie gehörten allein mir – der *unzweifelhafte Beweis meiner Individualität*. Ich spürte jeden meiner Schritte. Sie hallten auf dem Boden wider. Ihr Echo rief das unbeschreibliche Glücksgefühl hervor, ein *Mensch* zu sein." (20)

10) Selbstbetrachtung

1. „Wenn *Anh.*-Patienten sich gerade nicht in diesem sonderbaren Zustand von Visionen und Illusionen befinden, stellt man fest, daß sie *introspektive*, grübelnde und nicht sehr gesellige Menschen sind. Man könnte sie als *egozentrische* Personen bezeichnen, deren Stimmungen irrationalen Wechseln unterliegen." (36)
2. Wunsch nach Ruhe und Selbstbeobachtung, wegen Erwartung von etwas Neuem, Außerordentlichem, Schönem (Medizinstudent 4, nach 500 mg *Meskalin* sc., und mehrere andere Probanden). (21) *
3. „*Autismus*", im Sinne von ausschließlicher Versunkenheit in ihr eigenes psychisches Sein, von Selbstbetrachtung und zwanghaftem Selbstzweifel (eine Psychiaterin, nach 300 mg *Meskalin* sc.). (21) *
4. „In meinem *Autismus* fehlte mir jedes Verständnis für die sinnesphysiologischen Versuche, die mir vollkommen nebensächlich und unangenehm erschienen" (Arzt 13, nach 500 mg *Meskalin* sc.). (21) *
5. *Fürsorglichkeit zu sich selbst*, „fast eine Sinnlichkeit oder Lust daran, für sich selbst zu sorgen"; benutzt wohlriechendes Badesalz, zieht sich Kleider an, die sich gut anfühlen usw. (Prüferin 1). (18)
6. „Dieses Gefühl des Schwebens im unendlichen, des ewigen Flusses im Grenzlosen beherrschte mich vollkommen und war aufs engste mit meinem Ich verknüpft. Ich spürte eine eigenartige Freude, *hineinzuhorchen in die Unendlichkeit meines Ich*, nachzuspüren der Grenzenlosigkeit jeder einzelnen physischen Funktion „ (Psychiaterin, nach 300 mg *Meskalin* sc., zweiter Arzneiversuch). (21) *
7. Empfindung, außerhalb des eigenen Körpers zu sein, im Traum; sah sich selbst von außen (ein Prüfer). (19)
8. Sieht zuerst sich selbst in der selben Position liegen, in der er sich wirklich befindet, wobei sich auf seinen verschränkten Armen Spielzeugfiguren befinden; dann riecht er, bei dem Versuch, den Duft eines halluzinierten Blumengeranks zu riechen, nur den Geruch seines eigenen Körpers, den er als sehr aufdringlich und unangenehm empfindet. Während des ganzen

Rausches ein unbefriedigtes und isoliertes Gefühl; er kommentiert es: „Während *Morphin* (das er aus eigener Erfahrung kennt) befriedigt..., zeigt *Meskalin* die Lücke des (eigenen) Daseins und weckt Sehnsucht" (Arzt 8, nach 400 mg *Meskalin* sc.). (21)*

9. Bei geschlossenen Augen sah ich nach dem ersten chaotischen Durcheinander Teile meines eigenen Körpers oder diesen ganz, der unterging in einem wunderbaren Wechsel von Verwandlungen (*Havelock Ellis*, durch 4 *Peyotl*-Buttons). (21)
10. Bei geschlossenen Augen sieht sie (wiederholt) ihr eigenes Gesicht (47j. Frau, durch *Peyotl*-Extrakt). (14)
11. Sieht im Dunkeln die heilige Hostie, rings herum einen gelben Ring, dahinter ihr eigenes Angesicht (47j. Frau, durch *Peyotl*-Extrakt). (14)
12. Sieht das eigene Gesicht mit weißem Kragen um den Hals, „so wie wenn ich mich im Spiegel sehe" (47j. Frau, durch *Peyotl*-Extrakt). (14)
13. Sieht sich selbst (24j. Frau, durch *Peyotl*-Extrakt). (14)
14. Lange Träume mit Déjà vu - Eindrücken, während der sie sich fast die ganze Zeit selbst zusieht; sie sieht sich gehen, mit Anderen reden, sitzen usw. (1. Nacht). (19)
15. Traum, einen Edelmann zu heiraten. ... Sie hat die gesamte Zeremonie von oben aus gesehen, als habe sie sie schon früher einmal erlebt (1. Nacht). (19)
16. Die Figur des Todes, die er halluziniert, trägt seine eigenen Gesichtszüge, nur jünger (ein gebildeter Deutscher, der in Mexiko aus Neugier *Peyotl* mit Schnaps eingenommen hatte). (2)
17. Sieht einen großen Spiegel (29j. Frau, durch *Peyotl*-Extrakt). (14)
18. „Als Dr. Bl. aus dem Zimmer gehen wollte, schien er mir plötzlich ich zu sein. Als ich dies sagte, blieb er stehen und lehnte sich an die Tür. Dabei schlug er ein Bein über das andere in einer Haltung, die ich oft habe. Ich sagte: „Ich will mal sehen, ob Sie ich sind, denn so lehne ich selbst oft an der Wand." Sein Gesicht verschob sich inzwischen so, daß es nicht nur meinem sehr ähnlich war, sondern ganz aussah, wie ich meines im Spiegel sehe. Ich sagte: „Ich will sehen, ob Sie ein Spiegelbild von mir sind, oder ob ich noch einmal da bin. Ich werde meinen Arm bewegen, wenn Sie ein Spiegelbild sind, werden Sie Ihren auch bewegen." Das geschah aber nicht. Darauf habe ich den Eindruck, ich existiere noch einmal, aber die Duplizität scheint nur irgendwie körperlich zu sein, mein „Seelisches" scheint an meinen eigenen Körper gebunden und in den anderen nicht einzugehen. Die doppelte Existenz meines Körpers erfüllt mich mit Staunen, das sich aber nicht so sehr auf die Tatsache der Duplizität (als solche)

bezieht, sondern auf das Komische dieses Phänomens" (Medizinstudent 2, n. 400 mg *Meskalin* sc.). (21) *

19. Ich hatte das Gefühl, als ob ich sehr laut spräche; ... alle Stimmen (Anderer) kamen wie aus der Ferne. (14)

20. Empfindung eines außergewöhnlichen Gefühls von Unwirklichkeit. Ich schien eine *duale Existenz* zu haben, eine, in der ich allen diesen inneren und äußeren Eindrücken, wie etwa den Farbvisionen, unterworfen war, und eine zweite, ganz unbeschreibbare Existenz, in der ich mich selbst geistig in diesem subjektiven Zustand zu beobachten schien (durch hohe Dosen *Meskalin*). (24) *

21. „Ich sehe in mein Inneres, und wie das Herz und die Eingeweide arbeiten" (ein gebildeter Deutscher, der in Mexiko aus Neugier *Peyotl* mit Schnaps eingenommen hatte). (2)

22. Die Berauschten sehen in ihren Körper hinein, als ob er aus Glas wäre. Sie geben auch an, in andere Körper sehen zu können, und bezeichnen Entartungen, Geschwüre usw. im Inneren derselben mit seltsamer Klarheit. (10)

23. „Mein ganzer Körper ist mir, auch wenn ich ihn vor Augen habe, ganz unübersichtlich. Wenn ich etwa meine Hand oder mein Bein ansehe, so kommt mir *alles nicht Angeschaute wie weggeschmolzen* vor. In meiner inneren Anschauung sehe ich wie ein Fall von Phokomelie aus" (Arzt 12, nach 500 mg *Meskalin* sc.). (21) *

24. Beim Urinieren scheinen Vorder- und Hinterwand der Blase sich aneinanderzulegen, mit Angst, nicht Wasser lassen zu können, obwohl er den Harnstrahl sieht, der anscheinend keinen Zusammenhang mit ihm selbst hat (Arzt 7, nach 400 mg *Meskalin* sc.). (21) *

25. „Gefühl, daß die Gesichtshaut so dünn wie Seidenpapier werde; dann Vision, daß mein Gesicht papierdünn, halb transparent und etwas rot von Farbe sei. Zu meinem Erstaunen sah ich mich selbst, *als ob ich in einer chinesischen Laterne wäre und durch meine eigenen Wangen in den Raum hinausschaute*" (*Havelock Ellis*, durch 4 *Peyotl*-Buttons). (21)

26. „Ich hatte beim Reden den Eindruck, daß ich die Berührung der Lippen aufeinander und die der Zunge an Zahnrand und Gaumen, die einem sonst nicht eigens zum Bewußtsein kommen, auf einmal ganz klar und präzis wahrnahm. Desgleichen war mir das Öffnen und Schließen des Mundes, die Führung der Zunge wahrnehmungsmäßig bewußt... Das führte zu folgendem Erlebnis: Bei geschlossenen Augen, beim Reden, wurde es mir, *wie wenn ich in meinen Kopf hineinwüchse, meine Gesichtsmaske von innen betrachtete*. Mein Körper wurde „belanglos", auch der Ober- und Hinterkopf, ich war sozusagen nur mehr Mund und Zunge. Es war, wie

wenn ich vom Schlund aus gegen die Zunge und die Mundöffnung schaute und die Bewegungen in mehrfacher Vergrößerung beobachtete. Der Mund öffnete sich beim Reden vergrößert wie ein Tor, schloß sich von oben wieder, schob sich beim Öffnen wieder vor, die Zunge keilte sich dazwischen usw. Der Zustand dauerte so lange, bis ich die Augen öffnete" (Arzt 11, nach 500 mg *Meskalin* sc.). (21) *

27. „Ich sah einen Gegenstand, der an einem langen Seil aufgeknüpft war, der Gegenstand lief immer im Kreis herum. Er sollte in eine Straße einlaufen, aber er konnt es nicht, weil er aufgeknüpft war. Die Straße war sehr schön. an allen Ecken wuchs blaues Gras und auf jeder Seite wuchsen viele Arten schöner Blumen. Süß duftende Blumen entsprossen längs dem Weg. Weit fort sah man helles Licht leuchten. Dort lag eine Stadt von unbeschreiblicher Schönheit. Ein Kreuz war klar sichtbar. Der Gegenstand, der aufgeknüpft war, wollte immer so fallen, daß der die Straße knapp errreichte. Es schien, daß ihm die nötige Kraft fehlte, sich von dem, was ihn hielt, frei zu machen. Ganz nahe dabei lag etwas, das ihm die Kraft gegeben hätte, die Fesseln zu sprengen, wenn er nur fähig gewesen wäre, es zu erreichen. Ich sah hin, was so unerbittlich aufgeknüpft war, und sah, daß ich selbst es war. Ich denke immer an Frauen, das ist es, woran ich angebunden bin, dachte ich. Wäre ich verheiratet, so würde ich Kraft genug haben, meine Fesseln zu sprengen, und dann würde ich auf der guten Straße reisen können" (ein Winnebago, bei einer *Peyotl*-Messe; jener Indianer entschloß sich nach dieser und anderen Visionen, seine Lebensgefährtin kirchlich zu heiraten). (21)

28. „Langsam begann eine ungeheure Kälte strahlend den Körper zu durchrinnen. Eine „weltallhafte" Kälte, wie ich notierte. Ausstrahlungen von Lenden und Rückenmark, Unterleib und Brust, durchdringend (sic) die Formen, wie von Eisblumen oder Protuberanzen fühlbar, im Ansatz der unteren Brustrippen wie ein Ring, an den oberen Brustteilen wie in Schollen. Diejenigen Oberflächenteile, die bei Angst oder ehrfürchtigem Schauder besonders spürbar sind (vom Haarschopf an den Rücken hinunter) sowie innere Handflächen und Lenden (erogene Partien, wie mir sofort einfiel) waren besonders eisbetont. In den Handflächen schien die konkave Aushöhlung wie eisiges Metall die Hand bis zum Rücken zu durchstoßen, was eine hartnäckige Assoziation an die „Stigmatisation" auslöste. Als letzte Notiz finde ich den Ausruf: „All meine Lieblinge Eis und Elektrizität." Nun begann eins der ernsthaftesten und erschütterndsten Erlebnisse meines Lebens. Ich trat meinem Charakterbild in stundenlanger eindringlicher Zwiesprache gegenüber (ich hatte kein „Gesicht", das als Charakterbild auftrat, sondern ein schrittweises tiefes, brennend klares Bewußtwerden der eigenen Person). Eis und Elektrizität in extremster

Weise meinen Zustand bestimmend, „es war das Gefühl, an eine Hunderttausend-Volt-Leitung angeschlossen zu sein", begannen sich als bestimmte (hier nicht weiter zu erörternde) Beziehungen zu meinem bisherigen Leben zu offenbaren, als sinnvolle Formeln, die mit erschütternder Klarheit auf Grundkräfte meines Daseins wiesen. Schritt für Schritt ordneten sich tausendfache Abneigungen und Vorlieben mit den grundlegenden Eigenschaften zu typischen (nicht visuellen) Bildern von geradezu ägyptischer Monumentalität, d.h., ohne Details ganz in ungeheuren Flächen und maßlos harten Konturen. Es kamen auch Gesichter, aber, als Phantasiebilder sofort erkannt, voll von symbolischen Beziehungen auf mich, und schließlich unter rabiaten tropischen Farben (hauptsächlich als drehende Bänder) ein Zusammenhangsaufschluß von schneidender Evidenz: Die Wildheit und gleichzeitige, fast ethisch rigorose Disziplin des Erlebens erinnerte an die wilde und doch unerhört disziplinierte Kunst der Mexikaner, für die ich früher schon viel Interesse gehabt hatte, deutete auf bislang geheime Beziehungen und gab mir die merkwürdige Schlußformel des Hauptrausches: „Ich habe Beziehung zu mexikanischen Voreltern gehabt." Die Endstimmung war die einer triumphalen Desillusion und grandios nüchternen Klarheit. Das Ereignis hat heute noch seinen gültigen Wert. Ich würde nie wagen, den Ernst seiner Aufschlüsse zu vergessen" (Jurastudent 1, nach 400 mg *Meskalin* sc.). (21) *

11) Unsicherheit über Realität und Illusion

(Glaubt, verrückt geworden zu sein, oder daß reale Eindrücke halluziniert seien, muß kontrollieren, was real ist und was nicht, Fremdheit der bekannten Umgebung; oder halluzinierte Bilder erscheinen realer als die Wirklichkeit.)

1. Die *Huichol* beten auf der *Peyotl*-Pilgerschaft zum Geist des *Peyotl, daß die Pflanze sie nicht verrückt machen möge.* Es ist dies die letzte der vielen Zeremonien vor der rituellen Berauschung. (43)
2. Viele Probanden glaubten unter *Meskalin* fest, sie seien **schizophren**; einige auch, sie würden es bleiben und als Patienten in der Psychiatrischen Klinik leben müssen. (21) *
3. „Gefühl der Verrücktheit" (5. T., 21 Uhr); „Gefühl von Schweben, Taumeln, Trunksucht" (7. T.) (Prüferin 3). (17.1)
4. „Deutliches Mißtrauen gegen die Zuverlässigkeit meiner sinnlichen Beobachtung; im Alkoholrausch hatte ich (der an Alkohol gewöhnte Prüfer) dieses Gefühl bisher nie in diesem Maße" (Arzt 5, n. 400 mg *Meskalin* sc.). (21) *
5. Das (wirklich erlebte) gemeinsame Mittagessen erscheint ihm hinterher als „sehr unwahrscheinliches Erlebnis", und als er zum Kaffee geholt wird,

will er anfangen zu lachen und ausrufen, das ganze sei eine Täuschung, denn es sei ja erst Mittagessenszeit (Medizinstudent 4, nach 400 mg *Meskalin* sc.). (21) *

6. Im Nachstadium des Rausches versucht er dauernd festzustellen, ob seine Gefühle oder Empfindungen „wieder normale Reaktionen auf normale Reize" seien, ob seine Eindrücke real oder halluziniert seien; *Zustand abwechselnd zwischen normalem Bewußtsein und völliger Unsicherheit, ob das Wahrgenommene nicht doch alles Illusion sei*; dadurch „völlige Halt- und Aktionslosigkeit", Unfähigkeit, irgendeine Handlung auszuführen, und Idee, wahnsinnig zu sein. „Ich saß am Fenster und schaute hinaus, ich konnte nicht (heraus)finden, in welchem Stockwerk wir wohl seien, alles war so still und ruhig, und ich fühlte mich so trostlos einsam. Plötzlich sah ich die Eisenstäbe vor dem Fenster, kam nicht mehr davon los und dachte: „So, nun bist du also verrückt und in der Klinik." Das machte mich ganz ruhig und zufrieden. Plötzlich wurde ich wieder klarer, stand auf, ging an ein Fenster, öffnete es, schloß es, ließ es klappen, spürte die frische Luft, die Kühle des Metalls; es war kein Zweifel, das war Wirklichkeit. An diesem Fenstergriff *habe ich mich gewissermaßen in die Wirklichkeit gezogen*. Ich ging auf Entdeckungsreisen; auf dem Bücherbrett ein Buch über „Psychiatrie für Ärzte", das konnte keine Phantasie sein. Ich untersuchte einen Projektionsapparat, ... Mit diesem *Entdecken der Wirklichkeit und der damit verbundenen Sicherheit des Daseins* kam, hauptsächlich im Garten, als ich die Zweige und Bäume betastete, ein Gefühl über mich, das ich zu den angenehmsten rechne" (Medizinstudent 4, nach 500 mg *Meskalin* sc.). (21) *

7. Immer stärkere allgemeine Unsicherheit; „mir war es, als ob ich mir selber entglitt", fühlt, wie sie immer mehr die Gewalt über sich verliert. Weiß nicht mehr, ob sie wirklich die Poliklinik verlassen hat. Weiß nicht mehr, warum sie und ihre Kollegen in das Wartezimmer gehen, und auch nicht, daß sie *Meskalin* erhalten hat. Das Hinübergehen und ihr eigenes Gefühl des Automatenhaften erscheinen ihr „geheimnisvoll, verdächtig", alles ist „sonderbar, unheimlich", zwischendurch hört sie etwas von Federhaltern sagen, und „da wurde mir klar: Du hast eine Psychose, man ist schon ins Wartezimmer gegangen, damit du gleich auf die Frauenabteilung geschafft werden kannst, nun werden nur noch die schriftlichen Formalitäten erledigt" und glaubt neben sich bereits einen Arzt jener Frauenabteilung zu bemerken. Als der neben ihr sitzende Kollege, der ihr ebenfalls fremd vorkommt, etwas zu ihr sagt, erkennt sie ihn wieder und erinnert sich auch wieder, daß sie im Meskalinrausch ist. Während des ganzen Rausches hält, mit Unterbrechungen, dieses sehr quälende Gefühl an, eine Psychose zu haben, zugleich mit dem Zweifel, reale Geschehnisse seien in Wirklichkeit

nur ihre eigenen Halluzinationen, reale Menschen nur eingebildete Figuren und deren Handeln nur Folge ihrer eigenen Autosuggestion. Als ein Kollege bei Tisch zu ihr sagt, sie solle doch etwas essen, ißt sie nicht, weil sie ihn für ein Trugbild hält und denkt „von einer halluzinierten Gestalt laß ich mir nichts sagen". Selbst daran, wirklich *Meskalin* erhalten zu haben, wirklich Medizin studiert zu haben usw. zweifelt sie und fragt sich am Schluß sogar: „Wer bin ich denn überhaupt?" Will von der ganzen Umwelt nichts mehr wissen, weil sie doch nie sicher sein kann, was Halluzination ist und was Wirklichkeit (Psychiaterin, nach 300 mg *Meskalin* sc.). (21) *

8. Das Hausmädchen V. kam herein; „auf dem Tisch war zum Mittagessen gedeckt, mir erschien das so fremdartig. Ich zweifelte stark, ob der Anblick der V., mit der eine Erinnerung an das Essen während des ersten Arzneiversuchs verknüpft war, bei mir da vielleicht auf unbewußt autosuggestivem Wege einen gedeckten Tisch hingezaubert hatte" (Psychiaterin, nach 300 mg *Meskalin* sc., zweiter Arzneiversuch). (21) *

9. Halluziniert, daß „sich der Fußboden vollkommen in ein farbiges Geschiebe von leicht wogenden, zum Teil kristallinischen Formen auflöste; in diesen Anblick versank ich, ohne im geringsten über das Aufhören (sic) des festen Bodens beunruhigt zu sein". Als er mitten in diesem halluzinierten Bild einen realen Klavierhocker erkennt und anfaßt, löst sich das Trugbild auf; ebenso eine Farbvision an der Wand, die um einen realen weißen Fleck herum angeordnet ist, durch Berühren desselben. Später beklopft er eine Wand zur Kontrolle, ob sie real ist, oder betastet ein Ablaufgitter im Boden mit dem Fuß, aus demselben Grund. Sein Beobachter notiert, er fasse alles an (Arzt 1, nach 500 mg *Meskalin* sc., zweiter Arzneiversuch). (21) *

10. „Alle Geräusche wirkten fremd und unheimlich, am unheimlichsten aber war der Durchblick durch das erste Fenster in den Hof. Eine gelblich-olivgrüne Gesamtfarbe lag über dem Bild wie drohendste Gewitterstimmung. Darin standen Maschinenhaus und Küchengang, zwar als bekannt identifiziert, dennoch in unbegreiflicher Irrealität. Etwas durchdringend Bläulichgrünes (Zinnsoldatengrün, aber durchscheinend opalend) erkannte ich staunend als einfaches Glas. Ging ein Mensch über den Hof, so suchte ich nach einem Beweismittel, daß er körperlich wirklich sei, auch wenn ich ihn erkannte. Ich mußte immer wieder Dr. B. um Bestätigung bitten, daß meine Wahrnehmung zutreffend sei" (Arzt 1, n. 500 mg *Meskalin* sc., zweiter Arzneiversuch). (21) *

11. Viele Probanden berichteten, gewohnte Reize (Umgebung, Geräusche) erschienen ihnen „fremd", „unheimlich", bedrohlich. (21) *

12. Sieht nachts beim Erwachen, aber auch tagsüber im Wachen, seltsame, unerwartete und scheinbar sinnlose Visionen von Menschen oder Tieren,

die sich rhythmisch bewegen. Einmal sieht sie einen Anstreicher, der den Spiegel über ihrem Kaminsims mit dem Staubwedel reinigt. Ein anderes Mal scheint ihre Schwiegertochter ins Zimmer zu kommen, ein anderes Mal die Gardinenschnur Tänze in der Luft zu vollführen. In der Regel erscheinen ihr unbekannte Menschen. Die Illusion von Realität ist immer perfekt, und obwohl sie sich über die Absurdität der Vorgänge im klaren ist, kann sie nicht zwischen Illusion und Realität unterscheiden. Manchmal ziehen die Menschengestalten auch singend oder murmelnd an ihr vorbei (82j. Frau, sog. Kontaktmangelparanoid). (36)

13. Bei den Visionen „ein angenehmes Gefühl und freudige Stimmung, als dürfte ich etwas, das ich schon einmal gesehen hatte, in schönerer Form und Farbe, eben *wie es in Wirklichkeit aussehen mag*, schauen." Sieht Heidelberg, seine Stadt, vom Philosophenweg aus; dann Neapel, wie es ihm auf einem Dia gezeigt worden war, aber letzteres farbig und so plastisch, naturgetreu und realistisch bewegt, daß er „meinen mußte, wirklich am Strand von Neapel zu sein", „es stand wie die Wirklichkeit vor mir"; dann sieht er in gleicher Weise Rothenburg ob der Tauber, dann das Karlsruher Schloß mit seinem klotzigen Turm, dann den Schloßaltan des Heidelberger Schlosses, wobei sich die dortigen Steinstatuen zu bewegen scheinen. Das Arztzimmer, wo psychologische Tests durchgeführt werden, kommt ihm im Vergleich zu seinen Visionen „zu fremd, zu menschlich, zu erdenmäßig" vor. Auch kommen ihm nur Bilder von Orten vor Augen, die in seiner Erinnerung mit „weihevollen Augenblicken" verbunden sind, nicht aber alltägliche Bilder, wie etwa ein Markt (Medizinstudent 1, durch 350 mg *Meskalin* sc.). (21) *

12) Als handelnder Mensch minderwertig, in der Realität kümmerlich, verlegen, unsicher, aber in der Phantasie selbstsicher, überlegen, erhaben, göttlich; Nietzsche

1. Am Tag nach dem Rausch „fühle (ich) mich wohl, aber völlig arbeitsunlustig, etwas *überrascht und unsicher* in einer Welt, die weder die von gestern, noch die von vorgestern ist. Erst am Nachmittag habe ich wieder Interesse für die Station (die er als Arzt zu betreuen hat), bin aber noch sehr entschlußunfähig und unkritisch" (Arzt 12, nach 500 mg *Meskalin* sc.). (21) *
2. Zunehmende Angst vor dem kommenden Tag, *Unsicherheit und Unschlüssigkeit selbst in den kleinsten Entscheidungen des Tages* (Prüferin 2, ab 1. T.). (17.2)
3. Fühlt sich beim Reden mit dem Beobachter Dr. G. *unsicher und verlegen* und sucht dies zu unterdrücken. (Arzt 8, nach 400 mg *Meskalin* sc.). (21)*

4. Glaubt, daß seine äußere Haltung „den üblichen Takt eingebüßt" habe, so daß er an ihm unbekannten Personen, besonders Bediensteten, scheu und „arg geniert" vorüberschleicht. Auch ist ihm die Situation, mit dem Versuchsleiter allein zu Mittag zu essen, „ungewöhnlich fremdartig und peinlich", mit Furcht, „als sollte ich beim Essen beobachtet werden und mein Benehmen protokolliert werden. Ich war nicht sicher, ob ich nicht Verstöße machte, achtete z. B. streng darauf, nicht zu rasch zu essen, nicht vorher mit einer Speise anzufangen" (Arzt 11, nach 500 mg *Meskalin* sc.). (21) *

5. „Der Höhepunkt der Wirkung ... wird vollkommen beherrscht von einem starken Gefühl der *Unsicherheit*. Diese entsteht zum geringeren Teil aus einer Störung der körperlichen Bewegung und der erstbeschriebenen Sehstörung. Stärker ist sie psychisch bedingt, durch ein Gefühl der Kritiklosigkeit, erschwerter Auffassung, Mißtrauen, Feindseligkeit, stoßweise Albernheit, Fremdheit der Situation und eine innere Spannung. Die Kritiklosigkeit: Ich habe das Gefühl, nicht nüchtern beurteilen zu können, was um mich vorgeht, traue mir nicht zu, ein Urteil über mich und meine Umgebung zu fällen. Es entspringt dies zum Teil der erschwerten Auffassung... Mehr und mehr gegen Ende des Essens taucht ein Mißtrauen gegen die Tischgesellschaft auf" (mit Beziehungsvorstellungen und der Idee, er werde vielleicht verlacht, vr), „so kam ich allmählich zu einer gewissen Feindseligkeit gegen die ganze Gesellschaft... Obgleich ich so gar nicht heiter war, hatte ich sehr große Mühe, ein Lachen zu unterdrücken, das – ich möchte sagen – nur körperlich entstanden war... Je mehr wir uns dem Ende des Essens nähern, desto fremder wird mir alles... So befinde ich mich während des Essens in einer zunehmenden inneren Spannung. Ich habe das Gefühl, als ob irgendetwas in mir und um mich vorginge, dem ich nicht folgen konnte, und daß ich mich krampfhaft anstrengen müßte, damit nicht irgendetwas mit mir passiere. ... Ich suche möglichst jede Bewegung, jeden Gedanken, jedes Wort zu unterdrücken. Ich beteilige mich nicht an der Unterhaltung, da ich nicht weiß, ob, wenn ich spreche, das herauskommt, was ich sagen will, oder ob es nicht einfach aus mir herausspricht und dann nicht anhalten kann. Ich habe noch Hunger, esse nicht mehr, da ich nicht weiß, ob es mir gelingt, das Stück Fisch auf meinen Teller zu bekommen. Ich nehme keine Zigarette, da es mir schwer erscheint, diese richtig anzustecken. So sitze ich da wie ein steinerner Gast, nur krampfhaft bestrebt, gar nichts zu tun, um nicht die Herrschaft über mich zu verlieren. Als ich doch einmal spreche, kommt mir das sehr schwer vor, ich muß bei jedem Wort überlegen, ob es auch das richtige ist. ... Die Spannung löst sich kurz nach dem Aufstehen vom Essen, dessen Ende ich qualvoll erwartete" (Medizinstudent 3, nach 400 mg *Meskalin* sc.). (21) *

6. „Man fühlt sich während des Rausches allen realen Anforderungen gegenüber *insuffizient*, besonders (bezüglich des) Mittagessen(s) im Kasino. ...

Bei Tisch Gefühl, dauernd aus der Rolle zu fallen, und eine gewisse Abruptheit der Bewegungen, die man selbst wahrnimmt" (Arzt 6, nach 400 mg *Meskalin* sc.). (21) *

7. Gefühl, „...als ob sich ein Gewicht im Körper fortbewege und hin und her schiebe; hierdurch entstand das Gefühl der Unfähigkeit, geordnete Bewegungen auszuführen, und es *kostete jedesmal einen besonderen Entschluß, noch eine Bewegung in Gegenwart Anderer auszuführen, weil ich vom Mißlingen überzeugt war.* Um so erstaunter war ich, daß dann die Bewegungen doch immer gelangen..." (Arzt 16, nach 500 mg *Meskalin* sc.). (21) *

8. „Gefühl der Verrücktheit" (5. T., 21 Uhr); „Gefühl von Schweben, Taumeln, Trunksucht" (7. T.) Diese Sensationen störten ihre Arbeit und führten, zusammen mit Sehstörungen, zum Prüfungsabbruch (Prüferin 3). (17.1)

9. Verliert den Faden, *wird im Denken, Wollen, Handeln zerfahren*, die Aufmerksamkeit wird gegen ihren Willen immer wieder abgelenkt, die Gedankengänge unterbrochen; „ich brachte es zu keiner rechten Willensdurchführung; dieses *Versagen* bedrückte mich, zudem hatte ich ein peinliches Gefühl, aus der Poliklinik so fortgelaufen zu sein, heraus aus dem Gefühl der Unsicherheit und Unzulänglichkeit". Auch ihre Gedächtnisstörung, durch die sie sich an Patienten, deren Namen sie hört, nur sehr langsam und vage erinnert, empfindet sie als „eigene Insuffizienz". Schließlich kommt sie auf wahnhafte Gedanken, daß man wohl jedem *Meskalin* gebe, der in der Psychiatrie arbeiten wolle, und die meisten kämen darüber hinweg; bei denjenigen, wo dadurch so ein „Chaos in der Psyche" ausbreche wie bei ihr, liege „eine *Insuffizienz* ihrer psychischen Aktivität" vor, und da sie sich selbst nicht helfen könnten, sei es auch nicht schade um sie (Psychiaterin, nach 300 mg *Meskalin* sc.). (21) *

10. Gefühl seelischer Minderwertigkeit (durch *Peyotl*; *Rouhier*). (30)

11. „Einschränkung des überlegenen, voll bewußten Beherrschens einer Handlung (durch Konzentrationsstörung und Verwirrung); fühle mich *als handelnder Mensch im Getriebe der Großstadt entschieden minderwertig*; bin wie ein Betrunkener mit vollem Bewußtsein über diesen Zustand" (ein Proband, ohne Angabe, ob durch *Peyotl* oder *Meskalin*). (4)

12. „In der Tiefe des Meskalinrausches fühle ich mich durchaus nicht wohl, gequält, *minderwertig*" (Arzt 8, nach 400 mg *Meskalin* sc.). (21)*

13. „Ich bemitleidete die anderen Herren, die in meiner Gegenwart – ich kam mir *wenig menschenwürdig* vor – sich das Essen schmecken lassen sollten" (Medizinstudent 4, nach 400 mg *Meskalin* sc.). (21) *

14. *Huxley* glaubt sein *eigenes persönliches Ich* (das Ego im buddhistischen Sinne; bezüglich dieser Form der Selbstverachtung ist sein Rauscherlebnis

eindeutig von *vorbestehender* Denkweise über sich und die Welt geprägt) in den für ihn „*billig, gewöhnlich*", einengend anmutenden Gebilden symbolisiert, die er beim Augenschließen sieht. „Dieses erstickende Innere eines Zehn-Cent-Basarschiffs war mein eigenes persönliches Ich, dieser Krimskrams beweglicher Teilchen aus Blech und Kunstharz war mein persönlicher Beitrag zur Welt." (28) *

15. Sieht einen Moment lang das Gesicht von *Friedrich Nietzsche* (Arzt 3, nach 300 mg *Meskalin* sc.). Eine andere Probandin zitiert aus dessen Werk „*Also sprach Zarathustra*". (21) * (*Nietzsche* gilt als philosophischer Vertreter des Wunschtraums vom Übermenschen. Dies beruht auf Fehlinterpretation, aber im Bewußtsein der Probanden hat er wohl diese symbolische Bedeutung gehabt. vr)
16. „Als ich auf dem Sofa lag und Dr. M. neben mir saß, hatte ich (meiner Visionen wegen) ein großes *Überlegenheitsgefühl* ihm gegenüber; (ich dachte,) er lebe nur in einer Dimension, während ich eine ganze Anzahl zur Verfügung hatte. Deshalb sprach ich mit ihm auch wenig darüber, weil ich mir sagte: Er hat ja doch kein Verständnis dafür. Ich glaubte, hier gewissermaßen dem Ding an sich nahe zu sein" (Arzt 10, nach 400 mg *Meskalin* sc.). (21) *
17. Unlust wird „in Form *überlegener* Ablehnung, ironisierender Kritik und Gereiztheit" ausgedrückt (Arzt 13, nach 500 mg *Meskalin* sc.). (21) *
18. „Ein ungeheuer angenehmes Gefühl, wie ein Entrücktsein von allen lästigen Dingen, und als ginge mich „Überirdischen" die peinliche irdische Welt nichts an" (im Nachrausch; Medizinstudent 2, n. 400 mg *Meskalin* sc.). (21) *
19. „Trotz der halb dösigen Unkonzentriertheit fiel es mir leicht, über meinen Zustand zu reflektieren, und auffallend leicht, davon zu reden. Dabei tauchten keinen Augenblick lang irgendwelche Zweifel an mir selbst, meiner Person, der Richtigkeit oder Angemessenheit meines Verhaltens auf. Ich fühlte mich im Gegenteil *meiner selbst recht sicher, als unmittelbare Grundstimmung, völlig unreflektiert*" (Arzt 4, n. 400 mg *Meskalin* sc.) (21) *
20. „Das Muster im weißen Tischtuch hob sich reliefartig vom mehr gräulichen Untergrund ab. Hier setzte nun folgender Gedankengang ein: „Du siehst das Tischtuchmuster so plastisch, weil du von ihm weiter entfernt bist." Es kam mir wie aus der Vogelperspektive vor. An dieses räumliche Distanzerlebnis, das auch bereits im Initialstadium durch die Wahrnehmung des wellenförmigen Parkettbodens ausgelöst wurde – meine Beine kamen mir länger vor – , knüpfte nun sprunghaft eine Eigenbeziehung an: „Du stehst höher über den Dingen, du bist erhöht." Ich kam mir wie auf einem Thron sitzend vor, alles lag unter mir. Von hier ging es im Gedan-

kengang noch einen Schritt weiter. Die massive, plastische Umwelt löste in mir ein lustbetontes Machtgefühl aus: „Du bist mächtig, und das Majestätische der Dinge ist wegen dir so." Ich erlebte förmlich dieses Machtgefühl, biß die Zähne fest zusammen, rückte auf dem Stuhl und setzte mich in Positur. In Bruchteilen von Sekunden kam mir zuweilen die Unsinnigkeit dieses Gedankens, dann lächelte ich verschämt vor mich hin, dich um keinen Preis der Welt hätte ich etwas von diesem Gedanken geäußert. Ich glaube, in dieser Situation eine Bemerkung über die *Exzentrizität* gemacht zu haben. Kaum waren mir die Worte entschlüpft, so schämte ich mich und wich auch Fragen des Versuchsleiters aus. Dieser kam mir während des Erlebnisses gleichsam als mein Diener vor. Dieser Stimmung entsprang auch das Verlangen nach *Beethovenscher* Symphonik. ... Das Machtgefühl wurde durch Verstärkung des Gefühls vom eigenen Körper unterstützt. ... Seinen Ursprung nahm es aus der sehr stark empfundenen Berührung der Extremitäten und des Rumpfes mit der Unterlage. Diese Steigerung der Berührungsempfindung ließ die Glieder als besonders schwer erscheinen, und die Schwere wurde in Bedeutung übertragen und zum Ich in Beziehung gesetzt. Das stellte ich alles mit großer Genugtuung fest, hatte auch ein Gefühl von wohliger Wärme in jedem Glied, auf das ich mit Aufmerksamkeit achtete" (Arzt 13, nach 500 mg *Meskalin* sc.). (21) *

21. *Erhabenheitsgefühl*, als sei man auf einem Hochplateau und schwebe über allem anderen, besonders dem Leib auf dem Kanapee... Gefühl des Schwebens oder *Fliegens auf der Menschheit Höhen* ... Immer wieder das Gefühl *königlicher Erhabenheit* (ein blinder Dr. phil., nach 400 mg *Meskalin* sc.). (21) *

22. Sieht bei geschlossenen Augen „das Teilbild einer von eisernen Stäben getragenen Betonkuppel... Gleichzeitig hatte ich eine Art körperliche Empfindung der ganzen Konstruktion, eine Einfühlfähigkeit in derart großzügige Eisenbetonbauten, wie sie mir sonst unbekannt ist. Mit einer Lebendigkeit und Nachempfindungsfähigkeit für weitgespannte Eisenkonstruktionen, die ich wie körperlich nachzuempfinden vermochte, schlug ich die Augen auf und konstatierte, wie sehr solche Bauwerke jetzt meinem inneren Zustand angemessen waren. Etwa gleichzeitig hatte ich das Gefühl, daß Musik allein dem jetzigen Zustand angemessen wäre, vor allem Orgel, eine Fuge mit allen gezogenen Registern, oder eine Beethovensymphonie, Alles Kleine, Idyllische, Liebliche (wofür ich sonst viel Sinn habe) hätte ich weit von mir gewiesen, nur Wichtiges, Großes, Monumentales schien mir angemessen. So verletzte mich die zappelnde Uhr (wohl mit Pendel, vr)..., Musik auf der Mundharmonika berührte mich überhaupt nicht..., im Rhythmus des Walzers schwang ich innerlich mit, doch erfüllte er mich längst nicht so, wie es der Rhythmus einer großen klassischen Musik hät-

te tun können. Es war eine Art Ergriffenheit, eine herrlich großartige, beherrschte Haltung, in der ich mich befand... Sie hatte trotz der Einengung des Bewußtseins durch die noch bestehende leichte Dämmerigkeit etwas Reines, kraftvoll Klares und wurde durch die Reflexion darüber, die auffallend leicht fiel, nicht zerstört. Das Ich war völlig ungeteilt in dieser Stimmung, trotz des Nachdenkens darüber, dieses ging widerspruchslos in sie ein. Dabei blieb das Gefühl der eigenen Persönlichkeit voll erhalten, nichts verlor sich, nichts schien anzuzweifeln" (Arzt 4, n. 400 mg *Meskalin* sc.) (21) *

23. „Mein Schritt war immer noch schwankend, und so ein Gefühl in mir, als gehörte ich eigentlich nicht auf diese Welt, als wäre ich mehr als das, was hier unten sein kümmerliches Dasein fristet. Auf der Toilette angekommen, bemerkte ich das Becken (des Pissoirs), als ich plötzlich *glaubte, ich sei Petrus*, und die Erde würde durch meine geistige Sprengerei mit Regen versorgt, eine Vorstellung, die ich auch als Kind einmal hatte. Eigenartig war es, daß ich einen Augenblick stutzte, ob ich wirklich noch ich wäre, mich wiederfand und in B.'s Zimmer zurückging. Hier fühlte ich noch immer so ein Befremden über meine Umgebung, vieles kam mir so menschlich vor, und ich fand erst einige Ruhe, als ich mich in das Kissen mit den großen roten und den kleinen weißen Blumen vertiefte. Sie alle kamen mir vor wie lange Gänge, die nach unten sich weit hinzogen, ganz, ganz unten am äußersten Ende war der Mittelpunkt zu sehen, und da *meinte ich auf einmal, ich wäre Gott,* der auf seine Welten hinunterschaute, die Sehnsucht derer da unten zu verstehen, die wollten, daß ich Ordnung schaffe, ich konnte aber nur sagen: *Mir gefällt dieses Regellose, ich schaffe keine Ordnung*. Dann dachte ich plötzlich daran, daß auf einer der Welten da untern W. K. sei, überhaupt die Menschen, die ich gewöhnlich um mich sehe, und ich fühlte mich schließlich *ganz allein*, aber es war schön und befriedigend, und ich konnte nur schauen und schauen." ... Beim Abklingen des Rausches „auf der Straße immer das betrübende Gefühl, heute doch schon so Schönes erlebt zu haben, in Stimmungen gewesen zu sein, die der Durchschnittsmensch nicht hat, was hast du hier unten bei den Menschen! Also richtig das Gefühl, daß man besser sei als das, was an einem auf der Straße vorbeiläuft" (Medizinstudent 1, durch 350 mg *Meskalin* sc.). (21) *

24. Während des Rausches sagt er zu einem zugleich gehörten, ziemlich atonalen Musikstück (durch Tonbandaufnahme dokumentiert, also keine nachträgliche Reflexion, vr): „Das Ganze ist desorganisiert. Aber jedes einzelne Bruchstück ist in Ordnung, ist ein Vertreter einer höheren Ordnung. *Diese höhere, göttliche Ordnung herrscht sogar in dem Zerfall. ... Zumindest wird man nicht durch eine bloß menschliche, bloß gemachte Ordnung in ein falsches Sicherheitsgefühl eingewiegt. Man muß sich auf*

die eigene unmittelbare Wahrnehmung der höchsten, endgültigen Ordnung verlassen. So kann also in gewissem Sinn auflösender Zerfall seine Vorteile haben." (28) *

25. „Die Unruhe wurde zu einem Drängen, das nach Betätigung verlangte. Irgendetwas leisten, schaffen, etwas Großes, des Augenblicks, der den ganzen inneren Menschen aufwühlte, würdig. Kampfstimmung, Niederschlagen, Durchdringen, die schwierigsten und gefährlichsten Situationen wünschte ich herbei, um meine Kraft zu erweisen. In ein Gefühl der Ängstlichkeit, Feigheit, Todesfurcht konnte ich mich nicht versetzen. Der Gedanke an Erfolglosigkeit und Tod schien mir lächerlich..." (Arzt 14, nach 500 mg *Meskalin* sc.). (21) *
26. Bilder von Komponisten, die ihm gezeigt werden, erinnern ihn gegen besseres Wissen an *Politiker* und *Könige*: *Liszt* läßt ihn an *Lincoln* denken, *Beethoven* sieht aus wie *Napoleon*, und *Händel* wird mit *Louis XIV.* verwechselt (Arzt 11, nach 500 mg *Meskalin* sc.). (21)*
27. „Euphorie; ich setze mich in den Stuhl *Kraepelins*, also bin ich symbolisch durch das *Meskalin* zu einem *Ordinariat* gelangt. Daß dies nur symbolisch ist, beeinträchtigt meine Freude keineswegs" (Arzt 12, nach 500 mg *Meskalin* sc.). (21) *
28. Wahnidee, *berühmt und unsterblich* zu sein. (36)
29. *Vithoulkas* kommentiert die *Anhalonium*-Pathologie wie folgt: „Es gibt **Menschen, die sich selbst als Sucher der Wahrheit sehen, obwohl sie eigentlich Sucher nach ihrer eigenen geistigen Gesundheit sind**. Sie haben das Gefühl, ihr inneres Gleichgewicht verloren zu haben, und hoffen es durch eine spirituelle Befreiung wiedererlangen zu können." (36) Dieser Kommentar – der aber *keineswegs aussagt,* daß alle diese Individuen *Anhalonium* benötigen! – charakterisiert genau die Dichotomie von *Thema 12.*

13) Kritik, Ironie, Nachahmung, Karikatur, Theater, Komödie

1. Kinder mit ritualistischem Verhalten; sie wollen immer dieselben Kleider tragen, dieselben Speisen essen, oder sie *ahmen bestimmte Leute nach.* (15)
2. Kommentiert seine Rauscherlebnisse immer wieder mit Ausdrücken aus dem Bereich des **Theaters** (dies taten viele Probanden, vr). Das Abwechseln von tiefem Traumzustand und Erwachen nennt er eine „Einteilung in Akte, zwischen denen der Vorhang fällt"; die geschauten Bilder bewertet er als „gewöhnlich", „geschmacklos", wie man Bilder oder Theater kritisiert, und meint, er werde „mit ziemlichem Schund abgespeist" und die

„Darbietung" sei „unbefriedigend, ich erwarte immer etwas Besseres" (Arzt 8, nach 400 mg *Meskalin* sc.). (21) *

3. Das Eßzimmer wirkt auf ihn „wie eine Szenerie aus einem Stück von *Strindberg*"; Dr. B. scheint der Offizier aus *Strindbergs Traumspiel* zu sein; Eindruck, die Ärzte B. und G. hätten plötzlich die Röcke (Anzugjacken) vertauscht; die Gespräche der Ärzte erscheinen ihm einstudiert, um zu sehen, wie er auf einzelne Stichworte reagiere, er hat den Eindruck, sie hätten ihre Gespräche „gut gelernt"; das Aussehen von Ärzten, Dingen und Zimmer „hat den eigentümlichen Ton und die eigentümliche Atmosphäre der *Gespenstersonate* und der *Brandstätte*"; er „ahnt, daß außerhalb dieser künstlichen Umgebung eine andere, wirkliche Wirklichkeit" sei. Lediglich das Dienstmädchen, welches das Essen bringt, scheint nicht in die „Strindbergsche Wirklichkeit" zu gehören, scheint vom Verhalten her „objektiv" und nicht auf ihn bezogen und einstudiert zu sein (Medizinstudent 2, nach 400 mg *Meskalin* sc.). (21) *

4. „Die Gesichter der Anwesenden, besonders dasjenige von B., bekamen eine seltsam übertriebene, ins Schauspielerisch-Karikaturhafte gesteigerte Mimik. B.'s Gesicht... sah wie geschminkt aus und bekam eine ungemeine Bedeutsamkeit und hochtrabende Wichtigkeit, die doch etwas Läppisches an sich hatte. Es erinnerte mich an eine Rolle von *Paul Wegener*. Auch alle Gesten bekamen etwas Theatralisch-Gewichtiges, manchmal Komisch-Pathetisches. ... Als ich mein eigenes Gesicht im Spiegel betrachtete, sah es so scharfgeschnitten und faltig aus, daß es mir einen vollkommen fremdartigen Eindruck machte ... Die Anwesenden erschienen mir, wie wenn sie ein fremdes Spiel aufführten, das ich nicht recht verstehen könne. In einem letzten Anflug der früheren Albernheitsstimmung kam mir der Gedanke, daß es Mannequins beim Schneider wären" (Arzt 17, nach 500 mg *Meskalin* sc.). (21) *

5. „Die Furchen in den Gesichtern der anderen erschienen mir tiefer, die Schatten deutlicher und farbiger, der gelbgrünliche Reflex von der Tapete gab damit zusammen den Gesichtern etwas Ausgemergeltes und Leichenartiges. Zugleich erschienen mir die Gesichter in ihrem Ausdruck charakteristischer. Bei dieser Gelegenheit erlebte ich die ... Theorie, daß die Karikatur eine Überbetonung des Individuellen ist, als anschaulisches Erlebnis: Wenn nämlich an den mir ohnehin so markant und in ihrer Individualität herausgearbeitet erscheinenden Gesichtern durch eine Scheinbewegung eines bestimmten Teiles des Gesichts die individuelle Form noch übertrieben wurde, so erschien mir in diesem Augenblick das Gesicht wie eine Karikatur" (Arzt 16, nach 500 mg *Meskalin* sc.). (21) * Auch **mehrere andere Meskalinprüfer** erwähnen, daß ihnen die Gesichter Anderer durch

Überbetonung von Details, Licht- und Schatteneffekten usw. **karikaturhaft** erschienen.

6. „Im Zimmer allein gelassen versuchte ich, mein Gesicht wieder in ernsthafte Falten zu ordnen, sah mich im Spiegel lachen, verbeugte mich mehrere Male vor meinem Spiegelbild, *gravitätisch*, um gleichsam so durch die äußere Haltung auch eine entsprechende Mimik zu erlangen, bis ich ein ernstes Gesicht hatte, ging dann aus dem Zimmer, um plötzlich wieder loszugrinsen" (Arzt 2, nach 300 mg *Meskalin* sc., erster Arzneiversuch). (21) *

7. „Der Höhepunkt der Wirkung ... wird vollkommen beherrscht von einem starken Gefühl der *Unsicherheit.* Diese entsteht zum geringeren Teil aus einer Störung der körperlichen Bewegung und der erstbeschriebenen Sehstörung. Stärker ist sie psychisch bedingt durch ein Gefühl der Kritiklosigkeit, erschwerter Auffassung, Mißtrauen, Feindseligkeit, stoßweise Albernheit, Fremdheit der Situation und eine innere Spannung. Die *Kritiklosigkeit: Ich habe das Gefühl, nicht nüchtern beurteilen zu können, was um mich vorgeht, traue mir nicht zu, ein Urteil über mich und meine Umgebung zu fällen.* Es entspringt dies zum Teil der erschwerten Auffassung..." (Medizinstudent 3, nach 400 mg *Meskalin* sc.). (21) * (**Mehrere Probanden** erwähnen, daß ihnen **Kritik,** d.h., Bewertung von Erlebtem, aber auch eigener Gedanken **unmöglich** wird. Sie empfinden sich selbst, zumindest in der Rückschau, als „**kritiklos**". Andere empfinden **überkritisch**, finden alle möglichen Fehler, nennen das Geschaute geschmacklos, gewöhnlich, unästhetisch, reagieren ablehnend auf visuelle, auditive und taktile Sinnesreize usw. - bei ihnen ist demnach die Funktion der „Wertzumessung" in für sie selbst quälender Weise gesteigert. Am meisten fällt dies bezüglich der eigenen Person auf; es zeigt sich sowohl direkt als auch in Form paranoider Projektionen auf Andere, von denen man sich kritisiert, ausspioniert, verlacht glaubt. vr)

8. *Anhalonium*-Patienten sind *reizbar, zänkisch und oft ironisch gegen sich und Andere.* (36)

9. *Auf Widerspruch oder Kritik reagiert sie zornig und beleidigt*; wenn sie sich vom Arzt (verbal) angegriffen fühlt, fährt sie ihm über den Mund. Als Kind hat sie, wenn ihr Wille nicht akzeptiert wurde, Wutanfälle bekommen, in denen sie sich auf dem Boden wälzte (19j. Mdch., paroxysmale Tachykardien). (37)

10. Fühlte sich früher in Gesellschaft der Eltern (die ihn sehr rigide religiös erzogen hatten) enorm unbehaglich, konnte nicht mit ihnen zusammen sein; seit *Anh.* kann er entspannt mit ihnen und ihren Kommentaren (*ihrer Kritik*, vr) umgehen (junger Mann, Drogenproblematik). (34)

14) Sich selbst wehtun, Lust am Schmerz („Masochismus"), sich aufwecken durch Schmerz

1. In Einzelfällen sollen Frauen bei der *Peyotl*-Messe schamlos geworden sein, ihre Kleider zerrissen und *sich Haare ausgerissen* haben... (8)
2. Beißt oder kneift sich selbst, um ins Wachbewußtsein zurückzukommen; nach einem Stadium, in dem Suizidimpuls vorhanden war, „erwachte ich, indem ich fest in das Grundglied meines linken Daumens gebissen hatte und mit zitternden Kiefern immer wieder zu lösen versuchte, indes der Drang blieb, fester zuzubeißen; es war weniger ein Beschädigenwollen oder Sichteilenwollen als ein Drang, etwas Ungeheures zu tun, zu verschlingen, um dieses Glückes und dieser dumpfen Angst ledig zu sein" (Arzt 1, nach 500 mg *Meskalin* sc., zweiter Arzneiversuch). (21) *
3. „Einmal erwachte ich (aus der Trance, vr), indem ich einen schnarchenden Laut von mir wahrnahm. Mein Kopf lag weit hintenüber; ich hatte zwei Finger vorn in den Kragen gesteckt und drehte an diesen, *mich selbst würgend,* und zwar mit dem dumpfen Pathos einer zwangsmäßigen Handlung im Dienst irgendeiner Macht. Als Dr. B. fragte, warum ich mich würgte, hörte ich meine Antwort: Es handle sich *um die Bestie in mir, die man gelegentlich doch einmal ganz kalt und sachlich würgen könne.* Dabei blickte ich links neben mich und sah in etwa 2 Meter Entfernung, unter Beseitigung des Fußbodens, ziemlich klein mich selbst, jedoch undeutlich und irgendwie eins mit einem drachenartigen Tier, das mit einem blauen Bande gewürgt wurde." Der Beobachter B. bemerkt dazu, daß der Proband eine Zeitlang in sich versunken mit halbgeschlossenen Augen, tief schnaufend, dagesessen sei und sich selbst dann plötzlich am Kragen gerissen habe, wobei er sagte: „Man muß experimentieren, roh gegen sich selbst sein" (Arzt 1, nach 500 mg *Meskalin* sc., zweiter Arzneiversuch). (21) *
4. Der Injektionsschmerz (der zweiten Einspritzung) wurde „nur ganz peripher wahrgenommen und durch den Kontrast zum inneren „Höhensonnenkern" genießerisch erlebt. Zahnschmerzen hätten den Genuß sicher noch gesteigert. Schmerzwohllust. Überhaupt waren Gefühlsstörung und Körpergefühl nicht mehr sicher voneinander zu trennen" (Arzt 2, n. 500 mg *Meskalin* sc., zweiter Arzneiversuch). (21) *
5. „Ich empfand die Härte des Lagers (auf dem er lag, vr), und genoß meine gute Laune im Gegensatz dazu" (Arzt 4, n. 400 mg *Meskalin* sc.). (21) *
6. „Die Unannehmlichkeit des Kältegefühls in den Knochen, vor allem auch in den Zähnen, war wie ein Stachel des Genusses des Gesamtzustands" (d.h., stachelte zu noch größerem Genuß an, vr) (Arzt 4, n. 400 mg *Meskalin* sc.) (21) *

7. Sieht „Eisenarchitektur, als wenn ich im Gewölbe stehe, als wenn man *sadistische Bilder* sieht, aber ohne greifbare Gestalt" und „in Eisen und Leder geschnürte Leiber und Gliedmaßen, dann Übergang mehr in eine geheimnisvolle Stimmung, als wenn man zu einem Märchendrachen geführt würde, mit allerlei merkwürdigen Schranken, mit Eisengitterwerk, Gedanken an Folterkammern" (Arzt 9, n. 400 mg *Meskalin* sc.). (21) *

15) Starres Bild zerstören, Götzen verbrennen, Bräuche aufgeben, Fesseln brechen, Autoritäten verspotten, Widerspenstigkeit

1. Ein (realer) Fenstervorhang und seine Schatten ergeben „eine an ägyptische Motive erinnernde Architektur in horizontalen Linien angeordnet wie verwaschene Friese mit Gestalten, dazwischen große Tierfiguren, alles wenig deutlich, aber von künstlerischerem Rhythmus ohne jede Komik, etwas *steif, hieratisch*" (Arzt 4, n. 400 mg *Meskalin* sc.). (21) * ("Hieratisch" werden förmlich-rituelle Gestaltungsformen genannt, wie man sie in Tempeln oder am päpstlichen Hofe sieht. vr)
2. „Alte Männer und Frauen, die dazu erzogen worden waren, Tiere und alle möglichen Geister zu verehren, haben alle diese Gebräuche von sich geworfen und in vielen Fällen *ihre Götzenbilder verbrannt,* nicht weil man sie dazu aufgefordert hat, sondern weil ihnen selbst danach war" (von Gläubigen gemachte Aussage über die Wirkungen des rituellen *Peyotl*-Essens bei den Winnebago). (5)
3. „Stark unheimlich wirkte eine plötzliche Veränderung des Dr. B. in seiner Erscheinung, als wir den unteren Korridor verließen. Sein Gesicht war auf einmal verzerrt, zum Teil stark grün, zum Teil gelb-blau (Stirn), die Augen kobalten (luziferisch). Er hatte Pumphosen und braune Strümpfe (oder Beine), über die ein grünliches Licht sich ergoß. Ich verspürte einen jähen Impuls, *dieses starre Bild zu zerstören*" (Arzt 1, nach 500 mg *Meskalin* sc., zweiter Arzneiversuch). (21) *
4. *Aldous Huxley* macht spöttische Bemerkungen während des Rausches, über ein Musikstück von *Alban Berg* (den er sonst achtet) und die darin ausgedrückten Empfindungen: „Wie leid er sich tut!" – „Katzenmusik, gelahrte Katzenmusik!" – „Wen kümmern schon seine Gefühle? Warum kann er nicht auf etwas Anderes achten?" (28) *
5. Drang, sich *über alles, vor allem alle Autoritäten, lustig zu machen* . ... Äußert sich über den Chef „despektierlich-humoristisch mit unverkennbarer Freude am Treffenden der Bemerkungen" (Arzt 4, n. 400 mg *Meskalin* sc.). (21) * (**Viele Probanden** aus (21) * verhielten sich im Rausch

respektlos, ironisch. Diesen Eindruck machen auch manche Halluzinationen, z. B. sieht Arzt 4 „Herrgötter, Schlangen, aber dazwischen Kochlöffel, Schweinsköpfe, Tritonen, Zwerge", so daß die trivialen Bilder die erhabenen, zwischen denen sie erscheinen, ins Lächerliche ziehen, sowie „ein Muster von roten Teufelsschwänzen und -ohren, sehr spaßhaft" und einen „grünen, humoristisch-grausigen" Drachen - Teufel und Drache erscheinen somit als bloße Geisterbahnmonster. vr)

6. Negativismus (durch *Peyotl*) (4); negativistisches Verhalten bei den sinnesphysiologischen Versuchen, weil er sich durch sie von seinem Nachsinnen abgelenkt fühlt (Arzt 13, nach 500 mg *Meskalin* sc.); beim Erscheinen des Versuchsleiters stehen alle von ihren Plätzen auf, nur er nicht, denn er findet es lächerlich, sich so zu verhalten (Arzt 15, nach 500 mg *Meskalin* sc.). (21) *
7. Unangenehmer Traum, sich mit *den Eltern zu streiten* (Prüferin 5). (18)
8. Rachegefühle gegen seinen *Prüfungsleiter* (*Rouhier*). (30)
9. Benimmt sich *flegelhaft und aufsässig* gegenüber dem *Arzt*, reagiert sauer auf seine Fragen und Einwände, fährt ihm aggressiv über den Mund, maßregelt ihn, er habe ja doch keine Ahnung von ihren Problemen, die sie ja nicht einmal selbst erkennen könne; gebraucht *grobe, beleidigende Wörter* ("Arschloch", „bescheuert") für *ihren Vater, die Lehrer* und allgemein (sagt sehr oft „Scheiße"); als Schülerin hat sie einmal eine Lehrerin geschlagen, die sie vorher geohrfeigt hatte (19j. Mdch., paroxysmale Tachykardien). (37)
10. „Das Eigentümliche an dem religiösen Leben von *Anh.* - Patienten ist, daß sie *recht rasch die Verbindung zu den heiligen Texten und konkreten Lehren ihrer jeweiligen Religion verlieren.* Sie folgen diesen Dingen nicht mehr, weil sie das nicht mehr brauchen. Es kann sein, daß sie sehr spirituell sind, aber *keiner organisierten Religion* angehören. Die Regeln der religiösen Disziplin scheinen dazu da zu sein, einen bestimmten Geisteszustand zu erzeugen; diesen erreicht *Anh.* recht schnell, und braucht daher keine strengen Regeln." (35)
11. Eine **Weigerung, ein starres Bild aufzugeben**, zeigt sich bei Arzt 9, der das Universum als „Gitterwerk", in Form kristalliner und metallischer Strukturen wahrnahm: „Die (halluzinierten) Figuren tanzen (nach der vom Versuchsleiter gepfiffenen Musik), werden durch die Musik weich und rund; dann wehrt sich alles dagegen, wird wieder eckig". Er sagt: „Ich wollte nicht im Rhythmus sein" (Arzt 9, n. 400 mg *Meskalin* sc.). (21) *

16) Scham, Schüchternheit, sich danebenbenehmen, Verlegenheit, Blamage; Bruch von Konventionen, Hemmungslosigkeit

1. „Fühle mich *nicht so selbstbeobachtend* (self-conscious) beim Gespräch mit Anderen (als sonst); frage mich zwar, ob ich mich töricht anhöre, aber es macht mir nichts; ein befreiendes Gefühl" (Prüferin 1). (18)
2. Sie benimmt sich flegelhaft und aufsässig gegenüber dem Arzt und Anderen und kleidet sich unordentlich; ist nicht schmutzig, aber gleichgültig gegen ihr Aussehen (19j. Mdch., paroxysmale Tachykardien). (37)
3. Eine heitere, *um Konventionen unbekümmerte* Gemütslage, der eigentlich alles gleichgültig war; für Dritte machten wir den Eindruck, leicht alkoholisiert zu sein. (16)
4. „Ich trage *ungeniert* über belebte Straßen meinen uneingepackten Anzug zum Schneider" (ein Proband, ohne Angabe, ob durch *Peyotl* oder *Meskalin*). (4)
5. Im Nachstadium des Rausches schwatzhaftes und *ungeniertes* Benehmen. Man würde ohne weiteres einer fremden Dame einen Heiratsantrag machen, wenn sie einem gut gefiele. (3)
6. „An Ton und Manieren der anderen untereinander finde ich alles mögliche unpassend und unliebenswürdig, was mir peinlich ist. Daß ich mich selbst auffällig benehme, ist mir klar, aber ich bringe keine Kritik daran auf" (Arzt 12, nach 500 mg *Meskalin* sc.). (21) *
7. „Dr. A. setzte sich mir gegenüber, und mir kam die Erinnerung an eine Bild in einem Kinderbuch: Eulenspiegel, der Meerkatzen (eine Affenart) statt Brote gebacken hatte. Die Situation war mir scheußlich, ich bat Dr. A., sich anders zu setzen, um nicht wie eine Meerkatze auszusehen. Danach war ich gestört, unruhig, gesellschaftlich verlegen" (Ärztin 3, nach 400 mg *Meskalin* sc.). (21) *
8. „Nach dem Essen, als der Zwang des Milieus wegfiel, fühlte ich mich ganz behaglich, wohl deshalb, weil ich wußte, daß ich jetzt ruhig einmal unmotiviert lachen oder eine dumme, deplazierte Bemerkung machen konnte, ohne damit unangenehm aufzufallen. Ich erinnere mich auch, daß ich einige Male etwas Albernes sagte und dabei ausgesprochen Angenehmes empfand, dadurch, daß ich so reagieren *durfte*" (Arzt 4, nach 400 mg *Meskalin* sc.). (21) *
9. „Sehr schwierig war für mich das Mittagessen. Da saßen ernste Leute, die redeten ernsthaft und forderten geradezu zu einer Verulkung heraus. Aber diese Verulkung war nicht etwa freimütig, im Gegenteil, es war mir sehr unangenehm... Ich merkte ganz deutlich, wie eine leere Albernheit mich völlig überfiel, und konstatierte in einem Teil meines Ichs verwundert und

sehr unangenehm berührt, wie sich mein anderes Ich *vorbeibenimmt*" (Arzt 2, nach 300 mg *Meskalin* sc., erster Arzneiversuch). (21) *

10. „Stimmung euphorisch. Lachkrämpfe wechseln ab mit Peinlichkeitswellen, in denen man sich am liebsten entfernen wollte und sich heftige Vorwürfe macht, sich in Gegenwart der Professoren jungenhaft benommen zu haben. Man beißt die Zähne zusammen, gibt sich die größte Mühe, der Situation gerecht zu werden. Dann folgen wieder Zeiten, wo einem die Situation nicht fremd vorkommt, ich bin, wie es sein muß, aber der Professor benimmt sich so dumm, führt irgendeinen Ulk auf; es ist ein großes Durcheinander; alle Anwesenden sind der Situation, in der ich mich vollkommen regelrecht benehme, nicht gewachsen. Ich möchte dem Professor um den Hals fallen, um ihn aus seinem geheuchelten Ernst herauszureißen; es ist mir peinlich, daß die Umgebung durch ihr Benehmen mich am „laisser aller" hindert. ... Durch das ewige Ankämpfen gegen die eigene Stimmung tritt Müdigkeit ein, die sich mit einem Schlage verzieht, als die Tafel aufgehoben wird" (Arzt 3, nach 300 mg *Meskalin* sc.). (21) *

11. „Ich dachte beim Mittagessen stereotyp, wohl 50mal: „Ich muß krank sein, denn *ich bin unhöflich*", und versuchte, mich von der Öde dieses ständig wiederholten Sagens dadurch zu befreien, daß ich die Geschichte erzählte, woher dieser Satz stammt, gleichzeitig hoffte ich, damit meine Unaufmerksamkeit gegenüber Dr. M. gegenüber zu erklären und zu entschuldigen (dem sie aus Stumpfheit nicht, wie sie für höflich gehalten hätte, den Teller füllen geholfen hat, vr). Aber ich sank sofort in die leere Öde zurück, ich konnte mich nicht zusammennehmen, nicht einmal zusammennehmen wollen und versuchte, mich zu erinnern, ob ich sonst bei Fieber oder körperlichem Unbehagen auch so unaufmerksam gewesen war, aber ich kam zu keiner Erinnerung, nur zu dem dummen wiederholten Denken: „Ich will mich erinnern". Dann gelang es mir doch, für Dr. M. einen Teller zu holen, ich wurde etwas lebendiger, hatte aber dafür um so intensiver das Gefühl, daß ich körperlich krank und *mein Zustand gesellschaftlich unhaltbar* sei. Ich bat, nach Hause gehen zu dürfen, *um nicht Dr. M. im Nachmittagsschlaf zu stören*" (Ärztin 3, nach 400 mg *Meskalin* sc.). (21) *

12. „Der Anblick der sich bewegenden Muster und Buchstaben wirkte in einer überaus unmittelbaren Weise belustigend auf mich, so daß ich in Lachen ausbrach... Plötzlich merkte ich, wie ich mich mit diesem Lachen *vollständig aus der Gewalt verloren hatte* und auch ohne Reizobjekt dauernd weiterlachen mußte. Dieses Verlieren der Haltung war für mich *äußerst quälend*, und ich merkte, wie neben dieser Qual das Lachen, das in manchen Augenblicken gar nichts Lustvolles mehr hatte, nebenherlief. Die Qual war so groß, daß ich in manchen Augenblicken sehr deutlich die Möglichkeit spürte, daß das Lachen in Weinen umschlagen konnte ... Ich

genierte mich in dieser albernen Stimmung vor Leuten, die uns etwa begegnen könnten; daher entschloß ich mich erst auf die Versicherung, der Weg sei frei, in die Dunkelkammer im Keller mitzukommen" (Arzt 16, nach 500 mg *Meskalin* sc.). (21) * **Mehrere Prüfer** aus (21) * schreiben, daß das **Lachen** sie entweder unfreiwillig überkam oder doch zumindest unter Bewußtsein seiner **Unangemessenheit**, mit „**Furcht vor Blamage**".

13. „In den bewußten Momenten bemächtigte sich meiner nun eine dumpfe Unruhe, denn ich fühlte, wie das andere Reich immer noch mächtiger wurde. Dies nämlich schlich sich nun öfters an den Übergängen zwischen den beiden Bewußtseinszuständen ein: daß *von jenem Traumreich her alle Schranken niedergerissen wurden und die dämonischen Untergründe des Lebens sich offenbaren könnten, wenn man auf jede bürgerliche Hemmung verzichten könnte*, daß ich der Bereitschaft zu diesem schrankenlosen Sichgehen lassen aus Milieuirritation nicht nachgeben konnte, (diese Dinge) legten sich als schwerer Druck und Angst auf mich und (dies) schlug in bewußten Augenblicken in spöttische Ironie um. Die Anwesenheit von Oe. (eines Kollegen) war mir außerordentlich wohltuend..." Der Beobachter B. schreibt dazu, der Proband habe einmal „bürgerliche Existenz" gesagt und mit ihm über das Ironisieren diskutiert (Arzt 1, nach 500 mg *Meskalin* sc., zweiter Arzneiversuch). (21) *

14. Allgemeines Übelbefinden, dabei „eine gewisse Unruhe, Drang, sich zu beschäftigen, um sich *abzulenken* und sich besser *beherrschen* zu können"; zündet sich *„zur Bewahrung der Haltung"* eine Zigarette an (Arzt 4, n. 400 mg *Meskalin* sc.). (21) *

15. Glaubt, daß seine äußere Haltung „den üblichen Takt eingebüßt" habe, so daß er an ihm unbekannten Personen, besonders Bediensteten, scheu und „arg geniert" vorüberschleicht. Auch ist ihm die Situation, mit dem Versuchsleiter allein zu Mittag zu essen, „ungewöhnlich fremdartig und peinlich", mit Furcht, „als sollte ich beim Essen beobachtet werden und mein *Benehmen protokolliert* werden. Ich war nicht sicher, ob ich nicht Verstöße machte, achtete z. B. streng darauf, nicht zu rasch zu essen, nicht vorher mit einer Speise anzufangen. ... Als ich mich ... wieder auf dem Liegestuhl hinstreckte, war mir so, *als hätte ich irgendeine Anstandsregel nicht erfüllt.* Ich weiß noch, daß ich mich dem Versuchsleiter gegenüber für etwas entschuldigte, was mir aber sogar während der Entschuldigung selbst ganz unklar war" (Arzt 11, nach 500 mg *Meskalin* sc.). (21) *

16. „Ab und zu kam eine große *Ängstlichkeit* über mich, vor Abklingen des Rausches aus der Klinik entlassen zu werden. Es schien mir sehr *peinlich und beschämend,* in diesem Zustand unter Menschen zu gehen, die nichts von meinem Rausch wüßten, zumal wenn diese mich kennen würden" (Arzt 13, nach 500 mg *Meskalin* sc.). (21) *

17. Fühlt sich beim Reden mit dem Beobachter Dr. G. *unsicher und verlegen* und sucht dies zu unterdrücken (Arzt 8, nach 400 mg *Meskalin* sc.). (21)*

18. Traum: eine Frau und ein freundlicher kahlköpfiger Mann kommen zu ihm. Er fragt die Frau, wie es ihr gehe. Die Frau *lächelt nur schüchtern* und geht weg, ohne zu reden. Keine wirklichen Gefühle (Prüfer 8). (18)

19. *Don Juans* Schüler erlebt die indianischen *Peyoteros*, welche zu seiner ersten *Peyotl*-Zeremonie kommen, als „*schüchtern und wortkarg*" (20). Auch an anderer Stelle wird erwähnt, daß regelmäßig *Peyotl* gebrauchende Indianer zurückhaltend, zum Reden unaufgelegt, auch wohl mürrisch wirken.

20. Viele Meskalinprüfer fühlen sich *verlegen*, halten ihren Zustand gar für *gesellschaftlich unhaltbar*, und zwar oft *ohne ersichtlichen Grund*. Einer hat irrige Vorstellungen von seinem eigenen Äußeren: „Ich strich mit der Hand über meine Haare und fand, daß diese unnatürlich dick waren und strähnig; ich schämte mich, und der Gedanke, in diesem Zustand Menschen zu begegnen, war mir höchst unangenehm. Mein Mantel (Arztkittel), der am Morgen nur kleine unauffällige Flecken gezeigt hatte, schien mir voller Flecken, die sich von dem Weiß deutlich abhoben. Die Taschen, in denen einige Papiere und kleine Instrumente waren, standen weit ab, waren häßlich aufgebauscht – albern, komisch; ich war froh, daß uns niemand begegnete" (Arzt 14, nach 500 mg *Meskalin* sc.). (21) *

21. In der AMP mit C 30 gibt es eine ähnliche Illusion bezüglich der Kleidung: „Traum mit Angst, Panik, Eile. *Sie will zu einer Hochzeit gehen, aber das Kleid geht auf, sie hat die falschen Schuhe an und keine Blumen dabei* „(Prüferin 6). (18)

22. Macht sich Sorgen darüber, daß *Andere der Anblick ihrer mykotisch veränderten Nägel stören könnte*; *darum verbirgt sie sie* (63j. Frau). (33)

23. „*Befleckung*" kann auch folgendermaßen erlebt werden: „Traum, zu Stuhl gehen zu müssen. Ging mit Kleidern ins Klosett. Im ganzen Raum waren Flecken von Kot. Sie mußte saubermachen, fühlte sich gedemütigt, keine Kontrolle über die Situation" (Prüferin 4). (18)

24. Ein Proband erlebt die Angst vor Kontrollverlust und unangenehmem Auffallen in Form einer **Projektion**: „Deutliche Abneigung gegen alle Störungen, gegen den beobachtenden Versuchsleiter und vor allem gegen den Probanden S..., der mir immer *unsympathischer* wird, es fällt mir ein, daß er mich an einen Mitschüler namens E. B. erinnert, der mir auch nicht gerade angenehm war." Der Grund für diese Ablehnung liegt in S.' Benehmen: er läuft „lachend und laut sprechend, mit ausfahrenden Bewegungen, durch das Zimmer..., bindet sich Krawatte und Kragen los, was mir beson-

ders unsympathisch erscheint, da sich darin die zunehmende Beherrschungslosigkeit, das *Verlieren der Selbstbeherrschung...* zeigt" (Medizinstudent 4, nach 500 mg *Meskalin* sc.). (21) *

25. Dr. B.´s Kopf schien ihm beim Drehen der Kaffeemühle „in einer rasend schnellen, nicht enden wollenden Bewegung hin und her zu fliegen", was so wirklich erschien, daß er „in vollem Ernst" zu Dr. B. sagte, er „müsse sich doch mir gegenüber mehr beherrschen und *nicht auch, wie ich, die Haltung verlieren*" (Arzt 16, nach 500 mg *Meskalin* sc.). (21) *

17) Hellsichtigkeit, Hell-Sehen, Inspiration, Erleuchtung

1. Gefühl, meine Augen seien *weit und schmerzhaft aufgerissen*, auch wenn ich sie schließe (ein Maler, nach 350 mg *Meskalin* sc.). (27) *
2. Gefühl, daß die geschlossenen Augen doch offen seien und umgekehrt (Arzt 9, nach 400 mg *Meskalin* sc.). (21) *
3. „Mit der Plötzlichkeit eines neuralgischen Schmerzes schien sich *die Hinterseite des Kopfes zu öffnen* und Streifen heller Farbe einzulassen. Es folgte sofort das Gefühl eines Luftzuges wie eine steife Brise durch das Haar dieser Gegend" (*Havelock Ellis*, durch 4 *Peyotl*-Buttons). (21) (Dieser Empfindungskomplex ist ein Symbol der *Inspiration*. vr)
4. „Dieser Wurzel werden wunderbare Eigenschaften zugeschrieben: diejenigen, die sie essen, bekommen die göttliche Gabe der Vorhersehung und können zukünftige Dinge wie Propheten voraus wissen" (*Francisco Hernandez*, 16. Jhdt.). (2)
5. **Hellsichtigkeit** ist ein **häufiges** *Peyotl*-Symptom. Mehrere *Anh.*-Patientinnen *Herscus* waren hellsichtig in der Weise, daß sie Gefahr und Tod vorausträumten: eine, daß jemand aus Verwandtschaft oder Bekanntschaft sterbe; eine andere, daß es ein Erdbeben gebe; eine dritte, daß es einen heftigen Sturm gebe ("sie sah einen grauenhaften Wind und Gewalt rund um sich"), in den sie gerate, was am Tag darauf wirklich geschah. Eine weitere erzählte nach dem nächtlichen Erwachen regelmäßig von Unfällen, über die am Tag darauf wirklich in der Presse berichtet wurde. Eine weitere kannte die Gefühle der sie umgebenden Menschen ("hellfühlig"), und noch eine andere hatte hellsichtige Träume über Familie und Freunde, die stets wahr wurden. (35)
6. Nachdem ein Indianer, der erstmals an einer *Peyotl*-Messe teilnahm, die ganze Nacht lang immer wieder *Peyotl* gegessen hatte, bemerkte er: „*Rave* stand auf, um zu reden, und in dem Moment, wo er aufstand, wußte ich schon alles, was er sagen würde. Ich dachte: So muß das bei allen *Peyotl*-

Essern sein. Ich sah mich um und begriff plötzlich, daß alle diese Leute im Raum meine Gedanken kannten und daß ich die ihrigen kannte. ... Nach Ende der Messe kamen immer wieder Teilnehmer zu mir und redeten mit mir, und ich wunderte mich, warum sie dies taten, da sie doch wußten, was in mir vorgehe; darum antwortete ich ihnen nicht." (5) Fast wörtlich Gleiches erlebte Arzt 9 in (21) * unter *Meskalin*, siehe Thema 20.

7. *Ellis* ließ sich unter dem Einfluß der Droge Musik vorspielen, die er nicht kannte und deren Titel ihm erst hinterher mitgeteilt wurde. Bei dem Stück „*Prophet Bird*" (Prophetenvogel) von *Schumann* sah er „federartige Formen" und fühlte eine „lebhafte Empfindung der Atmosphäre (der Luft, vr); bei „*Scheherazade*" sah er „fließende weiße Schleier und Juwelen". (8)

8. Beschreibt die geschauten Muster als „von der größten Mannigfaltigkeit und größtem Farbenreichtum, wie mexikanische Figuren immer in das Gitterwerk hineingesponnen. Diese Assoziation hatte ich, ohne daß ich dachte, daß das Gift aus Mexiko stammt, ich glaube, ich wußte es auch gar nicht vorher" (Arzt 9, nach 400 mg *Meskalin* sc.). (21) *

9. Glaubt, einen Erdstoß wahrzunehmen und verliert davon das Gleichgewicht; dann scheint sich der Boden, auf dem er sitzt, zu bewegen, wie ein Floß in das Wasser eines (halluzinierten) Sees zu gleiten und von der Strömung *südwärts* getragen zu werden. Das „Floß" dreht dann nach links, *nach Osten* ab und stößt schließlich unerwartet auf etwas, so daß er durch den Stoß nach vorn geworfen wird. Diese „Reise" führt ihn zu einem Ort, an dem er eine Vision von *Mescalito*, dem Geist des *Peyotl* hat. *Nach derselben findet er anhand der Richtungsempfindungen, die er zuvor gehabt hat, tatsächlich zu Don Juan zurück* (*Don Juans* Schüler, bei seinem zweiten *Peyotl*-Rausch). (20)

10. „Die Helligkeit des sonnenerfüllten Zimmers war so unangenehm, schmerzhaft, daß ich die Augen nicht lange offenzuhalten vermochte. Blickte ich zum Fenster, das zum größten Teil mit einem Vorhang bedeckt war, so hatte ich bei Augenschluß ein so lebhaftes Nachbild, daß es mir die Überzeugung geben wollte, ich schaue noch durch den Fensterspalt hinaus in den hellen Himmel und das grüne Laubwerk draußen. *Es war, als sähe ich mit geschlossenen Augen*" (Arzt 14, nach 500 mg *Meskalin* sc.). (21) *

11. Hält sich Augen und Ohren zu und sieht und hört trotzdem (Medizinstudent 4, nach 500 mg *Meskalin* sc.). (21) *

12. Bei seinem dritten *Peyotl*-Rausch, den er in rituellem Setting zusammen mit einer Gruppe von indianischen *Peyoteros* durchmacht, sieht *Don Juans* Schüler die um ihn sitzenden Männer mit geschlossenen Augen genauso deutlich, ja sogar besser als mit offenen. (20)

13. Glaubt, deutlich und in allen Einzelheiten die Gäste seines Nachbarn durch den Garten gehen zu sehen, obwohl er reglos auf dem Rücken im Bett liegt. „Mein ganzer Körper ist Auge geworden. Ich sehe durch verschlossene Fenster, durch Türen und Mauern. Ich sehe in mein Inneres und wie das Herz und die Eingeweide arbeiten" (ein gebildeter Deutscher, der in Mexiko aus Neugier *Peyotl* mit Schnaps eingenommen hatte). (2) (Ein Proband in (21) * hatte unter *Meskalin* ein ähnliches Erlebnis. vr)

14. *Don Juans* Schüler halluziniert einen schwarzen Hund, der aus dem (realen) Wassernapf trinkt; plötzlich sieht er den Hund *durchsichtig werden* und meint, das Wasser in den Körper des Hundes und durch ihn hindurch laufen zu sehen; es schießt schließlich „in einer langen, weißen, seidenen Mähne" aus seinen Haaren hervor. Später scheint der Hund zu leuchten. Er trinkt, den Mund im Wassernapf, mit ihm. Dabei sieht er das Wasser auch „in roten, gelben und grünen Schattierungen" durch die *eigenen Adern* rinnen. „Ich trank mehr und mehr und trank, bis ich in Flammen aufging; ich war ein einziges Glühen. Ich trank, bis die Flüssigkeit meinen Körper durch jede Pore verließ und wie Seidenfasern herausstand, und auch ich erhielt eine lange, strahlende, leuchtende Mähne. Ich sah den Hund an, und seine Mähne war wie meine." Er spielt nun mit dem Hund, „bis ich seine Wünsche kannte und er meine" (20)

15. Die Berauschten sehen in ihren Körper hinein, als ob er aus Glas wäre. Sie geben auch an, in andere Körper sehen zu können, und bezeichnen Entartungen, Geschwüre usw. im Inneren derselben mit seltsamer Klarheit. (10)

16. In der Tiefe des li. Auges ein langdauerndes lästiges Druckgefühl, das sich in die vordere Schädelgrube bis zum Chiasma opticum fortsetzte, ich vermochte den Schmerz genau zu lokalisieren, ja es erschien mir, als könnte ich die Schmerzleitung genau wie eine Eisenbahnschiene begehen und die Art der Hemmung bestimmen. Dazu drückender Schmerz in der Hinterwand der linken Herzkammer, genau an der Stelle, wo ich vor Jahren einen elektrokardiographisch festgestellten Myokardinfarkt erlitten hatte (Prüfer 1, 7. T. abends). (17.1)

17. Erlebt in einer Vision seine eigene Sektion, wobei er selbst mit anderen Kollegen dabeisteht, sein Herz sieht, die Lungen, das Gehirn usw., ohne die Schrecklichkeit dieses Traumgesichts im mindesten zu empfinden (Prüfer 1, nach 3 Wochen). (17.1)

18. „Ich hatte den Eindruck, mehr Licht zu erhalten und andererseits, auch mehr Helligkeit zu vertragen. Es fiel mir auf, daß ich bei dieser Fülle von Licht nicht geblendet war, glaubte, ich hätte fast in die Sonne sehen können, ohne zu blinzeln. Diesem Bewußtsein der „*Hellsichtigkeit*", nicht etwa Überempfindlichkeit, entsprach auf dem Tastgebiet ein ähnlicher

Zustand (von stark vermehrter Klarheit der Tasteindrücke)" (Arzt 11, nach 500 mg *Meskalin* sc.). (21) *

19. Sieht alle Gegenstände um sich herum ganz deutlich, obwohl es Mitternacht ist; es scheint so hell zu sein wie in der Morgendämmerung. Dann wird es abwechselnd dunkel und hell, die Helligkeit tritt mit der Diastole seines Herzschlags, das Dunkel mit dessen Systole zusammen auf (*Don Juans* Schüler, bei seinem zweiten *Peyotl*-Rausch). (20)

20. *Auffällig gutes Sehen im Dunkeln.* „Nachdem Dr. B. den Raum verlassen hatte und es dunkel war, öffne ich die Augen und sehe zu meinem Erstaunen mit großer Deutlichkeit meine Arme, das weiße Hemd, die dunkleren Hände, die Fingergelenke, den Tisch, fange an zu lachen und sage laut: „Das nennen die Leute ein Dunkelzimmer! Ein Zimmer, in dem ich beinahe lesen könnte!" (Arzt 8, nach 400 mg *Meskalin* sc.). (21) *

21. „Mein Körper schien in allen Funktionen völlig abgestorben. Es war mir, als ob meine Augen aus einem großen Facettenauge beständen, das bis in weiteste Fernen einstellbar war und dort alle Feinheiten erkennen konnte. Überall sah ich grelle Helligkeit wie in einer Wüstenlandschaft zu Mittag. Dabei empfand ich einen unsagbaren Druck hinter dem linken Auge... Dann überstürzten sich stundenlange Visionen: Landschaftsbilder aus geologischer Vorzeit" (Prüfer 1, nach 3 Wochen). (17.1)

22. „Ich empfand mein körperliches Dasein nicht mehr; zunehmendes, sich unermeßlich steigerndes Gefühl des Sichauflösens. Eine große Spannung kam über mich. Es mußte sich mir Großes enthüllen. Ich würde das Wesen der Dinge sehen, alle Probleme des Weltgeschehens würden sich enthüllen. Ich war entsinnlicht" (ein Arzt, durch *Meskalin*). (11) *

23. „Während aller dieser Vorgänge spielt sich... folgender merkwürdiger Ideengang ab: Äußerst lebhaft beginnt mich eine höchst seltsame Idee von „Ich" und „Es" zu beschäftigen. Am Anfang des Versuchs, beim Augendruckphänomen des leuchtenden Kreises, kam mir plötzlich der Gedanke, dort sei das „es", das Licht stelle das „es" dar, die Buchstaben deuteten das „es", obwohl ich nur sinnlose Buchstabenreihen tanzen sah, „ich" war „es" und dann umgekehrt. Dann trat eine deutliche Spaltung von „ich" und „es" ein. Meine Erwartung stieg mächtig, ich glaubte und hoffte sehr, das „es" zu erkennen, sein Wesen zu erfahren. Und ich geriet in einen seltsamen Zustand, der sich über die ganze Zeit, wenn auch oft unterbrochen, hinzog... Diesen Zustand möchte ich der Meditation der Inder, wie ich ihn mir denke und er wohl auch beschrieben wird, vergleichen; ich hoffte das Wesen des „Es" nicht gedanklich zu fassen, ich wußte, daß ich dazu zu wenig denkfähig sei; ich hoffte vielmehr, es intuitiv zu erfassen, ich glaubte an *eine Eingebung*, es müsse zu mir kommen, aus dem Lichtkreis oder

sonst woher, sofern ich mich nur tief genug darein anschauend versenken könnte..." (Medizinstudent 4, nach 500 mg *Meskalin* sc.). (21) *

24. „Immer wieder Augenblicke, in denen mir alles klar war und vollkommen durchsichtig wie Kristall, weil ich selbst Kristall war. Kristall war das Schizophrene (meint den psychischen Zustand der Schizophrenen, den er nun aus eigener Erfahrung zu verstehen glaubt), Kristall war ich. Dann immer das Hineinbrechen der Außenwelt in dieses kristallene Innenerlebnis" (Arzt 9, n. 400 mg *Meskalin* sc.). (21) *

25. Mit 24 Jahren, bei körperlicher Ermüdung, Erfahrung der kosmischen Einheit (sie „empfing das Kosmische Bewußtsein"). Sie „wurde Teil des Lichtes, das Herz wollte ihr zerspringen vor Freude". „Gott sagte: komm zu mir. Ich antwortete: Nein, meine Kinder brauchen mich hier." Danach trauerte sie 16 Jahre lang darüber, zu diesem Zeitpunkt nicht Ja gesagt zu haben. Um das Licht wiederzufinden, engagierte sie sich zunächst politisch und sozial und traf schließlich auf ihren Guru, durch dessen „katalytische" Wirkung sie – wieder plötzlich und unerwartet, wie beim ersten Mal – die Verbindung zu der kosmischen Liebe wiederfand. Seitdem „ist es so geblieben. Meine Körperzellen sind gesegnet (graced). Es ist ein göttliches Gefühl in all meinen Körperzellen" (63j. Frau, Fußmykose). (33)

26. „Langsam klang die Über- und Andersempfindlichkeit ab. Mir war, als stiege ich von einer Höhe, die ich nie gekannt, nie geahnt, mühsam hinunter ins Tal, da alles langsam und mühsam gewonnen, was dort oben dem Schauenden auf einmal offenbart wird" (Arzt 14, n. 500 mg *Meskalin* sc.). (21) *

18) Trance, Dämmerzustand, Stumpfheit, Stupor

1. Kinder, die während eines großen Teils des Tages *wie im Traum* leben. „Es ist, als habe es irgendeine Idee und gehe derart tief in sie hinein, daß es überhaupt nichts von dem mitbekommt, was um es herum vorgeht." (35)
2. Auf dem Höhepunkt des Rausches eine Zeitspanne „vollkommen leeren Dahindämmerns ohne alles äußeres oder inneres Geschehen, subjektiv ein „großes leeres Loch", objektiv nur wenige Minuten lang (Medizinstudent 4, nach 500 mg *Meskalin* sc.). (21) *
3. Momentweise ist sie „weit weg", hat Erinnerungslücken für kurze Zeiträume; in einem davon hat sie, ohne es sich bewußt zu sein, von einem Glas mit Wasser getrunken, das ihr ein Kollege reichte, und danach bemerkt sie es an der Tatsache, daß das Glas nicht mehr voll ist, und ärgert sich, „ so automatisch einem fremden Willen gefolgt zu sein". – Auch in einem zweiten Arzneiversuch treten solche Gedächtnislücken auf (Psychiaterin, nach 300 mg *Meskalin* sc.). (21) *

4. Hat in den Monaten nach *Anh.* sekundenlange Erinnerungslücken (blanks), „wie Zeitstops, ich gehe irgendwohin in eine andere Welt, höre nichts mehr, alle Zeit stoppt"; diese absencenartigen Anfälle hatte er als Kind auch, und der Vater ebenfalls; später werden sie ohne weiteres Eingreifen seltener (junger Mann, Drogenproblematik). (34)
5. „Allmählich wurde es mir immer schwerer, meine Aufmerksamkeit auf Gegenstände außerhalb von mir zu richten, die Fähigkeit, mich zu konzentrieren, schwand, die Gedanken wurden flüchtig, unbestimmt, und waren plötzlich abgeschnitten. Ich hatte ein Gefühl der völligen Leere, war wunschlos und fühlte mich außerordentlich wohl in diesem Zustand, aus dem ich ruckartig aufwachte. Die zeitliche Orientierung war mir verloren gegangen, es kam mir vor, als hätte ich stundenlang in Nichts versunken dagesessen" (Ärztin 2, nach 400 mg *Meskalin* sc.). (21) *
6. „Häufig sitze ich unbeweglich und ganz gedankenleer da, in völlig farbloser Stimmung; jede Entschlußkraft zu einer Lageänderung fehlt" (Arzt 12, nach 500 mg *Meskalin* sc.). (21) *
7. „Auf der Höhe der Vergiftung verfiel ich wiederholt für kurze Augenblicke in einen stuporähnlichen Zustand; plötzlich stockte der Gedankenablauf, und ich versank in eine psychische und körperliche Starre, wobei ich alles um mich her vergaß. Beim Schwinden dieses Zustandes war die zeitliche und räumliche Desorientierung in hohem Grade ausgesprochen" (ein Psychologe, durch 200 mg *Meskalin* sc.). (22) *
8. Beim gemeinsamen Essen macht es ihm Schwierigkeiten, die Schüsseln weiter zu reichen, weil er „immer wieder von Dämmerzuständen befallen war, die das Abschätzen von Entfernungen schwer machten und auch die Umrisse von Gegenständen nicht immer klar erkennen ließen" (Naturwissenschaftler, nach 500 mg *Meskalin* sc.). (21) *
9. „Die (anfängliche) Euphorie war einem fast stuporösen Gleichmut gewichen." Stupor „im Sinne einer Inaktivität bei vollkommenem Bewußtsein, einer motorischen Impulsarmut bei erhöhter sinnlicher Aufnahmefähigkeit und Aufnahmeneigung" (Arzt 11, nach 500 mg *Meskalin* sc.). (21) *
10. Soporöses Stadium, in dem das Tier etwas zusammengekauert dasitzt, mit etwas erweiterten Pupillen, „starr vor sich hinblickend"; man kann seine Aufmerksamkeit nur schwer erwecken; alle Reflexe sind gesteigert, die Hautempfindlichkeit ist sehr abgestumpft, und Schmerzreize, wie Ziehen an den Ohren, Kneifen in den Schweif oder Nadelstiche nicht bemerkt werden" (mit *Meskalin* vergiftete Katzen). (24) *
11. Stumpf traurige, passive Stimmung während der ersten Stunden des Rausches, die er selbst als stuporös bezeichnet (ein Maler, nach 350 mg *Meskalin* sc.). (27) *

12. Nach der Vision fühlt er sich außerstande, diese niederzuschreiben, und versinkt in einen bis zum Morgen anhaltenden Zustand von Apathie. Solche Phasen hat er auch am nächsten Tag zuweilen, „so daß ich zu produktiver Arbeit grob angestoßen werden mußte" (Prüfer 1, nach 3 Wochen). (17.1)

19) Klarheit; Wachheit vs. Verwirrung; Benebelung der Sinne und Gedanken; Logik vs. Schizophrenie

1. Er fühlt sich „energiegeladen" (amped up energy) wie ein Tier, immer bereit (ever ready), wach (alert), bewußt, vorsichtig (Prüfer 9). (18)
2. Erkennen von Straßenschildern in einer Entfernung von 10 m, was sie sonst nicht vermag. Trotz eines Schleiergefühls vor den Augen erscheint alles heller und klarer. Dieses bessere Sehen auf Entfernung tritt immer nur an sonnigen, hell beleuchteten Orten auf, nicht aber im Schatten oder bei trübem Wetter (Prüferin 6, über 2 Wochen lang). (17.1)
3. „Wenn ich die Augen geschlossen hatte, wurde es immer heller um mich. ... Die Helligkeit hatte ein gewisses Wogen an sich, sowie eine gewisse Tiefe, *wie wenn etwa dichte Nebel immer dünner werden* und in Bewegung kommen, oder wie wenn kurz vor Ausfahrt eines Tunnels das Tageslicht durch die Rauchwolken bricht" (Arzt 2, nach 500 mg *Meskalin*, zweiter Arzneiversuch). (21) *
4. Sieht unklar, alle Gegenstände erscheinen „wie in einem Nebel" (Prüferin 2, ab 1. T.); Sehen von Nebel in jedem Zimmer, der in Wirklichkeit nicht da ist (gleiche Prüferin, 21., 23. T.) (17.2); „der Begleiter Nebel stellt sich wieder ein" (23. T.) (17.3).
5. „Die Gegenstände des Laboratoriums fallen einem so scharf in die Augen, daß es einem weh tun könnte" (Arzt 9, nach 400 mg *Meskalin* sc.). (21) *
6. „Von besonderem Erlebniswert für die Meskalinisierten ist das „Charakteristischerwerden" der menschlichen Mimik, von dem uns sonst Schizophrene so oft berichten. Die Gesichter werden prägnanter, ausdrucksvoller, vielsagender, ... ihr Ausdruckswert kann sich, v.a. durch hartes Hervortreten von Schattierungen durch die Falten des Gesichts, bis zur Karikatur steigern." (21) * **mehrere Prüfer**
7. Alle Kontraste sind sehr deutlich. Der Boden, der bisher eine glatte Fläche darstellte, zeigt sich gerippt, man sieht jeden Riß, jede Reibefläche, jedes Pünktchen; die Wände sind nicht eben, sondern zeigen sich gekörnt (Arzt 3, nach 300 mg *Meskalin* sc.). (21) *
8. Klarere kinästhetische Empfindungen, als ich sie je gehabt hatte. Die Empfindung für meine Muskeln und besonders für meine Gelenke war

ungemein (tremendously) klar, aber nicht intensiver als sonst (obwohl ich ein Mensch mit betontem kinästhetischem Sinn bin und es gewohnt bin, auf diese Art von Empfindungen meine Aufmerksamkeit zu richten). ... Beim Gehen fühlte ich aufeinanderfolgende Empfindungen, die von den beteiligten Muskeln und Gelenken ausgingen. Ich wurde mir z. B. bei jedem Schritt der Empfindungen bewußt, die vom Beugen der Zehen ausgingen. ... Größere Klarheit auch aller anderen Sinnesempfindungen. Ich war mir der Schluckgeräusche bewußt, wenn eine Person, die mehrere Meter von mir entfernt war, schluckte; ich nahm Farbschattierungen auf einem (schwarzweißen, vr) Zeitschriftencover bewußt wahr; mit einem Wort, Reize, die normalerweise sehr wohl oberhalb der Wahrnehmungsschwelle liegen, aber unbemerkt am Bewußtsein vorbeigehen, wurden bewußt. (9)

9. Bei manchen Versuchspersonen schienen Intelligenz und Wille unbeeinflußt zu bleiben (*Prentiss und Morgan*). (14)
10. Verschiedene Gestalten... in traumartigen Verwandlungen tollster Art wurden bei vollkommenem Wachsein in allen Einzelheiten gesehen. (16)
11. Nach dem Rausch drei Nächte lang kein Schlaf, ohne dabei besonders müde zu sein (*Havelock Ellis*, durch 4 *Peyotl*-Buttons). (21)
12. Kurzer Schlaf mit häufigem Erwachen, aber erwacht ausgeschlafen, denn sie ist „sich der (kosmischen) Liebe und Energie bewußt" während des Schlafs (63j. Frau, Fußmykose). (33)
13. Sehr klare Richtung der Aufmerksamkeit (focus of attention), die sich aber auch sehr rasch änderte. (9)
14. Auffällige Bewußtseinshelligkeit, äußerst reger Gedankenfluß, außerordentliche Konzentrationsfähigkeit; jedoch erschienen ihm Menschen und Gegenstände merkwürdig fern (Prüfer 1, 3. - 5. T.). (17.1)
15. Nachdem Dr. M. hereingekommen ist, schließt er die Augen, und dann ist sein einziger Gedanke „Dr. M.". Als er die Augen öffnet, sieht ihm der wirkliche M. gegen das Gedankenbild winzig klein aus. Da scheint ihm „ein großes Licht aufzugehen", und er ruft: „Im Denken füllt immer ein Gedanke alles aus!" Diese Erhöhung der Konzentration auf einen einzigen Punkt zeigt sich ihm auch beim Musikhören; alles Äußere, z, B. die Unordnung im Hörsaal, beschäftigt ihn sehr wenig, und auch die teils absurden Gesichtsillusionen, die sich einstellen, stören ihn „eigenartig wenig" beim Zuhören (Jurastudent 2, nach 500 mg *Meskalin* sc.). (21) *
16. Aufhebung der Tast- und Schmerzempfindlichkeit am ganzen Körper, bei völlig klarem Bewußtsein und völlig klarer Orientierung (25j. Frau, durch *Peyotl*-Extrakt). (14)

17. Bei allen Halluzinationen war, und das ist das Wesentliche, das Bewußtsein völlig klar. (16)

18. Ich erfreute mich einer ungewöhnlichen geistigen Klarheit und war mir des merkwürdigen Kontrastes bewußt, wenn ich mich mit jemandem im Zimmer unterhielt und doch zugleich die seltsamen Dinge beobachtete, die sich in mir abspielten. Meine Vernunft erschien als einziges Überlebendes meiner selbst. Zeitweise wollte sogar sie weggehen, aber der Ton meiner eigenen Stimme stellte wieder die Verbindung mit der äußeren, realen Welt her" (*Havelock Ellis*, durch 4 *Peyotl*-Buttons). (21)

19. „Die Wahrnehmungen lösten Beziehungsideen zum eigenen Ich aus, die im Rausch primär erlebt wurden und jede rationale Stellungnahme teils verdrängten, teils *durch ihre eminente Klarheit als überflüssig erscheinen ließen*" (Arzt 13, nach 500 mg *Meskalin* sc.). (21) * (Der Proband formuliert stringent, was auch mehrere andere Versuchsteilnehmer erlebten: von „außen" gesehen unlogische Ideen erscheinen subjektiv „kristallklar", „jenseits aller Kritik" usw. vr)

20. „Überlegte ich, als ich zum Denken den Weg wiedergefunden, was eigentlich unlogisch sei und ob mir etwa im Laufe der Beobachtungen Unlogisches begegnet sei, so mußte ich mir sagen, daß *mit dem Begriff Unlogisch eine unangenehm schmerzhafte Empfindung* verbunden war, andererseits schien das Wiedergeschehende in den Empfindungen, das Verwirrende, gleichbedeutend mit Unlogisch zu sein" (Arzt 14, n. 500 mg *Meskalin* sc.). (21) *

21. „Indem ich mir über meinen Zustand Klarheit zu verschaffen suche, muß ich mich über mich selber wundern, mit welcher Selbstverständlichkeit ich Gedanken ausspreche, die mir kompliziert und interessant vorkommen: *„Man kann wahnsinnig schnell denken, weil man nicht absichtlich denkt"*, und das Gesagte scheint mir verblüffend gut gesagt (Jurastudent 2, nach 500 mg *Meskalin* sc.). (21) *

22. Ein im Normalzustand nur „verschwommen bedeutungsvoll und zugleich ungereimt" erscheinender Text aus dem Zen-Buddhismus erscheint ihm unter *Meskalin* „so klar wie der Tag, so offen einleuchtend wie (die Mathematik des) *Euklid*". (28) *

23. Während der Visionen befand ich mich in einem Zustand, der einer Persönlichkeitsverdoppelung (dual personality) sehr nahe kam. Ich konnte vollkommen rationale und normale verbale Beurteilungen abgeben, die meinen augenblicklichen Sinneswahrnehmungen vollkommen widersprachen. (9)

24. „Die Urteilsfähigkeit bleibt ungetrübt. Man ist sich stets bewußt, daß man halluziniert, und verliert in keinem Augenblick die Fähigkeit, sich seinen

Halluzinationen gegenüber kritisch beobachtend zu verhalten" (ein Psychologe, durch 200 mg *Meskalin* sc.). (22) *

25. „Bei Tisch ist ... die *klare Unterscheidung* auffällig, die man zwischen der Komik auf reale Anlässe hin und der unbegründeten Heiterkeit und Lachlust des Sonderzustandes unwillkürlich macht" (Arzt 6, nach 400 mg *Meskalin* sc.). (21) *

26. Sie sagt während ihrer Visionen: „Gott sei Dank, daß ich so einen schönen Anblick habe, aber ich habe meinen richtigen Verstand dabei; die anderen Leute werden vielleicht denken, daß ich meinen Verstand nicht habe, wenn ich solche Dinge sehe". Auch am Tag nach dem Rausch weiß sie objektiv und lückenlos über ihren Zustand zu berichten (24j. Frau, durch *Peyotl*-Extrakt). (14)

27. Während die Visionen blitzschnell abwechseln, kann er seine Gedanken auf irgendeinen abliegenden (entfernten) Punkt konzentrieren. Das Bewußtsein bleibt während des ganzen Versuchs klar, die Verstandeskräfte unbeeinflußt. (14)

28. Die Prüfungen der Intelligenz während der Vergiftung zeigten keinerlei Abweichung von der Norm, sowohl das Kopfrechnen, wie höhere geistige Tätigkeit, z. B. die Besprechung wissenschaftlicher Probleme, war nicht verändert, auch das Gedächtnis war unverändert, eher gelang alles besser als sonst, in dem Sinne, daß psychische Hemmungen wegfielen, jedoch nicht in der Art wie bei Alkoholintoxikation, sondern bei klarer Einsicht in diesen Zustand. (16)

29. Steigerung des Gedächtnisses während des Rausches. (10)

30. Empfindung geistiger Überlegenheit. Man vermeint: „Ich denke immer zwei Meter weiter als Sie" oder „Kopfrechnen ist jetzt gar nicht schwer". Die Gedanken werden nach Aussage der Berauschten lebhafter, die ganze Denkarbeit läuft schneller, reibungsloser, müheloser ab. (2)

31. Hellwachheit durch Gedankenjagd, viele Nächte (Prüferin 2). (17.2)

32. Schlaf gestört, hellwach; ... Geist klar und äußerst rege, besessen von Drang nach geistiger Arbeit; ... die Gedanken überstürzten sich so schnell, daß ich bis zum Morgengrauen nicht zum Schlafen kam; der Wachzustand war ein Bewußtsein heller Wachheit, reger Intellektualität und gelöster Erdenschwere (Prüfer 1, 7. Nacht). (17.1)

33. Beim Lösen der Aufgaben öfters das Gefühl, es gehe alles von selbst, Besinnung sei überflüssig, man könne die Antworten nur so hinwerfen; dabei große Ermüdbarkeit, sobald dieselbe Tätigkeit dauernd ausgeübt werden soll (Arzt 1, nach 300 mg *Meskalin* sc., erster Arzneiversuch). (21) *

34. Bei den *Peyotl*-Gläubigen der Winnebago bestand die Überzeugung, daß die Pflanze dem Volk ermögliche, die Bibel und vor allem ihre mystischen Teile, z. B. die *Offenbarung des Johannes*, zu verstehen. (5)

35. „Daß meine ganze Umgebung sinnvoll auf mich bezogen erscheint, daß die Umgebung selbst ihr Aussehen ständig und gründlich wechselt und geradezu zwangsmäßig mein Handeln beeinflußt..., ergibt für mich plötzlich, ohne daß ich nach einer Formulierung gesucht hätte – dazu fühlte ich mich gar nicht fähig – , die *Erleuchtung*: *Umwelt und Handeln sind identisch*, Magie ist dann nichts Wunderbares: *die Welt muß sich unserem Handeln fügen*, da dasselbe (Handeln) ja nur ihr (der Welt) Ausdruck ist. Dies schien mir so evident wie die Tatsache, daß 2 x 2 4 ergibt, ich versuchte auch keinen Augenblick, diese Erkenntnis kritisch zu behandeln. Daß meine *Einsicht in das wahre Wesen der Welt* etwa wieder verloren gehen könnte, nachdem ich sie einmal mit den durch *Meskalin* geschärften Sinnen erschaut hatte, schien mir ganz unmöglich. Um schizophren zu werden, brauchte man also nur einmal durch irgendeinen glücklichen (!) Umstand einmal zur Erkenntnis gelangt zu sein, alles weitere war dann selbstverständlich. Meine Zukunft, ob ich etwa wieder beruflich tätig sein könnte, schien mir völlig irrelevant. Wie ich nun anfange, diesen neuen Standpunkt theoretisch auf mich selbst anzuwenden, erkenne ich plötzlich die Gefahr. Diese Umwelt-Ich-Identifizierung führte zu einem wirklichen *Schwindelgefühl. Dieses Denkprinzip ließe sich ja ins Uferlose durchführen, wer sollte dem je Einhalt gebieten? Wenn aber nicht, dann müßte man ja aus diesem Zustand der Erkenntnis in den Zustand wirklicher Verrücktheit geraten* – also darum werden Schizophrene schließlich verrückt, wie etwa *Hölderlin*. Ich denke an die Fahrt *Fausts* zu den Müttern: „Nichts wirst du sehn in ewig leerer Ferne / Den Schritt nicht hören, den du tust / Nichts Festes finden, wo du ruhst." Aber ich entdecke nun auch die Rettung aus diesem Drehschwindel des Denkens: die immer wiederkehrende Ablenkung des Denkens durch die starken Reize der Außenwelt... Triebe aber kann ich mir nicht mehr vorstellen. Sexualität, Ehrgeiz, Erkenntnisdrang erscheinen mir einfältige Hirngespinste derer, die nicht die wahre Erkenntnis besitzen von der Einheit des Ichs mit der Welt" (Arzt 12, nach 500 mg *Meskalin* sc.). (21) *

36. „Bezüglich des mentalen Effekts des Gebrauchs der Pflanze genügt es zu sagen, daß es kaum einen schlaueren und fähigeren Geschäftsmann im ganzen Südwesten gibt als den Hohepriester des Ritus bei den Comanchen, einen Halbindianer namens *Zuanah*. Einmal war ich mit ihm bei einer Zeremonie; er aß 30 *Mescals*. Am nächsten Morgen erwarteten ihn zwei Rinderzüchter für wichtige Geschäftsverhandlungen, die ihn und seinen Sekretär den ganzen Nachmittag beschäftigten. Am nächsten Tag stand er

(als wäre nichts gewesen, vr) schon vor Tagesanbruch auf, frühstückte und fuhr sogleich zum Abschluß seines Geschäfts nach Texas" (*Mooney*). (13)

37. Ein Proband schreibt: „Wir beobachteten uns alle. Die *Zustände relativer Nüchternheit, Fähigkeit zu beobachten, wechseln dauernd mit Rauschzuständen ab*, im nüchternen Zustand erscheinen mir die anderen falsch und schauspielernd, die eigenen Erlebnisse werden verdächtig und erscheinen „gemacht". Um so mehr steigt mein *Bedürfnis nach Beobachtung und Fixierung*." – Derselbe Proband hat ausgeprägte Abneigung gegen einen besonders berauscht wirkenden Mitprüfer, weil sich in seinem Verhalten Beherrschungsverlust, „hauptsächlich sich dokumentierend in der *Schwierigkeit genauer Beobachtung und sachlicher Gliederung der Vorgänge*" zeige (Medizinstudent 4, nach 500 mg *Meskalin* sc.). (21) *

38. „*Alles Nachdenken fiel mir unendlich schwer.* ... Manche Situationen begriff ich überhaupt nicht, z. B. blieb es mir, trotz Nachdenkens, unklar, was das Bett im Hörsaal sollte, obgleich mir Dr. B. mitgeteilt hatte, daß hier seine Möbel provisorisch untergestellt seien. In der Bibliothek fiel mir eine Zeitschrift in die Hand. Den etwas langen Titel *mußte ich immer wieder von vorne lesen*, um ihn im ganzen zu erfassen. Der Name des Herausgebers, der mir persönlich bekannt ist, stellte einen angenehmen Ruhepunkt für das Denken dar. Nun wohnt dieser, wie zu lesen stand, in Berlin, der Autor des betreffenden Artikels aber in Prag; wie war das zusammenzureimen? In meinem Kopfe herrschte eine *große Armut an Vorstellungen*... Die jeweilige Situation füllte mich immer ganz aus. Die geringfügigsten Dinge fesselten meine Aufmerksamkeit... Wenn meine Äußerungen dem Beobachter zum Teile inkohärent erschienen, so kam mir selbst dies durchaus nicht deutlich zum Bewußtsein. Ich versuchte eben immer gerade das auszusprechen, was mich jeweils von außen her beeindruckte und im Banne hielt. *Die Inkohärenz lag für mich in den Objekten, nicht in meinem Denken und Vorstellen*" (Medizinstudent 5, nach 500 mg *Meskalin* sc.). (21) *

39. Eine Prüferin kommt am Tag nach der Einnahme (einer Dosis C 30) morgens *ganz schwer aus dem Bett*, man muß sie wachrütteln. (19)

40. Benommen, denkunfähig, ausgesprochen vergeßlich; *schläfrig; unnatürlicher Tiefschlaf nachts* (Prüferin 6, viele Tage lang). (17.2)

41. Traum, der sich in einer Nacht zweimal wiederholte: er muß sehr steile Treppen hinabsteigen und *fürchtet, daß er dabei einschlafen könnte*, er muß darum sehr vorsichtig sein. (19)

42. Schulkinder, die in *Peyotl*-Messen gewesen sind, können, laut ihren Lehrern, danach mehrere Tage lang nicht lernen und sind wie geistesschwach. (8)

43. Ein Proband glaubt – wahrscheinlich zu Unrecht – bei *Anderen* Rechenfehler zu bemerken: „Uns (mehreren Berauschten, die in einer Gruppe beisammen waren) wurde eine technische Aufgabe gestellt. Ich hatte, glaube ich, ziemlich rasch die richtige Lösunge, doch glaube ich auch ganz deutlich festgestellt zu haben, daß, während wir darüber sprachen, teilweise durch den Arzt (der gar nicht berauscht war, vr) wie durch die anderen Verdrehungen der Zahlen und Dimensionen gemacht worden sind" (Naturwissenschaftler, nach 500 mg *Meskalin* sc.). (21) *

44. Verlangsamung aller geistigen Leistungen, insbesondere bei Umgang mit feststehenden, nicht variierbaren Größen (Rechnen, Schätzen von Gewichten); bei der Wiedergabe eines mündlich vorgetragenen Gedankengangs aber größere Genauigkeit. (25) * (Entspricht in frappanter Weise den Denkmustern schriftloser Völker, bei denen Zahl und Maß kaum eine Rolle spielen und im Gegensatz dazu Erzählen, Hören und Weitererzählen von Geschichten das Zentrum ihrer Kultur bildet! vr)

45. „Das logisch-abstrakte, gerichtete Denken ist im *LSD*-, *Psilocybin*- und *Meskalin*rausch erschwert. Neben die gesteigerte Ablenkbarkeit, Suggestibilität und Minderung der Abstraktionsfähigkeit tritt eine Überwucherung mit alogisch-freiem, assoziativem Denken", eine „traumartige" Denkweise. (29) *

46. „Schon vor Eintritt der sinnfälligen Erlebnisse des veränderten Bewußtseinszustands zeigt sich eine Störung des Denkvorganges in einer Erschwerung höherer Denkleistungen... Meist wird als erstes Symptom von Konzentrationserschwerung berichtet, es fällt schwer, die Aufmerksamkeit konstant etwa auf Gelesenes zu richten. Es zeigt sich dabei, daß die Gedanken nicht etwa ideenflüchtig abirren, sondern daß die verknüpfende, produktive Denktätigkeit im Sinne des Abstrahierens, Heraushebens, Gliederns und Ordnens erlahmt. Als besonders charakteristisch wird von verschiedenen Probanden angegeben, daß die Denkakte sich in einem eigentümlichen vorstellungsarmen Milieu vollziehen, es tauchen wenig Inhalte auf, der momentane Denkgegenstand ist eigenartig isoliert, erweckt nichts Neues. Der Denkinhalt ist dürftig... Die ... gleichzeitige Beachtung verschiedener in der Aufgabe liegender Voraussetzungen... leidet Not, zwischendurch kommt es immer wieder zu leeren Pausen, auf die wieder ein erneuter Versuch, das gesetzte Ziel zu erreichen, einsetzt. ... Gelegentlich kommt dazu noch eine vermehrte Ablenkbarkeit durch Sinneseindrücke. ... Vorübergehend besteht ein ungewöhnlicher Vorstellungsreichtum und erleichterter Gedankenablauf. Das Denken scheint wie von selbst zu gehen, alles scheint verblüffend gut und treffend gesagt. ... Andererseits findet sich jedoch auch zwar Vorstellungsreichtum, aber Verlust in der gedanklichen Bewältigung desselben, Ansätze bleiben stecken, höhere

Denkakte mißlingen, dem Denkakte fehlt das Abschlußerlebnis... Schließlich geht auch dieser Zustand in den der Denkerschwerung über" (nach höheren Dosen *Meskalin*). (21) *

47. „Alle Gegenstände werden verschwommen wie der ganze Geisteszustand; auch die Schrift ist verschwommen" (Jurastudent 2, nach 500 mg *Meskalin* sc.). (21) *

48. Es fällt immer schwerer, sich auf einen längeren Gedankengang zu konzentrieren (Maler, nach 400 mg *Meskalin* sc.). (21) *

49. „Lektüre, die mir hingelegt war, konnte ich nicht vertragen. Nach zwei Sätzen fehlte die nötige Konzentration, um den dritten Satz im Zusammenhang mit dem vorhergehenden zu verstehen" (Medizinstudent 1, nach 350 mg *Meskalin* sc.). (27) *

50. „Unvermögen, zu lesen. Ich sehe mehr den ganzen Satz, verstehe aber nicht die einzelnen Worte. Es liegt jedoch nicht nur am Sehen, sondern auch am Auffassungsvermögen. Ich lese z. B. den Titel eines Buches dreimal beinahe buchstabierend, kann dann auch die Worte wiederholen, muß dann aber noch eine gewisse Anstrengung aufwenden, um den Sinn zu erfassen. Dazu kommt eine ziemlich erhebliche Konzentrationsstörung" (Medizinstudent 3, nach 400 mg *Meskalin* sc.). (21) *

51. Dumpfheit im Kopf, langsames Denken, mußte dasselbe immer wieder lesen, vergaß Sachen, und das Organisieren von Angelegenheiten fiel schwer; er kannte selbst das Wort „Herz" nicht; auch das Zusammensetzen eines Puzzlespiels war schwierig (Prüfer 9). (18)

52. Denkerschwernis, Gedankenabbrechen (Arzt 7, nach 400 mg *Meskalin* sc.). (21) *

53. Beim Abklingen der Giftwirkung trat eine Störung des Assoziierens ein. „Ich konnte der Unterhaltung meiner Kollegen, die die Ergebnisse der eben mit mir durchgeführten experimentell-psychologischen Versuche mit mir besprachen, immer schwerer folgen und versagte dabei schließlich völlig. Das geordnete Mitdenken war in hohem Grade gestört. Es kam fortwährend zu gedanklichen Entgleisungen, zum Auseinanderreißen der Assoziationskette und infolgedessen zu immer wiederkehrender Notwendigkeit, mit dem Gedankenaufbau aufs Neue zu beginnen. Auch war ich nicht ablenkbar, im Gegenteil, ich haftete vielmehr an wenigen Gedankenelementen, über die ich nicht wegkommen konnte. Ich dachte einen Gedanken nur bis zur Hälfte, dann kippte ich um, geriet auf Nebengeleise und mußte von neuem beginnen. Ähnliches erlebt man zuweilen bei angestrengter geistiger Arbeit im Zustand starker Ermüdung" (ein Psychologe. durch 200 mg *Meskalin* sc.). (22) *

54. „Auf einmal schritten ... quer über den Hof... drei Gestalten, unter denen ich den Gärtner erkannte. Als ich weitergehend durch das zweite Fenster wieder auf den Hof schaute, war ich stark beunruhigt, was mit diesen drei Gestalten gewesen sei. Indem ich mir die Tatsache reproduzierte, die seien eben dort vorbeigegangen, mußte ich zwangsmäßig an das erste Fenster zurückgehen, um mir von dort Gewißheit zu verschaffen. Nachdem ich Dr. B. nochmals gefragt hatte (ob die Gestalten real seien, was sie auch waren, vr), verwirrte sich die Reihe der Bilder mit den Erwägungen so vollkommen, daß ich trotz quälender unruhiger Bemühung keine Klarheit in die Beziehung mehr bringen konnte, sondern immer darin stecken blieb, daß die drei Männer (worunter der schöne, schlanke Gärtner, wie ich mehrmals sagen mußte), mehrmals vorhanden sei(en), nämlich einmal ganz richtig, ein zweites Mal durch das andere Fenster etwas anders, ein drittes Mal in der Frage an Dr. B., ein viertes Mal im zweiten Durchblick durch das erste Fenster" (Arzt 2, n. 500 mg *Meskalin* sc., zweiter Arzneiversuch). (21) *

55. Die Aufmerksamkeit kann nicht fixiert werden; der geringste Reiz reicht aus, die Gedankenreihe zu verändern. Daher war es unmöglich, sich auf ein Buch zu konzentrieren, und Notizen, die ein Proband während des Rausches zu machen versuchte, zeigten Inkoordination in Sprache und Schrift (durch hohe Dosen *Meskalin*). (24) *

56. Ständig eilten immer neue Gedanken durch meinen Geist, und bevor ich eine Notiz vollenden konnte, vergaß ich oft, worüber ich schrieb (durch hohe Dosen *Meskalin*). (24) *

57. Kann sich an eigene Patienten, deren Namen sie hört, kaum erinnern und hört die Namen wie von fern, mit ausgeprägtem Gefühl „eigener Insuffizienz". Vergißt auch völlig, daß sie sich im Meskalinrausch befindet, und glaubt, schizophren geworden zu sein (Psychiaterin, nach 300 mg *Meskalin* sc.). (21) *

58. „Vollkommene Ratlosigkeit." Völliges Vergessen, daß er sich in einem Rauschzustand befindet. „Ich habe die dunkle Erinnerung, daß man mir Befehle gab, die ich nicht richtig verstand. Ich wollte mich zusammenreißen, wollte sprechen, fand die Worte nicht; *während ich nach den Worten suchte, war der Gedanke längst entschwunden*" (Arzt 17, nach 500 mg *Meskalin* sc.). (21) * (Ein Bild, sehr ähnlich der senilen Demenz. vr)

59. Im Schwächestadium verliert *Anh.* die Orientierung darüber, wer er ist und was er denkt; *weiß nicht mehr, was seine eigenen Gedanken sind.* (35)

60. Ich höre etwas knacken, wie wenn man einen Telefonhörer aushakt; darauf klang Dr. B's Stimme wie durch ein Telefon, so entfernt und künstlich. Als ich ihm sagte, er spreche wie durchs Telefon, gab er Antworten, deren Sinn

ich nicht verstand. Ich sagte zu ihm: „Sie reden *schizophren*, denn Sie haben *die Logik verloren*" (Medizinstudent 2, nach 400 mg *Meskalin* sc.). (21)

61. Kann nicht feststellen, welches Stück Fleisch das größere sei; er erkennt wohl, daß sie verschieden groß sind, aber nach *jedem Entscheid erscheint ihm deutlich das jeweils andere Stück größer als zuvor* (Arzt 12, nach 500 mg *Meskalin* sc.). (21) *

62. „Ich sagte: „Sonst ist mein Denken longitudinal, jetzt ist es transversal." Was damit gemeint ist, läßt sich rational eigentlich gar nicht fassen. Ich habe den Eindruck, daß ich damit das normale, geradlinige, nur eindimensional bewegte Denken und das aus der logischen Linie seitlich abgelenkte, von Assoziationen schwankend bestimmte, in die Breite gehende Meskalindenken symbolisieren wollte" (Medizinstudent 2, n. 400 mg *Meskalin* sc.). (21)*

63. Im Nachstadium des Rausches „Eintritt einer etwa 2 St. dauernden scheußlichen Depression, die mich wehrlos überfiel...; kein freundlicher Gedanke mehr, an den ich mich klammern konnte, ich konnte überhaupt nicht mehr richtig denken, inhaltsleere, festgefrorene Verzweiflung..." (Arzt 2, nach 500 mg *Meskalin*, zweiter Arzneiversuch). (21) *

64. Stark herabgesetzte Konzentrationsfähigkeit, Gedankenjagen, eine gewisse innere Unruhe trotz großer Müdigkeit (im Nachrausch; Ärztin 2, nach 400 mg *Meskalin* sc.). (21) *

65. Am Vormittag des Tages nach dem Rausch fällt ihm Denkarbeit und Konzentration auf einen Gegenstand noch recht schwer (Naturwissenschaftler, nach 500 mg *Meskalin* sc.). (21) *

66. Auffassung getrübt, Erinnerungsvermögen langsam, Gedankenträgheit, Schwierigkeit, die Gedanken zu ordnen, und oft Ausbleiben des Gedankenabschlusses, „eine Art Ideenflucht, die mir sonst fremd ist". Auf Fragen der Ehefrau reagiert er nur langsam (im Nachrausch; ein blinder Dr. phil., nach 400 mg *Meskalin* sc.). (21) *

67. Von *vielen Probanden* werden reale Sinneseindrücke als „verschwommen", unklar bezeichnet; durch Konzentration auf dieselben werden sie klarer. (21) *

68. Er versucht, als der Kollege W. kommt, *zu demonstrieren, daß er „noch beieinander (bewußtseinsklar, vr) „ ist,* wird dabei immer nervöser und erregter; objektiv gesehen redet er wirr und in abgebrochenen Sätzen; er selbst schreibt darüber: „Der Eintritt von W. riß mich gewaltsam in die kritische Beobachtung zurück und zu eifriger Betonung dieses Standpunktes, über den ich jedoch selbst erstaunt war" (Arzt 1, nach 500 mg *Meskalin* sc., zweiter Arzneiversuch). (21) *

20) Behagen, Euphorie, Seligkeit, Ekstase, Friede – vs. Unruhe, Furcht, Angst, Schrecken, Düsternis

1. „*Peyotl* gibt uns ein Glücksgefühl (joyful feeling). Es gibt uns Empfindungen, die nicht zu beschreiben sind" (ein *Peyotl*-Priester der *Iowa*). (8)
2. Fühlte sich, gleich nach Einnahme, „großartig"; Wärmegefühl in der Brust, das Herz schlug stark. (19)
3. Am Morgen unerklärbarer Optimismus (Prüferin 2, 23. T.). (17.3)
4. Auffällige Heiterkeit (Prüferin 6, 3. T.). (17.3)
5. Euphorische Stimmung. (25) *
6. Sehr euphorische Stimmung, auch noch beim Abklingen des Rausches (durch hohe Dosen *Meskalin*). (24) *
7. Obwohl die Euphorie schwand, blieb ein starkes körperliches Wohlgefühl, das mit der allgemeinen Kälteempfindung nicht im Gegensatz stand (Arzt 4, n. 400 mg *Meskalin* sc.) (21) *
8. „Wohliges Gefühl der Gelöstheit, Gefühl, nichts arbeiten zu mögen, aber auch nichts (arbeiten) zu müssen"; schlendert mit für ihn ganz ungewöhnlicher Beschaulichkeit und Langsamkeit durch die Straßen (im Nachrausch; Arzt 4, n. 400 mg *Meskalin* sc.) (21) *
9. Mir fiel es oft schwer, bei der Sache zu bleiben und mich auf geistige Arbeit zu konzentrieren, wo das Behagen an dem sonderbaren Zustand durch das Nachdenkenmüssen gestört wurde. (16)
10. „Allmählich setzt eine Fröhlichkeit ein, wie ich sie von Zuständen starker körperlicher Ermüdung auch sonst kenne" (Arzt 4, nach 400 mg *Meskalin* sc.). (21) *
11. Gehobene Stimmung, viel schöner als Weinlaune und (alkoholischer, vr) Rausch überhaupt. ... Bei den Visionen „ein angenehmes Gefühl und freudige Stimmung, als dürfte ich etwas, das ich schon einmal gesehen hatte, in schönerer Form und Farbe, eben wie es in Wirklichkeit aussehen mag, schauen" (Medizinstudent 1, durch 350 mg *Meskalin* sc.). (21) *
12. „Mit Einnehmen der Horizontallage war aber die Umwelt und ich auf einen Schlag verändert. ... Geistig war ich plötzlich völlig frisch, lebendig, heiter, wie erlöst von einem unerklärlichen Bann. Das Erste, was mit intensivster Deutlichkeit für mich auftrat, war der befreite, lebendig, sinnvoll gewordene Raum ... Und auch die Gegenstände, die mir am Vormittag so beengt erschienen waren, schienen mir nun befreit, schienen sich zu dehnen, ihrer Körperlichkeit bewußt zu werden, es war, als wenn jeder nur so aussehen, jeder nur dort stehen könne." In der darauffolgenden Zeit schaut

sie Bilder von Pflanzen, Landschaften usw., alle „von eindringlichster Schönheit in ihrer sicheren Urwüchsigkeit; und wieder alles umweht von der Atmosphäre strahlender, lebendiger Heiterkeit. Die Eindringlichkeit der Visionen war von überwältigender Stärke, sprechend, von über-unbeschreiblicher (sic) Klarheit, ich mußte an Verse des alten Zarathustra denken, wie die Erde sich erst über ihr Schicksal, getreten zu werden, beklagte, dann aber den Sinn begriff und betete: „Herr, laß mich blühen!" Jetzt sah und erlebte ich ihr verwirklichtes „Herr, laß mich blühen". (Dies begann nach dem Mittagessen; d.h., etwa 4 Stunden nach Gabe der Droge, entsprechend etwa der Zeit von Sonnenuntergang bis Mitternacht, welche die *Peyotl*-Esser brauchen, um in den Rausch hineinzufinden – vr) (Ärztin 3, nach 400 mg *Meskalin* sc.). (21) *

13. „Sehr deutliche Empfindung, daß das Gelb der Tapete heller geworden war. Ich wurde von dieser schönen, hell leuchtenden gelben Farbe vollkommen gefesselt; das Gelb wurde nicht nur heller, sondern dann auch satter und intensiver. Das ganze Zimmer bekam etwas ungemein Sonniges, Frühlingshaftes. Ich wurde jetzt immer euphorischer, wobei ich den Eindruck hatte, daß die optische Veränderung einen starken Einfluß auf das Wachsen der Euphorie hatte. Dabei das Gefühl, als ob die ganze Welt an diesem Frühling teilnehmen müßte. Eine zunehmende Gelöstheit kam über mich. Alle Dinge, die mich sonst beschäftigten, schienen mir vollkommen unwichtig; alle Komplexe wurden zunichte vor dieser Frühlingsstimmung, von der ich mich befreit treiben ließ. Dabei war es durchaus nicht so, daß mir viele Gedanken durch den Kopf gingen, sondern es herrschte im Gegenteil eine ausgesprochene Armut an Einfällen: es war ein gedankenloses Hinschwimmen in der Stimmung. ... Nur eine Vorstellung wurde plötzlich bildhaft klar und deutlich: Das leuchtende Gelb der Tapete erinnerte mich an ein Bühnenbild im letzten Akt der „Zauberflöte", weil in einer Vorstellung, die ich vor Jahren gesehen hatte, ebenfalls ein solches Gelb der herrschende Grundton gewesen war. Durch das Auftauchen dieser Erinnerung bekam die ganze Stimmung etwas geradezu Feierliches. Es schlossen sich fast wahrnehmungsmäßig deutlich musikalische Reminiszenzen an die Zauberflöte an. ... Es waren aber eigentlich nurAugenblicke, in denen ich mich von dieser Euphorie ganz mitnehmen lassen konnte, sonst war immer noch ein Rest der früheren Persönlichkeit da, die ... die neuartigen Erlebnisse ... als fremdartig registrierte und konstatieren konnte, daß diese Euphorie keineswegs eine wurzelechte war" (Arzt 17, nach 500 mg *Meskalin* sc.). (21) *

14. Einmal hatten wir beide einen wahren Farbenrausch, zugleich mit einem Glücksgefühl über das Ungewöhnliche des Erlebnisses und das traumhaft schöne Aussehen der Welt. (16)

15. Bezeichnet ihre Visionen als herrlich; paradiesisch; „ach, so schön", usw. (47j. Frau, durch *Peyotl*-Extrakt). (14)

16. Euphorische Stimmung, hat Visionen von Gott und Heiligen, meint im himmlischen Reich zu sein (24j. Frau, durch *Peyotl*-Extrakt). (14)

17. *Don Juans* Schüler halluziniert einen schwarzen Hund und spielt mit ihm, „bis ich seine Wünsche kannte und er meine... Wir gestalteten uns wechselseitig wie in einer Art Puppentheater. Indem ich meine Zehen verdrehte, erreichte ich, daß er seine Beine bewegte... Die Euphorie, die mich ergriff, war unbeschreiblich. Ich lachte, bis ich kaum noch atmen konnte" (20)

18. „Gefühl, ich sitze breit und sicher in der Welt, ein Ruhen in allem. Es könnte alles Mögliche passieren, es würde mich nichts mehr wundern" (in der Nacht nach dem Rausch; Arzt 9, n. 400 mg *Meskalin* sc.). (21) *

19. Fühlt sich „erstaunlich ruhig" (calm) (Prüferin 1); trotz viel Streß fühlt sie sich ruhig, ohne Probleme (Prüferin 3); sogleich nach Einnahme fühlt sie sich ruhig, nicht ängstlich oder genervt trotz vieler Arbeit, „zentriert" (centered), sich selbst vertrauend (confident) (Prüferin 2); fühlt sich voll Energie, gut, wohl und ruhig (Prüferin 5); fühlt sich stark, gleichmäßig / stabil (steady), wohl (comfortable), offen und zentriert, „ich bin in meiner Welt und für mich ist gut gesorgt" (Prüfer 9). (18)

20. „Plötzlich bemerkte ich, daß ich weit weg gewesen war in einem sonderbaren, aber glücklichen Zustand, in dem ich schwebend, losgelöst von meinem sonstigen Ich, frei von allen Empfindungen und jeglichem Denken und Wollen, fern von Raum und Zeit, nur die Schönheit des ewigen Neugestaltens von Farben und Formen geschaut hatte" (eine Psychiaterin, nach 300 mg *Meskalin* sc.). (21) *

21. „Ich hatte ein Gefühl der völligen Leere, war wunschlos und fühlte mich außerordentlich wohl in diesem Zustand, aus dem ich ruckartig aufwachte. Die zeitliche Orientierung war mir verloren gegangen, es kam mir vor, als hätte ich stundenlang in Nichts versunken dagesessen" (Ärztin 2, nach 400 mg *Meskalin* sc.). (21) *

22. „Über mich kam (bei architektonischen Visionen) ein außerordentlich starkes und schönes Gefühl der Freude im Grenzenlosen und Unendlichen. Dies übertrug sich derart auf mich, daß mir nun alles grenzenlos schien. ... In jenen Momenten war mir jegliche Zeitschätzung abhanden gekommen, es erschien mir auch äußerst gleichgültig, fast verächtlich, nach dem menschlichen Begriff der Zeit zu denken, dieses Gefühl des Schwebens im unendlichen, des ewigen Flusses im Grenzlosen beherrschte mich vollkommen und war aufs engste mit meinem Ich verknüpft. Ich spürte eine eigenartige Freude, hineinzuhorchen in die Unendlichkeit meines Ich,

nachzuspüren der Grenzenlosigkeit jeder einzelnen physischen Funktion" (Psychiaterin, nach 300 mg *Meskalin* sc., zweiter Arzneiversuch). (21) *

23. Vision: „Wieder kämpften zwei Formen miteinander. Das tiefste Wesen, das aus diesen Bildern sprach, war nicht lieblich und schön, sondern grausam und erhaben, ihre Ausdrucksformen spitzig und kühl, ihr Kampf trug den Stempel der Vernichtung. Immer wilder und großartiger wurden die (geschauten) Bewegungen, immer rauschender das Geschehen. Ich war ekstatisch, und meine Seele schwang mit im brausenden sphärenhaften Rhythmus" (Arzt 15, n. 500 mg *Meskalin* sc.). (21) *

24. „(Ich glaubte) Orchestermusik zu hören... (sie) stieg in einem wundervollen Zusammenklang vieler Instrumente wie in einem Rausch, wie eine jubelnde Fanfare auf. Gleichzeitig sah ich ein metallenes Füllhorn vor mir, aus dem die Töne zu quellen schienen. Das Subjekt-Objekt-Bewußtsein verlor sich, und ich fühlte mich aufgelöst im Orchester mit den Tönen aufsteigend. Diese ekstatische Zustand war von einem unbeschreiblichen Glücksgefühl begleitet" (Ärztin 2, nach 400 mg *Meskalin* sc.). (21) *

25. Absolutes, inhaltsloses Glücksgefühl. „Ohne daß mir an meiner Umwelt irgendetwas besondere Freude machte oder ich innerlich etwas Faßbares erlebte, fühlte ich mich grenzenlos glücklich. Die Frage, ob ich jetzt sterben möchte, bejahte ich. Ich kann mir in diesem Augenblick einen anderen Zustand gar nicht vorstellen und da der jetzige ganz inhaltslos ist, so erscheint es mir gleichgültig, ob er nun länger oder kürzer dauern möge" (Arzt 12, nach 500 mg *Meskalin* sc.). (21) *

26. Gegen Ende der ersten Stunde deutliche Euphorie mit Neigung zu Scherzen. ... In der zweiten Stunde mischt sich dazu eine Art leichter Benommenheit... , dabei aber eher ein Verlangen nach Steigerung dieses leicht ekstatischen Zustandes; die Umgebung wirkt peinlich nüchtern und normal (Arzt 1, nach 300 mg *Meskalin* sc., erster Arzneiversuch). (21) *

27. Euphorie, ein Seligkeits- und doch wieder Gleichgültigkeitsgefühl, dabei Empfindung geistiger Überlegenheit. (2)

28. Heiterkeit und Redelust. Darauf folgt „eine köstliche müde Entspannung und ein erhobenes Gefühl von Überlegenheit" (zu Beginn des Rausches; *Weir Mitchell*). (24)

29. Euphorie zu Beginn des Rausches. „Ich sah durch ein Fenster hinaus. Alles war in goldenes Spätnachmittagslicht getaucht, obwohl es lt. Protokoll kurz vor Mittag war. Ein beseligender Friede lag über dem Ganzen. Zwei auf dem Uferwege gehende Menschen nahmen meine Aufmerksamkeit gefangen; die kamen mir so gemächlich und geruhsam vor, wie sie da spazieren gingen. ... Es erschien mir alles so sonntäglich, so

idyllisch, wie „stehen geblieben", verzaubert, wie im Dornröschenschlafe. Die verträumte Langsamkeit, von der ich mich selbst beherrscht fühlte, fand ich auch in meiner Umwelt wieder. Es war so, als wenn in einem Raume plötzlich die Wanduhr aufgehört hat zu ticken und nun eine fast beklemmende, seltsame Stille herrscht. Die Gebäude, die Landschaft erschienen mir, obgleich in natürlichen Größenverhältnissen, wie ein hübsches, buntbemaltes Spielzeug, so „feinsäuberlich" und ein bißchen künstlich. Dabei hatte alles keine rechte Tiefe, die Dinge waren weder nah noch fern, trotz mangelnder Tiefe eigenartig plastisch, am ehesten vielleicht noch einem Relief vergleichbar. Ich konnte mich von dem Anblick gar nicht trennen und wollte nur immer schauen und schauen. Das Weitergehen, zu dem mich Dr. B. energisch auffordern mußte, machte die größte Mühe und war mit starkem Hemmungsgefühl verbunden. Im Garten vor dem Portal der Klinik hätte ich mich am liebsten ins Gras gelegt und vor mich hin geträumt. Dort fiel mein Blick auf einen unbelaubten Baum, der in kaum merklichem goldenem Schimmer gegen den blauen Himmel stand. Seine Äste und Zweige, die sich leise im Winde bewegten, schienen wundervoll plastisch, wie von einer kunstreichen Hand gebildet. Ein auffliegender Vogel entzückte mich. Ich war von schwärmerischem Glück erfüllt" (Medizinstudent 5, nach 500 mg *Meskalin* sc.). (21) *

30. Erwartungsvolle Euphorie (Arzt 3, nach 300 mg *Meskalin* sc.). (21) *

31. „Tropisches", d.h. irgendwie ungesundes, hochgespanntes Wohlgefühl (Arzt 6, nach 400 mg *Meskalin* sc.). (21) *

32. „Unsicheres Gefühl beim Gehen und unheimliches, aber doch erwartungsfrohes Gespanntsein" (Arzt 15, n. 500 mg *Meskalin* sc.). (21) *

33. Schimpft und flucht viel, aber „ohne wirklichen Affekt. Eigentlich fühle ich mich ganz wohl und eher heiter" (Arzt 12, nach 500 mg *Meskalin* sc.). (21) *

34. „Bei einigen der Versuche von *Prentiss* und *Morgan* hatten die Probanden mehr oder minder schreckliche Visionen und empfanden düstere Depression. Da solche Empfindungen meiner eigenen Erfahrung mit *Peyotl* ebenso fremd sind wie der jedes Indianers, mit dem ich darüber sprach, müssen sie auf Furcht vor den Wirkungen der Droge zurückzuführen gewesen sein. Jeder Indianer besucht seine erste *Peyotl*-Zeremonie in heller Vorfreude"; die weißen Probanden dagegen waren sehr (ängstlich) aufgeregt, als sie es nahmen (*Mooney*). (13)

35. Wechselnde, anfänglich meist hypomanische Stimmung, verbunden mit Bewegungsdrang. Oft ist die Gesamthaltung läppisch-euphorisch, vereinzelt wurde aber nur schwer zu bemeisternde Gereiztheit und ängstliche Unruhe konstatiert (neun Ärzte, durch *Meskalin*). (21) *

36. Ein Gefühl von angenehmer Entspannung und übernatürlicher Leichtigkeit um die Stirne wechselt ab mit Empfindungen von wachsender Beengung (*Havelock Ellis*, durch 4 *Peyotl*-Buttons). (21)

37. Katzen, denen *Meskalin* injiziert wurde, „zeigen eine Vorliebe für Dunkelheit", schnurren beständig und geben zuweilen ein klagendes Maunzen von sich. (24) *

38. „Als ich (beim Kontemplieren ihrer eigenen Funktionen, vr) an den Willen kam, fiel es mir ein, welche Stelle im heutigen Meskalinrausch der Wille hatte übernehmen wollen. Wie nun das physische Gleichgewicht wiederherstellen in einem Zustand, in dem ich bald eine gewisse Freude empfand, daß ich mir meine eigene kleine Welt schaffen konnte, bald staunte über das rätselhafte Zauberspiel in mir und endlich Qualen litt, daß da so eine wilde geheimnisvolle Wucht in mir herrschte?" (Psychiaterin, nach 300 mg *Meskalin* sc., zweiter Arzneiversuch). (21) *

39. Lange Träume, meist angenehmen Inhalts; nur selten treten schreckhafte oder unangenehme Empfindungen oder gar Angstgefühle auf. (2)

40. „(Im dunklen Keller) ein Zustand angenehmer Dösigkeit..., ein völliges Eingelulltsein, eine äußerst angenehme Erschlaffung, wie ein Traum von einer seltsamen und süßen Schwere, ... der einzige Zustand während des ganzen Rausches, in dem ich das Bewußtsein, unter toxischen Einflüssen zu stehen, absolut verlor und objektive und subjektive Wirklichkeit nicht mehr unterscheiden konnte... Ganz plötzlich übergangslos und unvermittelt überkam mich (ebenfalls im Keller, aber in Gegenwart der anderen, bei brennendem elektrischem Licht), ein unangenehmes Angstgefühl, ... eine überaus intensive, primäre, vitale und völlig objektlose Angst... ein unsinniges Angstgefühl", nur Sekunden anhaltend (Arzt 16, nach 500 mg *Meskalin* sc.). (21) *

41. Unruhe, erst körperlich ohne ausgesprochene Grundstimmung; dann mit Bedrückung; „das Zimmer bedrückte mich, ich ging auf die Straße, die Menschen und Häuser bedrückten mich, ich wollte allein und doch nicht für mich sein"; danach folgte eine zweistündige schreckliche, mit Todeswunsch einhergehende Depression (Arzt 2, nach 500 mg *Meskalin*, zweiter Arzneiversuch). (21) *

42. „Nach 36 dieser *Peyotl*-Buttons war ich ganz wie betrunken, nur noch berauschter als nach Alkohol, und ich fühlte mich irgendwie gut, aber besser als nach Whiskey"; nach diesem Stadium aber hat er Schreckensvisionen und sagt daher, er „würde selbst für 10 Dollar kein *Peyotl* mehr essen" (ein junger Indianer, bei seiner ersten *Peyotl*-Messe). (7)

43. Mehrere Prüfer in (17) zeigten ängstliche Unruhe und Unbehaglichkeit als *konstantes*, Euphorie dagegen als weniger betontes Symptom. vr

44. Unerträgliche Furcht, mit Schluchzen und Wimmern, plötzlich beginnend und endend; erzeugt durch die Wahrnehmung der eigenen Bewußtseinsveränderung und durch halluzinierte Verzerrung des Aussehens von *Don Juan* (*Don Juans* Schüler, bei seinem zweiten *Peyotl*-Rausch). (20)
45. Grausame Furcht, erzeugt durch die Halluzination eines Verfolgers, der „wie Seetang" ist und ihn „durch Verdauungssäfte auflösen" will (*Don Juans* Schüler, bei seinem letzten *Peyotl*-Rausch). (20)
46. Die Furcht vor Störung (vor dem Herausgerissenwerden aus seinen angenehmen Sinneseindrücken, vr) steigert sich gegen Ende des Rausches vorübergehend bis zur Angst (Arzt 6, nach 400 mg *Meskalin* sc.). (21) *
47. Furcht vor Geräuschen, vor allem Tönen der Mundharmonika, die als schmerzhaft empfunden werden (er schreit fast ach und weh davor), und Abneigung gegen Licht, das als aufdringlich „wie Ohrfeigen" empfunden wird (Arzt 8, nach 400 mg *Meskalin* sc.). (21) *

21) Energie, Kraftbewußtsein, Unermüdlichkeit, Verleugnung von Furcht und Müdigkeit

1. Gesteigerte Aktivität, die den Berauschten seine gewöhnlichen Aufgaben leichter erfüllen läßt (*Rouhier*). (30)
2. „Dieser Kaktus, der von den *Chichimecas* gewohnheitsmäßig gegessen wird, hält sie aufrecht, gibt ihnen Mut für ihre Raufereien und Kämpfe mit den anderen Indianern, läßt sie weder Furcht noch Hunger oder Durst fühlen. Sie glauben, daß der *Peyotl* sie vor aller Gefahr schütze" (*Sahagún,* 17. Jhdt.). (2)
3. Traum, einen Berghang mit Felsen und Steinen hochzukriechen; weit unter ihr war blaugrünes Wasser; die Prüferin *fürchtete sich dabei nicht,* obgleich sie normalerweise Höhenangst hat (1. Nacht). (19)
4. „Die Unruhe wurde zu einem Drängen, das nach Betätigung verlangte. Irgendetwas leisten, schaffen, etwas Großes, des Augenblicks, der den ganzen inneren Menschen aufwühlte, würdig. Kampfstimmung, Niederschlagen, Durchdringen, die schwierigsten und gefährlichsten Situationen wünschte ich herbei, um meine Kraft zu erweisen (sic). In ein Gefühl der Ängstlichkeit, Feigheit, Todesfurcht konnte ich mich nicht versetzen. Der Gedanke an Erfolglosigkeit und Tod schien mir lächerlich" (Arzt 14, nach 500 mg *Meskalin* sc.). (21) *
5. Ist ein „Arbeiter, nichts ist ihm wichtiger, als an seiner Vision (von internationaler Computer-Vernetzung) zu arbeiten"; objektiv vermittelt er den Eindruck eines enorm energiegeladenen Menschen, der zugleich schnell

ist, einen „Blick wie ein Laser" hat, und zögert, gebremst durch Mangel an Selbstvertrauen (gebessert; junger Mann, Drogenproblematik). (34)

6. Patienten mit Chronic Fatigue Syndrome, die *Anh.* brauchen, haben nicht selten eine Vorgeschichte extremer Überarbeitung; sie haben sich so intensiv ihrer Arbeit hingegeben, daß man an *Med.* oder *Nux-v.* denken möchte. Aus diesem Stadium großer Energie, in dem sie warmblütig sind und frische kühle Luft mögen, gehen sie bei Entstehen des Erschöpfungssyndroms in eine Phase über, in der sie sehr frieren, als sei all ihre Energie verbraucht. (35)
7. Hat „viel Energie", genießt es, sich im Fitneßcenter „auszutoben" / anstrengende Übungen zu machen (working out), fühlt sich dabei großartig (Prüfer 9). (18)
8. *Peyotl*-Dekokt wurde bei rituellen Tänzen getrunken, um durch sie nicht erschöpft zu werden (*Ortega*). (8)
9. *Rouhier* behob bei sich selbst durch kleine materielle Dosen von *Peyotl* die Folgen einer mehrtägigen Überanstrengung. (30)
10. Bei zweistündigem starkem Spaziergang große Frische (n. dem Rausch; Arzt 6, n. 400 mg *Meskalin* sc.). (21) *
11. Ein Gefühl ungewöhnlicher geistiger und körperlicher Energie, das aber schnell vorüber ging (*Ellis*, durch *Peyotl*-Aufguß). (14)
12. Gefühl gesteigerten Kraftbewußtseins in körperlicher und geistiger Hinsicht, das sich aber in objektiver Leistungsprüfung, zum großen Erstaunen des Betreffenden, nicht nachweisen läßt (*Weir Mitchell*, durch *Peyotl*-Extrakt). (21)
13. „Beim Gehen Gefühl, als könnte ich 100 Stufen auf einmal nehmen; beim Ausgreifen, als könnte ich noch viel weiter greifen. ... Arme und Beine fühlen sich merkwürdig lang an" (Arzt 9, nach 400 mg *Meskalin* sc.). (21) * (Ähnliche Wahrnehmungsstörungen werden auch durch *Stramonium* hervorgerufen. vr)
14. Obwohl er sich nicht zutraut, Bewegungen richtig auszuführen, kann er beim Treppensteigen zwei Stufen auf einmal nehmen, und die Beine scheinen gewichtslos leicht zu sein (Arzt 16, nach 500 mg *Meskalin* sc.). (21) *
15. Eine Versuchsperson erlebte im Meskalinrausch „elektrischen Strom, der, als starke Kraftquelle von den Füßen ausgehend, Energie vermittelte". (29) *
16. Sogleich (nach Einnahme), Empfindung, daß vom Herzen aus Energie in ihren Kopf hinaufströme, ein sehr angenehmes Gefühl. (19)
17. „Mystisches Gefühl der Einheit, der seelischen Gemeinsamkeit, mit einer allgemeinen Zärtlichkeit kosmischer Art, als das Einssein mit der Welt, mit

dem allgemeinen Leben, einer Kraftquelle des Lebens" (eine von *Leuners* Versuchspersonen, unter hochdosiertem *Meskalin*). (29) *

18. Er will „liegen, ruhen, sterben, nicht-sein und nichts-sein. Ich will die Leere, sie ist ein äußerst positives, schöpferisches Phänomen. Ich spüre *Kraftzuwachs* und Wärme, zugleich Dunkelheit, eine „unio mystica", ein intensiv empfundener Höhepunkt, der mir ein Gefühl der *Kraft in Hoden, Händen und Herzen* (sic) gibt" (eine von *Leuners* Versuchspersonen, unter hochdosiertem *Meskalin*). (29) *

19. „Mein Tagesleben war trotz dieser nächtlichen Belastung durch außerordentliche Aktivität und Konzentrationsfähigkeit gekennzeichnet. Viele Aufgaben vermochte ich spielend zu erledigen. Und doch hatte ich das Bewußtsein, mit meinem tieferen Selbst nicht dabei zu sein. Es lebte noch immer in nächtlichen Visionen. Wie meine nächsten Beobachter aussagten, war ich wortkarg, versank manchmal plötzlich in einen länger anhaltenden Zustand von Apathie, so daß ich zu produktiver Arbeit grob angestoßen werden mußte. Der Umgang mit meinen Mitarbeitern war dadurch zeitweise schwierig" (Prüfer 1, nach 3 Wochen). (17.1)

20. Lebt in zwei getrennten Welten, denen der nächtlichen Visionen und der alltäglichen Realität, ohne daß ihm die Spaltung seines Inneren Schwierigkeiten bereitet. „Verfügte dabei über ungebrochenen Arbeitselan. Ich konnte nahezu 16 - 18 Stunden ohne jede Mittagspause und ohne Zeichen von Ermüdung arbeiten..." (Prüfer 1). (17.3)

21. Tags erhöhte Arbeitsfreudigkeit, ohne jedes Gefühl der Ermüdung, und auffallende Lebhaftigkeit; dabei nächtliche Hellwachheit (ab 2. T., beides selbst nach Einnahmeende noch 14. T. anhaltend). (17.4)

22. Den ganzen Tag Zerschlagenheit, Unlustigkeit, Verdrießlichkeit, dagegen am Abend angeregte Stimmung, *Kraftgefühl*, keinerlei Müdigkeit, so daß sie kein Schlafbedürfnis empfand und die Nacht hellwach verbrachte; erst gegen Morgen fester Schlaf mit schwierigem Erwachen. Sie sagt: Es sei so, als ob sich der Tageslauf gedreht hätte und sie tags schlafen und nachts arbeiten müßte (Prüferin 6, 2 Wochen lang). (17.3)

23. „Ich sah einen tatterigen 80j. Greis, der wie ein Kind ins Zelt geführt werden mußte. Nachdem er seine vier *Mescals* gegessen hatte, nahm er die Rassel und sang mit klarer Stimme das Lied, und wiederholte dies, so oft er an die Reihe kam, bis zum Morgen. Als er mit den Anderen aus dem Zelt kam, war er so wenig ermüdet, daß er sich mit mir hinsetzen und verständig auf alle meine Fragen antworten konnte" (*Mooney*). (13)

24. „Als ich selbst das erste Mal eine ganze Nacht lang an der Zeremonie teilnahm, aß ich kein *Mescal*, um meinen Kopf zum Beobachten frei zu hal-

ten, und die Folge war, daß ich nach Ende der Zeremonie vor Kälte, Ertaubung der Glieder und Erschöpfung kaum auf meinen Beinen stehen konnte. Seitdem nahm ich immer drei oder vier zu mir, und dadurch konnte ich während der ganzen Nacht alles mitbekommen, das geschah, und kam morgens so frisch aus dem Zelt wie am Abend zuvor, um die Männer zu fotografieren und danach mit meinen Freunden zu reden, zu schreiben oder zu lesen, bis Schlafenszeit war. Ich weiß also aus Erfahrung, daß *Mescal* ein starkes Stimulans ist, das befähigt, große körperliche Anstrengungen zu ertragen, ohne schädliche Folgen zu zeitigen" (*Mooney*). (13)

25. Es trat keine Spur von Müdigkeit ein und das Schlafen gelang nicht. Wir saßen bis 3 - 4 Uhr früh zusammen..., um nach wenigen Stunden Schlaf völlig frisch zu erwachen und am folgenden Tage sehr arbeitsfähig und in keiner Weise „verkatert" zu sein. (16)
26. Dem Rausch folgte meist ein hypomanisches Nachstadium mit Betätigungsdrang, sowie Schlaflosigkeit (neun Ärzte, durch *Meskalin*). (21) *
27. *Peyotl*-Tinktur beseitigt akute Manie, gegen die *Opium* versagt hat (Beob. aus der amerikan. Allopathie). (30)
28. Allgemeines Übelbefinden, dabei „eine gewisse Unruhe, Drang, sich zu beschäftigen, um sich abzulenken" (bald nach Giftaufnahme; Arzt 4, n. 400 mg *Meskalin* sc.). (21) *
29. „Allmählich setzt eine *Fröhlichkeit* ein, wie ich sie *von Zuständen starker körperlicher Ermüdung* auch sonst kenne" (Arzt 4, nach 400 mg *Meskalin* sc.). (21) *
30. Das „Versinken" in die Betrachtung der Augendruckbilder wird als „angenehm" empfunden, die zugleich vorhandene *Müdigkeit* als „*unlustbetont*" (Arzt 4, n. 400 mg *Meskalin* sc.). (21) *

22) Faulheit, Desinteresse an Arbeit, Verlust des Verantwortungsgefühls; – oder: Fleiß, Arbeit geht leicht

1. „Alle Dinge, die mich sonst beschäftigten, schienen mir vollkommen unwichtig. ... Die Loslösung von allen Strebungen des Normallebens empfand ich als außerordentlich starke und durchgreifende Persönlichkeitsveränderung" (Arzt 17, nach 500 mg *Meskalin* sc.). (21) *
2. „Allgemeines Wohlgefühl (bien aise): eine Empfindung ichbezogener Konzentration, zusammen mit einem angenehmen (delightful) Gefühl von Verantwortungslosigkeit (irresponsibility) gegenüber der eigenen Umgebung"; 11 Stunden lang (nach 100 Tr. *Peyotl*-Fluidextrakt). (40)

3. Lt. einer Fragebogenaktion an (weiße) Ärzte, Pfarrer usw. im Verbreitungsgebiet des *Peyotl*-Kults werden die an die Droge Gewöhnten „indolent, haben kein klares Ziel mehr, auf die Dauer werden sie dumm und blöde (dead-headed and stupid)." „Während der Zeit, wo sie mit dem *Peyotl*-Fest beschäftigt sind, vernachlässigen die Indianer ihr Vieh und überanstrengen ihre Pferde." (41)
4. Häufig werden „*Mescal*-Esser" faul und vernachlässigen Heim, Familie und Farm (sowohl laut Aussagen christlicher Missionare, als auch laut einer Petition der *Kickapoo*-Indianer an die Regierung, ihr Distrikt peyotlfrei zu halten). (8)
5. Verdrossene Abgeschlagenheit und Müdigkeit (regelhaft vor Beginn der Visionen). (2)
6. Eine Katze erschien nach 100 mg *Meskalin* etwas träge und matt, schwankte auch ein wenig beim Sitzen. (14) *
7. Müdigkeitsgefühl, Schwere der Augenlider, Unlust zu körperlicher und geistiger Arbeit (durch *Pellotin*). (12) *
8. Schwatzt im Rausch: „*Ich weiß nicht, wenn etwas von mir verlangt würde, würde ich sofort sagen, es geht nicht*" (Medizinstudent 5, nach 500 mg *Meskalin* sc.). (21) *
9. Gefühl, sie könne ihr Leben nicht zusammenhalten, es sei „ein großer Kampf, einfach zu viel, es nervt (fretting)"; fühlt sich „*von den Verantwortlichkeiten überwältigt*" (Prüferin 7). (18)
10. Traum, daß er ein Pferd auf die Koppel führt. Es benötigt weitere Ausbildung, ist *stur und doch resigniert, will nicht mitmachen* (Prüfer 9). (18)
11. Nennt eine zu lösende Rechenaufgabe „gräßlich", ist undisziplinierter als sonst, kann sich nur schwer konzentrieren (ein Proband, ohne Angabe, ob durch *Peyotl* oder *Meskalin*). (4)
12. Der Versuch, ärztliche Fragebogen auszufüllen, gelingt, aber nur mit einem Gefühl von „Wurstigkeit"; Konzentration fällt schwer (Arzt 4, n. 400 mg *Meskalin* sc.). (21) *
13. „In meinem Autismus fehlte mir jedes Verständnis für die *sinnesphysiologischen Versuche*, die mir vollkommen nebensächlich und unangenehm erschienen" (Arzt 13, nach 500 mg *Meskalin* sc.). (21) *
14. Körperliche und geistige Unfähigkeit zu arbeiten (*Eshner*, durch *Peyotl*-Extrakt). (14)
15. Große Trägheit, Gleichgültigkeit, Redeunlust (als erstes Symptom, vor den Visionen). (16)

16. Es fiel schwer, die gewohnten Pflichten der ärztlichen Praxis zu bewältigen. Ich hatte das Bedürfnis, mich zu setzen, nicht angesprochen zu werden; auch sperrte ich mich gegen alle Versuche, eine planvolle Tätigkeit auszuführen. Manchmal kamen mir die Patienten fernstehend vor. Aber ich war mir der Unrichtigkeit dieser Entfernung völlig bewußt. Meine Mitarbeiter bestätigten, daß ich während dieser Zeit keine diagnostischen und therapeutischen Unrichtigkeiten beging; auch bei der Röntgendiagnostik waren meine Feststellungen von der gleichen kritischen Sachlichkeit. Nur war ich in meinem Arbeitsantrieb herabgesetzt: alles dauerte länger. Ich verbohrte mich (ferner) häufig in eine unverständliche Gründlichkeit (Prüfer 1, 8. T.). (17.1)
17. Mir fiel es oft schwer, bei der Sache zu bleiben und mich auf geistige Arbeit zu konzentrieren, wo das Behagen an dem sonderbaren Zustand durch das Nachdenkenmüssen gestört wurde. (16)
18. Am Tag nach dem Rausch „fühle (ich) mich wohl, aber völlig arbeitsunlustig, etwas überrascht und unsicher in einer Welt, die weder die von gestern, noch die von vorgestern ist. Erst am Nachmittag habe ich wieder Interesse für die Station (die er als Arzt zu betreuen hat), bin aber noch sehr entschlußunfähig und unkritisch" (Arzt 12, nach 500 mg *Meskalin* sc.). (21) *
19. Die Versuchsperson... legt gar keinen Wert darauf, ihr zur Bearbeitung gestellte Aufgaben richtig zu lösen. (25) *
20. „Jede reale Erscheinung wirkte als Störung"; „unwillige Erbitterung über den Zwang des Beobachtenmüssens" (Arzt 1, nach 500 mg *Meskalin* sc., zweiter Arzneiversuch). (21) *
21. Bei den sinnesphysiologischen Versuchen fällt die Konzentration schwer, sie werden als Ablenkung und dadurch als unbequem und ärgerlich empfunden, er schimpft darüber, aber „ohne stärkeren inneren Affekt" (Arzt 12, nach 500 mg *Meskalin* sc.). (21) *
22. „Es war schwer, bei Versuchen achtzugeben, die Visionen zogen mich immer wieder mit sich fort, ich konnte und wollte nicht denken, fühlte absolut für nichts Verantwortung, ließ mich sofort versacken, sobald mich nicht Vorsicht zur Aufmerksamkeit zwang" (Ärztin 3, nach 400 mg *Meskalin* sc.). (21) *
23. „Ich überlasse mich nicht ungern einer gleichgültigen, angenehmen Stimmung, fühle mich aber etwas zur Beobachtung verpflichtet" (Maler, nach 400 mg *Meskalin* sc.). (21) *
24. „Daß mir (bei psychologischen Versuchen, vr) das Bild mit der Burg gezeigt wurde, daß es *genau begrenzt* war, ... das verstand ich ebensowenig, wie die Aufforderung vorher, mir Herrn X. vorzustellen; das konnte

ich nicht, es paßte nicht in die schöne hohe, farbenprächtige, quasi unbegrenzte Stimmung. Nichts Alltägliches und *Enges* konnte mich jetzt reizen" (Medizinstudent 1, durch 350 mg *Meskalin* sc.). (21) *

25. Er mag seine Aufgaben nicht machen; sperrt sich ins Bad und bettelt die Mutter an, sie möge ihm dies vergeben; in der Schule (wohl eine Vorschule, vr) läßt er dauernd Sachen liegen. Nach *Anh.* wird er achtsam / verantwortungsbewußt (responsible) und lerneifrig, will lesen; „die Berichte des Lehrers (school reports) haben sich dramatisch gebessert" (4 1/2 j. Junge, autistische Verhaltensstörung). (32)
26. Phantastische Traumzustände im Wachen, bei völligem Mangel an Müdigkeit, aber starkem Faulheits- und Gleichgültigkeitsgefühl gegen die Pflichten des täglichen Lebens. Doch war auch gelegentlich ein Tatendrang, oft zu unsinnigen Handlungen, zu konstatieren. (16)
27. Beim Abklingen des Rausches „noch recht arbeitsunlustig und etwas verträumt, zu keiner Arbeit willig" (Arzt 2, nach 500 mg *Meskalin*, zweiter Arzneiversuch). (21) *
28. Sehr ruhig, möchte sich in einem Sessel zusammenrollen und vor sich hinträumen (Prüferin 1). (18)
29. „Wohliges Gefühl der Gelöstheit, Gefühl, nichts arbeiten zu mögen, aber auch nichts (arbeiten) zu müssen"; „deutliche Abneigung gegen die Vorstellung, sich gleich hinsetzen und einen Bericht über seinen Meskalinrausch schreiben zu sollen" (im Nachrausch; Arzt 4, n. 400 mg *Meskalin* sc.) (21) *
30. „Draußen sah ich noch einmal den langen Flur hinunter, die Querwand war nicht da für mich, ich glaubte in einer Wandelhalle zu sein, die hinten zu einem Meer offen stand; ich empfand Wärme und Sommer und hatte irgendwie im ganzen Körper prickelnd das Gefühl des nichtsnutzigen, vergnügten, faulen Badelebens der Saison, nicht als ob ich selbst mitmachte, sondern wieder als ob eine in der Luft liegende Stimmung mich packte und ansteckte" (Ärztin 3, nach 400 mg *Meskalin* sc.). (21) *
31. Am Tag nach dem Rausch „Gefühl, aus den Ferien zurückgekehrt zu sein" (Medizinstudent 5, nach 500 mg *Meskalin* sc.). (21) *
32. In allen Funktionen träge und gleichgültig; selbst zu faul, um paranoide Gedanken zu haben (ein Maler, nach 350 mg *Meskalin* sc.). (27) *
33. Es ist ihm so ziemlich alles wurst, er möchte nur daliegen und dösen (Naturwissenschaftler, nach 500 mg *Meskalin* sc.). (21) *
34. Beim Lösen der Aufgaben öfters das Gefühl, es gehe alles von selbst, Besinnung sei überflüssig, man könne die Antworten nur so hinwerfen;

dabei große Ermüdbarkeit, sobald dieselbe Tätigkeit dauernd ausgeübt werden soll (Arzt 1, nach 300 mg *Meskalin* sc., erster Arzneiversuch). (21) *

35. Allgemeines Übelbefinden, dabei „eine gewisse Unruhe, *Drang, sich zu beschäftigen, um sich abzulenken*" (bald nach Giftaufnahme; Arzt 4, n. 400 mg *Meskalin* sc.). (21) *

36. „Alle Probleme bei der Arbeit sind leicht zu bewältigen; vor der Mittelgabe überwältigten sie mich; ich fühle mich gut, nicht müde; komme nicht ins „Rotieren"; das ist seit dem Mittel wirklich deutlich anders" (Prüferin 2); „streßige Zeit, aber bin sehr ruhig und ohne Probleme, bin sehr beschäftigt, aber es wächst mir nicht über den Kopf (not bummed out)" (Prüferin 3); „ich bin stark, stabil / gleichmäßig (steady), in der Lage, mich um die Welt zu kümmern (to take care of the world)" (Prüfer 9). (18)

37. „Mein Tagesleben war trotz dieser nächtlichen Belastung durch außerordentliche Aktivität und Konzentrationsfähigkeit gekennzeichnet. Viele Aufgaben vermochte ich spielend zu erledigen. Und doch hatte ich das Bewußtsein, mit meinem tieferen Selbst nicht dabei zu sein. Es lebte noch immer in nächtlichen Visionen. Wie meine nächsten Beobachter aussagten, war ich wortkarg, versank manchmal plötzlich in einen länger anhaltenden Zustand von Apathie, so daß ich zu produktiver Arbeit grob angestoßen werden mußte. Der Umgang mit meinen Mitarbeitern war dadurch zeitweise schwierig" (Prüfer 1, nach 3 Wochen). (17.1)

38. Lebt in zwei getrennten Welten, denen der nächtlichen Visionen und der alltäglichen Realität, ohne daß ihm die Spaltung seines Inneren Schwierigkeiten bereitet. „Verfügte dabei über ungebrochenen Arbeitselan. Ich konnte nahezu 16 - 18 Stunden ohne jede Mittagspause und ohne Zeichen von Ermüdung arbeiten. Um so schwieriger war es für meine Mitarbeiter und meine Familie. *Alle täglichen Hindernisse wurden von mir kunstvoll abgeschoben*, und ich verfiel auf verschiedenste *Tricks*, mich nicht zu belasten" (Prüfer 1). (17.3)

39. Am Tag nach Ende des Rausches sehr arbeitsfähig und in keiner Weise „verkatert". (16) (dito lt. (13))

40. Am anderen Morgen waren die Versuchspersonen meist arbeitsfähig und ohne Nachwirkung, obwohl der Rausch sich nicht selten tief in die Nacht hinein erstreckt hatte (60 Prüfer, nach 0,4 - 0,6 g *Meskalin* sc.). (21) *

41. Die Erledigung schwieriger dienstlicher Angelegenheiten war ohne Verhaltensauffälligkeit möglich, während er in anderen Situationen grundlos albern reagierte (Arzt 2, nach 300 mg *Meskalin* sc., erster Arzneiversuch). (21) *

42. Einige Vagabunden und Trinker, die Anhänger des *Peyotl*-Kults wurden, gaben unter dem Einfluß der Droge den Alkoholkonsum auf, wurden seßhaft und „führten ein nüchternes und *fleißiges* Leben". (43)

43. Am Abend zunehmende *Arbeitslust* und Munterkeit, helle Wachheit nachts (Prüferin 5, mehrere Tage). (17.3)

44. Patienten mit *Chronic Fatigue Syndrome,* die *Anh.* brauchen, haben nicht selten eine Vorgeschichte extremer Überarbeitung; sie haben sich so intensiv ihrer Arbeit hingegeben, daß man an *Med.* oder *Nux-v.* denken möchte. Das Erschöpfungssyndrom ist mit Sehnsucht nach dem vorherigen produktiven Leben und der intensiven Arbeit verbunden, mit der sie gleichsam verheiratet waren. Sie denken immer an ihre Arbeit, stellen sich verschiedene Arten vor, wie man sie besser machen und andere in sie einbeziehen könnte. Schließlich geht dieser Zustand in Verwirrung und tiefe Depression mit Todeswunsch über. (35)

45. Hat keinen geregelten Job, hat einer „chaotischen" Liebesbeziehung wegen ihr Sozialpädagogikstudium aufgegeben, lebt auf den ersten Blick faul und perspektivlos in den Tag hinein; ist dabei aber in einer Behinderten-Hilfsorganisation engagiert, in deren Arbeit sie „ganz aufgeht". Nach *Anh.* verbindet sie ihr Interesse an Nächstenliebe mit dem notwendigen Gelderwerb, indem sie eine Stelle zur Betreuung verhaltensgestörter Jugendlicher annimmt (19j. Mdch., paroxysmale Tachykardien). (37)

46. Gewissensnot wegen *eingebildeter Verletzung von Pflichten* wurde von einer Prüferin, die Tierheilpraktikerin ist, unter C 30 beobachtet: „Ein Hund, den ich behandelte, starb. Obwohl ich mit dem Fall erst Minuten vor dem Tod des Tieres betraut wurde, war ich traurig und weinte. Ich empfand Reue, denn wenn ich nicht so selbstsüchtig gewesen und die Dringlichkeit des Falles bedacht hätte, könnte der Hund noch leben" (Prüferin 5). (18)

47. Hatte mit 24 Jahren ein Erleuchtungserlebnis, bei dem Gott sie bat: „Komm zu mir", und sie antwortete: „Nein, meine Kinder brauchen mich hier." Erst hat sie 16 Jahre lang „höllisch" über ihre Entscheidung getrauert; dann fand sie die Verbindung zur kosmischen Liebe durch einen Guru wieder. Sagt nun: *„Meine Kinder und Pflichten hielten mich hier, das war kein Fehler."* Unterrichtet mittlerweile innerhalb ihrer Sekte Meditationslehrer in Meditation und sagt darüber „Ich bin absorbiert in Gottes Energie. Gott sagt: Die Welt wird erfüllt sein von Meditationslehrern. Ich bin nützlich und befinde mich in der Liebe. Das Wichtigste im Leben ist große Liebe in jedem Augenblick" (63j. Frau, Fußmykose). (33)

23) Heiter wie beschwipst; albern; Realität erscheint lächerlich; unfreiwilliges Lachen

1. Gesichter zweier (realer) Personen sehen in „sehr komischer" Weise verzerrt aus (Arzt 4, nach 400 mg *Meskalin* sc.). (21) *
2. Alle Leute, die er sieht, scheinen merkwürdige Gesichter zu schneiden und vergnügt zu lachen. Zwei weitere Berauschte kommen und lachen, und er muß immer mitlachen, weil ihre Gesichter durch das Lachen so merkwürdig verzerrt aussehen (Naturwissenschaftler, nach 500 mg *Meskalin* sc.). (21) *
3. Mehrere Berauschte, die in einer Gruppe zusammen sind, sehen sich gegenseitig an, lachen und lärmen, meistenteils ohne wirklichen Grund. (21) *
4. „Ein schüttelfrostähnliches Zittern ruft Kälteempfindungen hervor (sic!). Doch das hindert mich nicht, sehr lustig zu sein, d.h., ohne bestimmten Grund unmäßig zu lachen, im Bogen zum Fenster hinauszuspucken, zu singen und sogar Witze zu machen, z. B. „Wenn ich eine Teppichfabrik gründe, steht in meiner Hausapotheke *Meskalin*, den Farbenmustern zuliebe"" (Jurastudent 2, nach 500 mg *Meskalin* sc.). (21) *
5. „Die Registrierung des Rauscherlebens als ein fremdartiges wurde viel stärker, als die Euphorie den feierlichen Beiklang verlor und einen Einschlag von Albernheit und Wurstigkeit bekam." ... Später „immer noch ein Rest von Wurstigkeit, daneben aber wachsende Ängstlichkeit; Anklang an Galgenhumor" (Arzt 17, nach 500 mg *Meskalin* sc.). (21) *
6. „Bei Tisch ist ... die klare Unterscheidung auffällig, die man zwischen der Komik auf reale Anlässe hin und der unbegründeten Heiterkeit und Lachlust des Sonderzustandes unwillkürlich macht" (Arzt 6, nach 400 mg *Meskalin* sc.). (21) *
7. „Ich weiß, daß ich (beim gemeinsamen Essen) gelacht und mehr oder weniger gute Witze gemacht habe, doch war der Humor nicht so arg echt. Am besten nenne ich die Stimmung Galgenhumor. ... Die heitere Stimmung ist gekünstelt: ich lache nicht, weil ich lustig bin, sondern bin lustig, weil ich lache." Die halluzinierten Farben „finden keinen Widerhall in meiner Psyche". Die Grundstimmung ist trübe, depressiv. „Der auf den Rausch folgende Katzenjammer lohnt nicht" (Medizinstudent 4, nach 400 mg *Meskalin* sc.). (21) *
8. „Vieles kam mir lächerlich vor; warum, weiß ich nicht. Ich mußte zeitweise gegen das Lachen ankämpfen. Dabei war mir gar nicht lächerlich zumute; ich war ausgesprochen dysphorisch" (Arzt 15, n. 500 mg *Meskalin* sc.). (21) *
9. Tendenz zu nervösem Lachen (geheilt; junger Mann, Drogenproblematik). (34)

10. Lacht und lacht, kann nicht aufhören, will sich ausschütten vor Lachen, kann sich vor Lachen kaum bewegen; ohne jeden Grund oder veranlaßt durch seine Gesichtsillusionen; „objektlose" Heiterkeit, deren er sich als einer „Haltlosigkeit" schämt; daneben besteht eine große Qual. Beide Gefühle sind ihm bewußt, was die Qual noch vermehrt, „ohne daß ich imstande war, einem der Gefühle nach einer Seite hin den Ausschlag zu geben". „Der Anblick der sich bewegenden Muster und Buchstaben wirkte in einer überaus unmittelbaren Weise belustigend auf mich, so daß ich in Lachen ausbrach... Plötzlich merkte ich, wie ich mich mit diesem Lachen vollständig aus der Gewalt verloren hatte und auch ohne Reizobjekt dauernd weiterlachen mußte. Dieses Verlieren der Haltung war für mich äußerst quälend, und ich merkte, wie neben dieser Qual das Lachen, das in manchen Augenblicken gar nichts Lustvolles mehr hatte, nebenherlief. Die Qual war so groß, daß ich in manchen Augenblicken sehr deutlich die Möglichkeit spürte, daß das Lachen in Weinen umschlagen konnte. ... Es kam mir der Gedanke: Jetzt weißt du, was läppisch-hebephren ist!" (Arzt 16, nach 500 mg *Meskalin* sc.). (21) *

11. „Neigung zum Lachen bis zu Tränen, zu spaßhaften, kritiklosen Bemerkungen. Dabei stand die zentrale Persönlichkeit doch noch mit Kritik dahinter. Mein eigenes Lachen war mir verwunderlich, es entsprach durchaus nicht der Grundstimmung, es wurde fast wie abgespalten erlebt. Von eigentlicher Heiterkeit konnte schon jetzt keine Rede sein. ... Später „Erschütterung in seiner zornigen Heiterkeit", als er beim Versuch, Bilder von Persönlichkeiten zu identifizieren, den von ihm geliebten Komponisten *Händel* mit *Louis XIV.* verwechselt hat: „Ich lachte weiter, mein Gesicht war von Lachtränen überströmt, ich spürte es, aber jetzt mischte sich ein Bedauern, ein Zug weicher Betrübnis über meinen beleidigenden Irrtum in die heitere Erregung hinein. Ob das nun gelacht oder geweint, ob es Heiterkeit oder Trauer war, wußte ich nicht, konnte es auf Befragen des Versuchsleiters nicht unterscheiden. Es war beides und keines von beiden, ein Gefühlszustand „wie auf des Messers Schneide", ein Zustand von Ambivalenz der Gefühlslage, wie ich ihn höchstens aus frühester Kinderzeit in Erinnerung habe." ... „Ich kam mir (von den Versuchsleitern) verhöhnt vor, konnte mich aber doch soweit objektivieren, daß ich mich selbst zu verlachen imstande gewesen wäre, daß ich mein eigenes Zentral-Ich mit den anderen zu einem Lachen über mich selber, der ich mich im Rausch befand und mir selbst lächerlich vorkam, hätte vereinigen können. Ich erinnere mich deutlich, die beiden Versuchsleiter gebeten zu haben, doch lieber „mit mir in ein homerisches, statt ohne mich in ein aristophanisches Lachen einzustimmen." Später lacht er auch wiederholt über sich selbst, z. B. über Neologismen, die er produziert hat. Im Rausch sagt er von sich,

„der Körper lacht, aber er meint es nicht so; dabei ist einem schlecht" (Arzt 11, nach 500 mg *Meskalin* sc.). (21) *

12. Obgleich ich so gar nicht heiter war, hatte ich sehr große Mühe, ein Lachen zu unterdrücken, das – ich möchte sagen – nur körperlich entstanden war, denn ich fand nichts lustig oder komisch. Über die einzelnen komischen Punkte in den Erzählungen der anderen brauchte ich nicht mehr zu lachen als die anderen auch. Daran knüpfte dieser Lachdrang nicht an. Das Lachen kam stoßweise, in ganz kurzen Anfällen" (Medizinstudent 3, nach 400 mg *Meskalin* sc.). (21) *

13. „Grundlose Heiterkeit, die zuletzt das ganze Ich beherrschte. Anfänglich war der Zustand einem leichten Rausch am ähnlichsten. ... Alles erschien mir als Anlaß zum Lachen oder Kichern, ob mir X oder Y über den Weg lief, ob ich jemanden versehentlich anstieß, ob ein Zigarettenstummel auf dem Weg lag – alles brachte mich zum Lachen. Allmählich ... war der alltäglichste Gegenstand Anlaß zu stürmischen Heiterkeitsausbrüchen, ohne daß in den Gegenständen ein Grund hierfür gelegen hätte. Später ... lachte ich auch objektlos vor mich hin. Gelegentlich tauchten vereinzelte Vorstellungen, kurze Gedankengänge auf, ohne daß ich mir bewußt war, woher diese kamen. Sie schienen auch keinen Zusammenhang mit mir zu haben, ich sah ihnen verwundert nach. Zugleich änderte sich auch die Euphorie, sie schien mehr schmerzhaft, das Lachen lief an mir ab, die Lachmuskeln taten mir weh, ich wurde von Lachstößen durchschüttelt, wußte nichts mit mir anzufangen. ... Im Zimmer allein gelassen versuchte ich, mein Gesicht wieder in ernsthafte Falten zu ordnen, sah mich im Spiegel lachen, verbeugte mich mehrere Male vor meinem Spiegelbild, gravitätisch, im gleichsam so durch die äußere Haltung auch eine entsprechende Mimik zu erlangen, bis ich ein ernstes Gesicht hatte, ging dann aus dem Zimmer, um plötzlich wieder loszugrinsen. Sehr schwierig war für mich das Mittagessen. Da saßen ernste Leute, die redeten ernsthaft und forderten geradezu zu einer Verulkung heraus. Aber diese Verulkung war nicht etwa freimütig, im Gegenteil, es war mir sehr unangenehm, schließlich mußte ich aber doch wieder losplatzen. Ich merkte ganz deutlich, wie eine leere Albernheit mich völlig überfiel, und konstatierte in einem Teil meines Ichs verwundert und sehr unangenehm berührt, wie sich mein anderes Ich vorbeibenimmt" (Arzt 2, nach 300 mg *Meskalin* sc., erster Arzneiversuch). (21) *

14. „Stimmung euphorisch. Lachkrämpfe wechseln ab mit Peinlichkeitswellen, in denen man sich am liebsten entfernen wollte und sich heftige Vorwürfe macht, sich in Gegenwart der Professoren jungenhaft benommen zu haben... Auf der Straße erscheinen alle Gesichter sehr spaßhaft, man ist zu Ulk aufgelegt" (Arzt 3, nach 300 mg *Meskalin* sc.). (21) *

15. Heitere, vergnügte Stimmung, wie von einem Viertel Wein; mußte über alles Mögliche und Unmögliche lachen (Medizinstudent 1, nach 350 mg *Meskalin* sc.). (27) *

16. Ganz lustige, angeregte Stimmung, die mir über das normale Maß hinauszugehen scheint; als er sich dieser Stimmung bewußt wird, wird sie nicht mehr stärker, als habe er sie unbewußt unterdrückt (Maler, nach 400 mg *Meskalin* sc.). (21) *

17. Eine heitere, um Konventionen unbekümmerte Gemütslage, der eigentlich alles gleichgültig war; für Dritte machten wir den Eindruck, leicht alkoholisiert zu sein. (16)

18. Die Versuchsperson wird vergnügt, sucht in allem einen Grund zu lachen, legt gar keinen Wert darauf, ihr zur Bearbeitung gestellte Aufgaben richtig zu lösen. (25) *

19. Empfindet reale Wahrnehmungen, die zwischen den Motiven seines Rauschgespinstes auftauchen, als lächerlich, komisch, absurd, unsinnig, töricht usw.; wird ironisch und diskutiert mit dem Beobachter B. über das Ironisieren (Arzt 1, nach 500 mg *Meskalin* sc., zweiter Arzneiversuch). (21) *

20. „Der Blick aus dem Fenster (der psychiatrischen Klinik) verschaffte mir noch ein merkwürdiges Bild. Ich sah die Kranken ... zu dreien in Gruppen feierlich einherschreiten, wie bei einem Leichenzug. ... Dann trat ein Kranker ans Fenster und lachte. Als er sich entfernte, schienen es zwei zu sein. Plötzlich sah ich das Spiegelbild dieser zwei in entgegengesetzter Richtung laufen. So narrte mich mein Gesicht. Die Erscheinungen kamen mir merkwürdig vor, ich mußte lachen, wurde lustig, dann wieder ärgerlich, weil ich mich gefoppt sah" (Medizinstudent 4, nach 400 mg *Meskalin* sc.). (21) *

21. „Das Laboratorium erschien mir nüchtern, der gegenwärtigen Stimmung wenig angemessen, die Versuche mit der Laterna magica kindlich; ich machte es halb ironisch mit" (Arzt 4, n. 400 mg *Meskalin* sc.). (21) *

22. Alle Gegenstände werden kleiner wahrgenommen, obwohl sie weiß, daß dem nicht so ist; findet deswegen alles lächerlich (Prüferin 2, 17. T.). (17.1)

23. Heiter erregte Stimmung mit Neigung zum Lachen (trotz Kopfschmerz, Übelkeit, Schwindel und Brustbeklemmung). (14)

24. Leichte, redselig läppisch heitere Verstimmung (n. 1 St., durch 200 mg *Meskalin* sc.). (22) *

25. Lachen wird einmal auch zum Gegenstand von *Synästhesie*: „Als an einer komischen Stelle (des Theaterstücks, dem er beiwohnte) das ganze Haus sich in Lachen ergoß, war mir, als ob die Zeichnung der Kulissen selbst etwas Lachendes bekam und sich mit der allgemeinen Heiterkeit vermischte" (Arzt 11, nach 500 mg *Meskalin* sc.). (21)*

26. Die Visionen selbst erschienen *nur einem,* von Natur aus besonders kritisch eingestellten Probanden lächerlich, „geschmacklos", und zwar dem Arzt 8: „Auf Augendruck erscheinen Bilder, merkwürdige Sachen, ich beginne zu lachen, hübsche Sachen, ach wie komisch! ... In ein oder zwei Fällen wurde die Harmonie (der ungegenständlichen Bilder) durch eine höchst überflüssige Beigabe gestört: in der freien Mitte einer Matte tauchen Figuren auf, von denen die eine ein Ritter oder Herold war, wie sie als Träger von Fahnen auf studentischen Stammtischen üblich sind; zwei andere, auf deren Aussehen ich mich nicht mehr besinnen kann, waren von derselben Art und Geschmacklosigkeit, bronzierter Zinkguß. ... Eine ganz unerwartete Erscheinung erregt bei mir lautes Auflachen und den Ausruf: „Ach, ist das alles schrecklich geschmacklos!" Ich sehe und fühle mich in derselben Lage, in der ich mich befinde, auf dem Rücken liegend, die Arme auf der Brust verschränkt. Mein rechter Arm ist eine Straße, auf der ein Zug Kinderspielsoldaten sich befindet; der linke geht als Brücke darüber und trägt einen Eisenbahnzug. Ich komme mir kolossal vor, etwa Gulliver in Liliput, aber das Ganze deprimiert mich, weil die Ausführung des Spielzeugs in Form und Farbe so entsetzlich gewöhnlich ist" (Arzt 8, nach 400 mg *Meskalin* sc.). (21)*

24) Offenherzig, öffentlich, aufrichtig, schamlos, nackt, „Exhibitionismus"

1. Fühlt sich „*offen* und zentriert" (Prüfer 9). (18)
2. „Fühle mich *spontan*, bin *offen, Glück, Müdigkeit usw. auszudrücken*, bin in mir selbst auf sehr wahrhaftige / echte (true) Weise. Nicht so selbstbeobachtend (self-conscious) beim Gespräch mit Anderen (als sonst); frage mich zwar, ob ich mich töricht anhöre, aber es macht mir nichts; ein befreiendes Gefühl" (Prüferin 1). (18)
3. Fühlt sich traurig, als hätte sie etwas vergessen, jemanden verletzt (done something hurtful to someone) oder sei *unehrlich* (dishonest) gewesen (Prüferin 1). (18)
4. Empfindet sich im *Meskalin*rausch als „*aufrichtiger*" als im vorher durchgemachten *LSD*-Rausch (ein Maler, nach 350 mg *Meskalin* sc.). (27) *
5. „Ich glaube fest und sicher, und *wenn es auch ein Armutszeugnis ist, ich will es ehrlich sagen*: ich hätte mich beim Essen bestimmt vorbeibenommen, wenn nicht Sch. mir zum Vorbild gedient hätte" (Medizinstudent 1, durch 350 mg *Meskalin* sc.). (21)
6. Nachdem ein Winnebago-Indianer, der erstmals an einer *Peyotl*-Messe teilnahm, die ganze Nacht lang immer wieder *Peyotl* gegessen hatte,

bemerkte er: „... Ich sah mich um und begriff plötzlich, *daß alle diese Leute im Raum meine Gedanken kannten und daß ich die ihrigen kannte. ...* Nach Ende der Messe kamen immer wieder Teilnehmer zu mir und *redeten mit mir, und ich wunderte mich, warum sie dies taten* (lt. (21): ich dachte, sie wollten mich aufziehen), da sie doch wußten, was in mir vorgehe; darum antwortete ich ihnen nicht (lt. (21): nur durch Lächeln." Derselbe Indianer fühlte sich bei einer weiteren *Peyotl*-Sitzung durch eine Stimme aufgefordert, die Geheimnisse des heidnischen Medizin-Tanzes, in die er initiiert war und die zu bewahren er geschworen hatte, offenzulegen, und kämpfte danach lange mit sich, ob er dies tun sollte; schließlich tat er es und glaubte fest, Gott habe ihm genau dazu Auftrag erteilt. (5)

7. Der Proband schreibt: „Einmal erwachte ich (aus der Trance, vr), indem ich einen schnarchenden Laut von mir wahrnahm. Mein Kopf lag weit hintenüber; ich hatte zwei Finger vorn in den Kragen gesteckt und drehte an diesen, *mich selbst würgend,* und zwar mit dem dumpfen Pathos einer zwangsmäßigen Handlung im Dienst irgendeiner Macht. Als Dr. B. fragte, warum ich mich würgte, hörte ich meine Antwort: Es handle sich um die Bestie in mir, die man gelegentlich doch einmal ganz kalt und sachlich würgen könne." Später schreibt er, er habe auf eine Frage von Dr. B. ironisch gesagt: „Eigentlich wäre es doch schade, weil ich nicht weiß, im Namen wovon es geschehen soll, und dann bliebe vielleicht ein reiner Engel übrig, mit dem ich gar nichts mehr anfangen könnte." In Wirklichkeit hat er beides nicht ausgesprochen, jedenfalls vermerkt der Beobachter Dr. B. nichts davon; *er muß seine Gedanken wie hörbare Rede wahrgenommen haben* (vr) (Arzt 1, nach 500 mg *Meskalin* sc., zweiter Arzneiversuch). (21) *

8. ("Wird einem eines Verbrechens Verdächtigten *Piule* gegeben, so erzählt er meist willenlos den ganzen Hergang, *ohne den Versuch einer Lüge zu machen*, und hat jemand etwas gestohlen oder versteckt, wird er im *Piule*rausch, sobald er mit dem Zeremonienleiter in geistigen Kontakt kommt, willenlos das Gestohlene wiederbringen. Nach dem Erwachen wird er sich an nichts erinnern." (10) Diese speziellen Angaben beziehen sich eher auf *Ipomoea* als auf *Anhalonium*, wie *Reko* (2) belegt. vr)

9. Muß sich am Versuchstag „ernstlich zwingen, (vor Uneingeweihten) über das Experiment zu schweigen" (ein Proband, ohne Angabe, ob durch *Peyotl* oder *Meskalin*). (4

10. Wir saßen bis etwa 3 - 4 Uhr nachts in lebhaftem und ungewöhnlich *offenherzigem* Gespräch beisammen. (16)

11. Hemmungslose, meist *bekenntnisartige* Reden (durch *Peyotl*, mehrere Probanden). (4)

12. „Angeregteste Unterhaltung 4 1/2 St. lang, ohne jede Spur von Müdigkeit; ... wir trennen uns erst nach 3 Uhr morgens. Ich habe sehr lebhaft erzählt und, ganz gegen meine Gewohnheit, *Confidenzen* gemacht. Auch K. *decouvriert* sich ungewöhnlich und erzählt mir über seine Stellung zu Vorgesetzten, Herzensangelegenheiten und dergleichen. Wir plaudern, obwohl wir uns bisher eigentlich nur dienstlich kannten, als ob wir alte und intime Freunde wären. Am nächsten Tag habe ich einen moralischen Kater wegen der von mir *ausgeplauderten* Dinge, die ich sonst streng diskret behandelt hätte, und K. ist ebenfalls mißgestimmt darüber, mit mir über dienstliche und andere Dinge so geredet zu haben" (zwei Probanden, die je 7 Gramm *Peyotl* erhalten hatten). (4)

13. Erzählt dem Arzt völlig offenherzig von ihrem Leben, auch ihren ungeordneten sexuellen Beziehungen, zeigt sich ganz so, wie sie ist, obwohl sie weiß, daß sie dabei nicht gut abschneidet; legt keinen Wert darauf, ihren Eindruck auf Andere (durch Verschweigen oder Lügen) zu beeinflussen, sondern reagiert nur zornig und beleidigt, wenn man sie kritisiert (19j. Mdch., paroxysmale Tachykardien). (37)

14. „Trotz der halb dösigen Unkonzentriertheit fiel es mir leicht, über meinen Zustand zu reflektieren, und *auffallend leicht, davon zu reden.* Dabei tauchten keinen Augenblick lang irgendwelche Zweifel an mir selbst, meiner Person, der Richtigkeit oder Angemessenheit meines Verhaltens auf. Ich fühlte mich im Gegenteil meiner selbst recht sicher, als unmittelbare Grundstimmung, völlig unreflektiert". „Neigung, auf mich selbst zu achten und *über mich zu sprechen.*" „Trotz des gehobenen Selbstbewußtseins... war es mir angenehm, wenn ich nicht allein war und mich aussprechen konnte. Einmal wohl, weil mir wohltat, den, wie mir schien, wichtigen und wertvollen Zustand gleich Dr. B. zu schildern, der mir wirklich eine ganz neue Erlebensform war. Dann wollte ich die lebhaften Reflexionen, die mir aber wieder doch nicht recht durchdacht erschienen, gleich *an den Mann bringen.* Endlich war überhaupt der Drang zum Sprechen und zu motorischer Entäußerung (sic) trotz des immer vorhandenen Müdigkeitsgefühls groß" (Arzt 4, n. 400 mg *Meskalin* sc.) (21) *

15. „Ausgesprochenes Mitteilungsbedürfnis." Erzählt einem ihm nur flüchtig bekannten Studenten ganz offen, daß er „unter der Nachwirkung eines mexikanischen Kaktusgifts" stehe. Als er zwei Kollegen trifft, ist er „sehr froh, sofort von dem Experiment erzählen zu können" (Arzt 5, n. 400 mg *Meskalin* sc.) (21) *

16. „*Geradezu zwangsmäßig geschah das Abreagieren im Erzählen.* Ich war kaum eine Minute mit einem Menschen zusammen, so überflutete ich ihn mit Erzählungen über das Erlebnis, ohne darauf Rücksicht zu nehmen, ob

ihn das nun interessierte oder nicht. Meist war ich dann am Schluß meiner Erzählung über seine mangelnde Aufnahme, die Affektlosigkeit, mit der er alles hinnahm, sehr enttäuscht. Ich nahm mir fest vor, fernerhin über die Sache zu schweigen, nur um sie bei nächster Gelegenheit wieder zu erzählen, Dieses Dilemma wurde immer stärker und heftiger, bis ich es schließlich überwunden hatte" (nach Ende des Rausches, über eine Woche lang; Arzt 15, n. 500 mg *Meskalin* sc.). (21) *

17. „Ich umarmte meinen Vater (den er in einer Vision sieht, vr) und begann, ihm hastig Dinge zu erzählen, die ich nie zuvor hatte sagen können. ...Ich sagte phantastische Dinge über meine Gefühle zu ihm, Dinge, die ich unter gewöhnlichen Umständen *niemals hätte aussprechen können*" (*Don Juans* Schüler, während eines rituellen *Peyotl*-Rausches). (20)

18. Etwa ab Mitternacht zeigt *Peyotl* bei einigen Teilnehmern seine Wirkung. Sie stehen dann meistens auf, halten selbstanklagende Reden und *beichten* in mehr oder weniger formeller Weise; danach gehen sie rund herum, schütteln allen Anderen die Hände und bitten sie um Vergebung (bei der christianisierten *Peyotl*-Messe). (5)

19. „Ißt ein Mensch *Peyotl* und tut danach nicht offen Buße, wird er ein schlechtes Gewissen haben, das ihn verläßt, sobald er *öffentlich gebeichtet* hat" (von Gläubigen gemachte Aussage über die Wirkungen des rituellen *Peyotl*-Essens bei den Winnebago). (5)

20. „Ich rede sehr viel und habe dabei das Gefühl, (mein Verhalten sei) „*sublimierter Exhibitionismus*"; vor lauter Reden komme ich nicht zum Essen" (Medizinstudent 2, nach 400 mg *Meskalin* sc.). (21) *

21. In Einzelfällen sollen Frauen bei der *Peyotl*-Messe *schamlos* geworden sein. (8)

22. Er *zieht alle Kleider aus*, bepißt den Hofhund; beides, ohne sich dessen bewußt zu sein (*Don Juans* Schüler, während der ersten Phase seines *Peyotl*-Rausches). (28)

23. Traum, zu Stuhl gehen zu müssen. Ging mit Kleidern ins Klosett. Im ganzen Raum waren Flecken von Kot. Sie mußte saubermachen, fühlte sich gedemütigt, keine Kontrolle über die Situation (Prüferin 4). (18)

24. Traum, seine Frau und er hätten, irgendwo weit draußen im Land, ihre Kleider verloren. Sie haben sich in Decken gewickelt und wollten mit dem Nahverkehrszug (? Abkürzung „BART") heimfahren. *Plötzlich dachten sie: „So können wir doch nicht Zug fahren!" und zogen sich Kleider an.* (Wo die plötzlich herkamen, verlautet nicht. vr) Die Schuhe sahen wie Feuerwehrlastwagen aus. Dann kam ein Feuerwehrlastwagen und verkaufte Eiskrem (Prüfer 10). (18)

25. *Anhalonium* in Hochpotenzen hat (bei einem Mann) „katatone Schizophrenie mit religiösen Wahnvorstellungen und sexuellem Exhibitionismus" gebessert. (31)

25) Kindliches Verhalten und Empfinden

1. „Mit Bogen und Pfeil, wie zu einer Jagd, ziehen sie in das Gelände, wo der *Peyotl* wächst, und *wie Kinder, die spielen*, fragt einer den anderen: „Siehst du den Hirsch? Husch, husch... weg ist er." Die anderen machen verzweifelte Gesichter, legen ihre Pfeile auf und zielen nach den verschiedensten Richtungen, wo der eingebildete Hirsch möglicherweise sein könnte" (*Peyotl*-Sammelzeremoniell der *Huichol*-Indianer). (2) (Der Kommentar „und husch, weg ist er" findet sich bei Arzt 3 aus (21) * *wörtlich* in Bezug auf rasch wechselnde Traumbilder unter *Meskalin* wieder. vr)
2. Traum von Kindern. (19)
3. Zwei Träume von Kindern (Prüferin 2). (18)
4. Sieht *ein Kind mit offenen Armen* (47j. Frau, durch *Peyotl*-Extrakt). (14)
5. Sieht Leib und Beine einer Frau und auf letzteren stehend ein durchsichtiges *Kind* (Arzt 2, nach 500 mg *Meskalin* sc., zweiter Arzneiversuch). (21) *
6. Eine Projektionslampe sieht für ihn aus wie ein in sich zusmmengekauerter Drache, so daß er in Panik aus dem Vorführraum flüchtet und sich hinterher bei einem Versuchsleiter beschwert (Arzt 12, nach 500 mg *Meskalin* sc.). (21) * (Wie das Verhalten eines kleinen Kindes, das nachts ein Möbelstück als Monster fehldeutet. vr)
7. „Traurig-schwermütige Stimmung. Fühle mich elend und müde, wie beim Beginn einer fieberhaften Krankheit. Beim Zeichnen verstärkt sich die Dysphorie; bei jedem Strich, den ich mit einem kompensatorischen Dynamismus „vollbringe", verschlucke ich immer mehr hilflos traurige Tränen. Ich fühle mich *wie ein krankes Kind*, bin traurig, ohne irgendjemandem etwas vorhalten zu können oder mich über mein Schicksal beklagen zu wollen" (ein Maler, nach 350 mg *Meskalin* sc.). (27)
8. Empfindung, kleiner geworden zu sein, „wie wenn man konzentriert zusammengezogen wäre, in Richtung des *Homunculus*" (Arzt 11, nach 500 mg *Meskalin* sc.). (21) *
9. „Der Körper erscheint straffer und kleiner; man kommt sich viele Jahre jünger vor, wie ein ausgelassener *Junge* ... Auf der Straße erscheinen alle Gesichter sehr spaßhaft, man ist zu Ulk aufgelegt; den Mädchen wirft man

schelmische Blicke zu, aber durchaus in *kindlicher*, nicht erotischer Weise" (Arzt 3, nach 300 mg *Meskalin* sc.). (21) *

10. Fühlt sich „verführt, den Friseur... durch eine Frage nach der Psychiatrischen Klinik zu erschrecken, auf der Straße „hugh" zu rufen wie ein Indianer oder mich als Mexikaner (Meskalin, mexikanisches Gift) auszugeben", tut all dies aber nicht (Jurastudent 1, nach 400 mg *Meskalin* sc.). (21) *

11. „Dr. A. setzte sich mir gegenüber, und mir kam die Erinnerung an ein Bild in einem Kinderbuch: Eulenspiegel, der Meerkatzen (eine Affenart), statt Brote gebacken hatte. Die Situation war mir scheußlich, ich bat Dr. A., sich anders zu setzen, um nicht wie eine Meerkatze auszusehen. Danach war ich gestört, unruhig, gesellschaftlich verlegen" (Ärztin 3, nach 400 mg *Meskalin* sc.). (21) *

12. Sieht, daß der Kollege G. versehentlich eine Nudel auf den Ärmel eines anderen Herrn spritzt; daraufhin „verschob sich der Kopf von G. zu einem grinsenden rothaarigen Knabengesicht, und ich hatte den Eindruck, als habe er den Nachbarn absichtlich mit einer Nudel beworfen" (Medizinstudent 2, n. 400 mg *Meskalin* sc.). (21) *

13. *Spielerische* Impulse, die aber leicht durch Willensspannung zu überwinden sind (Arzt 1, nach 500 mg *Meskalin* sc., zweiter Arzneiversuch). (21) *

14. „Das offene Parterrefenster übt einen großen Anreiz aus, hinauszusteigen, was ich schließlich auch tue. Unten bin ich überrascht, daß es viel höher war, als ich von oben gedacht hatte" (Arzt 12, nach 500 mg *Meskalin* sc.). (21) * (Verhalten ähnlich einem Lausbubenstreich, impulsiv, ohne Gefahrenbewußtsein. vr)

15. Macht, in alberner Stimmung, *Wortspiele*, wie „Schnupfen – Schnopfen – Schopfen", oder „Salomon – Schalon Abt", oder „Kopierpapier – Klosettpapier – Suppenschüssel – Meerbusenbuchtung", lacht laut darüber (Arzt 1, nach 500 mg *Meskalin* sc., zweiter Arzneiversuch). (21) *

16. „Das Laboratorium erschien mir nüchtern..., die Versuche mit der Laterna magica *kindlich*; ich machte es halb ironisch mit" (Arzt 4, n. 400 mg *Meskalin* sc.). (21) *

17. „Eine ganz unerwartete Erscheinung erregt bei mir lautes Auflachen und den Ausruf: „Ach, ist das alles schrecklich geschmacklos!" Ich sehe und fühle mich in derselben Lage, in der ich mich befinde, auf dem Rücken liegend, die Arme auf der Brust verschränkt. Mein rechter Arm ist eine Straße, auf der ein Zug Kinderspielsoldaten sich befindet; der linke geht als Brücke darüber und trägt einen Eisenbahnzug. Ich komme mir kolossal vor, etwa Gulliver in Liliput, aber das Ganze deprimiert mich, weil die

Ausführung des Spielzeugs in Form und Farbe so entsetzlich gewöhnlich ist" (Arzt 8, nach 400 mg *Meskalin* sc.). (21)*

18. Die Visionen machen bei mehreren Probanden einen ausgesprochen **spielzeughaften** Eindruck, es werden kleine, grellfarbige Gesichter und Gestalten gesehen, die an den damals noch gar nicht bekannten „Pumuckl", das „Kasperle", Heinzelmännchen, Zinnsoldaten erinnern, ebenso kleine Tiere, kleine Gebäude „wie Spielzeug" usw. Mit diesen kindlichen Bildern ist entweder gar kein Affekt oder läppische Lustigkeit verbunden. Zwischen diesen taucht dann und wann plötzlich eine affektiv besetzte Vision auf, die aber ebenso flüchtig ist wie alle anderen Bilder und nicht festgehalten werden kann (21) *. (Mein eigener Eindruck ist, daß die infantilen Figuren eine Art Sackgasse des Rauscherlebens sind, durch die der Blick auf und in sich selbst umgangen wird.)

19. Eine Art **kindliche Verantwortungsabgabe** ("der Papa wirds schon richten", siehe auch **Thema 24**) beschreibt ein Proband sehr deutlich: „Dr. B. gegenüber hatte ich ein starkes Mitteilungsbedürfnis. Ich fühlte etwa folgendermaßen: Eigentlich soll ich mich selbst beobachten, ja über mich Protokoll führen. Wie unendlich mühsam, wie unmöglich ist das. Lieber rede ich vor mich hin, was mir gerade in den Sinn kommt. *Dr. B. wird es schon notieren und richtig deuten.* In der Verwirrung des Dunkelzimmers war mir Dr. B.´s Gegenwart geradezu eine *Beruhigung*" (Medizinstudent 5, nach 500 mg *Meskalin* sc.). (21) *

20. Phantasie einer **Rückkehr in den Uterus,** im Wachen: Sie geht schwimmen, fühlt sich sehr verspielt...; danach, in der heißen Badewanne sitzend, wird ihr klar, daß sie dabei besonders gerne untertauchte und dann die Augen öffnete, weil das *den Eindruck machte, wie im Uterus zu sein.* Es tat gut, sich unter Wasser zu strecken und sich gewichtslos zu fühlen. Gewichtslosigkeit, Wärme, undeutliches Sehen der eigenen Glieder. Die Ruhe, die sie empfindet, ist von gleicher Art, wäßriges warmes Gefühl von Sicherheit und Wohlsein (comfort), unkompliziert, mit sich selbst in Frieden (Prüferin 1). (18)

26) Übertreibung, Schwindeln, Heuchelei

1. Traum von einer großen Party, bei der die Schauspielerin *Barbara Mandrell* bediente. Die Idee bei dem Fest war, das schwarze Schaf der Familie wieder in den Schoß der Familie zurückzuführen; Thema der *Vergebung, aber in Wirklichkeit war es bloß Show* (Prüferin 6). (18)

2. Wahnvorstellungen, in denen man Gestalten sieht, Gesichter von *Men-*

schen, die eine Maske tragen und ihr wahres Gesicht, ihre wahren Absichten nicht zeigen wollen, weil sie Heuchler und Intriganten sind. (36)

3. Traum: eine Frau und ein freundlicher kahlköpfiger Mann kommen zu ihm. Er fragt die Frau, wie es ihr gehe. Die Frau lächelt nur schüchtern und geht weg, ohne zu reden. *Keine wirklichen Gefühle* (Prüfer 8). (18)
4. „Mittagessen gestört durch Anwesenheit der Anderen. Ich konnte den Gedanken nicht folgen. Das Gesagte schien mir belanglos, *jeder war isoliert trotz konventionellem Interesseheucheln*, jeder saß auf seiner Insel und täuschte Verbundenheit vor, tatsächlich glaubte ich jeden für den anderen resonanzlos; dachte darüber nach, warum die leeren Larven sprachen, bemühte mich aber trotzdem, mitzureden, um nicht aufzufallen" (Arzt 2, nach 500 mg *Meskalin*, zweiter Arzneiversuch). (21) *
5. Zum Glaubensbekenntnis bei den *Peyotl*-Messen gehörte es, seine Sünden in stereotyper und *übertreibender* (magnifying) Weise zu bekennen und die Vollkommenheit der Bekehrung, die *Peyotl* ausgelöst habe, zu betonen. (5)
6. Lt. einer Fragebogenaktion an (weiße) Ärzte, Pfarrer usw. im Verbreitungsgebiet des *Peyotl*-Kults wirkt die Droge auf die Moralität „*wie Opium* oder *Alkohol*" und „macht die Anhänger (des Kults) zu *Lügnern*". (41)
7. „Unglaubliche" Euphorie und Hemmungslosigkeit, wobei er sehr lebhaft spricht und „ungewohnt viel *Superlative* und Epitheta ornantia" gebraucht (ein Proband, ohne Angabe, ob durch *Peyotl* oder *Meskalin*). (4)
8. Im Nachstadium des Rausches ist man schwatzhaft, *übertreibt* und *lügt* auch manchmal. Danach hat man meist einen kleinen „moralischen Kater" wegen der begangenen Indiskretionen, Übertreibungen und Lügen, deren man sich vollkommen bewußt ist; man stellt dem Betroffenen gegenüber alles schnell wieder richtig." (3) (Das Zitat bezieht sich auf zwei Probanden aus (4), die im *Peyotl*-Rausch in dieser Weise miteinander geredet hatten. vr)
9. Potenziertes *Peyotl* besserte „Melancholien bei Männern mit Angstträumen, Kopfschmerzen, *Großmannssucht*". (30)
10. „Eine merkwürdige *Gefühlsüberschwenglichkeit*, Labilität der Affekte, Empfindlichkeit und daneben Unternehmungslust, man hat den Wunsch, eine Autofahrt nach Nizza zu machen, „Paralytikerstimmung" (meint damit, seine Stimmung ähnele der eines an Progressiver Paralyse Leidenden; diese Kranken pflegen zu Übertreibung, Verschwendung und Größenideen geneigt zu sein, vr)" (Arzt 6, nach 400 mg *Meskalin* sc.). (21) *
11. Lebt in zwei getrennten Welten, denen der nächtlichen Visionen und der alltäglichen Realität, ohne daß ihm die Spaltung seines Inneren Schwierigkeiten bereitet. „Verfügte dabei über ungebrochenen Arbeitselan. Ich

konnte nahezu 16 - 18 Stunden ohne jede Mittagspause und ohne Zeichen von Ermüdung arbeiten. Um so schwieriger war es für meine Mitarbeiter und meine Familie. *Alle täglichen Hindernisse wurden von mir kunstvoll abgeschoben*, und ich verfiel auf verschiedenste *Tricks*, mich nicht zu belasten" (Prüfer 1). (17.3)

12. „Die Menge des verschluckten Speichels ist meiner Schätzung nach recht bedeutend, sicher über 1 Liter" (Arzt 8, nach 400 mg *Meskalin* sc.). (21)* (Diese im Rausch vorgenommene Schätzung der Speichelmenge ist sicherlich übertrieben. vr)

13. „Ich war von einer Abgeblendetheit, einer Schroffheit... Später habe ich mich (anläßlich Lesens der Arbeit von *Behringer*, die er zur Zt. der Prüfung nicht mit *Peyotl* in Verbindung brachte, da er von dessen Meskalingehalt nichts wußte, vr) erinnert, daß ich *viele Symptome unterdrückt oder, sagen wir besser, verschluckt* habe; auch meine Mitarbeiter haben das erlebt." (45)

27) Ergebung, Passivität, Kapitulieren, „sweet surrender"

1. „Die meisten Religionen kennen einen zu ihnen gehörigen ekstatischen Zustand. ... *Anhalonium*-Menschen fallen leicht in diese Zustände. Es ist fast, als wenn sie dauernd darin lebten. Eine solche Patientin sagte: „Ich bin nicht wirklich religiös, ich verbinde mich nur einfach, so oft ich es brauche, mit dem Rest des Universums. Es ist weniger Beten oder sonst ein *aktives Tun*, sondern *eher ein Sichanschließen* (alignment). Ich werde Teil des Lebens, Teil des Ganzen, und irgendwie höre ich auf, ich zu sein." (35)

2. Er will „liegen, ruhen, sterben, nicht-sein und nichts-sein. Ich will die Leere, sie ist ein äußerst positives, schöpferisches Phänomen. Ich spüre Kraftzuwachs und Wärme, zugleich Dunkelheit, eine „unio mystica", ein intensiv empfundener Höhepunkt, der mir ein Gefühl der Kraft in Hoden, Händen und Herzen (sic) gibt" (eine von *Leuners* Versuchspersonen, unter hochdosiertem *Meskalin*). (29) *

3. „*Man überließ sich verantwortungslos dem Element des Rausches, das einen trug, ohne daß man zu schwimmen brauchte*" (Medizinstudent 5, nach 500 mg *Meskalin* sc.). (21) *

4. Traum, daß er ein Pferd auf die Koppel führt. Es benötigt weitere Ausbildung, ist *stur und doch resigniert*, will nicht mitmachen (Prüfer 9). (18)

5. „Alle Strebungen der normalen Persönlichkeit vollkommen versunken; *hilfloses* und gedankenloses *Preisgegebensein* an die momentane Stimmung" (Arzt 17, nach 500 mg *Meskalin* sc.). (21) *

6. „Traurig-schwermütige Stimmung. Fühle mich elend und müde, wie beim Beginn einer fieberhaften Krankheit. Beim Zeichnen verstärkt sich die Dysphorie; bei jedem Strich, den ich mit einem kompensatorischen Dynamismus „vollbringe", verschlucke ich immer mehr *hilflos* traurige Tränen. Ich fühle mich wie ein krankes Kind, bin traurig, ohne irgendjemandem etwas vorhalten zu können oder mich über mein Schicksal beklagen zu wollen." „Ich habe eine ausgesprochene Todesahnung, aber wiederum *ohne den Drang, dagegen zu kämpfen* oder darüber zu klagen" (ein Maler, nach 350 mg *Meskalin* sc.). (27)
7. Ein Prüfer erlebt Resignation als Erleichterung: „Ich saß am Fenster und schaute hinaus, ich konnte nicht (heraus)finden, in welchem Stockwerk wir wohl seien, alles war so still und ruhig, und ich fühlte mich so trostlos einsam. Plötzlich sah ich die Eisenstäbe vor dem Fenster, kam nicht mehr davon los und dachte: „So, *nun bist du also verrückt und in der Klinik.*" Das machte mich *ganz ruhig und zufrieden*" (Medizinstudent 4, nach 500 mg *Meskalin* sc.). (21) *
8. Der Rausch wurde als „zwingend, überwältigend", als „Versinken" empfunden, die Stimmung war dabei ganz passiv, ergeben (ein Maler, nach 350 mg *Meskalin* sc.). (27) *
9. „Angenehmes Gefühl, in der Betrachtung der Augendruckbilder zu versinken" (Arzt 4, n. 400 mg *Meskalin* sc.). (21) *
10. „Nicht nur die Sinneserscheinungen, sondern auch die Gefühle, die auftauchenden Vorstellungen und Gedankengänge, kurzum der größte Teil dessen, was im Meskalinisierten vor sich geht, haben zwar den Charakter des „Mein", *werden aber nicht als „durch mich bedingt" erlebt.* Aktiv tätig erlebt sich das Ich in der objektivierenden, überschauenden Erfassung dessen, was in ihm vorgeht, *passiv* im automatischen Vorsichgehen einer Reihe von Erlebnissen" (nach kleineren Dosen). (21) *
11. „Mit Steigerung der Giftmenge wird der Rausch als eine Überwältigung geschildert, als ein Hineingeraten in einen fremdartigen Zustand, gegen den immer wieder angekämpft wird. Allmählich geschieht dies noch mit Erfolg, schließlich aber nützt alle Anstrengung nichts mehr... Es stellt sich eine eigentümliche *passive Haltung* ein, man selbst vollzieht nichts mehr, der aktive Ich-Anteil am Geschehen im Sinne einer Bearbeitung, eines Eingreifens, nimmt immer mehr ab, es schwindet allmählich jede eigene Spannkraft. ... Endlich *hört jede Stellungnahme auf*, der Meskalinisierte befindet sich in einer *passiven Hingabe*, in der auch alles Begleitend-Gedankliche weitgehend zurücktritt... Wir möchten dabei betonen, *daß diese eigentümliche Passivität... von ganz grundsätzlicher Wichtigkeit zum Verständnis des Meskalinrausches überhaupt ist*" (nach höheren Dosen). (21) * (Dasselbe gilt für *Peyotl*, siehe „Willensverlust". vr)

12. „*Ängstliche Ratlosigkeit*", völliges Vergessen, daß er sich in einem Rausch befindet, fast vollkommene Denkhemmung. „Hier und da kam eine *hilflose Verwunderung* über mich, ein schwacher Versuch, mir über meinen Zustand Rechenschaft zu geben, der aber nie weiter als bis zu einem fragenden Staunen kam" (Arzt 17, nach 500 mg *Meskalin* sc.). (21)

13. Die Passivität seines Erlebens findet ihren Niederschlag in einem, ihm als völlig evident erscheinenden philosophischen Geistesblitz: „Handeln und Umwelt sind eins", und zwar in dem Sinne, daß (wie in *Andersens* Märchen von der Stopfnadel) „*als aktives Verhalten erscheint, was in Wirklichkeit nur passives Erleiden von Außenweltfaktoren ist*" (Arzt 12, nach 500 mg *Meskalin* sc.). (21) *

14. „Es kam mir vor, als wäre ich in einem Zustand des schöpferischen Genießens, d.h., als wäre ich imstande, Werke der bildenden Kunst in einer Weise zu genießen, wie sie wohl dem schaffenden Künstler beim Erarbeiten vorschweben würden, jedoch *ganz inaktiv*, ohne daß ich die Fähigkeit merkte, diese Erarbeitung selbst vorzunehmen" (Arzt 11, nach 500 mg *Meskalin* sc.). (21) *

15. „*Ich* denke *nicht*, jedoch *treten* alle möglichen *Gedanken auf*, von denen keiner verfolgt wird, die also sehr schnell wechseln. Daraus entsteht eine Art Hinträumen. Ein angenehmer Zustand ohne Langeweile, trotz der Untätigkeit, nicht heiter, nicht ernst; eben gleichmütig" (Medizinstudent 3, nach 400 mg *Meskalin* sc.). (21) *

16. „Stupor" im Sinne einer „ Inaktivität bei vollkommenem Bewußtsein, einer motorischen Impulsarmut bei erhöhter sinnlicher Aufnahmefähigkeit und Aufnahmeneigung" (Arzt 11, nach 500 mg *Meskalin* sc.). (21) *

17. „Erstaunlich war meine Kritiklosigkeit, ich fand alles einwandfrei und gut und schön, was mir irgendwie als Erlebnis auftauchte; wichtig ist vielleicht, daß Tätigkeit, Zielstrebigkeit, Töne, stärkere Bewegungen von mir einfach und restlos abgelehnt wurden als in eine völlig andere Sphäre gehörig. ... Ich selbst kam mir unverändert vor, nur daß auch ich selbst *mit dem passiven Teil meines Wesens existierte*, und nur so weit Aktivität da war, als zum Aufnehmen der Erlebnisse und zum Leben an sich gehörte" (Ärztin 3, nach 400 mg *Meskalin* sc.). (21) *

18. Während der Augendruckvisionen, die nur durch Drücken eines Dritten auf die Bulbi, nicht aber durch eigenen Druck ausgelöst werden können, „lustbetontes Gefühl der Passivität und Suggestibilität" (Jurastudent 1, nach 400 mg *Meskalin* sc.). (21) *

19. „Ich war sozusagen ein müder Beobachter, der mit unzulänglichen Schematismen vergeblich expansive Erlebnisqualitäten einfangen will, und

wurde immer mehr geneigt, diese Art Beobachter *aufzugeben*, wobei nur dic Umgebung mich etwas irritierend hinderte" (Arzt 1, nach 500 mg *Meskalin* sc., zweiter Arzneiversuch). (21) *

20. Im Nachstadium des Rausches „Eintritt einer etwa 2 St. dauernden scheußlichen Depression, die mich wehrlos überfiel, den ganzen Körper ausfüllte, der ich gar keinen Widerstand entgegensetzen konnte, in der wie bei einem schicksalhaften Naturereignis alles zusammenbrach. Kein freundlicher Gedanke mehr, an den ich mich klammern konnte, ich konnte überhaupt nicht mehr richtig denken, inhaltsleere, festgefrorene Verzweiflung, Grauen vor der Unentrinnbarkeit. Entsprechend ganz zusammengekauert und bewegungslos dagesessen. Bilder auf der Leinwand (des Kinos, in dem dies ihn überfiel, vr) ohne Sinn... Aber zwingender Wunsch, nur ein Ende zu machen, egal wie. Dabei doch noch irgendwie froh, zwischen Leuten eingekeilt zu sein, glaube aber, daß mir in diesem Augenblick der Einsturz des Kinogebäudes Erlösung gewesen wäre" (Arzt 2, nach 500 mg *Meskalin*, zweiter Arzneiversuch). (21) *

21. „Prophetischer Traum. Ich bin mit zehn jungen Frauen und einem männlichen Guru in einem Haus. Der Guru sagt uns, der Planet werde gleich explodieren und wir müßten uns vorher umbringen. Wir müssen dazu den Lotussitz einnehmen und unsere Arme in Form eines bestimmten *mudra* (eine symbolische, sakrale Haltung von Armen und Händen, vr) nach oben halten: einfach *unsere Seelen dem Tod ausliefern* (surrender). Ich merke, daß es ganz einfach ist, das zu machen, aber dann begreife ich: *Hey, ich will das gar nicht machen*! Ich frage ein anderes Mädchen, ob sie das wirklich machen will, und sie sagt Nein. Also laufen wir weg, und ich fühle mich sehr erleichtert. Wir rennen und kommen zu einem Teil des Meeres, wo Eis schmilzt. Ich springe so weit ich kann, versuche einen Eisberg zu erreichen, aber falle ins Wasser. Es ist unerwartet warm und wirklich angenehm. Ich ergreife eine Stange (pole), um mich hochzuziehen, und die Stange ist zu warm. Selbst der Eisberg ist warm. Seelöwen kommen auf mich zugeschwommen. Ich fühle mich sehr glücklich" (Prüferin 1). (18)

28) Machtlosigkeit des Willens, die Willenskraft muß sich der Suggestion beugen, Zwang, Fremdbeeinflussung, Hypnose, Maschine, Automat, Roboter, „Zombie"

1. „Ich las *Aveniarius*' „Kritik der reinen Erfahrung"... In dessen Vorwort berührte mich unangenehm, daß der Autor sich dafür entschuldigte, seine Gedanken über diesen Gegenstand niedergeschrieben zu haben, ehe die Frucht des Gedankens gereift, weil seine Schüler ihn zur Niederschrift

gedrängt hätten. Aus einem anderen Grunde als aus *innerem Zwang* zu schreiben (allgemein, zu schaffen), schien mir häßlich und der Wahrheit zuwider. ... Ich fühlte mich zu weiterem Nachdenken über diesen Gegenstand *gezwungen*, wurde aber immer wieder abgelenkt" (Arzt 14, nach 500 mg *Meskalin* sc.). (21) *

2. Verschiedene Berauschte sahen *Maschinen* u.ä. (mehrere Quellen). Z. B.: „Wirre Visionen von Maschinen- und Apparateteilen, dann ungeordnete Farben in drehenden Bändern..." (Jurastudent 1, nach 400 mg *Meskalin* sc.) oder „Einen Augenblick lang kam mir der (dunkle) Raum wie ein Maschinenkeller vor; ich sah Eisenstangen und sausende Schwungräder" (Naturwissenschaftler, nach 500 mg *Meskalin* sc.). (21) *
3. Willenlosigkeit (Arzt 3, nach 300 mg *Meskalin* sc.). (21) *
4. *Mangel an Initiative*, oder Entschlußlosigkeit. (36)
5. „Häufig sitze ich unbeweglich und ganz gedankenleer da, in völlig farbloser Stimmung; jede Entschlußkraft zu einer Lageänderung fehlt" (Arzt 12, nach 500 mg *Meskalin* sc.). (21) *
6. Gefühl, *zwei Willen* zu haben, oder daß *der Wille vom Denken getrennt* sei. (36)
7. Zustand abwechselnd zwischen normalem Bewußtsein und völliger Unsicherheit, ob das Wahrgenommene nicht doch alles Illusion sei; dadurch „völlige Halt- und Aktionslosigkeit", Unfähigkeit, irgendeine Handlung auszuführen. „Es war, als wenn *der Weg vom Willen zur Ausführung unterbrochen* sei" (Medizinstudent 4, nach 500 mg *Meskalin* sc.). (21) *
8. Chronischer habitueller Gebrauch von *Peyotl* ruft, laut zwei voneinander unabhängigen Berichten von Geistlichen, eine langsam progrediente Willensschwächung und Lässigkeit hervor. (21)
9. (Willenlosigkeit und geistiger Rapport mit demjenigen, der die Zeremonie während der Berauschung leitet. (10) (Ggfs. ist dies ursprünglich ein Symptom von *Ipomoea* und nicht von *Peyotl.* vr))
10. Seine Bewegungen kommen ihm ganz *automatenhaft* vor (ein Maler, nach 350 mg *Meskalin* sc.). (27) *
11. „Das Gutachten über den Patienten „Demut" sollte noch erledigt werden, man ging dazu fort aus der Poliklinik und hinüber in das Wartezimmer. Ich ging ganz mechanisch zwangsmäßig mit und hatte die Empfindung, daß wir alle wie auf Walzen automatisch hinüberschwebten." Auch die Hausangestellte „bewegte sich ganz automatisch, wie auf Walzen", machte „mechanisch Ordnung, all ihre Bewegungen waren wie die einer Puppe mit aufgezogenem Uhrwerk" (Psychiaterin, nach 300 mg *Meskalin* sc.). (21) *

12. „Dr. A. kam, ich war erstaunt über ihn, er hatte Marionettenbewegungen und ich hatte irgendwie das Gefühl von Stroh” (Ärztin 3, nach 400 mg *Meskalin* sc.). (21) *

13. Die Bewegungen der Personen sehen für ihn aus wie „ein ruckartiges Schnellen von einer Stellung in die andere, etwa mit Marionetten vergleichbar” (Arzt 17, nach 500 mg *Meskalin* sc.). (21) *

14. *Don Juans* Schüler halluziniert einen schwarzen Hund und spielt mit ihm, „bis ich seine Wünsche kannte und er meine... *Wir gestalteten uns wechselseitig wie in einer Art Puppentheater. Indem ich meine Zehen verdrehte, erreichte ich, daß er seine Beine bewegte...* Die Euphorie, die mich ergriff, war unbeschreiblich. Ich lachte, bis ich kaum noch atmen konnte” (20)

15. „Einmal sagte ich zu Dr. B.: „*Sagen Sie bitte zu mir, ich solle meinen Arm heben,* ich will sehen, ob ich das noch kann”; ich hatte das Gefühl, es wäre ein anderes (ein anderer Sachverhalt), wenn ich den Arm aus eigenem Entschluß höbe, und ein anderes, wenn ich es auf Befehl täte” (Medizinstudent 2, n. 400 mg *Meskalin* sc.). (21) *

16. „Das Treppensteigen erfolgte rein mechanisch, und auch das Hereinführen in das Eßzimmer automatisch... Ich setzte mich, ohne im vollen Bewußtsein meiner Handlung zu sein, an den Tisch und begann, nachdem ich die Serviette mechanisch ausgebreitet hatte, mit dem Löffel in der Suppe zu rühren. ... Bald nachdem ich damit begonnen hatte, begann unter meinem Löffel die Suppe starrer und starrer zu werden, und plötzlich konnte ich weder vor- noch rückwärts irgendeine Bewegung mit meinem Arm machen, trotzdem ich den besten Willen hatte, zu essen und das neben mir stehende Maggifläschchen wegzuschieben. Ich saß vollständig gehemmt da. *Erst die Worte von Dr. B.: „Es ist am besten, wir gehen aufs Zimmer”, lösten diesen Beharrungszustand*; ich stand auf ... und ließ mich hinausführen. ... Dr. B. brachte auf einem Teller einen Apfelstrudel und forderte mich auf, denselben zu essen. Ich war mißtrauisch und hätte ihn am liebsten weggeworfen, aber war zu keiner Bewegung fähig. Nach einiger Zeit fing ich an zu essen” (Arzt 7, nach 400 mg *Meskalin* sc.). (21) *

17. „Allmählich nahm (zu Beginn des Rausches) mein Hungergefühl stark zu, trotzdem fehlte mir der einigermaßen klar formulierte Wunsch, zum Essen zu gehen; *aus eigener Initiative hätte ich mich überhaupt nicht von einem Platz zum anderen bewegt*” (Arzt 4, nach 400 mg *Meskalin* sc.). (21) *

18. „Äußeres wirkt auf mein Handeln stark suggestiv; z. B. *setze ich mich sofort in Bewegung, wenn* im Gespräch, in übertragener und nicht wörtlicher Bedeutung, *das Wort „Weitergehen” fällt,* während ich stehe” (im Nachrausch; Arzt 12, nach 500 mg *Meskalin* sc.). (21) *

19. „Ich stehe öfters auf und gehe auf und ab, was auch die anderen mehr oder weniger tun, jedenfalls *glaube ich mich durch das Herumlaufen der anderen veranlaßt,* mit herum zu gehen (Naturwissenschaftler, nach 500 mg *Meskalin* sc.). (21) *

20. Die Umgebung beeinflußt „*zwangsmäßig*" sein Verhalten, z. B. „zwingt" der Korridor ihn, bis zum Ende desselben zu gehen, oder die Linienführung des Treppengeländers „zwingt" ihn zum Zurückgehen (Arzt 12, nach 500 mg *Meskalin* sc.). (21) *

21. Verliert den Faden, wird im Denken, Wollen, Handeln zerfahren, die Aufmerksamkeit wird *gegen ihren Willen* immer wieder abgelenkt, die Gedankengänge unterbrochen, „ich brachte es zu keiner rechten *Willensdurchführung*; *dieses Versagen bedrückte mich* (Psychiaterin, nach 300 mg *Meskalin* sc.). (21) *

22. „Eine eigenartige Stellung hat man zu dem Befehl, Notizen über die Erlebnisse zu machen. Er steht isoliert, fremdkörperartig im Bewußtsein, wie ein Rest aus einer anderen Welt. Ähnlich wirkt die Aufforderung, zu Tisch zu kommen, die man *unmotiviert, aber unwidersprechlich* findet" (Arzt 6, nach 400 mg *Meskalin* sc.). (21) *

23. Momentweise ist sie „weit weg", hat Erinnerungslücken für kurze Zeiträume; in einem davon hat sie, ohne es sich bewußt zu sein, von einem Glas mit Wasser getrunken, das ihr ein Kollege reichte, und danach bemerkt sie es an der Tatsache, daß das Glas nicht mehr voll ist, und ärgert sich, „ so *automatisch einem fremden Willen gefolgt* zu sein" (Psychiaterin, nach 300 mg *Meskalin* sc.). (21) *

24. „Am nächsten Morgen (nach einer von mehreren kurz aufeinander folgenden *Peyotl*-Messen) bat ich darum, getauft zu werden, sagte, daß ich danach nichts mehr mit Opferhandlungen für die Geister zu tun haben wolle, keine (heidnischen) Festmähler mehr geben und auch nichts mehr mit dem Medizin-Tanz zu schaffen haben wolle. Von diesem Tag an verließ ich alle meine alten Glaubensvorstellungen. *Mir war gar nicht danach gewesen, all das zu sagen, denn in Wirklichkeit empfand mein Herz genau umgekehrt; aber ich konnte nicht anders*, denn ich war voll von *Peyotl*". Während jener Messe hatte er auch eine Stimme gehört: „Erzähle vom Medizin-Tanz", einem sehr heiligen (heidnischen) Ritual, dessen Einzelheiten geheim waren. Er *wollte es nicht, aber fühlte sich unglücklich, wenn er diesen Gedanken von sich wies, und erst als er sich entschlossen hatte, dies zu tun, war er wieder glücklich* (ein Winnebago-Indianer). (5) (Perfekte Beschreibung religiöser Suggestionswirkungen. vr)

25. „Zu dem Summen, in das mir dann auch ganz *zwangsmäßig* Worte einflossen, die ich erst nachher, *wie wenn sie von einer fremden Instanz pro-*

duziert wären, bemerkte, gesellte sich zunehmend eine andere Tendenz: zu rhythmisieren" (Arzt 1, durch 500 mg *Meskalin* sc., zweiter Arzneiversuch). (21) *

26. „Ich empfand ein leichtes Übelsein, wartete auf Verstärkung (desselben) und Erbrechen. *Auf Versicherung des Versuchsleiters,* daß keineswegs alle Versuchspersonen erbrechen, *ging die Übelkeit zurück*" (Arzt 11, nach 500 mg *Meskalin* sc.). (21) *

27. „Plötzlich betritt Dr. B. (der ihm während des Rausches besonders sympathisch ist) den Raum, tritt auf mich zu und sagt leise: „Sie fühlen sich jetzt besser, nicht?" Einen Moment taumele ich, dann ist es, wie wenn etwas von mir abfiele, ich tauche auf, und langsam formt sich mir seltsam beglückend die Antwort: „Ja". Dies Auftauchen schien über Stunden ausgedehnt und gehört zu den seltsamsten und angenehmsten Erinnerungen" (Medizinstudent 4, nach 500 mg *Meskalin* sc.). (21) *

28. „Eigenartigerweise fiel mir auf, daß sich auf den Druck der Finger des Versuchsstellers (auf die Bulbi) viel eher Farbe und Form änderte, mir kam es vor, als ob eine *hypnotische Kraft* von ihnen ausginge, *das war mir nicht angenehm*" (Medizinstudent 1, durch 350 mg *Meskalin* sc.). (21) *

29. Während der Augendruckvisionen, die *nur durch Drücken eines Dritten* auf die Bulbi, nicht aber durch eigenen Druck ausgelöst werden können, „*lustbetontes* Gefühl der Passivität und *Suggestibilität*" (Jurastudent 1, nach 400 mg *Meskalin* sc.). (21) *

30. In einem Falle konnten die Visionen von anderen Personen suggeriert werden (*Prentiss* und *Morgan*, unter *Peyotl*). (14) (Ansätze dazu finden sich auch bei Ärztin 3 in (21) *. vr)

31. Jeder von uns prüfte, ob es möglich war, durch den Willen oder absichtliche Störung die Erscheinungen zu verändern, hervorzurufen oder zu verhindern. Es erwies sich dies als völlig unmöglich. Eher gelang es dem protokollierenden Dr. H., durch Verbalsuggestion, durch rhythmisches Klopfen usw. die Visionen von Dr. K. hinsichtlich ihrer Bewegungsrichtung zu beeinflussen. (16)

32. „Unangenehmes Gefühl *zwangsmäßiger* Beeinflussung seelischer Vorgänge" (Arzt 15, n. 500 mg *Meskalin* sc.). (21) *

33. Er glaubte sich von der halluzinierten Figur des Todes *hypnotisiert*. „Starr und unbeweglich blickten die Augen des Phantoms in meine. Wer jemals hypnotisiert worden ist, wird nachfühlen,was das ist. Erst Angst und das Gefühl: nicht, nicht... Dann eine gleichgültige Ruhe und endlich: nachgeben, Tier werden, willenlos, ohne Gedanken tun, was der Andere will... Ich erkannte das. Und ich fühlte das neue Kampfmittel, das mein Gegner jetzt

anwenden will. Die Ärzte nennen es Lethargie. Da kam es über mich wie ein Blutrausch und Rasen. Ich sprang auf und stürzte mich über das Phantom" (ein gebildeter Deutscher, der in Mexiko aus Neugier *Peyotl* mit Schnaps eingenommen hatte). (2)

34. „Ich versank zwar in das Traumland, aber bei jedem Erwachen lag der Druck von etwas Unverständlichem, Gewaltigem über mir, gegen den ich vergeblich skeptisch geltend machte, daß ich mich wohl genügend kenne, um mich allem auszuliefern, was kommen mag. Aber das Versinken und die Gewaltimpulse erschienen mit dem Moment des Wachbewußtseins doch so drohend, daß keinerlei Garantie mir sicher schien, wenn ich allein wäre. Es überwogen dabei drei dumpfe Antriebe: Jemand zu erwürgen, alles zu zerstören, mich endgültig in das All einzuordnen. Dafür erschien mir das immer weiter Hinaussteigen auf einer schrägen moleartigen Mauer, die sich mehr und mehr von fester Masse und vom Wasser trennte und in den leeren Raum hinausragte, als nicht deutlich konstruiertes, aber doch eindeutiges Symbol im Traumbewußtsein, und ich fand mich im Zimmer langsam auf das Fenster zugehend und mit unendlich sanfter Gewalt hinaus- und hinaufgezogen, mich orientierend und unfähig, einem dieser Impulse wirklich nachzugeben, befürchtend, daß das Traumland vollkommen versinken und der Erinnerung nicht bleiben werde, bemächtigte sich meiner eine furchtbare dumpfe Unruhe und Angst, in der ich aufschrieb: *Will - mich - etwas - überwältigen*? ... Man soll sich nicht auf die Vernunft der Mitmenschen verlassen, selbst wenn man es selbst und Psychiater ist, Subjekt und Objekt in einer Person – man ist doch ausgeliefert den Dämonen, die man (wiederum Subjekt und Objekt, aber möglichst irrational) kennt. Es schien mir leichtsinnig, daß Dr. B. mich allein gelassen habe, da ich nirgends eine stichhaltige Hemmung mehr fand, dem dunklen Drange in irgendeiner Richtung nachzugeben. Dann erwachte ich, indem ich fest in das Grundglied meines linken Daumens gebissen hatte" (Arzt 1, nach 500 mg *Meskalin* sc., zweiter Arzneiversuch). (21) *

35. „...Ein alle Welt umarmen Wollen, ein Seelenzustand ähnlich dem der Rekonvaleszenz nach schwerer Krankheit, mit jener leichten psychomotorischen Unruhe und jener *Flüchtigkeit und Unbeständigkeit der Willensregungen*, die solchen Rekonvaleszenzzuständen eigentümlich sind..." (n. 2 St., durch 200 mg *Meskalin* sc.). (22) *

36. „Ich dachte beim Mittagessen stereotyp wohl 50mal: „Ich muß krank sein, denn *ich bin unhöflich*", und versuchte, mich von der Öde dieses ständig wiederholten Sagens dadurch zu befreien, daß ich die Geschichte erzählte, woher dieser Satz stammt... Aber ich sank sofort in die leere Öde zurück, ich *konnte mich nicht zusammennehmen, nicht einmal zusammennehmen wollen* und versuchte, mich zu erinnern, ob ich sonst bei Fieber oder kör-

perlichem Unbehagen auch so unaufmerksam gewesen war, aber ich kam zu keiner Erinnerung, nur zu dem dummen wiederholten Denken: „Ich will mich erinnern"" (Ärztin 3, n. 400 mg *Meskalin* sc.). (21) *

37. Sie zweifelt erst, ob sie wirklich in die Poliklinik gegangen sei; doch „die aktuelle Betätigung, der Entschluß „ich will hinunter", das Bewußtsein „ich kann diesen Entschluß ausführen" und weiter „ich habe doch diesen Entschluß ausgeführt", geben mir jetzt dem Zweifel gegenüber einen wesentlichen Rückhalt zur Erkennung der tatsächlichen Lage meines Zustandes" (Psychiaterin, nach 300 mg *Meskalin* sc.). (21) *

38. In einem der Versuche waren die Visionen dem Willen unterworfen (nach 200 mg *Meskalin*). (14) *

39. Spielerische Impulse, die aber leicht durch Willensspannung zu überwinden sind (Arzt 1, nach 500 mg *Meskalin* sc., zweiter Arzneiversuch). (21) *

40. Ein Proband **projiziert die Idee des Unwillentlichen**, **Verselbständigten** auf gesehene Bilder. „Schnellen Bewegungen... konnte ich nur bis zu einem gewissen Tempo folgen. Von einem ganz bestimmten Bewegungstempo an nahm ich die Bewegung mit plötzlichem, ruckartigem Übergang als eine rasend schnelle wahr, so schnell, wie sie kein Mensch je ausführen könnte. ... Immer von diesem Punkte an hatte ich das Gefühl, als ob jetzt die Bewegung irgendwie selbständig, eigenmächtig, autonom, unabhängig vom Willen des den Versuch ausführenden geschehe, weil kein Mensch so schnelle Bewegungen ausführen könne. Ich dachte: Jetzt ist ihm *das Ding aus der Gewalt geraten und saust selbständig weiter"* (Arzt 16, nach 500 mg *Meskalin* sc.). (21) *

29) Macht der Phantasie, der Gedanken, der Autosuggestion, der Achtsamkeit

1. Sie geht an ihren zweiten Arzneiversuch mit dem Vorsatz heran, möglichst alle abnormen Phänomene durch den Willen zu unterdrücken. Dies gelingt ihr nur bezüglich der Übelkeit; andere Sinnesstörungen kann sie durch Konzentration, nicht aber durch Willensanstrengung bessern. Später vergißt sie ihren Vorsatz einige Zeit lang völlig. Als sie sich auf diesen wieder besinnt, ist es ihr nicht mehr möglich, ihre Sinnestäuschungen willentlich zu unterdrücken, wohl aber durch „*Aufmerksamkeit und Autosuggestion*" (Psychiaterin, nach 300 mg *Meskalin* sc., zweiter Versuch). (21) *

2. Gefühl von wohliger Wärme in jedem Körperteil, auf den er *mit Aufmerksamkeit achtet* (Arzt 13, nach 500 mg *Meskalin* sc.). (21) *

3. Kann sich „Gewünschtes plastischer vorstellen als sonst", die Vorstellungen sind sehr beeinflußbar, er kann z. B. auf dem Fenstervorhang, der einzelne Lichtpunkte zeigt, alles Mögliche sehen, was der Beobachter Dr. B. schildert, *so lange er selbst es will* (Medizinstudent 3, nach 400 mg *Meskalin* sc.). (21) *

4. „Sobald man sich ausliefert, nimmt es (der Rausch) einen völlig mit, aber man fängt sich leicht wieder durch *Einstellung auf die Realität*" (Arzt 1, nach 500 mg *Meskalin* sc., zweiter Arzneiversuch). (21) *

5. „*Sowie ich nur etwas im äußeren Wahrnehmungsraum oder im inneren Vorstellungsraum anschaulich oder auch nur in der Idee fixierte, gewann es Leben und Gestalt*, zog mich mitten hinein, suchte mein Ich völlig in seinen Bannkreis zu ziehen... Als ich ein Bild der *Peyotl*-Kakteen betrachtete und Dr. B. noch etwas von Mexiko sagte, tauchte in mir ein sehr plastisches Vorstellungsbild eines mexikanischen Urwaldes auf. Ohne daß ich es wollte, gewann dieses Bild Leben, schien sich für mich in den äußeren Wahrnehmungsraum zu projizieren, ich glaubte schon einen stark betäubenden Duft der mexikanischen Blüten zu empfinden... Ganz unwillkürlich glitten mir meine Gedanken von Mexiko nach Java, der tropischen Insel, für die ich mich als Kind längere Zeit interessiert hatte. Mir war es bald so, wie wenn ich da von einem Ozeandampfer an Land ging, mich dann rasch aus dem lebhaften Gewimmel des Hafenbildes entfernte und dann in eine sehr, sehr lange und stille Straße kam, in der in großen, schönen Gärten weiße Häuser lagen. Als ich aber die Hitze körperlich zu empfinden glaubte, konnte ich mich aus dem traumartigen Zustand in die Wirklichkeit zurückreißen" (Psychiaterin, nach 300 mg *Meskalin* sc., zweiter Arzneiversuch). (21) *

6. Ein einfacher *Omaha*-Indianer, der einige Male in größeren Städten gewesen war, nahm an einer *Peyotl*-Messe teil, zu deren Beginn die biblische Geschichte von Elias gelesen wurde, der in einem feurigen Wagen in den Himmel auffuhr. Unter dem Einfluß der Droge fiel der Indianer in Trance. Nach der Zeremonie beschrieb er, Jesus sei in einem Automobil zu ihm gekommen und habe ihn darin zum Himmel gefahren, wo er Gott in Seiner Herrlichkeit in einer glanzvollen Stadt gesehen habe. Zusammen mit Ihm habe er viele der großen Männer aller Zeiten geschaut, so viele, daß er sich nicht an alle erinnern könne. (42) (Durch Selbstsuggestion, die unter der Droge sehr erleichtert ist, erzeugtes religiöses Bild. vr)

7. Halluziniert dunkle Gestalten vor einem hellen Fenster; nach dem Rausch fällt ihm ein, daß dies auch ein Motiv seiner letzten Zeichnungen gewesen ist (Maler, nach 400 mg *Meskalin* sc.). (21) *

8. Ein Gefühl von Übelkeit, das *nicht mehr existiert, wenn man sich darauf konzentriert* (Arzt 3, nach 300 mg *Meskalin* sc.). (21) *

30) Kampfkraft: Krieg, Räuber, Soldaten, Marschieren, Waffen, Mut, Gefahr, „Härte", Abgrenzung, Immunität; „weiche", freundliche Stimmung, Harmoniewunsch, Furchtsamkeit, Abwehrschwäche

1. Ein Risiko, in einen *Anhalonium*-Zustand zu geraten, besteht (u.a.) bei Exposition zu schrecklichen Geschehnissen, z. B. *Gewaltvideos oder realen Gewaltereignissen*; auch nach Krankheiten, bei denen viel *Blut verloren* wird. (35)
2. Mehrere *Anh.*-Patientinnen *Herscus* waren hellsichtig in der Weise, daß sie *Gefahr und Tod* vorausträumten: eine, daß jemand aus Verwandtschaft oder Bekanntschaft *sterbe*; eine andere, daß es ein *Erdbeben* gebe; eine dritte, daß es einen heftigen Sturm gebe ("sie sah *einen grauenhaften Wind und Gewalt* rund um sich"), in den sie gerate, was am Tag darauf wirklich geschah. Eine weitere erzählte nach dem nächtlichen Erwachen regelmäßig von *Unfällen*, über die am Tag darauf wirklich in der Presse berichtet wurde. (35)
3. Gefühl, sie könne ihr Leben nicht zusammenhalten, es sei „ein *großer Kampf, einfach zu viel*, es nervt (fretting)"; fühlt sich „von den Verantwortlichkeiten überwältigt" (Prüferin 7). (18)
4. Chronische *Peyotl*-Benutzer *„verlieren die körperliche Abwehrkraft gegen Krankheiten"*. (41)
5. Im Schwächestadium verliert *Anh.* die Fähigkeit, sich gegen die Umwelt abzugrenzen, einen Unterschied zwischen sich und der Umwelt aufrechtzuerhalten, völlig. Geistig zeigt sich das als Identitätsverwirrung, körperlich in schweren schwächenden Krankheitssymptomen, Blutungen, Durchfällen, Schweißen, Prostration. Es ist, als werde die Oberfläche des Kranken durchlässig für alles. – *Anh.* kann bereits dann indiziert sein, wenn *Durchfall, Schweiß und Schwäche zusammen mit Überempfindlichkeit gegenüber Umweltreizen auftreten,* ohne daß ein Realitätsverlust erkennbar wird. – Alle auslösenden Ursachen einer *Anh.*- Pathologie – Isolation, Erleben von schrecklichen Dingen, anhaltende geistige Überarbeitung, physisches Trauma, Blutverlust, körperliche Erschöpfung – haben als „Nettoresultat", daß sie viel Energie verbrauchen und die *Schutzmechanismen der Person gegenüber ihrer Umgebung aufbrechen* (rip up - wörtlich *„aufschlitzen"*). Die Kranken *können nicht mehr arbeiten, sind förmlich gelähmt durch das Leben und seinen Streß*. In diesem Zustand wird ihr Leben von Verwirrung, Verzweiflung, Unsicherheit und *Furchtsamkeit* regiert. (35)

6. Fürchtet sich – auch ihrer Sehschwäche wegen –, das Haus zu verlassen; *draußen glaubt sie in Gefahr zu sein*, hat das Gefühl von Fremdheit, die Dinge haben ein unerwartetes, ungewohntes Aussehen (82j. Frau, sog. Kontaktmangelparanoid). (36)

7. „Die Wirkungen des *Peyotl*-Rausches unterscheiden sich deutlich von denen des Alkohols. Letzterer macht sie (die Indianer) rauflustig, während *Peyotl* sie zwar erregt, aber auch eine gewisse Traurigkeit auslöst, die sie *ängstlich* macht und veranlaßt, Streitigkeiten aus dem Weg zu gehen." (1)

8. „Dieser Kaktus, der von den *Chichimecas* gewohnheitsmäßig gegessen wird, hält sie aufrecht, gibt ihnen Mut für ihre Raufereien und Kämpfe mit den anderen Indianern, läßt sie weder Furcht noch Hunger oder Durst fühlen. Sie glauben, daß der *Peyotl* sie vor aller Gefahr schütze" (*Sahagún,* 17. Jhdt.). (2)

9. Bei den Visionen von *Anh.* ist auffallend, daß sie den Betroffenen nicht (bzw. nur selten, vr) erschrecken. Die Panik fehlt, die bei solchen Zuständen normalerweise zu erwarten wäre. *Ausbleiben von Furcht* bei übermächtigen Wahnvorstellungen ist daher ein Charakteristikum von *Anhalonium*-Patienten. (36)

10. *Gisevius* zog aus (leider nicht im Einzelnen dokumentierten) Experimenten mit potenziertem *Peyotl* unter Verwendung psychoanalytischer Gedankengänge den Schluß, daß es sich um eine Arznei handeln müsse, welche das Problem der „**verdrängten Angst** in ihrer Latenz und Verwandlungsfähigkeit" beheben könne, ein „Angst-Mittel an und für sich", ein „psychisches Antipsorikum". Er verwendete es in C 30 und C 200 in zahlreichen Neurose-, Depressions- und Psychopathiefällen, allerdings neben oder im Wechsel mit anderen, durch die Symptome angezeigten Arzneien. Gebessert wurden hierdurch vor allem „Angstträume, Hypochondrie, Suizidneigung, Minderwertigkeitsideen". (30)

11. Hat *kein Gefühl für Gefahr*, rennt über die Straße ohne zu begreifen, daß er überfahren werden könnte (4 1/2 j. Junge, autistische Verhaltensstörung). (32) (Kind aus Indien. Der Straßenverkehr in Indien ist gemeingefährlich, das habe ich selbst erlebt. vr)

12. „Die Unruhe wurde zu einem Drängen, das nach Betätigung verlangte. Irgendetwas leisten, schaffen, etwas Großes, des Augenblicks, der den ganzen inneren Menschen aufwühlte, würdig. Kampfstimmung, Niederschlagen, Durchdringen, die schwierigsten und gefährlichsten Situationen wünschte ich herbei, um meine Kraft zu erweisen. In ein Gefühl der Ängstlichkeit, Feigheit, Todesfurcht konnte ich mich nicht versetzen ..." (Arzt 14, nach 500 mg *Meskalin* sc.). (21) *

13. „Ungewöhnlich lebhafter Traum von Gewalt. Ich bin mit meiner Frau und einem anderen Ehepaar zusammen gegen unseren Willen eingesperrt. Ich schaffe es, einen Hilferuf auszusenden. Fahrradfahren zu einer Farm, Rebellieren. Wir holen uns Bauernwerkzeuge, um sie als Waffen zu gebrauchen. Ein Mann nahm eine Harke und haute sie einem anderen auf den Kopf. Ich nahm eine Mistforke und stach ihn in die Brust. Ich dachte: „Er hat jetzt einen Spannungs-Pneumothorax und wird sterben." Gefühl: entweder töten wir, oder wir werden selbst getötet. Keine Reue" (Prüfer 10). (18)

14. Er reagiert mit erbitterter Gegenwehr auf die (eingebildete) Zumutung, jetzt sterben zu sollen: „Ich will nicht, wie du willst! Kampf war mein Leben, Kampf soll mein Tod sein. Brich mich, zwing mich, aber lähmen wirst du mich nicht." Nach einer kurzen Phase, wo er sich von der Figur des Todes (die er halluziniert) hypnotisiert meint, stürzt er sich „wie in einem Blutrausch und Rasen" auf diesen und würgt ihn (ein gebildeter Deutscher, der in Mexiko aus Neugier *Peyotl* mit Schnaps eingenommen hatte). (2)

15. Traum, sich in einem Haus zu befinden, das keine Sicherheit bietet. Räuber kommen durch die Wände. (Fühlt sich) machtlos (impotent). Möchte die Räuber erwürgen (Prüfer 7) . (18)

16. Traum, daß in sein Auto, das er auf einem Parkplatz gelassen hatte, eingebrochen worden sei. ... Vier Gangster, auf Motorrädern. Ich fühlte mich sehr neutral, weder Furcht noch Zorn waren vorhanden. Ich fragte: „Was bieten Sie mir an?" (Prüfer 7). (18)

17. „Traum von einem viktorianischen Haus, das in einen Laden umgebaut worden ist. Es ist eine Party dort, mit vielen verführerischen Frauen in Kleidern aus dem späten 19. Jahrhundert. Es war auch ein gruseliger Kerl da, der ein sehr teures Schmuckstück von mir haben wollte. *Ich sagte: Nein*, das könne er nicht bekommen, er müsse dafür bezahlen; was denke er eigentlich, wer er sei?" (Prüferin 6). (18)

18. Halluziniert seit einem Jahr immer wieder, tagsüber, daß ihr 17j. Sohn im Walde von zwei Verbrechern beraubt und ermordet werde; sie nehmen ihm die Kleider und sein Motorrad; er ruft „Mutter, Mutter, hilf mir doch" und kämpft mit den Verbrechern. Das Gesicht der Verbrecher kann sie nicht sehen (57j. Frau, geheilt durch *Peyotl* C 30 dil.). (30)

19. Traum von einer Verfolgungsjagd auf Motorrädern, die Kinder waren in Gefahr, ich sah aber, daß sie in Ordnung seien. Beim Aufwachen hatte ich Angst um die Kinder (Prüferin 4). (18)

20. Traum, in (gefährlichen) Vorstädten mit dem Auto unterwegs zu sein. Die Leute auf der Straße rennen, sind in Panik. Man hört Sirenen und riecht Rauch. Sie kommt in die Straße, wo ihre Schwester lebt. Vater und Bruder

sind da und sagen ihr, daß die Schwester und deren Kinder verschwunden sind. Sie versuchen sie zu finden, aber die Polizei hält sie zurück; sie fühlt sich hilflos, Kummer, Schock (Prüferin 6). (18)

21. „Traum, daß böse Kerle auf mich schießen. Ich falle in einen Teich, sie verschwinden" (Prüfer 8). (18)
22. Sieht lauter Pfeile um sich herum fliegen (ein junger Indianer, bei seiner ersten *Peyotl*-Messe). (8)
23. Sieht beim Einschlafen farbige Bilder, wie afrikanische oder mexikanische Ornamente, mit Pfeilmotiven (Prüferin 6). (18)
24. Sieht „mittelalterliche Landsknechte, die wie in der Schlacht ihre Speere vorhielten; ich mußte an *Florian Geyer* (Rebellenführer während der Bauernkriege, vr) denken" (Medizinstudent 4, nach 400 mg *Meskalin* sc.). (21) *
25. Sieht Soldaten mit aufgepflanzten Gewehren (43j. Mann, durch *Peyotl*-Extrakt). (14)
26. Traum von einer neuen Klinik. Es waren zuviele Möbel da, und aggressive / herausfordernde (abrasive), unangenehme Leute. Ich reagierte wiederum aggressiv / herausfordernd (abrasive) auf sie (Prüferin 2). (18)
27. Traum, daß ein Grundstückskauf wegen *Feuerameisen* nicht klappt (Prüfer 8). (18) (Feuerameisen leben in Mexiko und dem Süden der USA. Es sind höchst aggressive Tiere, sie sind kaum ausrottbar, und ihr Biß ist giftig. Grundstücke, auf denen sie sich finden, werden ungern gekauft. vr)
28. Traum, mit ihrem Mann in der Hanford Nuclear Reservation (ein Gebiet mit Kernkraftwerken) Fahrrad zu fahren. Der Mann möchte querfeldein weiterfahren, sie sagt: „Nein, da ist *überall Plutonium*, da sollten wir nicht sein, wir gehören hier nicht hin" (Prüferin 6). (18) (Plutonium, bzw. Atomstrahlung, ist ein unsichtbarer, tödlicher „Gegner", vor dem man besser Reißaus nimmt. vr)
29. Traum von einer *Parade* (Prüfer 8). (18)
30. Unter dem Einflusse rhythmischer Geräusche oder von Musik bewegten sich die Bilder im Takte, und H. hatte dann den Eindruck, als ob größere Menschenmassen vorbeimarschierten, konnte aber einzelne Individuen nicht unterscheiden. (14)
31. Sieht Waffenröcke (*Eshner*, unter *Peyotl*-Extrakt). (14)
32. Sieht in prachtvollen Bildern „zwei große Weltsysteme, beide gleich stark in ihrem Ausdruck, beide gleich differenziert in ihrem Aufbau, in ewigem Kampfe miteinander" und wünscht sich, daß diese beiden Systeme doch anfangen mögen, im Gleichklang zu schwingen. Später ähnliche Vision: „Wieder kämpften zwei Formen miteinander. Das tiefste Wesen, das aus

diesen Bildern sprach, war *nicht lieblich und schön, sondern grausam und erhaben, ihre Ausdrucksformen spitzig und kühl, ihr Kampf trug den Stempel der Vernichtung*. Immer wilder und großartiger wurden die (geschauten) Bewegungen, immer rauschender das Geschehen. Ich war ekstatisch, und meine Seele schwang mit im brausenden sphärenhaften Rhythmus" (Arzt 15, n. 500 mg *Meskalin* sc.). (21) *

33. (Diese Antithese „Harmonie / Disharmonie" kommt in (21) * auch an anderer Stelle mehrfach vor, meist im Zusammenhang mit Auditionen und Visionen, zweilen auch bezogen auf reale Eindrücke. vr)

34. Urteilt über seinen Bruder *schroffer*, als er sonst täte und als objektiv berechtigt ist; es fällt seinen Freunden auf (ein Proband, ohne Angabe, ob durch *Peyotl* oder *Meskalin*). (4)

35. *Aldous Huxley* macht spöttische Bemerkungen während des Rausches, über ein Musikstück von *Alban Berg* (den er sonst achtet) und die darin ausgedrückten Empfindungen: „Wie leid er sich tut!" – „Katzenmusik, gelahrte Katzenmusik!" – „*Wen kümmern schon seine Gefühle*? Warum kann er nicht auf etwas Anderes achten?" (28) *

36. Ein Prüfer von *Peyotl* C 30 träumt von einer Frau, der es übel ist, weil ein böser Geist an ihr zieht. Die Leute versuchen sie zu heilen und streiten sich über die anzuwendende Technik. Er nimmt ein Gewehr und schießt sie tot, dann hackt er ihren Leichnam mit einer Axt in Stücke, aus *Haß auf böse Geister*; nach dem Erwachen empfindet er Angst und Depression (1. Nacht). (19)

37. Eine an Depressionen und Angst leidende 27j. Frau mit auffallend „*männlichem, hartem*" *Gesichtsausdruck, Härte von Blick und Stimme*, die vor ihrer Ehe „ein 6 Jahre langes Verhältnis mit abnormer sexueller Form" gehabt hatte, entwickelte im 2. Monat einen Abortus imminens. Auf *Peyotl* C 200 verschwanden sämtliche Abortussymptome und die Depression, und das gesamte Verhalten bildete sich um, Gesicht, Stimme, Benehmen wurden weiblich. (30)

38. *Gisevius* vermerkt, daß die Heilwirkung von potenziertem *Peyotl* bei Fällen suizidaler Depression sich vor allem an der Physiognomie der Patienten zeige. „Nicht nur der Augenausdruck und die Form des Gesichts, auch die Haartracht und der Ton der Stimme ändern sich. Alles wird in solchen Fällen *weicher*, ausgeglichener. Die Menschen werden hübscher. Die Spannung verschwindet." (30)

39. Sieht ein, was sie verkehrt macht, nämlich, daß sie *freundlicher* (more gentle) zu den Leuten sein muß. Sie hatte einen Mann (Teilnehmer an einem Seminar, bei dem auch sie sich während der AMP befand) geschüt-

telt, da war er kollabiert; hat erkannt, daß er empfindsam / zart (delicate) ist; (denkt nach über) neue Wege, mit ihm umzugehen (Prüferin 2). (18)

40. Eine überaus lebhafte Hyperästhesie für Farben, die sich im Laufe der nächsten Stunde zu einem wahren Farbenrausch steigerte. ... Und Hand in Hand damit, ich möchte sagen, fast damit harmonisch, entwickelte sich eine immer mehr zunehmende *rührselig - weich - sentimentale* Stimmung, ein *Alle Welt umarmen Wollen*, ein Seelenzustand ähnlich dem der Rekonvaleszenz nach schwerer Krankheit, mit jener leichten psychomotorischen Unruhe und jener Flüchtigkeit und Unbeständigkeit der Willensregungen, die solchen Rekonvaleszenzzuständen eigentümlich sind. Dazu das leichte Frösteln und ein, man könnte sagen, angenehmes Unbehagen, was der ganzen Stimmung ein eigenartig *weiches* Kolorit verlieh" (n. 2 St., durch 200 mg *Meskalin* sc.). (22) * (Noch mehrere weitere Probanden aus (21) * erlebten, zumindest vorübergehend, eine als „*weich*" oder gerührt bezeichnete Stimmung. vr)

31) Paranoia, fühlt sich gereizt, gequält, verlacht, verhöhnt, abgelehnt, kritisiert, ausspioniert usw.

1. **Mißtrauen** (viele Quellen).
2. Er fühlt sich ... immer bereit (ever ready), wach (alert), bewußt, *vorsichtig* (Prüfer 9). (18)
3. Ein mit *Peyotl* Berauschter glaubt, man wolle ihn töten (*Rouhier*). (30)
4. Rachegefühle gegen seinen Prüfungsleiter (*Rouhier*). (30)
5. *Huxley* erklärt die paranoiden Tendenzen unter *Meskalin* damit, daß die durch es erzeugte Art, die Wirklichkeit zu erleben, den menschlichen Geist überfordere. „Der Schizophrene gleicht einem dauernd unter *Meskalin* Stehenden und ist daher nicht imstande, das Erleben einer Wirklichkeit auszuschalten, mit der zu leben er nicht heilig (im mystischen Sinne, vr) genug ist, die er nicht wegerklären kann, denn sie ist die beharrlichste aller Grundtatsachen, und die ihm, weil sie ihm nie erlaubt, die Welt mit bloß menschlichen Augen anzusehen, einen solchen Schrecken einjagt, daß er ihre unablässige Fremdartigkeit, ihre brennend heftige Bedeutsamkeit als Kundgebungen menschlicher oder sogar kosmischer Böswilligkeit auslegt." Direkt im Meskalinrausch sagt er darüber: „*Wenn man* (im Erleben der Rauschwelt) *in die falsche Richtung zu gehen begänne, wäre alles, was geschieht, ein Beweis für eine Verschwörung gegen einen.* Es würde alles sich selbst Gültigkeit verleihen. Ich hätte keine Macht darüber. *Man könnte keinen Atemzug tun, ohne zu wissen, er sei ein Teil der Verschwörung...*

Wenn man von Furcht und Haß als Voraussetzungen ausginge, müßte man (auf dem Weg der Paranoia) weitergehen bis zum letzten Schluß." (28)*

6. „Eigentümlich war das Schizophrenieerlebnis. Ich hatte vorher überhaupt nie daran gedacht, plötzlich stand es vor mir, daß ich die Schizophrenie (bin), ich bin schizophren. Dort draußen steht ein Schizophrener, das bin ich. ... Kristall war das Schizophrene, Kristall war ich, dann immer das Hineinbrechen der Außenwelt in dieses kristallene Innenerlebnis. Ich sprach mit B., ernsthaft, alles war klar, so klar, daß ich es selbst war. Dann ein Ruck, nein, ich wurde zum besten gehalten. B. sprach nur so, um mich zu versuchen, mich auf die Probe zu stellen. Ich faßte vieles auf, als würde ich auf die Probe gestellt, als ob es ein Trick wäre, die Umwelt in der Psychose aufzufassen. Daher auch das Mißtrauen der Schizophrenen?" (Arzt 9, nach 400 mg *Meskalin* sc.). (21) *

7. Mißtrauen, das entsteht, weil er sich nicht erinnert, wie die ihn bedeckende Decke dahin gekommen ist, wie der Teller Suppe auf den Tisch im Zimmer gekommen ist usw. (Arzt 7, nach 400 mg *Meskalin* sc.). (21) *

8. „Während der ganzen Zeit hatte ich immer ein leises unbehagliches Gefühl, ich kam mir gewissermaßen ausgeliefert vor, konnte ein ganz leichtes Mißtrauen nicht loswerden und vor allem nicht beurteilen, was ich alles geredet hatte" (Ärztin 2, nach 400 mg *Meskalin* sc.). (21) *

9. „Während des Essens leichte Unsicherheit im Verkehr mit den Kollegen. S. hat bei der Begrüßung einen merkwürdig lächelnden Zug um den Mund, ich vergewissere mich durch nochmaliges Hinschauen, und es zuckt ihm wiederum am Mundwinkel. Obgleich ich mir sage, das scheine eine Wirkung meines Zustandes zu sein, bringe ich es nicht über mich, durch eine Frage die Sachlage zu klären. G. kommt mir auffallend abweisend vor, und ich suche nach Gründen, warum er etwas gegen mich haben könnte. Als ich von einem früheren Morphinversuch erzählt habe, bin ich im Zweifel, ob man über ein drolliges Detail lacht, oder ob ich bei der Darstellung, ohne es zu merken, etwas Auffälliges gesagt habe" (Arzt 1, nach 300 mg *Meskalin* sc., erster Arzneiversuch). (21) *

10. „Die Gesichter der Versuchsleiter waren mir aufs höchste unsympathisch. Hinter St.'s Gesicht, das zwar ernst war, sah ich immer ein schlecht verstecktes Lächeln, es kam mir vor wie das Gesicht eines Filmschauspielers, dessen übertreibender Affektausdruck die dahinterstehende wegwerfende Gleichgültigkeit der wirklichen Persönlichkeit oft nur schlecht verhüllt. M.'s Lachen erhielt für mich einen hämischen Zug. Ich kam mir verhöhnt vor, konnte mich aber doch soweit objektivieren, daß ich mich selbst zu verlachen imstande gewesen wäre, daß ich mein eigenes Zentral-Ich mit den anderen zu einem Lachen über mich selber, der ich mich im Rausch

befand und mir selbst lächerlich vorkam, hätte vereinigen können. Ich erinnere mich deutlich, die beiden Versuchsleiter gebeten zu haben, doch lieber „mit mir in ein homerisches, statt ohne mich in ein aristophanisches Lachen einzustimmen." ("Aristophanisches Lachen" spielt auf den altgriechischen Dichter *Aristophanes* an, der einige sehr spöttische Komödien geschrieben hat. vr) Später sieht er ein ungegenständliches Muster, das ihn an einseitig verzogene Mundwinkel gemahnt und ihm daher „hämisch" vorkommt, und er sagt, ein Wortspiel mit frz. chagrin – Ärger, Kränkung, bildend, dieses sei „in Chagrinleder geschnitten". Gegen Schluß des Rausches kommen ihm Fotografien von Menschen, in wahnhafter Weise, ähnlich höhnisch vor wie zuvor die Gesichter der Kollegen: „ein Bild von *Hindenburg* hatte einen martialischen Zug, etwas von mir Abwendiges; die manirierten Stellungen und Mienen auf Damenbildnissen erhielten um die Mund- und Augenwinkel herum zum Teil einen leonardisch (wie bei *Leonardo da Vinci*, vr) fragenden oder doch komisch abweisenden oder aber auch einen höhnischen verächtlichen Zug" (Arzt 11, nach 500 mg *Meskalin* sc.). (21) *

11. Fühlt sich während des Essens verlacht; wenn die Kollegen lachen, bezieht er es auf sich (Medizinstudent 3, nach 400 mg *Meskalin* sc.). (21) *

12. Ihm ist die Situation, mit dem Versuchsleiter allein zu Mittag zu essen, „ungewöhnlich fremdartig und peinlich", mit Furcht, „als sollte ich beim Essen beobachtet werden und mein Benehmen protokolliert werden. Ich war nicht sicher, ob ich nicht Verstöße machte, achtete z. B. streng darauf, nicht zu rasch zu essen, nicht vorher mit einer Speise anzufangen. Als zum Essen drei Würste hereingetragen wurden, drängte sich mir der Gedanke auf, ob das nicht etwa eine Versuchung sei, daß ich mir zwei Würste nehme und dem Versuchsleiter nur eine lasse. Als der Versuchsleiter von den Mehlspeisen sagte, daß hier die Schwestern etwas Gutes bereitet hätten, da kam mir das so vor, als sollte mir da eine Äußerung hervorgelockt werden, daß da etwa Gift in der Speise drin sei" (Arzt 11, nach 500 mg *Meskalin* sc.). (21) *

13. „Dr. B. machte beim Geben der zweiten Spritze eine Bemerkung über ein Messer, die ich nicht sachlich auffaßte, sondern einen Augenblick lang zuckte der Gedanke auf, ob sie nicht zu irgendeinem experimentellen Zweck erfolgt" (Arzt 4, n. 400 mg *Meskalin* sc.). (21) *

14. „Zwischen all diesem (sich jagenden, zweifelnden Gedanken, was von dem Wahrgenommenen überhaupt wirklich sei und was nicht) nahm ich öfters Gestalten wahr, mehrere Male waren Herr Dr. B. und das Hausmädchen V. da, wie oft, kann ich nicht sagen. Sie sahen beide so anders aus, viel größer als sonst. Ich sollte wieder essen und tat es nicht. Ich konnte weder Halluzination noch Realität feststellen. Später bat ich Herrn Dr. B., den Tisch abräumen zu lassen, heraus aus dem Affekt der Gereiztheit über diesen

Angriffspunkt immer neuer Nörgeleien der Gestalten, in dem Augenblick spürte ich nur eine gewisse Erleichterung, um Ruhe vor dem Anstoß ewiger Quälereien zu haben. Allerdings hatte ich dieses Gefühl nicht lange, denn bald stand Tee da, den ich trinken sollte. Überhaupt war meine Stimmungslage ziemlich gereizt. Herr Dr. B. fragte mich allerlei. Teils ärgerte ich mich, daß ich mich da eventuell mit einer halluzinierten Gestalt unterhielt, teils, weil mich eine gewisse amnestische Aphasie bewußt quälte, teils, weil ich da Dinge gefragt wurde, die mir in jenem Zustand so entsetzlich banal erschienen, gleichgültig waren. Ferner drückte mich je nach den wechselnden Momenten eines klaren Bewußtseins, einerseits wieder meine gänzliche Insuffizienz und andererseits reizte mich jede Frage, weil ich in ihr eine Absicht sah, nachzuforschen, wie weit es mit meiner Psychose war. Weiterhin machten mich paranoide Ideen reizbar. War in dem Tee etwa *Hyoscin* (das damals als antipsychotisches Sedativ verordnet wurde, vr)? (eine Psychiaterin, durch 300 mg *Meskalin* sc.). (21) *

15. „Beim Blick durchs Korridorfenster auf den Hof (der psychiatrischen Klinik, wo die Experimente durchgeführt wurden, vr) fällt mir die eigenartige Art und Weise auf, in der ein alter schizophrener Endzustand (Patient, vr) nach öfteren halb Rechts-, halb Linkswendungen über den Platz geht und dabei immer zu uns blickt... Obwohl ich ihn als verschroben kenne, gewinne ich die sichere Überzeugung, daß er von M. (dem Experimentator) hierzu bestellt war, es sollte eine Prüfung für mich sein. Zugleich war der ganze Hof fremdartig in der Gesamtstimmung und etwas unheimlich. Ich war im Augenblick froh, daß M. und S. neben mir standen, und zugleich geärgert über ihre Ableugnungsversuche" (Arzt 2, nach 500 mg *Meskalin*, zweiter Arzneiversuch). (21) *

16. Die Handlungen und Dialoge der Arztkollegen im Eßzimmer erscheinen ihm als ein *auf ihn bezogenes* Theater. Hat den Eindruck, man wolle durch Reizworte etwas über ihn selbst aus ihm herauszubekommen, und bemüht sich immer wieder, nachzuweisen, daß er das durchschaut (Medizinstudent 2, nach 400 mg *Meskalin* sc.). (21) *

17. „Nachdem Dr. B. auf dem Korridor etwas von der *Skepsis* im persönlichen Lebensaufbau gesagt hatte, warf ich ihm schroff und, wie mir scheint, in einer etwas fremden, starren Haltung entgegen: „Wozu bringen Sie mir meine Doktrin!" Wir gingen in sein Zimmer, noch von diesem Thema sprechend, das mir ungeheuer wichtig vorkam und deshalb aufregend, weil mir von außen her entgegen gehalten wurde, was ich als gewohnte und rücksichtslos auch gegen mich selbst gewandte Anschauung kannte" (Arzt 1, nach 500 mg *Meskalin* sc., zweiter Arzneiversuch). (21) *

18. „An Ton und Manieren der anderen untereinander finde ich alles mögliche *unpassend und unliebenswürdig*, was mir peinlich ist. Daß ich mich selbst

auffällig benehme, ist mir klar, aber ich bringe keine Kritik daran auf" (Arzt 12, nach 500 mg *Meskalin* sc.). (21) *

19. Abneigung gegen den Versuchsleiter, weil dieser ihn beobachtet (Medizinstudent 4, nach 500 mg *Meskalin* sc.). (21) *
20. Verdrossen und mißtrauisch beim gemeinsamen Essen. Er denkt: „Warum Dr. B. wohl den Stuhl zurückschiebt? Alles will mich beobachten! Sie können sich doch denken, daß mich das stört!" (Arzt 15, n. 500 mg *Meskalin* sc.). (21) *
21. „Meine ganze Umgebung hatte ein ekelhaftes Wanken, Gaukeln, Schütteln, Schweben, Schwanken. Körperlich empfand ich das alles als gräßlich unangenehm. Es war keine Schmerzempfindung, doch mir war es, als ob mein Blut nun in diesem mir so verhaßten Rhythmus pulsierte. In diesen Rhythmus fügte sich weiter das mir nun unangenehm laute Ticken der Pendeluhr. Von draußen hörte ich dauernd die Straßenbahn, sie schien mir den Klang unserer Straßenbahn von daheim zu haben. In dem allen lag etws so *Hämisches,* Häßliches, Ekelhaftes für mich" (eine Psychiaterin, durch 300 mg *Meskalin* sc.). (21) *
22. Traum, daß jemand in der lokalen Zeitung als „der *Stadtsäufer*" bezeichnet worden ist; er schreibt an die Zeitung, um eine *Gegendarstellung zu verlangen* (Prüfer 8). (18)

32) Sprechen und Sichausdrücken („Selbstdarstellung"), Schreiben, „mimischer Affektausdruck"

1. „Um 11 Uhr wollte ich notieren, daß in der Peripherie des Gesichtsfeldes ein Bleistift plötzlich ins Rollen gekommen sei, aber konnte keinen passenderen Ausdruck finden als „Bleistift rollt neben". Überhaupt war es *die Störung der Ausdrucksfunktion, die mir eher und stärker zum Bewußtsein kam als die des Meinens, Denkens und Verstehens, und die auch im Abklingen des Rausches länger als die anderen Störungen bestand*" (Medizinstudent 5, nach 500 mg *Meskalin* sc.). (21) *
2. Ein Proband schreibt: „Ich fürchtete mich, über ein Abflußsieb im Korridor zu gehen, fragte, ob es wirklich sei, überzeugte mich durch Tasten mit dem Fuß und hörte mich ironisch sagen: „Aha, das ist der Weg zur Realität!" Dabei besann ich mich, ob das einen Sinn habe und wie die ironische Note, die ich in der Gesichtsmuskulatur spürte, zu verstehen sei. Diese Beobachtung, daß die Gesichtsmuskulatur bestimmte mimische Bewegungen automatisch mache, deren ich dann erst nach Konstatierung der entsprechenden psychischen Bedeutung inne war, trat noch häufig auf und veranlaßte mich,

später Dr. B. u.a. aufzufordern, dies genau zu beobachten, da man die James'sche Theorie der Gefühle dadurch in einem neuen Licht sehe." Der beobachtende Versuchsleiter erläutert dazu, der Proband äußerte eine „Theorie über *mimischen Affektausdruck*, der den Affekt erst *erzeuge*" (Arzt 1, n. 500 mg *Meskalin* sc., zweiter Arzneiversuch). (21) *

3. Große Trägheit, Gleichgültigkeit, Redeunlust (als erstes Symptom, vor den Visionen). (16)
4. Unlust zu reden, später Unfähigkeit dazu; er gab „den Versuch auf, ... weiter Gedanken zu spinnen", weil er sie doch nicht verbal ausdrücken könne. „Ich vermochte nur Bruchstücke dieser Gedanken zu äußern. Ich war mir auch dessen bewußt, daß ich viele verwirrende und unzulängliche Ausdrücke gebrauchte. Das Sprechen wurde auch darum zur Qual, weil ich ... die Schwere des Unterkiefers fühlte; am unangenehmsten aber empfand ich das Abgelenktwerden durch die mannigfachen Reize, die im normalen Zustand unbeachtet bleiben" (Arzt 14, nach 500 mg *Meskalin* sc.). (21) *
5. Ein Indianer glaubte unter *Peyotl*, alle anderen würden seine Gedanken kennen. „Nach Ende der Messe kamen immer wieder Teilnehmer zu mir und redeten mit mir, und ich wunderte mich, warum sie dies taten, da sie doch wußten, was in mir vorgehe; darum antwortete ich ihnen nicht." (5)
6. Langsamkeit im Denken und eine gewisse Unbeholfenheit im Ausdruck (mehrere Prüfer;*Prentiss und Morgan*, unter *Peyotl*). (14)
7. Traum: eine Frau und ein freundlicher kahlköpfiger Mann kommen zu ihm. Er fragt die Frau, wie es ihr gehe. Die Frau *lächelt nur schüchtern und geht weg, ohne zu reden*. Keine wirklichen Gefühle (Prüfer 8). (18)
8. „Ich kam mir unendlich geschwätzig vor, hatte einen heftigen Rededrang; dabei aber eine Erschwerung der Wortfindung, so daß ich oft nicht auf die einfachsten Ausdrücke kam" (Ärztin 2, nach 400 mg *Meskalin* sc.). (21) *
9. Dumpfheit im Kopf, langsames Denken, *mußte dasselbe immer wieder lesen*, vergaß Sachen, und das Organisieren von Angelegenheiten fiel schwer; er kannte selbst das Wort „Herz" nicht (Prüfer 9). (18)
10. „Ich erinnere mich, sechs *Peyotl-Buttons* gekaut zu haben, als die Unterhaltung sehr lebhaft wurde. Obwohl ich nicht erkennen konnte, welche Sprache gesprochen wurde, war das Thema der Unterhaltung, an der alle teilnahmen, sehr interessant, und ich versuchte aufzupassen, um teilnehmen zu können. Aber als ich zu sprechen versuchte, merkte ich, daß ich nicht sprechen konnte; die Worte drehten sich sinnlos in meinem Kopf. ... Die Männer sprachen (wie ihm schien, vr) italienisch und wiederholten wieder und wieder einen Satz über die Dummheit der Haie. Ich hielt das

für ein vernünftiges, zusammenhängendes Thema... Es fiel mir keinen Augenblick auf, daß keiner von ihnen Italienisch konnte." (20)

11. „Vollkommene Ratlosigkeit. Ich habe die dunkle Erinnerung, daß man mir Befehle gab, die ich nicht richtig verstand. Ich wollte mich zusammenreißen, wollte sprechen, fand die Worte nicht; während ich nach den Worten suchte, war der Gedanke längst entschwunden" (Arzt 17, nach 500 mg *Meskalin* sc.). (21) *

12. Es macht Mühe, beim Rechnen und Sprechen die Gedanken zu konzentrieren, und das Sprechen selbst geht etwas langsam und schwerfällig vonstatten (durch *Meskalin*). (14) *

13. Sprechen fällt außerordentlich schwer; auch beim Abklingen des Rausches hat er das Gefühl, sich bei Worten wie „Improvisation" oder „Theorie" in den Silben zu verhaspeln; einmal kann er einen begonnenen Satz aus Konzentrationsschwäche nicht beenden (ein Maler, nach 350 mg *Meskalin* sc.). (27) *

14. Lesen und Sprechen gelingt wegen „Unmöglichkeit zusammenhängenden, periodischen und systematischen Denkens" nur „abgerissen", und die Schrift wird zunehmend größer und weiter, was durch Willensanstrengung zu beheben ist – dann schreibt er sorgfältig und eng (Jurastudent 1, nach 400 mg *Meskalin* sc.). (21) *

15. Notizen, die ein Proband während des Rausches zu machen versuchte, zeigten Inkoordination in Sprache und Schrift (durch hohe Dosen *Meskalin*). (24) *

16. Läßt in seinem Bericht zuweilen vom Sinn her notwendige Wörter aus oder benutzt falsche Wörter (von mir selbst bemerkter Befund (vr), der eine im Nachrausch, zur Zeit der Abfassung des Berichts, fortbestehende Störung aufzeigt; Arzt 14, nach 500 mg *Meskalin* sc.). (21) *

17. Unsicherheit der Schrift. (25) *

18. Schlechtes Sehen, unsicheres Schreiben; mit Kopfschmerz (Prüferin 2, 23. T.) (17.1); schlechtes Sehen, Lesen nicht möglich, Schreiben in gerader Richtung nur mühsam und mit äußerster Willensanstrengung (gleiche Prüferin, 23. T.) (17.3).

19. Die Schrift weicht schräg nach oben ab und wird unleserlich (Arzt 9, nach 400 mg *Meskalin* sc.). (21) *

20. Beim Versuch zu lesen „endloses Durcheinander"; bringt die Sätze nicht zusammen (Medizinstudent 4, nach 500 mg *Meskalin* sc.). (21) *

21. Traum von einem Fürsten Chlodwig III. von Hohenzollern, zuletzt sah er ein Brustbild desselben mit einer längeren *Unterschrift* drauf; ferner ein Traum, in dem ihm „ein *Blatt gereicht wurde, auf dem zwei Zeilen* standen.

Diese stammten, wie mir unmittelbar gewiß wurde, von einer befreundeten älteren Dame, die mich darin ungefähr ihren lieben Sohn und Bruder nannte und mich als Erben und Verwalter irgendwelcher geistiger Güter bestimmte, wobei die Anrede Du gebraucht wurde" (Arzt 1, durch 300 mg *Meskalin* sc., erster Arzneiversuch). (21) *

22. *Beim Lesen* „schweben die Worte nach oben davon, bleiben aber doch an ihrer Stelle; von unten kommen dieselben Worte wieder heran und überdecken die alten Druckstellen, so daß man einen Augenblick lang ein vollkommen scharfes Bild hat; dann schwimmt alles wieder davon; und zwar schwimmt das Wort davon, sobald man es angesehen hat, wobei das Lesen ungestört ist. Schriftzüge kommen einem wie Spiegelschrift vor, oder von rechts nach links geschrieben; man muß aktiv aufmerksam sein, um diese Empfindung zu meistern" (Arzt 3, nach 300 mg *Meskalin* sc.). (21) *

23. Ein halbstündiges Seminarreferat... wird ohne stärkeres Veränderungsgefühl gehalten, höchstens im Anfang noch eine leichte Unsicherheit, ob das Gesagte ganz dem geplanten Inhalt des Referates entspreche (Arzt 1, nach 300 mg *Meskalin* sc., erster Arzneiversuch). (21) *

24. Wird gesprächig; schildert fortwährend ihre Visionen, sagt: „Ich kann nichts dafür, wenn die Lippen so allein herumlaufen" (spricht unwillkürlich, vr); später leicht schleppende Sprache (24j. Frau, durch *Peyotl*-Extrakt). (14)

25. Heiterkeit und Redelust (*Weir Mitchell*). (24)

26. Leichte, redselig läppisch heitere Verstimmung (n. 1 St., durch 200 mg *Meskalin* sc.). (22) *

27. Tendenz zur Redseligkeit; später, wenn der Proband sich „leicht im Kopf" zu fühlen beginnt, kann die Rede auch verwirrt sein (durch *Meskalin*). (24) *

28. Befürchtet, durcheinander zu reden, wenn er sich gehenläßt (ein Maler, nach 350 mg *Meskalin* sc.). (27) *

29. Muß beim Sprechen nach Worten suchen, lange überlegen, ob er mit dem Wort auch genau trifft, was er sagen will (Medizinstudent 4, nach 400 mg *Meskalin* sc.). (21) *

30. Es ist ihm unmöglich, seine Erlebnisse chronologisch geordnet zu erzählen, er fängt etwa sechsmal an, bleibt immer im Anfang stecken, dann ist er abgelenkt; ist ungewöhnlich lebhaft, redselig; spricht wirr, in Halbsätzen, skandiert zeitweilig, wobei er unruhig umhergeht; kann das, was er erlebt, nicht verständlich ausdrücken (Arzt 1, nach 500 mg *Meskalin* sc., zweiter Arzneiversuch). (21) *

31. redet mir alles mögliche vor, ich bin aber nicht mehr imstande, alles zu

verstehen, sei es, daß er nur in Bruchstücken redet, oder daß ich selbst nicht mehr imstande bin, einen ganzen Satz zu kapieren" (Naturwissenschaftler, nach 500 mg *Meskalin* sc.). (21) *

32. Viele Probanden **redeten wirr**, in **abgebrochenen Sätzen**, denen *Abbruch von Gedankenreihen und ungeordnete Gedankensprünge* entsprachen, auch nur in einzelnen Wörtern, und gebrauchten nicht selten *Neologismen*, wie die Versuchsprotokolle zeigen. Im Extremfall resultierte ein regelrechter „*Wortsalat*", ein Bild, täuschend ähnlich der Symptomatik eines hebephrenen Schubes, was der eine oder andere Prüfer selbst merkte. Ein Beispiel dafür ist folgende im Rausch erfolgte Niederschrift von Arzt 9: „Es ist so, als wenn alles von Welt erschüttere – ich meine mit dem Egalsein – das wirklich Egalsein – ich habe nie geglaubt, so Dementia-praecox-krank sein zu können – dabei ist meine Schrift immer wie ein – es kann auch blau sein – immer kommt mir das verteufelte Gitterwerk dazwischen und hindert mich, richtig Kritik zu – nein, sie sind mir nicht so im Gedächtnis – die Umwelt, sie aktuelles ich, ist alles ich – Beziehung wohin von wem – nein ich dem mich wattiert gegenüberstehe – waren ich das heute ich das aber – ich schreibe in eine Sonne hinein ..." (die nächsten Sätze waren schräg nach oben geschrieben und nicht leserlich) (Arzt 9, n. 400 mg *Meskalin* sc.). (21) *

33. Auffälliges Themenspringen beim Reden, zuweilen mit nervös-suchenden Pausen (geheilt; junger Mann, Drogenproblematik). (34)

34. Macht, in alberner Stimmung, *Wortspiele*, wie „Schnupfen – Schnopfen – Schopfen", oder „Salomon – Schalon Abt", oder „Kopierpapier – Klosettpapier – Suppenschüssel – Meerbusenbuchtung", lacht laut darüber (Arzt 1, nach 500 mg *Meskalin* sc., zweiter Arzneiversuch). (21) *

35. „Unglaubliche" Euphorie und Hemmungslosigkeit, wobei er sehr lebhaft spricht und „ungewohnt viel Superlative und Epitheta ornantia" gebraucht (ein Proband, ohne Angabe, ob durch *Peyotl* oder *Meskalin*). (4)

36. Findet zu Hause einen Brief seines Bruders vor, der ihn ärgert; daraufhin schreibt er sofort einen Antwortbrief, der 20 (!) Seiten lang wird. „Ich schreibe ihm sonst alle paar Monate drei Seiten. Ich merke gar nicht, wie die Zeit vergeht und daß der Brief immer länger wird" (ein Proband, ohne Angabe, ob durch *Peyotl* oder *Meskalin*). (4)

37. Ein Proband in (21) * vermerkt, daß er sich eine ganze Woche lang nach dem Rausch immer wieder *gezwungen* fühlte, *jedem*, egal ob dieser es hören wollte oder nicht, *von seinen Erfahrungen zu erzählen*. Er wußte um die Unangemessenheit dieses Verhaltens, kam aber nicht dagegen an. vr

38. „Mit Einnehmen der Horizontallage war aber die Umwelt und ich auf

einen Schlag verändert. Geistig war ich plötzlich völlig frisch, lebendig, heiter, wie erlöst von einem unerklärlichen Bann. Das Erste, was mit intensivster Deutlichkeit für mich auftrat, war der befreite, lebendig, sinnvoll gewordene Raum. Ich atmete erleichtert tief ein und aus und mußte begeistert von meiner Befreiung sprechen. Ich glaube, ich habe, bis ich mich an diese befreite Lebendigkeit gewöhnt hatte, unglaublich viel gesprochen" (Ärztin 3, nach 400 mg *Meskalin* sc.). (21) *

39. „Auch als ich um etwa 18 Uhr nach Hause gehe, komme ich mir noch immer etwas fern von anderen Leuten vor, als ob ich nichts mit ihnen zu tun hätte. Nachdem ich mich jedoch *kurze Zeit mit Bekannten über meine Erlebnisse ausgesprochen habe*, fühle ich mich wieder vollkommen normal und frisch" (Medizinstudent 3, nach 400 mg *Meskalin* sc.). (21) *

40. „Ich habe den Eindruck, die Sprache geht besser, als sie dürfte; es redet sich, statt daß gesprochen wird. Ich habe den Eindruck, daß der Gedanke nachfolgt dem Wort; aber es ist doch kein Unsinn" (Arzt 11, nach 500 mg *Meskalin* sc.). (21) *

41. **Alle Berichte aus (21), aber auch mehrere andere Quellen**, in denen Betroffene selbst, kurz nach dem Erlebnis, ihre *Peyotl-* oder *Meskalin*räusche schildern, sind **von ganz ungemeiner Lebendigkeit, Ausdrucksfülle und Ausführlichkeit**; teilweise (z. B. (2)) bilden sie *vollständige Kurzgeschichten* von ausgesprochenem künstlerischem Wert. Diese höchst ausgeprägte Fähigkeit, sich literarisch auszudrücken, scheint eine häufige Wirkung des Rausches zu sein. Ein großer Künstler der Sprache und Philosophie, *Aldous Huxley*, sah sich denn auch veranlaßt, einen vollständigen Essay über sein Meskalinexperiment zu verfassen. In diesem andererseits charakterisiert er Sprache als etwas das Bewußtsein Reduzierendes, indem sie die Vorstellungswelt festlege, den Glauben erzeuge, ein für das Alltagsüberleben reduziertes Bewußtsein sei das einzige Bewußtsein (28) *.

33) Menschliche Beziehung: Einsamkeit, Autismus, Isolation, Heimweh, Trauer, (Un)-Verständnis, Verschmelzung der Seelen, Identifikation, Familie

1. Träume von *Leuten* (Prüferinnen 2, 3, 6, 8). (18)
2. Lt. einer Fragebogenaktion an (weiße) Ärzte, Pfarrer usw. im Verbreitungsgebiet des *Peyotl*-Kults *fördert* die Droge *die Geselligkeit*, weshalb manche es nur in Gesellschaft genießen. (41)
3. Durch *anhaltende Isolation* kann eine *Anhalonium*-Pathologie entstehen. (35)

4. Ein von *Vithoulkas* zitierter Fall von Halluzinationen bei einer 82j. Frau, die durch Sehschwäche kaum noch tätig zu sein oder aus dem Haus zu gehen fähig war, zeigt alle Merkmale des sog. *Kontaktmangelparanoids*. (36)
5. Durch die Unfähigkeit, ihre Arbeit zu verrichten, mit der sie zuvor gleichsam verheiratet waren, empfinden sie sich zunehmend als isoliert vom Rest des Lebens und von den Anderen und leiden sehr darunter (*Anh.*-Patienten mit *Chronic Fatigue Syndrome*). (35)
6. Distanzierte (aloof), zum Alleinsein geneigte Stimmung (Prüfer 9). (18)
7. Teilnahmslosigkeit gegenüber einer für ihn sonst interessanten Lektüre, den Oden aus *Spittlers Olympischem Frühling*: „Warum macht Aphrodite diese läppischen Scherze? Warum dieser ewige Zank mit Pallas Athene? Ich mußte darüber lächeln... und verstand nicht recht, was ich eigentlich so Großes dahinter gesucht hatte" (Arzt 15, n. 500 mg *Meskalin* sc.). (21) * (Die *Beziehungen* zwischen den Akteuren der Geschichte werden nicht mehr verstanden und daher als lächerlich empfunden; „Menschen verhöhnen, was sie nicht verstehen" (*Goethe*). vr)
8. Erkennt beim Mittagstisch zwar zwei Mitarbeiterinnen aus der Klinik, aber kann sich absolut nicht klar machen, was es mit ihnen für eine weitere Bewandtnis habe; „ein peinigender Zustand, *einerseits Bekanntheitsgefühl, andererseits absolute Fremdheit*" (Arzt 17, nach 500 mg *Meskalin* sc.). (21) *
9. Fragt sich während des Rausches immer wieder, *wie Mitmenschen, menschliche Beziehungen in dieses Bewußtsein des zeitlos-seligen „Sehens, wie man sehen sollte" hineinpassen sollen*, und es scheint ihm *unmöglich*; „dieses Teilhaben an der offenkundigen Herrlichkeit der Dinge ließ keinen Raum für die gewöhnlichen ... Angelegenheiten menschlichen Daseins, vor allem keinen für Personen betreffende. Denn Personen sind Selbstheiten, und in einer Hinsicht zumindest war ich nun ein Nicht-Selbst... Der bloße Gedanke an die Erscheinung und das Benehmen des Selbst, das zu sein es für den Augenblick aufgehört hatte, und an andere Selbste, seine einstigen Gefährten, erschienen diesem neugeborenen Nicht-Selbst ungeheuer *belanglos*." Er vermeidet daher absichtlich, in die Augen seiner Frau und seines Freundes zu schauen, die beide anwesend sind, und sehnt sich danach, mit seinem Schauen alleingelassen zu werden. (28) *
10. Vorstellung, jeder Mensch sei *eine ganze Welt für sich und mit den anderen nur durch die Gedanken nach Radiowellenart verbunden*; durch diese Idee schien ihm auch das *Wesen der Liebe* erklärt zu sein (Jurastudent 2, nach 500 mg *Meskalin* sc.). (21) *
11. „Still nachdenklich (reflective), wie mit einem tiefen Vertrauen, daß alles in Ordnung kommen werden (will work out all right) und es keinen Grund

zur Aufregung gebe. *Nicht sehr gesellig (social), brauchte keine Leute um mich, war aber froh, sie zu sehen oder mit ihnen zu reden.* Introspektiv, mit mir selbst verbunden" (Prüferin 1). (18)

12. „Ich mache mir (auf dem Höhepunkt des Rausches) Gedanken über mein Verhältnis zu anderen Menschen. Es gelingt mir nicht, sie mir als „Menschen", nicht Personen, vorzustellen. Ich versuche oft, das Bild eines weiblichen Wesens zu gewinnen, das zu meiner rechten Seite liegt, aber ich sehe immer nur eine Arabeske, bestehend aus einer gedrückten Projektion von Kopf und Schulter und einer schwanzartigen, geschwungenen Linie. „Das ist meine Idee vom Weib!" Wenn es mir gelingt, die Wachvorstellung eines weiblichen Körpers zu gewinnen, so erscheint mir das Bild fremdartig, abstoßend, kolossal, etwa wie Gulliver die Riesenmädchen, jedenfalls von ganz anderer Wesensart. *Es braucht keine Frauen zu geben, auch keine Menschen.* Über diesen Gedanken erschrecke ich etwas; das Gefühl des völligen Isoliertseins. Die Gedanken an das Weib sind in keiner Weise erotisch gefärbt, wie überhaupt jede erotische Faser in mir zerstört ist. Der Gang, auf dem ich zu diesen Überlegungen komme, beginnt wohl damit, daß ich in einer Art von *Robinsonsgefühl* Brücken zur Welt zu schlagen versuche und mit dem nächstliegenden Objekt beginne" (Arzt 8, nach 400 mg *Meskalin* sc.). (21)*

13. „Auch als ich um etwa 18 Uhr nach Hause gehe, komme ich mir noch immer etwas fern von anderen Leuten vor, *als ob ich nichts mit ihnen zu tun hätte.* Nachdem ich mich jedoch kurze Zeit mit Bekannten über meine Erlebnisse ausgesprochen habe, fühle ich mich wieder vollkommen normal und frisch" (Medizinstudent 3, nach 400 mg *Meskalin* sc.). (21) *

14. „Neurotische Kinder, besonders *Einzelkinder*, blühten unter potenziertem *Peyotl* auf." (30)

15. „Es wird mir schließlich alles wurscht, was um mich herum vorgeht, mit einem gewissen Übelkeitsgefühl; ich verhalte mich ablehnend gegen alles und rede auch nicht mehr mit den anderen, obwohl sie verschiedentlich versuchen, mit mir Kontakt zu gewinnen" (Naturwissenschaftler, nach 500 mg *Meskalin* sc.). (21) *

16. Traum, daß die Schwester heimlich heiratet und die Familie sich darüber ärgert, sich *ausgeschlossen fühlt* (Prüferin 7). (18)

17. Traum von einer großen Party, bei der die Schauspielerin *Barbara Mandrell* bediente. Die Idee bei dem Fest war, das schwarze Schaf der Familie wieder in den Schoß der Familie zurückzuführen; Thema der *Vergebung, aber in Wirklichkeit war es bloß Show* (Prüferin 6). (18)

18. „Mittagessen gestört durch Anwesenheit der Anderen. Ich konnte den Gedanken nicht folgen. Das Gesagte schien mir belanglos, *jeder war iso-*

liert trotz konventionellem Interesseheucheln, jeder saß auf seiner Insel und täuschte Verbundenheit vor, tatsächlich glaubte ich jeden für den anderen resonanzlos; dachte darüber nach, warum die leeren Larven sprachen, bemühte mich aber trotzdem mitzureden, um nicht aufzufallen" (Arzt 2, nach 500 mg *Meskalin*, zweiter Arzneiversuch). (21) *

19. „Ich habe das Bedürfnis, allein zu sein, um nicht in meinen tiefsinnigen metaphysischen Betrachtungen gestört zu werden. Das Stören besorgen aber die anderen (auch berauschten) Versuchspersonen in reichlichem Maße. *„Jeder geht seine Wege"*, hat seine eigenen Vorstellungen. Ein Zusammenleben, „Zusammenarbeiten" (er meint wohl gemeinsames Reflektieren, vr) erscheint unmöglich. Eine Aufforderung dazu, die ich an W. richte, wird von diesem entrüstet abgelehnt. Da ich von den anderen nur das Äußere wahrnehme, was nicht viel ist, da sich ja alles im Innern des Einzelnen abspielt, glaube ich lange, ich sei mehr beeinflußt als die anderen, was mich an einem hemmungslosen Hingeben hindert. Überkommt es mich aber doch einmal, so werde ich gerade durch die Äußerungen der anderen „herausgerissen". Und da ein Wiederfinden der verlorenen eigenen Gedanken unmöglich ist, fühle ich mich deswegen sehr unglücklich" (Jurastudent 2, nach 500 mg *Meskalin* sc.). (21) *

20. „Mein Reden scheint sich ganz einzupassen in die Gespräche der Ärzte, obwohl ich das Gefühl habe, daß sie *nicht hinreichend eingehen* auf das, was ich spreche, sondern ihre Lektionen herunterreden" (Medizinstudent 2, nach 400 mg *Meskalin* sc.). (21) *

21. Er *will nicht mit Gleichaltrigen spielen*, nimmt nur zu Erwachsenen, oder Pflanzen und Tieren, Kontakt auf. Auf dem Spielplatz ist er immer allein (4 1/2 j. Junge, autistische Verhaltensstörung). (32) (Ob er denkt, die anderen Kinder verstünden ihn nicht? vr)

22. „Steigende, unerklärliche Lebensangst", mit Verlangen zu sterben und Gefühl, *von niemandem mehr verstanden* zu werden (Prüferin 2). (17.2)

23. „Als ich auf dem Sofa lag und Dr. M. neben mir saß, hatte ich (meiner Visionen wegen) ein großes Überlegenheitsgefühl ihm gegenüber; (ich dachte,) er lebe nur in einer Dimension, während ich eine ganze Anzahl zur Verfügung hatte. *Deshalb sprach ich mit ihm auch wenig darüber, weil ich mir sagte: Er hat ja doch kein Verständnis dafür.* Ich glaubte hier gewissermaßen dem Ding an sich nahe zu sein" (Arzt 10, nach 400 mg *Meskalin* sc.). (21) *

24. „In meinem *Autismus* fehlte mir jedes *Verständnis* für die sinnesphysiologischen Versuche, die mir vollkommen nebensächlich und unangenehm erschienen" (Arzt 13, nach 500 mg *Meskalin* sc.). (21) *

25. Fühlt sich traurig, als hätte sie etwas vergessen, jemanden verletzt (done something hurtful to someone) oder sei unehrlich (dishonest) gewesen...; hat „Mitgefühl für den Schmerz von jedem; ich merke, ich spüre die Gefühle Anderer deutlicher" (Prüferin 1). (18)

26. „Ich sollte mir *van Goghs* Landschaften vorstellen. Das war unmöglich. Ich sah wohl ein Bild vorübergleiten, aber halten konnte ich es nicht. ... Ich war aber keineswegs enttäuscht; ich wußte, daß zu einer solchen kritischen Betrachtung, zu einer möglichst vollkommenen Vorstellung eines solchen Bildwerkes eine Selbstentäußerung gehört, man müsse eingehen in das Vorzustellende, ganz darinnen sein. *Um den anderen zu verstehen, müßte man sich in ihm wiederfinden, für den Augenblick ganz der Andere sein, oder sich als sein Werk erleben. Ich aber konnte jetzt nur „Ich" sein*" (Arzt 14, nach 500 mg *Meskalin* sc.). (21) *

27. Während des Rausches „immer das Gefühl, als *wären die anderen ich und müßte mein Erleben ihr Erleben sein*; dann plötzlich wieder der Einbruch der Außenwelt, das Mißtrauen: halt, sie sind gar nicht ich; all ihr Fragen nach meinem Befinden ist ja gar nicht mein Fragen, es ist also nicht sie. Es ist also *Unsinn, davon zu sprechen*, und überflüssig... Sie sind ich, darum ist ja ihr Fühlen mein Fühlen, aber sie sind ja ein ganz anderer. ... Es ist, als wenn jeder im Gitterwerk lebe und mit seinen Ornamenten eins in das andere übergriffe und dadurch alles eins wäre"... Noch mehrere Stunden nach Abklingen des Rausches „Neigung, auf der Straße Menschen *zu verwechseln mit Bekannten*; ihre Grüße falsch einzuschätzen und *sogleich eine Beziehung zu ihnen zu haben*. Es ist so, als wenn jemand mal die Zigarre raucht, und ist dann die Zigarre selbst (sic). Nachher legt er sie weg und ist wieder er selbst, und die Zigarre wieder Zigarre." Hat im und nach dem Rausch das starke Gefühl, selbst schizophren zu sein und alle Schizophrenen durch *Einfühlen verstehen* zu können (Arzt 9, n. 400 mg *Meskalin* sc.). (21) *

28. Eine *Anh.*-Patientin *Herscus* war hellsichtig in der Weise, zu *wissen, was die sie umgebenden Leute fühlten*. (35)

29. „Ich schien eine *abnorm starke Einfühlungsfähigkeit in andere Menschen* zu besitzen, vermeinte von ihren Gesichtszügen und ihrer Mimik auf ihre Stimmung, Absicht und Einstellung *zu mir* schließen zu können... Als mich ein Kollege aufsuchte, las ich sofort in seinen Zügen mit großer Deutlichkeit die Neugier, mit der er mich betrachtete" (Arzt 13, nach 500 mg *Meskalin* sc.). (21) *

30. „Gesten, Haltungen, Gesichtsausdrücke, die ich sah, kamen mir ungemein bedeutsam vor, sie schienen auf seelische Hintergründe hinzuweisen, die ich allerdings nicht genauer erfassen konnte. Ich *glaubte, mich jetzt viel*

besser in die Menschen einzufühlen, ohne daß diese Einfühlung zu faßbaren Resultaten geführt hätte" (im Nachrausch; Arzt 17, nach 500 mg *Meskalin* sc.). (21) *

31. Diskutiert heftig mit dem Versuchsleiter St. über die Frage der unbedingten Lebenserhaltung Schwerkranker. „Ich bin *völlig unfähig, einen anderen Gesichtspunkt zu verstehen* als den, daß ich keinen Wert darauf legen würde, wenn ich jetzt eine Apoplexie hätte. Ich fühle mich *fast identisch* mit der Patientin und halte diesen Standpunkt für den einzig möglichen" (Arzt 12, nach 500 mg *Meskalin* sc.). (21) *

32. *Anhalonium*-Patienten sind **schwer verstehbar,** sie scheinen **negative Urteile Anderer anzuziehen, die sie eigentlich nicht verdienen.** Ein Beispiel dafür bildet das Verhalten einer von *H. V. Müller* mit *Anh.* geheilten Patientin: Sie benimmt sich flegelhaft und aufsässig gegenüber dem Arzt, reagiert sauer auf seine Fragen und Einwände, fährt ihm aggressiv über den Mund, maßregelt ihn, *er habe ja doch keine Ahnung von ihren Problemen, die sie nicht einmal selbst erkennen könne* . Als Kind war sie auch schon aufsässig und hat oft Wutausbrüche gehabt, bei denen sie sich auf dem Boden wälzte. Deshalb *verurteilte die Umgebung* sie. *In der Schule schieden sich die Geister sehr an ihr, für den Pastor war sie ein Bösewicht, für die Rektorin die Lieblingsschülerin.* Andererseits fühlte sie sich immer verantwortlich für das Wohlergehen Anderer, litt sehr, wenn es Anderen schlecht ging, und bemühte sich, ihnen zu helfen, *was die Umgebung nicht merkte*, weil sie ihren Gram nie gezeigt habe; sie sei vielmehr immer für egoistisch gehalten worden. Mit 15 verliebte sie sich in einen 12 Jahre älteren Mann, der die Beziehung zu ihr neben zwei anderen sexuellen Beziehungen hatte, sie offiziell fallenließ, als sie ihm als Karrierehindernis zu erscheinen begann, und trotzdem immer wieder heimlich mit ihr schlief; dieser Liebe wegen hat sie sogar ihr eigenes Studium aufgegeben, so daß sie jetzt keinen Beruf hat, *aber sie läßt bei der Anamnese kein schlechtes Wort auf diesen Mann kommen, sondern nimmt ihn regelrecht in Schutz* (19j. Mdch., paroxysmale Tachykardien). (37)

33. *Unger* selbst wirkt während des Selbstversuchs mit potenziertem *Peyotl* auf den befreundeten Kollegen *Hollenberg*, der nichts davon weiß, „so kühl, abweisend und verletzend, daß in mir geradezu eine feindliche Stimmung ausgelöst wurde". (44)

34. Er *steckt die Finger in den Mund anderer Menschen, auch fremder, ja sogar in das Maul eines Hundes oder die Blüte einer Pflanze; tut dies aus übertriebener Herzlichkeit und Nähe zu allen und jedem*; hat nie gefremdelt; will immer seine Sachen verschenken, würde freiwillig sein Hemd ausziehen und einem Anderen schenken; auch sehr zärtlich zur Mutter,

abhängig von ihr, will nichts allein unternehmen, und sehr interessiert an Frauenkleidern und Schmuck, fragt: *„Du trägst einen Sari, Mama, warum kann ich keinen anziehen?"* Einerseits regt er sich sehr auf, wenn Leute sein Elternhaus verlassen; andererseits zeigt er keinerlei Unbehagen oder Heimweh, wenn er tagelang bei den Großeltern ist, ohne die Mutter zu sehen. *Die Mutter begreift ihn nicht*, weiß nicht, wie sie mit ihm umgehen soll. *Er scheint nicht zwischen Ich und Nicht-Ich unterscheiden zu können* (4 1/2 j. Junge, autistische Verhaltensstörung). (32)

35. *Don Juans* Schüler halluziniert einen schwarzen Hund, der aus dem (realen) Wassernapf trinkt; plötzlich sieht er den Hund durchsichtig werden und meint, das Wasser in den Körper des Hundes und durch ihn hindurch laufen zu sehen; es schießt schließlich „in einer langen, weißen, seidenen Mähne" aus seinen Haaren hervor. ... Er trinkt, den Mund im Wassernapf, mit ihm. Dabei sieht er das Wasser auch „in roten, gelben und grünen Schattierungen" durch die eigenen Adern rinnen. „Ich trank mehr und mehr und trank, bis ich in Flammen aufging; ich war ein einziges Glühen. Ich trank, bis die Flüssigkeit meinen Körper durch jede Pore verließ und wie Seidenfasern herausstand, und auch ich erhielt eine lange, strahlende, leuchtende Mähne. Ich sah den Hund an, und *seine Mähne war wie meine.*" Er spielt nun mit dem Hund, „bis ich seine Wünsche kannte und er meine... Wir gestalteten uns wechselseitig wie in einer Art Puppentheater. Indem ich meine Zehen verdrehte, erreichte ich, daß er seine Beine bewegte... Die Euphorie, die mich ergriff, war unbeschreiblich. Ich lachte, bis ich kaum noch atmen konnte." Beim Aufwachen aus diesem Rausch weint er, weil er *vergessen hatte, daß er ein Mensch sei.* Nach dem Erwachen erzählt *Don Juan* ihm, er habe erst Krämpfe gehabt, dann alle Kleider ausgezogen, dann allein aus dem Wassernapf getrunken (hierbei muß *Don Juans* Schüler bereits den schwarzen Hund gesehen haben, vr), dann sei er heulend hinter dem (realen) Hofhund hergerannt, habe ihn immer und immer wieder ums Haus verfolgt, dabei wie ein Hund bellend, und schließlich mit dem Tier gespielt und immer wieder mit ihm Wasser getrunken. Er habe *so gebellt, daß die zuhörenden Indianer die Stimmen des Hundes und des berauschten Menschen nicht hätten unterscheiden können.* (20)

36. Möchte nahe bei Felsen und Bäumen sein; fühlt sich vor allem zu Felsen hingezogen, „als hätten diese ihr eine Botschaft zu übermitteln". Legt sich nahe einem moosbedeckten Felsen hin, der „sich *sehr freundlich* anfühlt", was einen warmen Gemütseindruck für den ganzen Rest des Tages hinterläßt (Prüferin 1). (18)

37. Eine *Anh.*-Patientin *Herscus* hatte *die Empfindung, die Erde empfinde Schmerz und zittere* (shaking), und 8 Stunden später gab es wirklich ein Erdbeben. (35)

38. „Angeregteste Unterhaltung 4 1/2 St. lang, ohne jede Spur von Müdigkeit; ... wir trennen uns erst nach 3 Uhr morgens. Ich habe sehr lebhaft erzählt und, ganz gegen meine Gewohnheit, Confidenzen gemacht. Auch K. decouvriert sich ungewöhnlich und erzählt mir über seine Stellung zu Vorgesetzten, Herzensangelegenheiten und dergleichen. Wir plaudern, obwohl wir uns bisher eigentlich nur dienstlich kannten, *als ob wir alte und intime Freunde wären*. Am nächsten Tag habe ich einen moralischen Kater wegen der von mir ausgeplauderten Dinge, die ich sonst streng diskret behandelt hätte, und K. ist ebenfalls mißgestimmt darüber, mit mir über dienstliche und andere Dinge so geredet zu haben" (zwei Probanden, die je 7 Gramm *Peyotl* erhalten hatten). (4)

39. *Überschwenglichkeit* der Gefühle, (durch die Vernunft) unterdrückbar (Arzt 6, n. 400 mg *Meskalin* sc.). (21) *

40. Eine überaus lebhafte Hyperästhesie für Farben, die sich im Laufe der nächsten Stunde zu einem wahren Farbenrausch steigerte. ... Und Hand in Hand damit, ich möchte sagen, fast damit harmonisch, entwickelte sich eine immer mehr zunehmende *rührselig - weich - sentimentale* Stimmung, ein *Alle Welt umarmen Wollen*, ein Seelenzustand ähnlich dem der Rekonvaleszenz nach schwerer Krankheit, mit jener leichten psychomotorischen Unruhe und jener Flüchtigkeit und Unbeständigkeit der Willensregungen, die solchen Rekonvaleszenzzuständen eigentümlich sind. Dazu das leichte Frösteln und ein, man könnte sagen, angenehmes Unbehagen, was der ganzen Stimmung ein eigenartig weiches Kolorit verlieh" (n. 2 St., durch 200 mg *Meskalin* sc.). (22) * (Noch mehrere weitere Probanden aus (21) * erlebten, zumindest vorübergehend, eine als „weich" oder gerührt bezeichnete Stimmung. vr)

41. „Mystisches Gefühl der Einheit, der *seelischen Gemeinsamkeit,* mit einer *allgemeinen Zärtlichkeit kosmischer Art*, als das Einssein mit der Welt, mit dem allgemeinen Leben, einer Kraftquelle des Lebens" (eine von *Leuners* Versuchspersonen, unter hochdosiertem *Meskalin*). (29) *

42. *Ekstatische Liebe* zu ihren Freunden und ihren Kindern; *Weinen vor Rührung*, beim Gebet, beim Blick auf den Ozean usw. (Frau, subakute bilaterale Pneumonie). (32)

43. „Ich möchte *dem Professor um den Hals fallen*, um ihn aus seinem geheuchelten Ernst herauszureißen; es ist mir peinlich, daß die Umgebung durch ihr Benehmen mich am „laisser aller" hindert" (Arzt 3, nach 300 mg *Meskalin* sc.). (21) *

44. Sieht *ein Kind mit offenen Armen* und den Erlöser am Kreuz, alles weiß, dann ihre Tochter; weint (47j. Frau, durch *Peyotl*-Extrakt). (14)

45. Schläft vor Behandlung stets mit *weit ausgebreiteten Armen und Beinen*, „spread-eagled" (etwa: „ausgebreitet wie Adlerflügel"); nach *Anh.* ändert sich, zusammen mit dem gesamten Verhalten, diese Schlaflage, er nimmt nun die Embryonallage ein (4 1/2 j. Junge, autistische Verhaltensstörung). (32)

46. Beim Alleinsein, zu Beginn des Rausches, „eine seltsame Angst"; während des Rausches ist er „der Welt unendlich fern und wieder nah", durchgängiges Erleben von Einheit mit einem halluzinierten Gitterwerk, welches ihm das Universum darzustellen scheint, „alles ist Gitterwerk", und dazwischen äußert er, wie zusammenhanglos und doch verstehbar, „ich glaube, es ist *gefährlich, jemanden im Meskalinrausch allein zu lassen*"; am Schluß des Rausches sagt er, er würde bei einer eventuellen Wiederholung des Versuchs nicht allein gelassen werden wollen (Arzt 9, n. 400 mg *Meskalin* sc.). (21) *

47. „... Da meinte ich auf einmal, ich wäre Gott, der auf seine Welten hinunterschaute...; dann dachte ich plötzlich daran, daß auf einer der Welten da untern W. K. sei, überhaupt die Menschen, die ich gewöhnlich um mich sehe, und ich fühlte mich schließlich *ganz allein*, aber es war schön und befriedigend, und ich konnte nur schauen und schauen" (Medizinstudent 1, durch 350 mg *Meskalin* sc.). (21) *

48. Menschen, die er im Raum sieht, scheinen entfernter, ihre Gesichter sehen blaß und verzogen aus (Jurastudent 2, nach 500 mg *Meskalin* sc.). (21) *

49. Der eigene Körper kommt ihm objektiviert vor, die Füße und Hände sind weit weg, *Stimmen Anwesender hört er wie aus weiter Ferne, Dr. B. (Experimentator) kommt ihm unendlich weit weg vor und seine Nähe wird erst durch dessen Händedruck zur Gewißheit* (ein blinder Dr. phil., nach 400 mg *Meskalin* sc.). Auch mehrere andere Meskalinprüfer **hören Stimmen Anwesender wie von ferne** oder „wie durch Wände", teils mit Unfähigkeit, das Gesprochene zu verstehen. (21) *

50. „Manchmal kamen mir *die Patienten fernstehend* vor. Aber ich war mir der Unrichtigkeit dieser Entfernung völlig bewußt" (Prüfer 1, 8. T.). (17.1)

51. „Der Kopf des *Franz Liszt* (auf den Testtafeln) hob sich plastisch von der Unterlage ab, die Gesichtszüge waren scharf, die Mimik nahm etwas Kaltes, *eisern Unzugängliches*, übermäßig Selbstbewußtes an", ... wie ein „*unnahbarer Wohltäter*" (Arzt 11, nach 500 mg *Meskalin* sc.). (21) *

52. Fühlt sich abends müde, vor allem, wenn sie mit anderen Leuten zusammen ist; *die Anderen ermüden sie* (Prüferin 1). (18)

53. Die *Anderen stören* ihn durch ihren Lärm und ihre Versuche, Kontakt aufzunehmen; er würde lieber seinen Illusionen nachhängen. Er mag nicht mit

ihnen reden, da es „jedes eigenen Erleben hintertreibt" (Naturwissenschaftler, nach 500 mg *Meskalin* sc.). (21) *

54. „Am Tage ausgesprochen euphorische Stimmungslage, die plötzlich in Wortkargheit und Verschlossenheit umschlug. Ich war *bestrebt, mit Menschen nur auf weite Entfernung umzugehen.* Die Gedankenfülle zwang mich zu immer größerer Abgeschiedenheit. Ich hörte und sah alles aus weiterer Ferne und war bei Gesprächen im Innersten nicht anwesend. Während eines Kongresses in K. waren alle und alles mir fern, so daß ich nicht imstande war, menschliche Kontakte zu erneuern und aufzunehmen. Auch Weingenuß konnte das Bewußtsein der Fremdheit und Entfernung nicht auslöschen" (Prüfer 1). (17.2)

55. „Ich saß am Fenster und schaute hinaus, ich konnte nicht (heraus)finden, in welchem Stockwerk wir wohl seien, alles war so still und ruhig, und ich fühlte mich so *trostlos einsam...*" (Medizinstudent 4, nach 500 mg *Meskalin* sc.). (21) *

56. „Für Augenblicke hatte ich das Gefühl einer grenzenlosen Verlassenheit und Verlorenheit, *alles rückte weg von mir,* die Zeit spielte keine Rolle – alles schien sich zu verlieren, alles zusammenzustürzen" (Ärztin 2, nach 400 mg *Meskalin* sc.). (21) *

57. Beim Abendessen empfinde ich am rechten Oberschenkel starke Wärme und sehe in einer Entfernung von nur 6 - 10 cm von der Haut den Kopf eines *bescheiden bettelnden Schäferhundes*" (Arzt 8, nach 400 mg *Meskalin* sc.). (21) * (Das halluzinierte Tier sucht Kontakt, ein Bild für die vom selben Prüfer empfundene Einsamkeit. vr)

58. „Bei den Versuchen (mehrerer Berauschter), *mit den anderen Kontakt zu gewinnen, wo wir uns gegenseitig festhielten und einer den anderen anrief „Laß mich los",* weiß ich nicht sicher zu sagen, ob ich gehalten wurde oder ob ich den anderen festhielt" (Naturwissenschaftler, nach 500 mg *Meskalin* sc.). (21) *

59. „ „Ein sonderbares Bild sah ich, wenn die Musik „schmalzig" (*sentimental*) wurde: Zwei Flächen, die *durch Gummilösung verbunden* waren, lösten und schlossen sich im Takte, wobei den Zwischenraum immer tausend zähe Leimfäden füllten" (Jurastudent 2, nach 500 mg *Meskalin* sc.). (21) * (Die durch „zähen Leim" verbundenen Flächen illustrieren, wie mir scheint, in spöttischer Weise den Begriff „Schmalzigkeit"; sie sind eine Karikatur der sentimentalen Liebe, in der zwei Menschen gleichsam aneinander „kleben". vr)

60. Traum von einem Segelboot; vom Boot zum Strand verliefen sehr dicke Seile (1. Nacht). (19) (Die Seile symbolisieren eine Verbindung; unklar

bleibt, ob es sich um eine Beziehung oder einen Schutz vor dem „Fortgetriebenwerden", also dem Kontrollverlust, handelt. vr)

61. Beim Einschlafen Traumbild, daß Dr. B. ihm *Morphin* spritze und er vergebens Morphinsymptome bei sich festzustellen suche (bei abklingendem Rausch; Arzt 8, nach 400 mg *Meskalin* sc.). (21) * (Dieser Prüfer vermerkt weiter vorne, daß *Morphin* ihn befriedige, „die harte Unterlage wird weich, Kälte wird nicht mehr empfunden, die Glieder sind himmlisch leicht – *Meskalin* dagegen zeigt die Lücke des Daseins und weckt Sehnsucht", und sein ganzer Rauschbericht ist von unbefriedigter Sehnsucht gekennzeichnet. So symbolisiert auch das unwirksame *Morphin* in dem Traum nochmals diese Frustration. vr)

62. Komplexer Traum von Leuten aus ihrer *Schulzeit*; Szenen in Klassenzimmern, Parties, Wohnungen von Freunden; trifft Leute, es ist angenehm, ohne bestimmtes Thema (Prüferin 6). (18)

63. „Deutliche Abneigung gegen alle Störungen, gegen den beobachtenden Versuchsleiter und vor allem gegen den Probanden S..., der mir immer *unsympathischer* wird, es fällt mir ein, daß er *mich an einen Mitschüler namens E. B. erinnert*, der mir auch nicht gerade angenehm war." Der Grund für diese Ablehnung liegt in S.' Benehmen: er läuft „lachend und laut sprechend, mit ausfahrenden Bewegungen, durch das Zimmer..., bindet sich Krawatte und Kragen los, was mir besonders unsympathisch erscheint, da sich darin die zunehmende Beherrschungslosigkeit, das Verlieren der Selbstbeherrschung... zeigt". Andererseits „erscheint mir *B. dauernd in Verbindung zu allem Angenehmen...* (und) *außerordentlich schön.* Ich habe jedoch durchaus nicht das Bedürfnis, mit ihm zusammen zu sein, ich freue mich über sein bloßes Dasein, beschränke mich am liebsten darauf, mich und ihn zu beobachten, wobei das, was mir als angenehm schien und was ich Schönes erwartete, ganz unfaßlich mit der Gegenwart seines Profils einherging und damit verbunden scheinen will." B. hatte auch zeitweilig eine Beziehung zu der Vorstellung des mystischen „Es", über das der Proband meditierte, und das Profilbild von B. begleitete fast dauernd diese Meditation, die er selbst mit derjenigen der Inder vergleicht (Medizinstudent 4, nach 500 mg *Meskalin* sc.). (21) * (In diesem Bericht zeigen sich **Vorgänge, die im Halluzinogenrausch allgemein eine wichtige Rolle spielen. Reale Personen werden zu Projektionsflächen**, wie hier die von S. für die Erinnerung an einen ungeliebten Mitschüler, die von B. dagegen, ähnlich der Gestalt des Guru im Hinduismus, für den archetypischen guten Vater sowohl als für das undeutlich erahnte Göttliche. Zugleich findet sich in der Ablehnung der „Unbeherrschtheit" von S. eine **allgemeine Angst des Halluzinogenprüfers** wieder, nämlich die vor dem Verrücktwerden,

dem Kontrollverlust, welche hier auf den anderen Berauschten projiziert und so entschärft wird. vr)

64. „ Die ganze Welt war für mich aus Wachs ... Dabei hatte ich ein merkwürdiges Knetbedürfnis. Alle Dinge trugen gleichsam die Aufforderung in sich, sie zu kneten, zu verbiegen und auszuziehen, der Löffel bei Tisch, die Zweige des Gartenstrauches, die Eisenstäbe des Treppengeländers, vor allem aber die eigenen Hände und Finger und die der anderen... Im Dunkelzimmer wurde die Hingabe an das Knetbedürfnis beinahe ekstatisch. Leidenschaftlich bog und drückte ich an Dr. B. und S. und auch an Prof. W. herum. Meine Beschäftigung mit S.´s Händen entsprang ... (auch) einem ganz ausgesprochenen Sympathie- und Harmoniegefühl diesem gegenüber. Ich kannte S. kaum und hatte ihn vor dem Rausche erst einmal gesehen. Trotzdem duzte ich ihn im Dunkelzimmer... Unsere Hände griffen ineinander; man wußte nicht genau, waren es die eigenen oder die der anderen, die man fühlte. Dieses *Gefühl des Miteinandererlebens* hatte ich nur S. gegenüber. Die anderen beiden Probanden waren mir gleichgültig, und oft empfand ich ihre Anwesenheit als störend und ernüchternd... Am Anfang und Ende des Rausches war mir natürlich die Gesellschaft der anderen nur erwünscht und angenehm. Man fühlte sich in einem gemeinsamen Abenteuer" (Medizinstudent 5, nach 500 mg *Meskalin* sc.). (21) *

65. Beim *Abschied* von einem Menschen, den ich nicht wiedersehen würde, wollte ich den Augenblick auskosten (savor) (Prüfer 9). (18)

66. Traum, daß sie es vermißt, nahe bei ihrer *Familie* zu sein (Prüferin 5). (18)

67. Traum von einer Verfolgungsjagd auf Motorrädern, die Kinder waren in Gefahr, ich sah aber, daß sie in Ordnung seien. Beim Aufwachen hatte ich *Angst um die Kinder* (Prüferin 4). (18)

68. „Ich erwache aufgestört, habe Angst um meinen Sohn", nach einem Traum von Gefahr, in dem der Sohn gar nicht vorkam (Prüferin 1). (18)

69. Traum, in (gefährlichen) Vorstädten mit dem Auto unterwegs zu sein. Die Leute auf der Straße rennen, sind in Panik. Man hört Sirenen und riecht Rauch. Sie kommt in die Straße, wo ihre Schwester lebt. Vater und Bruder sind da und sagen ihr, daß *die Schwester und deren Kinder verschwunden* sind. Sie versuchen, sie zu finden, aber die Polizei hält sie zurück; sie fühlt sich hilflos, Kummer, Schock (Prüferin 6). (18)

70. Eine *Anh.*-Patientin *Herscus* pflegte es vorauszuträumen, *wenn ein Freund oder Verwandter starb*; eine andere hatte *hellsichtige Träume über Familie und Freunde im Allgemeinen*, die stets wahr wurden. (35)

71. Sieht im Traum ihren Vater, den sie vor 53 Jahren verloren hatte, in der gleichen Art und Gestalt, wie sie ihn in der frühesten Kindheit erlebt hatte (Prüferin 5, 8. Nacht). (17.3)

72. Sieht in einer Vision sein Heim, seine Kinder, seine Frau und all seine Verwandten; es ging allen gut; Frau und Kinder waren in Wirklichkeit verstorben, und er hatte aus Trauer um sie seine Heimat verlassen (*John Rave*, in der 2. Nacht seiner *Peyotl*-Erfahrung). (5)

73. „Ich sagte zu *Mescalito* (dem Geist des *Peyotl*, den er in einer Vision schaut), daß ich wüßte, mit meinem Leben und meinen Handlungen sei etwas nicht in Ordnung, aber ich könne nicht herausfinden, was das sei. Ich flehte ihn an, mir zu sagen, was mit mir nicht stimmte, und ich bat ihn, mir seinen Namen zu sagen, so daß ich ihn rufen könne, wenn ich ihn brauchte. Er sah mich an, dehnte seinen Mund wie eine Trompete bis an mein Ohr und sagte mir dann seinen Namen. Plötzlich sah ich meinen eigenen Vater in der Mitte des *Peyotl*-Feldes stehen, aber das Feld war verschwunden, und das Bild war mein altes Zuhause, das Zuhause meiner Kindheit. Ich umarmte meinen Vater und begann, ihm hastig Dinge zu erzählen, die ich nie zuvor hatte sagen können. Jeder meiner Gedanken war prägnant und genau. Es war, als hätten wir wirklich keine Zeit und ich müßte alles auf einmal sagen. Ich sagte phantastische Dinge über meine Gefühle zu ihm, Dinge, die ich unter gewöhnlichen Umständen niemals hätte aussprechen können. Mein Vater sprach nicht. Er hörte nur zu und wurde dann fortgezogen. Ich war wieder allein, Ich weinte vor Reue und Traurigkeit. Ich ging durch das *Peyotl*-Feld und rief den Namen, den *Mescalito* mich gelehrt hatte. Etwas tauchte aus einer *Peyotl*-Pflanze auf. Es war ein leuchtender Lichtstab in der Größe eines Mannes..." (*Don Juans* Schüler, während eines rituellen *Peyotl*-Rausches). (20)

74. (Erscheinen eines verstorbenen Bruders. (10))

75. Sieht zweimal ihre verstorbene Tochter, in Gestalt einer weißen Jungfrau, und weint um sie (47j. Frau, durch *Peyotl*-Extrakt). (14)

76. Riecht in einem Laden das Parfüm, das ihre Mutter zu tragen pflegte; sie bleibt deshalb dort, geht auf und ab und atmet den Duft ein, der sie ein wenig traurig macht, die Mutter vermissend (Prüferin 1). (18)

77. Sorgt sich um seinen Sohn, der auf Reisen ist und von dem er seit einem Monat nichts gehört hat (Prüfer 1). (18)

78. Halluziniert seit einem Jahr immer wieder, tagsüber, daß ihr 17j. Sohn im Walde von zwei Verbrechern beraubt und ermordet werde; er ruft „Mutter, Mutter, hilf mir doch" und kämpft mit den Verbrechern. Das Gesicht der Verbrecher kann sie nicht sehen (57j. Frau, geheilt durch *Peyotl* C 30 dil.). (30)

79. Angst um ihre Schüler (ist Meditationslehrerin), daß sie keine Fortschritte machen oder sich negativ verändern könnten. Die Besserung dieser Angst erwähnt sie beim Follow-up ausführlich und ausdrücklich (63j. Frau, Fußmykose). (33)

80. Fühlt sich zerrissen zwischen dem Verlangen, Karriere zu machen und mehr Geld zu verdienen, und dem Verlangen nach Beziehung und einem friedvollen Familienleben. „Ich könnte die Sterne erreichen, würde ich nicht durch diese Probleme mit Beziehungen, Frauen, Einsamkeit gebremst." Leidet extrem unter Verlangen nach Zuwendung und Freundschaft, zittert zuweilen vor Einsamkeit und Isolationsgefühl; bei der Anamnese zittert zuweilen seine Stimme, als würde er gleich weinen. Sehr eifersüchtig, unterstellt seiner Frau Untreue, hat deshalb einmal die Wohnung kurz und klein geschlagen und das Auto kaputtgefahren (am Tag darauf ersetzte er alle Schäden); und doch brachte es ihn fast um, als seine Frau schließlich von ihm ging. Seit sie weg ist, wacht er morgens voll Einsamkeit auf, weint, fühlt sich „wertlos und ungeliebt". Überhaupt starker Mangel an Selbstwertgefühl in bezug auf seine Frauenbeziehungen (wesentlich gebessert; junger Mann, Drogenproblematik). (34)

81. Unter *Anh.,* als eine Art Erstreaktion, zunächst mehrere Wochen lang quälende Träume im Halbschlaf, in denen seine Frau ihn verläßt oder mit einem Anderen zusammen ist; beim Erwachen „schluchzt er wie ein kleines Kind" darüber; als das aufhört, treten intensive sexuelle Träume auf; schließlich werden die sonst immer lebhaft erinnerten Träume unerinnerlich, und er schläft besser (junger Mann, Drogenproblematik). (34)

34) Sehen von Wesen, Tieren, Personen und Geistern

1. Ein Hund begann ca. 1 St. nach 200 mg *Meskalin* zu winseln und zu bellen, aber nicht zum Beobachter hin, sondern nach der entgegengesetzten Seite des Käfigs. Beim Anrufen drehte er sich (zu seinem Herrn hin) um und wedelte. (12) *

2. Es macht „unheimliche" Visionen und Erscheinungen (*Brinton*, The Nagualism, Philadelphia, 1894, S. 7). (21)

3. Der Proband schreibt: „Stark unheimlich wirkte eine plötzliche Veränderung des Dr. B. in seiner Erscheinung, als wir den unteren Korridor verließen. Sein Gesicht war auf einmal verzerrt, zum Teil stark grün, zum Teil gelb-blau (Stirn), die Augen kobalten (luziferisch). Er hatte Pumphosen und braune Strümpfe (oder Beine), über die ein grünliches Licht sich ergoß. Ich verspürte einen jähen Impuls, dieses starre Bild zu zerstören. In diesem Augenblick hatte Dr. B. wieder seine gewöhnliche Gestalt ange-

nommen, und sofort suchte ich festzustellen, was soeben vorgefallen sei, indem ich die Erscheinung beschrieb und in einzelnen Teilen mit dem realen Dr. B. verglich." Der Beobachter Dr. B. vermerkt dazu, daß der Proband plötzlich auf ihn geblickt und, bruchstückhaft sprechend, gefragt habe: „Sind Sie ein Tunese - Pumphosen?" (Arzt 1, nach 500 mg *Meskalin* sc., zweiter Arzneiversuch). (21) *

4. Sieht „einen lebensgroßen Mann, halb von der Seite, er war klein, hatte einen weißen Turban auf und trug einen Bart. Ich glaubte zu sehen, daß er den Boden fegte. Dann drehte er sich zu mir, so daß ich den Besen erkannte. Ich konnte die Gesichtszüge des Mannes so deutlich sehen, daß ich ihn auf einem Foto wiedererkennen würde" (Arzt 4, nach 400 mg *Meskalin* sc.). (21) *

5. „Der Blick aus dem Fenster (der psychiatrischen Klinik) verschaffte mir noch ein merkwürdiges Bild. Ich sah die Kranken – wieder nicht einzelne Kranke, die sich durch Haltung, Größe, Miene voneinander unterscheiden, sondern nur den Typus – zu dreien in Gruppen feierlich einherschreiten, wie bei einem Leichenzug. Der Zug schien endlos zu sein. Dann trat ein Kranker ans Fenster und lachte. Als er sich entfernte, schienen es zwei zu sein. Plötzlich sah ich das Spiegelbild dieser zwei in entgegengesetzter Richtung laufen. So narrte mich mein Gesicht. Die Erscheinungen kamen mir merkwürdig vor, ich mußte lachen, wurde lustig, dann wieder ärgerlich, weil ich mich gefoppt sah. ... Dann erschienen im Hintergrund, wie in feierlicher Prozession, sechs Schwestern, paarweise gehend... Die Kaninchen in den Ställen schienen zu wachsen und in den Käfigen keinen Platz mehr zu finden" (Medizinstudent 4, nach 400 mg *Meskalin* sc.). (21) *

6. „Mehrmals glaubte ich, es stehe jemand in der Türnische, doch wenn ich richtig hinsah, hingen nur die Mäntel dort" (Jurastudent 2, nach 500 mg *Meskalin* sc.). (21) *

7. Sieht weiße Engel vorbeitanzen, dann einen schwarzen Mann (29j. Frau, unter *Peyotl*-Extrakt). (14)

8. Träumt von Menschen mit dunklen Gesichtern (1. Nacht). (19)

9. Träumt von einem unbekannten dunkelhäutigen oder schwarzhäutigen Mann, der ein Führer (guide) war, und von einem Dschungel, in dem sie in warmen tropischen Flüssen schwimmt (Prüferin 1). (18)

10. Traum: „Ein fremdes Hospital. Dunkle Halle, keine Furcht, er (ein Mann? der fragmentarische Text läßt dies unklar, vr) war freundlich und nett. Bot mir Wein an. Surrealistisch, lange dunkle Korridore, mit Kerze. Ich fühlte mich ok. Er war ein Zauberer Oz. Geheimnisvolle, mächtige, gefährliche Person. Ich wußte, es würde in Ordnung kommen" (Prüferin 2). (18)

11. Sieht zwei Gestalten (47j. Frau, durch *Peyotl*-Extrakt). (14)
12. Sieht nachts beim Erwachen, aber auch tagsüber im Wachen, seltsame, unerwartete und scheinbar sinnlose Visionen von Menschen oder Tieren, die sich rhythmisch bewegen. Einmal sieht sie einen Anstreicher, der den Spiegel über ihrem Kaminsims mit dem Staubwedel reinigt. Ein anderes Mal scheint ihre Schwiegertochter ins Zimmer zu kommen, ein anderes Mal die Gardinenschnur Tänze in der Luft zu vollführen. In der Regel erscheinen ihr unbekannte Menschen. Die Illusion von Realität ist immer perfekt, und obwohl sie sich über die Absurdität der Vorgänge im klaren ist, kann sie nicht zwischen Illusion und Realität unterscheiden. Manchmal ziehen die Menschengestalten auch singend oder murmelnd an ihr vorbei (82j. Frau, sog. Kontaktmangelparanoid). (36)
13. Sieht eine weiße Jungfrau, ihre Tochter (47j. Frau, durch *Peyotl*-Extrakt). (14)
14. Sieht eine Frauensperson ohne Gesicht, mit dem Marienzeichen (47j. Frau, durch *Peyotl*-Extrakt). (14)
15. Sieht ihre beiden verstorbenen Töchter, weiß gekleidet, und noch eine andere weibliche Person und weint darüber (47j. Frau, durch *Peyotl*-Extrakt). (14)
16. Sieht zwei Frauen in Renaissancekleidung mit weißer Haube, die sich bewegen, ziemlich klein (Arzt 2, nach 500 mg *Meskalin*, zweiter Arzneiversuch). (21) *
17. Dr. B. nannte ihr verschiedene Personen und Bilder, die sie sich vorstellen sollte. „Nicht lange dauerte es, da schienen sie scharf plastisch vor mir im Wahrnehmungsraum zu stehen, einige erschienen auf dem Projektionsschirm und waren bis ins kleinste durchgeführt; einige Personen, z. B. meine Eltern, glaubte ich in leibhaftiger Größe vor mir zu sehen. Als mir Dr. B. das letzte Dia zeigte, hörte ich das Klappern des Rahmens, und ich glaube, durch diesen Klang muß es ausgelöst worden sein, daß dabei das Lieblings-Laterna-magica-Bild meiner Kinderzeit auftauchte. Es war eine alte Frau, von uns die „Großmutter" genannt, die ihre schwarzen Augen weit über ihre lustigen roten Backen herabrollen konnte" (Psychiaterin, nach 300 mg *Meskalin* sc., zweiter Arzneiversuch). (21) *
18. Sieht „eine wie aus Elfenbein geschnittene Frauengestalt, deren Oberkörper von einem silbernen Panzer bedeckt war, außen herum war eine glänzende blaue Umrahmung; über das Ganze hinweg zogen hauchartig Schleier von allen möglichen Farben" (Arzt 7, nach 400 mg *Meskalin* sc.). (21) *
19. Sieht „in der Ecke, etwa 20 cm groß, im Viereck aufgestellt, vier nackte Damen, den Kopf weit zurückgebogen, auf den erhobenen Händen irgend-

etwas Undeutliches, Graues tragend, porzellanartig" (Arzt 3, nach 300 mg *Meskalin* sc.). (21) *

20. Sieht Landschaften, Wolken, Felder, von Menschen belebt (43j. Mann, durch *Peyotl*-Extrakt). (14)

21. Sieht u.a. Prozessionen, Volksversammlungen (ein Psychologe, durch 200 mg *Meskalin* sc.). (22) *

22. Die Formen der Erscheinungen wurden komplizierter, Landschaften, Gemälde, Tier- und Menschengestalten in traumartigen Verwandlungen tollster Art wurden bei vollkommenem Wachsein in allen Einzelheiten gesehen und sofort zu Protokoll gegeben, falls es auf der Höhe der Vergiftung bei der Fülle der sich jagenden Gesichte überhaupt gelang, alles, was man halluzinierte, so schnell zu formulieren. (16)

23. „Bald entstand beim scharfen Fixieren eines Punktes an der Tapete ein wundersames Spiel. Vom Rande des Blickfeldes auf der grünen Tapete streckten märchenhafte Tiergestalten plastische Tatzen und Zungen auf die Mitte zu. ... Etwas später fixierte ich einen Punkt an der Decke, an der einige kleine Fliegen und Spinnweben waren. Ganz rasch schienen sich die Fliegen zu vermehren, leuchteten bald in schönen Farben zwischen den sich immer rascher in plastischer Form verwebenden Spinnfäden... Über einem Projektionsbild (Dia) der Stadt Neapel lagen einige Fäden; diese ballten sich vor meinen Augen zusammen und füllten als Seequallen das ganze Bild aus; inmitten der Körper der Tiere leuchteten farbige Zeichnungen, und durch die äußeren durchsichtigen Massen sah ich Neapel" (Psychiaterin, nach 300 mg *Meskalin* sc., zweiter Arzneiversuch). (21) *

24. Sieht in einem großen Wasserbehälter voll schmutzigen Wassers Millionen von kleinen Wesen, die an sich bewegende Kaulquappen erinnern (*Havelock Ellis*, durch 4 *Peyotl*-Buttons). (21)

25. „Ab und zu formen sich aus den mehr flächenhaften Malereien auch stereoskopische Gebilde, unter welchen wieder grinsende Gesichter, Masken, Blumensträuße, winzig kleine menschliche Figuren usw. dominieren" (ein Psychologe, durch 200 mg *Meskalin* sc.). (22) *

26. Sieht „ein kleines Holzgesichtchen wie ein kleiner Apfel, oder noch kleiner, gelbes Gesicht, grellblaue Knopfaugen, rote Lippen, rote Haare; plötzlich sind es drei, vier in einer Reihe, darüber ordnen sich wieder Reihen; die einzelnen Köpfchen ordnen sich in einen großen Kopf und schließlich zu einer flächenhaften Pyramide an... Die Reihen wechseln, die Köpfe wimmeln, verändern sich, rollende Knopfaugen, die Augen drehen sich um die Sehachse; von einem Auge zum anderen springt über den Nasenrücken wie ein Blitz ein greller Strahl; dann verschwindet das Ganze... Irgendein

Affekt wird nicht ausgelöst. Es erscheint nun deutlich eine schiefgestellte Ackerfläche; plötzlich ein Männchen, etwa 30 cm hoch mit langem Bart, hoher spitzer Kopfbedeckung, stechenden Augen; die Männchen mehren sich; sie sind in den buntesten Farben gekleidet... und rennen geschäftig, furchtbar wichtigtuerisch herum, man sieht aber keinen Sinn ... (dann) Tiere in rasender Bewegung, ein Rabe, eine schwarze Katze, die heranrennen, und hinter ihnen in fünf, sechs Exemplaren genau dasselbe Tier... Nun erscheint in einem Glaskasten ein kleines Tier aus leuchtenden Federn, einem Kopf wie ein Hammel, deutlich sichtbar, die Hörner aus gedrehten roten Federn, blaue Knopfaugen, schwarze Linie als Nase und Mund; dieser Kopf auf einem Drahtgestell. Wandelt sich in eine Buttermaschine, ist plötzlich ein Mühlrad, eine Schiffsschraube, rot und blau, grell belichtet, und schließlich wird es zu einer kleinen, deutlich sichtbaren Elektrisiermaschine und verschwindet. Dann erscheint wie eine aufgehängte Marionette ein buntes Schwein oben in der Ecke des Zimmers, deutlich sichtbar, der lange Rüsselkopf, der abwechslungsweise kürzer wird, dann wieder vorstürzt und sich wieder zurückzieht. Den Körper sieht man nicht, die Beine sieht man nicht, denkt sich aber alles hinzu. Hinter den Ohren des Schweines sitzt eine rotbehoste Holzfigur, deren Zipfelmütze undeutlich in die Marionettenschnur übergeht. Beim Betrachten dieser Figur erscheint von rechts, überraschend und ziemlichen Schreck auslösend, ein fahles Mädchengesicht mit rotem Kopftuch, wie ein russisches Mädchen. Ich sehe deutlich, plastisch das Gesicht, wobei der rechte Teil des Unterkiefers rechteckig ausgeschnitten ist. ... Will ich den Kopf näher ansehen, so entsteht eine ovale, graue Fläche, und – weg ist er. Plötzlich steht wieder ein Männchen da...; es macht furchtbar eckige Bewegungen, ... nun mehren sich die Männchen wieder, bis eine ganze Reihe dasteht, alle in turnerischer Bewegung. Die Bewegungen wie Hampelmänner, eckig und schlaff. Einer beginnt, und alle machen ihm die Bewegungen nach. Einer dreht sich den Schnurrbart, und gleich dreht sich die ganze Reihe mit wahnsinniger Geschwindigkeit die Schnurrbärte. Ich gebe ihnen willkürlich (in seiner Phantasie, vr) eine Kaffeemaschine in die Hand, und alle drehen; dann machen sie wieder ihre turnerischen Bewegungen und sind verschwunden. Plötzlich sehe ich eine Halde, eine Landstraße, kann nicht entscheiden, wieviel dabei Vorstellung ist, erinnere mich aber, das könnte Arosa sein, da bin ich mit meiner Frau einmal durchgegangen, Kinder haben Beeren gesucht, die Halde wird dunkler, es sitzt ein kleiner Franzose in roten Hosen da, weitere folgen ihm, und schließlich ist die ganze Halde von hampelmannartigen französischen Soldaten bedeckt." So gehen die Bilder von Holzfigürchen, Gesichtern, die abwechseln, Grimassen schneiden (eines nickt, wenn der Proband nickt), später auch sich verformen, als wenn Wachs schmilzt, von Fotografien, Tierköpfen, Reitern, Gebäuden, auch farbigen Formen eines Kätzchens, Vogels, zierlichen Damenschühchens usw., *über ursprünglich 3 Seiten Text (!!) weiter* (Arzt 3, nach 300 mg *Meskalin* sc.). (21) *

27. Bei rhythmischem Trommeln des Protokollführers, wozu er ein „Meskallied" der Indianer sang, sollte *Guttmann* sich einen tanzenden Indianer vorstellen. Diese Vorstellung wird sofort durch eine leuchtende Halluzination verdrängt: „Ein kleines, wie im Guckkasten erscheinendes, schwebendes Menschlein mit Froschbeinen, das mit den Beinen wechselweise Bewegungen macht, wie ein Frosch es tut, wenn er mit dem Fuß etwas ans andere Bein gebrachtes Unangenehmes entfernen will. Das Ganze ähnelt einem ungewöhnlich langsamen Tanz des froschbeinigen Menschleins, dassen Tempo mit dem Rhythmus des Meskalliedes gar nichts zu tun hat." Ferner kam während des Liedes auch die Halluzination von „einer bärtigen großen Maske" zustande, aus deren „dickem Bart kleine Bären herausfallen, die schwebend tanzen", wobei es *Guttmann* trotz vorbestehender Musikalität nicht gelang, den Tanz der Figuren dem Rhythmus des Liedes anzupassen (ohne Angabe, ob durch *Peyotl* oder *Meskalin*). (4)

28. Sieht oft „zottige Formen, darin gelegentlich eine Art Streichholzmännchen, das sich langsam bewegt" (Arzt 1, nach 300 mg *Meskalin* sc., erster Arzneiversuch). (21) *

29. Sieht im Traum am Himmel große Flugzeuge, die wie riesige Eulen ihre Flügel bewegen und ins Zimmer schauen, wobei das Zimmer zugleich riesig erweitert zu sein scheint; in mehreren Nächten (Prüferin 5). (17.3)

30. Sieht einen Adler mit ausgebreiteten Flügeln, „wunderschön, jede seiner Federn schien eine besondere Zeichnung zu haben"; der Adler schaut ihn an. Kurze Zeit später sieht er einen Löwen an derselben Stelle liegen, auch dieser blickt ihn an. Dann sieht er auf dem Arm eines Trommlers eine kleine Person in blauer Kleidung und mit einer leuchtenden Mütze sitzen, und schließlich sieht er das ganze Gebetshaus voll wunderschöner Flaggen (ein Winnebago, bei der *Peyotl*-Messe). (21)

31. Sieht grüne, weiße, rote und schwarze Vögel (29j. Frau, unter *Peyotl*-Extrakt). (14)

32. Sieht Tapetenmuster, die aus stilisierten „kleinen, mageren Paradiesvögeln, die meisten rot oder grün", dann eines aus stilisierten Krebsen und auf Aufforderung, an Spinnen zu denken, ein Knäuel unordentlicher, behaarter Spinnenbeine; sie findet diese Muster „plump, sinnlos, dumm" (Ärztin 3, nach 400 mg *Meskalin* sc.). (21) *

33. „Plötzlich schwebt mit großer Geschwindigkeit ein Drache auf mich zu, nicht körperlich, sich kaum von der Umgebung abhebend, wie in die Luft

gemalt, gleichsam das Drahtgestell eines Tieres, wobei deutlich sichtbar nur Kopf und Schwanz sind, verbunden durch einen blauen Strich. Am deutlichesten ist das Gesicht, lang gestreckt, mit wilden Augen, langen Ohren, nur für Momente sich gleich bleibend, dann ist wieder ein anderes da, ohne daß man ein neues Tier vorbeifließen sehen würde. Das Tier ist eigentlich immer an derselben Stelle, rechts oben, aber man hat das Gefühl großer Geschwindigkeit und Bewegung in seinen Zügen. Es sind Lufttiere, Pinselstriche in der Luft. Hin und wieder sieht man einen Lichtschweif, der diesem Wesen aus den Augen springt, aus dem Mund oder aus dem Hintern, blendend leuchtend. Selbst hat man das Gefühl, irgendwo in diesem Raum herumzupendeln" (Arzt 3, nach 300 mg *Meskalin* sc.). (21) *

34. Eine Projektionslampe sieht für ihn aus wie ein in sich zusmmengekauerter Drache, so daß er in Panik aus dem Vorführraum flüchtet und sich hinterher bei einem Versuchsleiter beschwert" (Arzt 12, nach 500 mg *Meskalin* sc.). (21) *

35. Durch Betrachten einer blauen Tischdecke hat er die Illusion des schematisierten Bildes eines Elefantenkopfs, in blauer Farbe und mit Geschmeide über der Stirn, wobei es ihm sonderbar vorkam, daß der Rüssel dieses Elefanten nicht am Kopfe, sondern nebendran, nämlich in einer hängenden Falte der Tischdecke, liegt. „Dieser Kopf sah mich mit leuchtend roten Augen starr an" (Arzt 11, nach 500 mg *Meskalin* sc.). (21) *

36. Sieht einen skelettartigen Pferdeschädel auf einem Pferdehals mit vom Winde nach rechts zurückgewehter Mähne (ein Proband, ohne Angabe, ob durch *Peyotl* oder *Meskalin*). (4)

37. Traum, auf einer großen Ranch auf Pferden zu reiten (Prüferin 6). (18)

38. Traum, daß er ein Pferd auf die Koppel führt. Es benötigt weitere Ausbildung, ist stur und doch resigniert, will nicht mitmachen (Prüfer 9). (18)

39. Ein Kollege, den er sieht, scheint „ein ganz langes Eselsmaul" zu haben (der Arzt *Guttmann*, ohne Angabe, ob durch *Peyotl* oder *Meskalin*). (4)

40. Tapetenmuster sieht „froschmaulartig" aus (ein Proband, ohne Angabe, ob durch *Peyotl* oder *Meskalin*); sieht „Fuchsschnauzen" (ein anderer Proband). (4)

41. Mehrere Prüferinnen träumten von freundlichen Hunden. (18)

42. „Beim Abendessen empfinde ich am rechten Oberschenkel starke Wärme und sehe in einer Entfernung von nur 6 - 10 cm von der Haut den Kopf eines bescheiden bettelnden Schäferhundes" (Arzt 8, nach 400 mg *Meskalin* sc.). (21) *

43. *Don Juans* Schüler halluziniert einen schwarzen Hund, der aus dem (realen) Wassernapf trinkt; plötzlich sieht er den Hund durchsichtig werden und meint das Wasser in den Körper des Hundes und durch ihn hindurch laufen zu sehen; es schießt schließlich „in einer langen, weißen, seidenen Mähne" aus seinen Haaren hervor. Später scheint der Hund zu leuchten. Er trinkt, den Mund im Wassernapf, mit ihm. Dabei sieht er das Wasser auch „in roten, gelben und grünen Schattierungen" durch die eigenen Adern rinnen. „Ich trank mehr und mehr und trank, bis ich in Flammen aufging; ich war ein einziges Glühen. Ich trank, bis die Flüssigkeit meinen Körper durch jede Pore verließ und wie Seidenfasern herausstand, und auch ich erhielt eine lange, strahlende, leuchtende Mähne. Ich sah den Hund an, und seine Mähne war wie meine." Er spielt nun mit dem Hund, „bis ich seine Wünsche kannte und er meine... Wir gestalteten uns wechselseitig wie in einer Art Puppentheater. Indem ich meine Zehen verdrehte, erreichte ich, daß er seine Beine bewegte... Die Euphorie, die mich ergriff, war unbeschreiblich. Ich lachte, bis ich kaum noch atmen konnte." Nach dem Erwachen erzählt *Don Juan* ihm, er habe erst Krämpfe gehabt, dann alle Kleider ausgezogen, dann allein aus dem Wassernapf getrunken (hierbei muß *Don Juans* Schüler bereits den schwarzen Hund gesehen haben, vr), dann sei er heulend hinter dem (realen) Hofhund hergerannt, habe ihn immer und immer wieder ums Haus verfolgt, dabei wie ein Hund bellend, und schließlich mit dem Tier gespielt und immer wieder mit ihm Wasser getrunken. Er habe so gebellt, daß die zuhörenden Indianer die Stimmen des Hundes und des berauschten Menschen nicht hätten unterscheiden können. (20)

44. Traum von einer großen Gruppe Tiere in einem Wald. Ich führte einige Känguruhs und Hunde in Sicherheit, ich mußte sie beschützen, mich um sie kümmern (Prüferin 4). (18)

45. Sieht ein Kaninchen auf Kakaopulver sitzen (Arzt 12, nach 500 mg *Meskalin* sc.). (21) *

46. Traum, daß sie auf ein Nest voll Kaninchenbabies hinabschaut. Die Tiere haben Lepra. Sie denkt „Oje, die Armen" (Prüferin 6). (18)

47. Sieht ein Schwein (29j. Frau, unter *Peyotl*-Extrakt). (14)

48. Sieht eine schwarze Katze (29j. Frau, unter *Peyotl*-Extrakt). (14)

49. Erst hört er junge Kätzchen schreien, ganz nah bei ihm, und fragt seinen Nachbarn, ob er diese auch höre; dann sieht er, wie eine große schwarze Katze auf ihn zukommt, „wie ein großer Tiger, ich fühlte ihn mein Bein hochgehen, auf mich zu; als ich seine Klauen fühlte, sprang ich zurück und gab einen Schreckenslaut von mir. ... Nach dem, was ich da gesehen habe, würde ich nicht mal mehr für zehn Dollar einen dieser *Peyotl*-Buttons essen" (ein junger Indianer, bei der *Peyotl*-Messe). (7)

50. „Traum, in einem Gebäude zu sein, das gleich explodieren wird, weil ein in Flammen stehender Jeep durch die Mauer in es hineingefahren ist. Ich renne viele Stufen runter. Sehe ein stehendes Gewässer (a pool of water), in dieses möchte ich fliehen, aber dann bemerke ich, daß es voller ekliger Kröten und Fische ist, die halb in Schlamm begraben sind. Eklig (yucky). Ich erwache aufgestört, habe Angst um meinen Sohn" (Prüferin 1). (18)

51. Sieht ein großes Knäuel (bunch) Schlangen vor sich umherkriechen, und hat das Gefühl, als komme eine Kälte über ihn (ein junger Indianer, bei seiner ersten *Peyotl*-Messe). (7)

52. Sieht aus dem heiligen *Mescal* eine große Schlange mit vier oder fünf Köpfen kriechen, die sich um ihn windet; er tastet nach seiner Hand, und deren Haut ist wie Schlangenhaut, und auch an seinem ganzen Körper fühlt sich die Haut wie die einer Schlange an. Danach sieht er aus dem *Mescal* einen Tausendfüßler kommen (ein *Arapaho*-Indianer, bei der *Peyotl*-Messe). (8)

53. Sieht Schlangen; eine davon sucht ihn zu verschlingen; diese letztere hat Beine, Arme und einen langen Schwanz, dessen Ende aus einem Speer besteht; in eine andere Richtung blickend sieht er einen Mann mit Hörnern und langen Klauen und einem Speer in der Hand, der letzteren auf ihn richtet (*John Rave*, bei seiner ersten *Peyotl*-Erfahrung). (5)

54. Sieht an einem Festungswall angeheftet den Schweif einer braunen Schlange von 100 Fuß Länge, der sich langsam wie ein Windmühlenrad dreht, wobei farbige Tentakeln abfallen (*Weir Mitchell*, durch *Peyotl*). (21)

55. „Die schreibende Hand zittert unheimlich wie eine Schlange, wenn ich sie im seitlichen Gesichtsfeld beachte" (Arzt 1, nach 500 mg *Meskalin* sc., zweiter Arzneiversuch). (21) *

56. Traum, „den Fuß eines Patienten zu untersuchen. *Beim Blick auf eine dunkel verfärbte Stelle des Fußes kam eine Spinne aus einem Loch* (dort). Ein surrealistisches Gefühl. Unheimlich (weird). Seltsam. Es regte mich nicht auf. So sollte es sein. Eine große dunkle Spinne" (Prüferin 2). (18) (Parallele: *Don Juans* Schüler schaut in *einem Loch in der Hand* des von ihm halluzinierten Geistes *Mescalito* seine eigene Gestalt, aber als alten Mann (20).vr)

57. Glaubt Bulldoggen zu erbrechen und interpretiert dieses Bild als Befreiung von seinem „bulldoggenhaften", sturen Charakter (ein Indianer, bei seiner ersten *Peyotl*-Messe). (5)

58. Zuweilen zeigen sich an Katzen nach toxischen Dosen *Meskalin* alle Zeichen von Angst und Schrecken. Sie ziehen die Ohren zurück, das Haar am Körper, vor allem am Schweif, wird gesträubt, oberflächliche Muskeln zucken, die Atmung ist flach und hastig und das Herz schlägt schwach und

unregelmäßig. (24) * (Folge von Horrorvisionen, oder körperlich bedingte Angst durch Atemstörung? vr)

35) Religiöse Bilder, Beten

1. Mehrere Patienten, bei denen *Anh.* in Hochpotenzen heilend oder doch deutlich bessernd gewirkt hat, waren Meditationslehrer, gehörten einem indischen Ashram an oder waren in anderer Weise **auffallend religiös mit stark emotionaler, mystischer, ekstatischer Färbung**. (32, 33, 34, 39)
2. „Das Eigentümliche an dem religiösen Leben von *Anh.* - Patienten ist, daß sie recht rasch die Verbindung zu den heiligen Texten und konkreten Lehren ihrer jeweiligen Religion verlieren. Sie folgen diesen Dingen nicht mehr, weil sie das nicht mehr brauchen. Es kann sein, daß sie sehr spirituell sind, aber keiner organisierten Religion angehören. Die Regeln der religiösen Disziplin scheinen dazu da zu sein, einen bestimmten Geisteszustand zu erzeugen; diesen erreicht *Anh.* recht schnell und braucht daher keine strengen Regeln. Eine andere Eigenart ihrer religiösen Erfahrungen ist, daß sie sich selbst verlieren. Die meisten Religionen kennen einen zu ihnen gehörigen ekstatischen Zustand. Um diesen zu erreichen, mühen sich die Gläubigen viele Jahre lang, nur wenige erreichen ihn, und das auch nur für kurze Zeit. *Anhalonium*-Menschen aber fallen leicht in diese Zustände. Es ist fast, als wenn sie dauernd darin lebten. Eine solche Patientin sagte: „Ich bin nicht wirklich religiös, ich verbinde mich nur einfach, so oft ich es brauche, mit dem Rest des Universums. Es ist weniger Beten oder sonst ein aktives Tun, sondern eher ein Sichanschließen (alignment). Ich werde Teil des Lebens, Teil des Ganzen, und irgendwie höre ich auf, ich zu sein." (35)
3. „Ich kann mich jetzt vor einen persischen Teppich setzen, der mir früher so gleichgültig war wie irgend etwas. Seine eckigen Muster sind mir jetzt Linien und Formen, die in die Ewigkeit hineinziehen. Die Form ist mir Frage und Antwort zugleich, sie ist Symbol. ... Ich meine, mit dem heutigen Tage die richtige Beziehung zur *orientalischen Ornamentik*, die mir bis dahin sinnlos erschienen war, gefunden zu haben. Wenn mein Blick auf etwas Gemustertes fällt, ist mir etwas klar, oder besser, es geht mir die Form auf" (Arzt 9, n. 400 mg *Meskalin* sc.). (21) * (Im Islam ist es, entsprechend der alttestamentlichen Vorschrift, keine Bildnisse von irgendetwas auf Erden zum Gegenstand der religiösen Verehrung zu machen, verboten, Gebetsräume mit gegenständlichen Bildern zu schmücken. So hat die islamische Kunst sich zur Ornamentik hin entwickelt, oft bestimmt von kalligraphisch verschnörkelt geschriebenen Korantexten. Es liegt also

tatsächlich eine Mystik in diesen Formen, die anscheinend kein Objekt darstellen – sie sind religiöses Symbol. Auch in anderen Kulturen, z. B. bei den Maya und den Aborigines, beherrschen abstrakte oder halbbildliche, ornamentale Formen die religiöse Kunst. vr)

4. „Synästhesien. Das Primäre war ein Gehörseindruck, den ich für eine Gehörshalluzination hielt. Mir schien von tief unten herauf, wie aus einer Gruft, ein dumpfer Chorgesang aufzusteigen, ein An- und Abschwellen, mit einzelnen Oberstimmen, ohne daß aber eine eigentliche Melodie zu erkennen war. Im selben Augenblick bewegte sich langsam ein Zug, von rechts unten kommend, in *spiraligen Windungen nach links oben.* Ohne daß ich einzelne Gestalten in diesem Zug unterscheiden konnte, war mir sofort klar, daß es ein *Mönchszug* sei. Dabei hatte ich den unbestimmten Eindruck, der ganze Zug sei von einer großen weißen Mönchskutte bedeckt. Nach kurzer Unterbrechung glaubte ich, Orchestermusik zu hören, und zwar mit Hervortreten von Pauken und Geigen. Im Gegensatz zu dem schweren, dumpfen Charakter des vorher gehörten Gesanges stieg es jetzt in einem wundervollen Zusammenklang vieler Instrumente wie in einem Rausch, wie eine jubelnde Fanfare auf. Gleichzeitig sah ich ein metallenes Füllhorn vor mir, aus dem die Töne zu quellen schienen. Das Subjekt-Objekt-Bewußtsein verlor sich, und ich fühlte mich aufgelöst im Orchester mit den Tönen aufsteigend. Dieser ekstatische Zustand war von einem unbeschreiblichen Glücksgefühl begleitet" (Ärztin 2, nach 400 mg *Meskalin* sc.). (21) *

5. Sieht einen Berg mit Straßen, die zu seinem Gipfel führen, und weiß gekleidete Menschen, die diese Straßen hinaufgehen (ein junger Indianer, bei seiner ersten *Peyotl*-Messe). (7) (Der heilige Berg Zion, zu dem die Erlösten ziehen, wie es in den Psalmen beschrieben ist. vr)

6. Ein einfacher *Omaha*-Indianer, der einige Male in größeren Städten gewesen war, nahm an einer *Peyotl*-Messe teil, zu deren Beginn die biblische Geschichte von Elias gelesen wurde, der in einem feurigen Wagen in den Himmel auffuhr. Unter dem Einfluß der Droge fiel der Indianer in Trance. Nach der Zeremonie beschrieb er, Jesus sei in einem Automobil zu ihm gekommen und habe ihn darin zum Himmel gefahren, wo er Gott in Seiner Herrlichkeit in einer glanzvollen Stadt gesehen habe. Zusammen mit Ihm habe er viele der großen Männer aller Zeiten geschaut, so viele, daß er sich nicht an alle erinnern könne. (42)

7. Sieht eine Kirche durch die Bäume hindurch scheinen, durch wundervolle schöne Pappeln; einen Kirchturm; ein Palais, „wie ein Paradies"; das Innere von einer Kirche mit großem Schmuck, herrlich (47j. Frau, durch *Peyotl*-Extrakt). (14)

8. Sieht „blau, grün, hellgelb, grau, Bäume blühen, Blumen, eine Kirche, grüne Felder, Wiesen, die ganze Welt" (24j. Frau, durch *Peyotl*-Extrakt). (14)

9. Sieht oben in der Empore einer Kirche eine große schwarze *Orgel* mit helleren metallenen Pfeifen; aus den ursprünglich vorhanden lösen sich immer mehr Pfeifen, kleine und kleinere, und ziehen langsam nach oben (Arzt 4, nach 400 mg *Meskalin* sc.). (21) *

10. Bei Druck auf die Bulbi im Dunkeln sieht er „ein eine etwa 1 m lange *Lichtpyramide*, deren Spitze grell, weiß erleuchtet ist. Konzentriert man sich auf sie, so hat man Blendungsgefühl. Nach unten zu gehen die Wände der Pyramide von den hellsten Farben gegen das Gesicht zu in die dunklen Farben über, alle sehr grell, wie auf Glas gestrichen" (Arzt 3, nach 300 mg *Meskalin* sc.). (21) *

11. *Don Juans* Schüler sieht im *Peyotl*-Rausch *Mescalito*, den Geist des *Peyotl*, als mannshohen *Stab aus Licht*, der aus einem *Peyotl*-Kaktus hervorkommt. „Einen Augenblick lang erleuchtete er das ganze Feld mit einem starken gelblichen oder bernsteinfarbenen Licht, dann erleuchtete er den ganzen Himmel darüber zu einem gewaltigen, herrlichen Anblick. Ich dachte, ich würde erblinden, wenn ich es weiter ansah. Ich bedeckte meine Augen und vergrub meinen Kopf in meinen Armen." In derselben Form erscheint der Geist ihm gegen Ende des Rausches, nach einem angstbetonten Erlebnis, noch einmal. „Das Licht schwebte über mir. Ich setzte mich. Das Licht berührte meinen ganzen Körper mit stiller Gewalt, und dann rollte es fort, bis ich es nicht mehr sah." (20)

12. Sieht bei geschlossenen Augen kleine farbige *Kreuze* (Medizinstudent 4, nach 400 mg *Meskalin* sc.). (21) *

13. Sieht, ohne vorher an irgendetwas Religiöses gedacht zu haben, ein ganz großes, leuchtendes, hellblaues *Kreuz* in etwa 3 m vor sich aufflammen (ein Proband, ohne Angabe, ob durch *Peyotl* oder *Meskalin*). (4)

14. Jener Proband, der unter *Meskalin* „zwei in ewigem Kampf liegende Weltsysteme" halluzinierte, zeichnete als Erläuterung dazu eine mehrfach konturierte *Kreuzfigur*. (21) *

15. Er sieht erst *den Herrn, mit einer blutenden Wunde in seiner Seite*; dann *den Teufel*, als Mann „in der Farbe eines Negers", mit Hörnern und Schweif; dann Bilder der *Sünden*, die er getan hat: Flaschen mit Whiskey, den er getrunken, eine Wassermelone, die er gestohlen hatte usw.; *dann wieder ein Kreuz* in allen Farben, weiß, rot, grün und blau (ein Indianer, bei einer christianisierten *Peyotl*-Messe). (43)

16. Sieht ein Kind mit offenen Armen und *den Erlöser am Kreuz*, alles weiß, dann ihre Tochter; weint; dann sieht sie heilige Schutzengel und hört sie sprechen (47j. Frau, durch *Peyotl*-Extrakt). (14)

17. Sieht wiederholt, auch noch im Nachrausch am Abend, *Christus am Kreuz* und kann sich dies nicht erklären (Medizinstudent 4, nach 400 mg *Meskalin* sc.). (21) *

18. Sieht die *Swastika*, das nach rechts drehende Hakenkreuz der altindischen Symbolik (ein Prüfer). (21) *

19. „Langsam begann eine ungeheure Kälte strahlend den Körper zu durchrinnen. Eine „weltallhafte" Kälte, wie ich notierte. ... Diejenigen Oberflächenteile, die bei Angst oder *ehrfürchtigem Schauder* besonders spürbar sind (vom Haarschopf an den Rücken hinunter) sowie innere Handflächen und Lenden (erogene Partien, wie mir sofort einfiel) waren besonders eisbetont. In den Handflächen schien die konkave Aushöhlung wie eisiges Metall die Hand bis zum Rücken zu durchstoßen, was eine hartnäckige Assoziation an die „*Stigmatisation*" auslöste..." (Jurastudent 1, nach 400 mg *Meskalin* sc.). (21) *

20. Sieht in dem *Handrücken* des *Mescalito*, den er visionär sieht, *ein rundes Loch*, blickt in dieses hinein und schaut darin sich selbst als Greis (*Don Juans* Schüler, bei seinem zweiten *Peyotl*-Rausch). (20)

21. Sieht „plötzlich wieder eine Art *dämonischer* Veränderung in Dr. B's Gesichtszügen; wieder die opalenen Augen, hinter ihm ragte die hohe Kommode, er stand steif, und ohne daß ich etwas Bestimmtes sah, fuhr es mir heraus: „Sollte das etwa mit dem *Kreuze* enden?"" (Arzt 1, nach 500 mg *Meskalin* sc., zweiter Arzneiversuch). (21) *

22. „Im Gesicht des Dr. M. trat jede einzelne Falte scharf hervor. ... So gewann das Gesicht nach und nach ein düsteres Aussehen. Das sonst sehr freundliche Gesicht machte einen *mephistophelischen* Eindruck" (Arzt 14, n. 500 mg *Meskalin* sc.). (21) *

23. Sieht die Umrisse der Gegenstände von einem etwa 1 cm breiten, hellblauen, duftigen Schein umgeben, besonders auffällig an den Haaren eines Kollegen, ähnlich einem *Heiligenschein* (Arzt 3, nach 300 mg *Meskalin* sc.). (21) *

24. Sieht am Morgen nach der Mittelgabe die Hostie und zwei weiße Engel (47j. Frau, durch *Peyotl*-Extrakt). (14)

25. Sieht im Dunkeln die heilige Hostie, rings herum einen gelben Ring, dahinter ihr eigenes Angesicht, „oben Goldgeflitter, goldene Schnüre, der gelbe, goldene Ring dreht sich, dann wird es weißgrau, in der Mitte eine Kugel, von der fallen weiße Platten ab, dann zeigt es sich wieder golden, wie ein goldener Rosenkranz" (47j. Frau, durch *Peyotl*-Extrakt). (14)

26. Sieht die heilige Hostie „ganz nahe vor meinen Augen", einen rosigen Kranz, darüber zwei Arme, „aber ich sehe die Hände nicht", das hat sich dann in etwas Rundes verwandelt (47j. Frau, durch *Peyotl*-Extrakt). (14)
27. Sieht bei verdunkelten Augen die Hostie, „ringsherum 4 dreieckige Figuren mit gelben Punkten, von ersteren gehen silberne und goldene Schnüre aus, alles so schön sauber und hübsch wie in der Kirche" (47j. Frau, durch *Peyotl*-Extrakt). (14)
28. Sieht eine *Sonne* mit drei Strahlen (47j. Frau, durch *Peyotl*-Extrakt). (14) (Dieses Bild symbolisiert, wie das bekannte Auge in einem Dreieck mit drei Strahlen, die Heilige Dreieinigkeit. vr)
29. Sieht den himmlischen Vater, Jesus Christus, die heilige Dreifaltigkeit, einen hohen Turm, das himmlische Reich, alles hellblau, Mond, Sterne, dann sich selbst, dann die heilige Maria mit dem Rosenkranz, das Dominium (der Nervenheilanstalt, wo sie lebt), dann eine ganz aus Stroh bestehende Scheune (24j. Frau, durch *Peyotl*-Extrakt). (14)
30. Sieht eine brennende Lampe, eine rote Flamme (29j. Frau, durch *Peyotl*-Extrakt). (14)
31. Sieht ein Räucherfaß wie aus der Kirche (47j. Frau, durch *Peyotl*-Extrakt). (14)
32. Sieht einen Kelch (47j. Frau, durch *Peyotl*-Extrakt). (14)
33. Sieht einen Kelch, Engel, die heilige Maria, rote Engel, bei verdeckten Augen (29j. Frau, durch *Peyotl*-Extrakt). (14)
34. Sieht, sowohl bei offenen als auch bei geschlossenen Augen, die heilige Maria von Czenstochau und die Krone auf dem Haupt Mariens, den heiligen Annaberg, die heilige Anna mit den Engeln usw. (24j. Frau, durch *Peyotl*-Extrakt). (14)
35. Sieht die Mutter Gottes mit goldenem Umhang und goldener Krone (47j. Frau, durch *Peyotl*-Extrakt). (14)
36. Sieht abends die Mutter Gottes am Himmel (47j. Frau, durch *Peyotl*-Extrakt). (14)
37. „Ich bin im himmlischen Reich, ich sah die heilige Maria, es ist, als wenn ich sterben möchte (thüringischer Dialekt, für „sterben solle")" (24j. Frau, durch *Peyotl*-Extrakt). (14)
38. Sieht eine Frauensperson ohne Gesicht, mit dem Marienzeichen (47j. Frau, durch *Peyotl*-Extrakt). (14)
39. „Wer zum ersten Mal *Piule* trinkt, sieht fast immer die Mutter Gottes." (10)

40. Sieht weiße Engel vorbeitanzen, dann einen schwarzen Mann (29j. Frau, durch *Peyotl*-Extrakt). (14)

41. Sieht Heiligenbilder (29j. Frau, unter *Peyotl*-Extrakt). (14)

42. Sieht einen Geistlichen und einen Altar (29j. Frau, unter *Peyotl*-Extrakt). (14)

43. Sieht drei weiße Jungfrauen, mitten drin eine weiße Krone, darin ein schwarzer Stern; dann das heilige Altarssakrament, und den Pfarrer, in Weiß (47j. Frau, durch *Peyotl*-Extrakt). (14)

44. Hat die glorreichsten Visionen von Himmel und Hölle; besucht zuerst den Himmel, dann die Hölle, und wird aus letzterer wundersam errettet. Er ist in Gefahr, zwischen zwei Felsen zermalmt zu werden, aber ein *Adler* stößt vom Himmel zu ihm hinab und holt ihn heraus (*Albert Hensley*, ein Priester des *Peyotl*-Kults der Winnebago). (5) (Der Adler ist für nordamerikanische Indianer ein hochheiliges Symbol, er stellt den Geist des Donners und des Himmels dar – „Donnervogel". vr)

45. Durch Betrachten einer blauen Tischdecke hat er die Illusion des schematisierten Bildes eines *Elefantenkopfs, in blauer Farbe und mit Geschmeide über der Stirn* (Arzt 11, nach 500 mg *Meskalin* sc.). (21) * (Der indische Gott *Ganesha*, den der Prüfer kaum gekannt haben dürfte, sieht derart aus. vr)

46. Er schaut *Mescalito*, den Geist des *Peyotl*, in Gestalt eines sitzenden Mannes. „Seine Augen waren (wie) das Wasser, das ich gerade gesehen hatte. Sie hatten die gleiche gewaltige Größe, das Glitzern von Gold und Schwarz. Sein Kopf war spitz wie eine Erdbeere; seine Haut war grün, von unzähligen Warzen übersät. Bis auf seine spitze Form war sein Kopf genau wie die Oberfläche einer *Peyotl*-Pflanze." *Mescalito* spricht mit ihm, schaut ihn an und zeigt ihm eine Vision von sich selbst als Greis. Schließlich bewegt der Geist sich davon, in großen Sprüngen, einem Grashüpfer gleich. *Don Juans* Schüler empfindet Schrecken und Ehrfurcht, glaubt, gleich sterben zu müssen, kniet vor *Mescalito* nieder und erzählt ihm von seinem Leben (an anderer Stelle heißt es, er „beichtet ihm seine Sünden"), weint (bei seinem zweiten *Peyotl*-Rausch). (20)

47. Reagiert auf seine schrecklichen Visionen mit Beten zu Gott, den er identisch mit dem Geist der Pflanze setzt, und Bereuen seiner Sünden (*John Rave*, bei seiner ersten *Peyotl*-Erfahrung); sieht Gott im Himmel und fleht um Seine Gnade und die von Christus, wonach die Angst weicht und Glücksgefühl folgt (derselbe, in der Nacht darauf, nach weiterer Einnahme der Droge). (5)

48. Sieht den Tod in seinem Zimmer stehen und reagiert darauf durch Beten des Vaterunsers (ein gebildeter Deutscher, der in Mexiko neugierdehalber *Peyotl* mit Schnaps zusammen eingenommen hatte). (2)

49. Sagt, als jemand von einem Referat redet: „Was heißt hier Referat, hier ist ein Coenaculum" (Arzt 1, nach 500 mg *Meskalin* sc., zweiter Arzneiversuch). (21) * (Coenaculum (lat.) heißt wörtlich „kleiner Tisch" und bezeichnet im Kirchenlatein ein großes Heiligtum, z. B. die heilige Bundeslade der Israeliten. vr)

50. Kommt sich wie Petrus, dann wie Gott vor, der auf die Welt hinunterschaut, bei Musik auch wie ein mit dem Bauch nach unten in der Luft gleitender Engel (Medizinstudent 1, durch 350 mg *Meskalin* sc.). (21) *

51. Sieht „Herrgötter, Schlangen, aber dazwischen Kochlöffel, Schweinsköpfe, Tritonen, Zwerge", „ein Muster von roten Teufelsschwänzen und -ohren, sehr spaßhaft" und einen „grünen, humoristisch-grausigen Drachen, etwa in der Farbe der Wandgemälde einer verräucherten Weinkneipe" (Arzt 4, n. 400 mg *Meskalin* sc.). (21) *

52. „Religiöses schien mir dem Zustand (in dem er sich am Höhepunkt des Rausches befand) nicht angemessen, dafür war er mir zu unverantwortlich und zu wenig lenkbar. Auch das Denken über den Zustand war mir nicht folgerichtig genug... An das dämmerig genießende Selbstgefühl ... reichten Begriffe wie Unendlichkeit, Gott, Schicksal nicht heran, ich war viel zu sehr dem Genuß des Augenblicks hingegeben und konnte mich zu einer solchen Idee, auch willentlich, nicht aufschwingen" (Arzt 4, nach 400 mg *Meskalin* sc.). (21) *

36) Heiligung, Beichten, Gewissen, Sünde

1. Fühlt sich traurig, als hätte sie etwas vergessen, jemanden verletzt (done something hurtful to someone) oder sei unehrlich (dishonest) gewesen. Eine Art Schuldgefühl, aber kann mich nicht an eine konkrete Schuld erinnern (Prüferin 1). (18)

2. Er mag seine Aufgaben nicht machen; sperrt sich ins Bad und *bettelt die Mutter an, sie möge ihm dies vergeben* (4 1/2 j. Junge, autistische Verhaltensstörung). (32)

3. Denkt im Rausch an „weltanschauliche" Fragen. „Ich erinnere mich, am Ende einer Gedankenkette, die von der Frage ihren Ausgang nahm, ob ich berechtigt sei, mich mit *Meskalin* zu berauschen, auch an „*Gewissen*" gedacht zu haben, und sehe es (Synästhesie, vr) als innersten Teil eines tropfenförmigen Teppichbeetes, aber nicht mit Blumen. Ob Beziehungen des Gewissens zu meinem Körper bestanden, weiß ich nicht mehr" (Arzt 8, nach 400 mg *Meskalin* sc.). (21)*

4. Ein religiöser Propagandist des *Peyotl* namens *Blake* behauptete, dieser *läutere den Charakter* und mache *heilig*. (2)

5. Die Anhänger der *Native American Church* waren überzeugt, durch die *Peyotl*-Messe vom Alkohol loszukommen, dessen Konsum als sündhaft galt, sowie von der Landstreicherei und kriminellen Delikten, die einige von ihnen vor ihrer Bekehrung unter Alkoholeinfluß begingen (43 u.a. Quellen). Einer von ihnen, namens *Thomas Prescott*, berichtet folgendes: „Seit ich *Peyotl* esse, bin ich nüchtern geblieben; vorher waren ich und die Jungs, die mit mir waren, alle regelmäßig besoffen. Zuweilen lag ich besoffen auf der Straße, und ich hatte keine Wohnung, nichts. Bevor ich an *Peyotl* kam, tat ich Schlechtes und sonst nichts. Jetzt seh ich, was gut ist und was bös, wenn ich dieses *Peyotl* esse. Es lehrt mein Herz, so daß ich weiß, was verkehrt und was richtig ist. Auf diese Weise arbeitett *Peyotl* für das Gute und für Gott. Als ich dieses *Peyotl* nahm, sah ich mich selbst als Betrunkenen, ich konnte die Flaschen sehen, in denen ich immer meinen Alkohol hatte; ich sah mich besoffen auf der Straße liegen. Auf diese Weise zeigt es uns das Böse und lehrt uns das Gute. Wir könnten uns auch zu Gottesdiensten ohne *Peyotl* treffen. Aber wenn ein Neuer kommt, will er es benutzen, und *wenn er dieses Peyotl nimmt, dann glaubt er Gott (he believes God). Dafür benutzen wir es. Ohne das würden sie niemandem glauben.*" (43)
6. *Don Juan* ist der Auffassung, daß *Peyotl* den Menschen *lehre, in rechter Weise zu leben.* (20)
7. Lt. einer Fragebogenaktion an (weiße) Ärzte, Pfarrer usw. im Verbreitungsgebiet des *Peyotl*-Kults wurde die Droge u.a. auch zum *Exorzismus* benutzt. (41)
8. Traum von einem Haus mit *alten Frauen, die über Sünden tratschten*; dann kam ein *schwarz gekleideter Priester* (1. Nacht). (19)
9. „*Peyotl* machte mich schwindlig, und mein Herz hämmerte irgendwie, und ich fühlte mich, als müßte ich weinen. Einige der Teilnehmer sagten mir, das komme von meinen Sünden" (ein junger Indianer, während seiner ersten *Peyotl*-Messe). (8)
10. Etwa ab Mitternacht zeigt *Peyotl* bei einigen Teilnehmern seine Wirkung. Sie stehen dann meistens auf, halten selbstanklagende Reden und beichten in mehr oder weniger formeller Weise; danach gehen sie rund herum, schütteln allen Anderen die Hände und bitten sie um Vergebung (bei der christianisierten *Peyotl*-Messe). (5)
11. Hemmungslose, meist bekenntnisartige Reden (durch *Peyotl*, mehrere Probanden). (4)
12. Kniet vor der Gestalt des *Peyotl*-Geistes *Mescalito* nieder, spricht über sein Leben (an anderer Stelle heißt es, er „beichtet ihm seine Sünden") und weint (*Don Juans* Schüler, bei seinem zweiten *Peyotl*-Rausch). (20)

13. „Die Teilnehmer an diesem Unfuge (den *Peyotl*-Messen) versicherten, daß sie sich nach dem ersten *Peyotl*-Essen in der Gemeinde sofort geläutert und gereinigt gefühlt und einen wahren Abscheu vor allen sündigen Genüssen, wie Fleischessen, Biertrinken und Tabakrauchen bekommen hätten." (2)

14. „Ißt ein Mensch *Peyotl* und tut danach nicht offen Buße, wird er ein schlechtes Gewissen haben, das ihn verläßt, sobald er öffentlich gebeichtet hat" (von Gläubigen gemachte Aussage über die Wirkungen des rituellen *Peyotl*-Essens bei den Winnebago). (5)

15. „Wenn ein wahrhaft Bußfertiger erstmals *Peyotl* ißt, wird er absolut nicht an seinen Wirkungen zu leiden haben. Ist jemand aber hartköpfig und glaubt nicht an dessen Tugenden, wird er wahrscheinlich sehr leiden." „Fällt ein *Peyotl*-Esser in seine alten (sündhaften) Gewohnheiten zurück, so wird *Peyotl* ihm großes Leiden verursachen" (von Gläubigen gemachte Aussage über die Wirkungen des rituellen *Peyotl*-Essens bei den Winnebago). (5)

16. *John Rave* und *Albert Hensley,* zwei Männer, die früher stark dem Trunk ergeben und zum Umherschweifen geneigt (fond of wandering) gewesen waren, verloren das Verlangen nach Alkohol durch den regelmäßigen Gebrauch von *Peyotl*, den sie zunächst nur des Genusses wegen, dann mit immer mehr religiöser Färbung praktizierten, vollkommen. *Rave* wollte auch nicht mehr an den heidnischen Riten seines Stammes (der *Winnebago*) teilnehmen. Sie missionierten für den rituellen Gebrauch der Pflanze, und ihre Gemeinde bekam schließlich großen Zulauf, „weil viele Leute begriffen, daß allein diejenigen Leute im Stamm, die mit dem *Peyotl*-Kult zu tun hatten, ein christliches Leben führten". „Alte Männer und Frauen, die dazu erzogen worden waren, Tiere und alle möglichen Geister zu verehren, haben alle diese Gebräuche von sich geworfen und in vielen Fällen ihre Götzenbilder verbrannt, nicht weil man sie dazu aufgefordert hat, sondern weil ihnen selbst danach war" (von Gläubigen gemachte Aussagen über die Wirkungen des rituellen *Peyotl*-Essens bei den Winnebago). (5)

17. Unter *Peyotl* hatte er eine Vision von vier Schachteln, die weit draußen mitten auf dem Meer schwammen. Sie kamen nach und nach immer näher, und er erkannte sie als Behältnisse für Liebestränke, welche seine Frau ihrer Aussage nach schon lange weggeworfen hatte. Er erkannte auf diese Vision hin, daß seine Frau heimlich noch immer die alten heidnischen Medizinbräuche benutzte, um sich seine Liebe zu erhalten, und daß er darum krank geworden war (*John Raves* Bruder, der die Droge wegen Krankheit genommen hatte). (5)

18. Er sieht erst den Herrn, mit einer blutenden Wunde in seiner Seite; dann den Teufel, als Mann „in der Farbe eines Negers", mit Hörnern und

Schweif, dann Bilder der Sünden, die er getan hat: Flaschen mit Whiskey, den er getrunken, eine Wassermelone, die er gestohlen hatte usw.; dann wieder ein Kreuz in allen Farben, weiß, rot, grün und blau (ein Indianer, bei einer christianisierten *Peyotl*-Messe). (43)

19. „*Triebe kann ich mir nicht mehr vorstellen.* Sexualität, Ehrgeiz, Erkenntnisdrang erscheinen mir einfältige Hirngespinste derer, die nicht die wahre Erkenntnis besitzen von der Einheit des Ichs mit der Welt" (Arzt 12, nach 500 mg *Meskalin* sc.). (21) *

20. In Einzelfällen sollen Frauen bei der *Peyotl*-Messe schamlos geworden sein, ihre Kleider zerrissen und sich Haare ausgerissen haben; es sollen „tierische Leidenschaften" erweckt worden und „viele schlimme Sachen" geschehen sein. Doch gehörte Sittenlosigkeit niemals als *Brauch* zur *Peyotl*-Messe. (8)

37) Todessymbole, Todesahnung, Todesangst, Suizidalität

1. Zwei Meskalinprüfer bezeichnen unabhängig voneinander ihre zeitweilige Stimmung im Rausch als „*Galgenhumor*". (21) *
2. „Steigende, unerklärliche Lebensangst", schließlich mit Verlangen zu sterben und Gefühl, von niemandem mehr verstanden zu werden (Prüferin 2) (17.2); anhaltende, qualvolle Angst, bricht Prüfung ab, weil sie sich in ihrem Lebenswillen bedroht fühlt (gleiche Prüferin) (17.3).
3. Bis zur *Todesangst* gehender Erregungszustand mit enormer Pulssteigerung (ein Arzt, durch *Peyotl*). (4)
4. *Schreckliche Todesfurcht* (im Schwächestadium). (35)
5. Bei einer Versuchsperson trat eine qualvolle Depression mit ernsthaften *Selbstvernichtungsideen* auf (durch Dosen von 0,4 - 0,6 g *Meskalin* sc.). (21) *
6. Potenziertes *Peyotl* heilte (allerdings im Wechsel oder gleichzeitig mit anderen potenzierten Arzneien gegeben) mehrere Fälle *suizidaler Depression*. (30)
7. Im Schwächestadium kann *Anh.* so weit kommen, *keinen Grund mehr zu sehen, warum man weiterleben solle*, bzw. nicht mehr zu begreifen, was der letzte Sinn hinter alledem sei, da doch alles so schmerzvoll sei. (35)
8. Ein mit *Peyotl* Berauschter zeigte „andauernde Übelkeit, Atemnot, Herzschmerzen", „große Schwierigkeit der Atmung und Erstarrungsgefühl in der Herzgegend verursachten die *Empfindung sofortigen Todes*" (d.h. daß er gleich sterben müsse) (*Rouhier*). (30)

9. Empfindet seinen Körper als aufgelöst, als habe er keinen. Sagt dazu: „Ich glaube kaum, daß ich das überleben kann." „ Ich habe eine ausgesprochene *Todesahnung*, aber wiederum *ohne den Drang, dagegen zu kämpfen* oder darüber zu klagen" (ein Maler, nach 350 mg *Meskalin* sc.). (27) *

10. Paroxysmale Herzschmerzen und Todesangst; dann Farbvisionen, vor denen er sich fürchtete; dann eine Serie von Attacken, die er nur als „Todesgefühl" beschreiben kann: „ich konnte mich nicht bewegen, war auch außerstande zu atmen und dachte: „*Jetzt fängt meine schnelle Auflösung an, ohne daß ich mich dagegen wehren kann.*" Dabei war ihm, als ob ein Gas in seinen Kopf aufsteige und ihn ersticke (*Havelock Ellis*, durch 4 *Peyotl*-Buttons). (21)

11. „Einmal hatte ich der Außenwelt gegenüber ein *Entfremdungserlebnis von unerhörter Intensität* (diese Worte wurden vom Probanden selbst unterstrichen, vr). Es war ein Gespensterhaus, in dem ich mich bewegte. Einmal kurz auftauchend (beim Gang in den Keller) die Idee, daß ich ins *Grab* gehe. ... Ängstlichkeit über die kalkweiße Farbe der Mäntel der Anwesenden. Todesstimmung" (Arzt 17, nach 500 mg *Meskalin* sc.). (21) *

12. Glaubt, daß er *sterben müsse* (ein Winnebago, bei einer *Peyotl*-Messe); glaubt, daß er *gestorben sei* und sein Körper in einem anderen Leben agiere, während er selbst ihm nur zusehe (derselbe, bei einer weiteren *Peyotl*-Messe). (21)

13. Hat eine Vision von *Mescalito*, dem Geist des *Peyotl*. Als dieser ihn anblickt, denkt er, dies müsse der Augenblick seines Todes sein. Später sieht er sich selbst während der Vision: „Ich war sehr alt und schwach und lief gebückt, und helle Funken flogen überall um mich herum. Dann trafen mich drei der Funken, zwei in den Kopf und einer in die linke Schulter. Mein Körper richtete sich für einen Augenblick auf, bis er ganz gerade war, und verschwand dann" (*Don Juans* Schüler, bei seinem zweiten *Peyotl*-Rausch). (20)

14. Der Anblick eines blauen, teils besonnten, teils streifenförmig beschatteten Liegestuhls mit seinen glühend gesteigerten Farben ist ihm „in erschreckendem Grad wundervoll", so daß er schreibt, dieser habe „ausgesehen wie das *Jüngste Gericht*", und er assoziiert nachträglich, daß seine Furcht angesichts dieser Farben „einem Überwältigtwerden, einem *Zerfallen* unter einem Druck der Wirklichkeit" gegolten habe, der „so stark würde, daß ihn ein die meist Zeit in einer kosigen (cosy – gemütlich, bequem, vr) Welt von Symbolen zu leben gewohnter Geist unmöglich ertragen könne." (28) *

15. Die Fingerendglieder der eigenen Hand sehen „braun und verdorrt aus, wie bei einer *Mumie*" (Arzt 3, nach 300 mg *Meskalin* sc.). (21) *

16. „Farbvision eines runzligen Hautlides, das sich von meiner Augenbraue entfernte, von totem Fleisch und schließlich von meinem *Schädel*" (*Havelock Ellis*, durch 4 *Peyotl*-Buttons). (21)

17. „Die Furchen in den Gesichtern der anderen erschienen mir tiefer, die Schatten deutlicher und farbiger, der gelbgrünliche Reflex von der Tapete gab damit zusammen den Gesichtern etwas Ausgemergeltes und *Leichenartiges*" (Arzt 16, nach 500 mg *Meskalin* sc.). (21) *

18. Visionen von **Jesus am Kreuz** (*mehrere Quellen*; auch außerhalb eines religiösen Settings trat dieses Bild auf); sieht den Herrn, mit einer blutenden Wunde in seiner Seite (ein Indianer, bei einer christianisierten *Peyotl*-Messe) (43).

19. „Wiederholt die Vorstellung des *Kopfes auf der Schüssel* (Bild stammt aus dem Evangelium, von jener Stelle, wo *Salome* von *Herodes* fordert, ihr den abgehauenen Kopf des *Täufers Johannes* in einer Schüssel zu bringen, vr); aber ohne jeden häßlichen Nebengedanken, sondern anscheinend nur ausgelöst durch dieses Gefühl, daß der Kopf ganz oben schwebe und die Beine, die doch greifbar nahe auf dem Sofa liegen, tief drunten wären" (ein blinder Dr. phil., nach 400 mg *Meskalin* sc.). (21) *

20. Erlebt in einer Vision seine eigene Sektion, wobei er selbst mit anderen Kollegen dabeisteht, sein Herz sieht, die Lungen, das Gehirn usw., ohne die Schrecklichkeit dieses Traumgesichts im mindesten zu empfinden (Prüfer 1, nach 3 Wochen). (17.1)

21. „Traum, in einem Gebäude zu sein, das gleich explodieren wird, weil ein in Flammen stehender Jeep durch die Mauer in es hineingefahren ist. Ich renne viele Stufen runter. Sehe ein stehendes Gewässer (a pool of water), in dieses möchte ich fliehen, aber dann bemerke ich, daß es *voller ekliger Kröten und Fische ist, die halb in Schlamm begraben* sind. Eklig (yucky). Ich erwache aufgestört, habe Angst um meinen Sohn" (Prüferin 1). (18)

22. „Prophetischer Traum. Ich bin mit zehn jungen Frauen und einem männlichen Guru in einem Haus. Der Guru sagt uns, der Planet werde gleich explodieren und wir müßten uns vorher umbringen. Wir müssen dazu den Lotussitz einnehmen und unsere Arme in Form eines bestimmten *mudra* (eine symbolische, sakrale Haltung von Armen und Händen, vr) nach oben halten: einfach *unsere Seelen dem Tod ausliefern* (surrender). Ich merke, daß es ganz einfach ist, das zu machen, aber dann begreife ich: *Hey, ich will das gar nicht machen*! Ich frage ein anderes Mädchen, ob sie das wirklich machen will, und sie sagt Nein. Also laufen wir weg, und ich fühle mich sehr erleichtert. Wir rennen und kommen zu einem Teil des Meeres, wo Eis schmilzt. Ich springe so weit ich kann, versuche, einen Eisberg zu erreichen, aber falle ins Wasser. Es ist unerwartet warm und wirklich ange-

nehm. Ich ergreife eine Stange (pole), um mich hochzuziehen, und die Stange ist zu warm. Selbst der Eisberg ist warm. Seelöwen kommen auf mich zugeschwommen. Ich fühle mich sehr glücklich" (Prüferin 1). (18)

23. Sieht einen orientalisch gekleideten Mann, bunt umhängt, mit scharfem braunem Gesicht und mageren knochigen Zügen; „zwischen den Schultern schien er zwei mächtige, stahlblaue Flügel zu haben, und ein hartes Licht fiel auf ihn". Er sagte „Fürchte dich nicht", und daß er *der Tod* sei. ... Er sprach zutraulich, mit sanfter wohllautender Stimme, mit welcher alte Ärzte zu kranken Kindern reden: „Sei ruhig, Mensch. Du bist nicht der erste, zu dem ich komme, und du wirst auch nicht der letzte sein. Alle müssen es leiden." „Ich öffnete die Augen und blickte ihn an, ein starker sympathischer Mann, Mitte der dreißiger Jahre... fast als ob ich mich selbst, in jüngere Jahre zurückverwandelt, in einem Spiegel sähe. Da links auf der Stirne hat auch er die Narbe, die mir einer einst mit dem Säbel schlug." Der Proband sprach mit dieser Figur des Todes, schwankte zwischen *Zuneigung und Verlockung, mitzugehen*, einerseits und *trotziger Gegenwehr, um sein Leben zu behalten*, andererseits. Schließlich „kam es über mich, wie ein Blutrausch und Rasen, ich sprang auf und stürzte mich über das Phantom", er greift nach dem Wesen, ringt mit ihm und stößt ihm schließlich die eigene Faust in den Rachen. Er glaubt, etwas Schleimiges zu greifen, „wie eine ungeheure Krake", danach schien der Körper des Phantoms sich in Nebelwolken zersetzt zu haben. Doch hielt er immer noch die braune Hand des Gespenstes umklammert, „die ich ihm im Kampfe glatt abgebrochen hatte. Dem Stumpf schienen die Nebel zu entquellen, die mein Zimmer erfüllten und plötzlich erstickend und phosphorleuchtend wurden. Um das Handgelenk bemerkte ich nun auch eine schwere Kette aus blauem, leuchtendem, fast durchsichtigem Stahl, die den Fußboden bereits durchbohrt hatte und an derne anderem Ende jemand zu ziehen schien. Mich ekelte das alles ganz furchtbar. Heraus aus dem Zimmer, heraus! Zum Erbrechen häßlich ist das alles. Als ich mich zu erheben suchte, fühlte ich einen leisen, mahnenden Zug an der Kette und bemerkte mit Grauen, daß ich den mumifizierten Handknochen immer noch nicht weggeworfen hatte. Ob ich ihn vielleicht gar nicht wegwerfen könne? Ob er mir anhafte? Ich ließ los, verwirrt und betäubt. Ich hörte, wie die Kette rasselnd in das untere Stockwerk glitt oder in den Keller, dort zuerst dumpf und erschütternd aufschlug und dann in die Erde versank, sich einbohrend, wie ein Wurm" (ein gebildeter Deutscher, der in Mexiko neugierdehalber *Peyotl* mit Schnaps zusammen eingenommen hatte). (2)

24. Sieht einen weißen Sarg (29j. Frau, unter *Peyotl*-Extrakt). (14)

25. „Der Blick aus dem Fenster (der psychiatrischen Klinik) verschaffte mir noch ein merkwürdiges Bild. Ich sah die Kranken ... zu dreien in Gruppen

feierlich einherschreiten, wie bei einem *Leichenzug*. Der Zug schien endlos zu sein" (Medizinstudent 4, nach 400 mg *Meskalin* sc.). (21) *

26. Verkennt eine gewöhnliche Pferdedroschke als Leichenwagen (Psychiaterin, nach 300 mg *Meskalin* sc., zweiter Arzneiversuch). (21) *

27. Traum von „*Leichnamen*. Surrealistisch. *Ein Stapel verwesender Leichen*. Ich wollte davon wegkommen (avoid it), (da könnten) böswillige Geister (sein), ohne Furcht, aber mit Ekel"; am ganzen nächsten Tag aber fühlt sie sich zentriert und glücklich (Prüferin 2). (18)

28. „Ich bin im himmlischen Reich, ich sah die heilige Maria, es ist, als wenn ich sterben möchte (thüringischer Dialekt, für „sterben solle")" (24j. Frau, durch *Peyotl*-Extrakt). (14)

29. „Ohne daß mir an meiner Umwelt irgendetwas besondere Freude machte oder ich innerlich etwas Faßbares erlebte, fühlte ich mich grenzenlos glücklich. Die *Frage, ob ich jetzt sterben möchte, bejahte ich*. Ich kann mir in diesem Augenblick einen anderen Zustand gar nicht vorstellen und da der jetzige ganz inhaltslos ist, so erscheint es mir gleichgültig, ob er nun länger oder kürzer dauern möge" (Arzt 12, nach 500 mg *Meskalin* sc.). (21) *

30. Er will „*liegen, ruhen, sterben, nicht-sein und nichts-sein*. Ich will die Leere, sie ist ein äußerst positives, schöpferisches Phänomen. Ich spüre Kraftzuwachs und Wärme, zugleich Dunkelheit, eine „unio mystica"..." (eine von *Leuners* Versuchspersonen, unter hochdosiertem *Meskalin*). (29) *

31. „Die schwierigsten und gefährlichsten Situationen wünschte ich herbei, um meine Kraft zu erweisen. In ein Gefühl der Ängstlichkeit, Feigheit, Todesfurcht konnte ich mich nicht versetzen. *Der Gedanke an Erfolglosigkeit und Tod schien mir lächerlich*" (Arzt 14, nach 500 mg *Meskalin* sc.). (21) *

32. *Keinerlei Furcht vor dem Tod*, obwohl ihre Krankheit antibiotikaresistent und lebensbedrohlich war. Sagte vor der Mittelgabe dazu: „Auch das geht vorüber" (obwohl die Krankheit monatelang bestand, bis mit homöopathischer Behandlung begonnen wurde, vr), „es ist nur eine Lebensphase, ich bin nicht wirklich besorgt, auch nicht so sehr um meine Kinder." Kurz nach *Anh.* 200, das die Krankheit heilte, äußert sie ein „starkes *Unsterblichkeitsgefühl; Kontinuum-Gefühl*; Gott ist Eins, alles ist Eins. Dieses Leben ist so kurz, aber es ist etwas in mir, das weiterbestehen wird" (Frau, subakute bilaterale Pneumonie). (32)

33. Hohes Fieber, dabei keinerlei Veränderung des Verhaltens oder der Stimmung (4 1/2 j. Junge, autistische Verhaltensstörung). (32)

34. *Anhalonium lebt in einem Dilemma zwischen Liebe zum Leben und Begehren dessen, was jenseits des Lebens ist*. Einerseits wollen sie hier auf Erden

leben, andererseits „in diesem Leben das letzte Mal geboren sein" (to be done with this phase of the cycle) und fort in die Unendlichkeit gehen. (35)

35. **Symbolisch** scheint das Thema von Tod und Errettung in folgendem Traum unter *Peyotl* C 30 dargestellt zu sein: „Traum, einen Fluß zu überqueren..., dann von zwei schwarz-weißen Kugeln. Das Schwarze ging weg, das Weiße blieb, und sie fühlte sich so gut; ein gutes Gefühl friedvoller Ruhe, das bis jetzt besteht." (19) (Die Flußüberquerung bedeutet in vielen Kulturen den Gang ins Jenseits, Schwarz die dämonischen, Weiß die himmlischen Kräfte. vr)

38) Prachtvoll farbige Bilder, Farbvisionen, Farbenströme, erhöhte Farbempfindlichkeit, „schattenloses Licht", ungegenständliche oder geometrische Farbfiguren*

1. Es ist, als wenn alles eine eigene Leuchtkraft besäße. Schatten sehe ich kaum. Trotzdem erscheint alles raumhaft und plastisch (ein Maler, nach 350 mg *Meskalin* sc.; er hatte einige Jahre zuvor Bemühungen unternommen, Plastiken ohne Lichteffekte zu entwerfen). (27) *
2. Auffällig gutes Sehen im Dunkeln (Arzt 8, nach 400 mg *Meskalin* sc.). (21) *
3. Bei Dunkelheit erscheint alles hell und von grellem Licht durchflutet, deswegen Schlaflosigkeit (Prüferin 2, 20. Nacht). (17.3)
4. „Ich hatte den Eindruck, mehr Licht zu erhalten und andererseits, auch mehr Helligkeit zu vertragen. Es fiel mir auf, daß ich bei dieser Fülle von Licht nicht geblendet war, glaubte, ich hätte fast in die Sonne sehen können, ohne zu blinzeln" (Arzt 11, nach 500 mg *Meskalin* sc.). (21) *
5. Bei geschlossenen Lidern Eindruck, in einen halbdunklen Raum zu sehen, der durch einen hellen Sonnenstrahl von schräg oben beleuchtet wird und von kreuz und quer ziehenden großen Sparren oder Balken erfüllt ist. Die Stellen, an denen der graubraune Lehm durch Löcher der Tapete (dieses imaginierten Raums) schimmerte, wurden als mit Goldbronze bestrichen aufgefaßt (Arzt 5, n. 400 mg *Meskalin* sc.). (21) *
6. Abneigung gegen direktes Sonnenlicht (Prüferin 1). (18)
7. Licht stört, er empfindet Lichtstrahlen „wie Ohrfeigen" (Arzt 8, nach 400 mg *Meskalin* sc.). (21) *
8. „Die Helligkeit des sonnenerfüllten Zimmers war so unangenehm,

* Hier wurden nur solche Symptome zitiert, die gegenüber den schon vorhandenen etwas Neues boten, denn in fast allen Berichten wiederholt sich in ähnlichen Formulierungen die Schilderung der gleichen Arten von Bildern. vr

schmerzhaft, daß ich die Augen nicht lange offenzuhalten vermochte. Blickte ich zum Fenster, das zum größten Teil mit einem Vorhang bedeckt war, so hatte ich bei Augenschluß ein so lebhaftes Nachbild, daß es mir die Überzeugung geben wollte, ich schaue noch durch den Fensterspalt hinaus in den hellen Himmel und das grüne Laubwerk draußen. Es war, als sähe ich mit geschlossenen Augen" (Arzt 14, nach 500 mg *Meskalin* sc.). (21) *

9. Bei Tageslicht auf der Straße eine große Hyperästhesie für Farben. (16)
10. „Ich pralle beim Hinausgehen auf die Straße fast zurück, als mir drei Damenhüte papageiengrell entgegenknallen. Alle Farben, der Himmel, Kleider, Krawatten, grüne Latten, rote Autokarosserien, Damenmäntel, Hüte, alles leuchtet in nie gesehener Farbenpracht, mit viel krasseren Kontrasten als sonst" (ein Proband, ohne Angabe, ob durch *Peyotl* oder *Meskalin*). (4)
11. Überempfindlich in bezug auf Farben und Formen; alles erscheint unharmonisch, geradezu aufdringlich und grob, die Stoffe derb, die Farben, besonders das indifferente Grau des Schrankes, beleidigend (im Nachrausch; Ärztin 2, nach 400 mg *Meskalin* sc.). (21) *
12. Auf dem Höhepunkt des Rausches sieht er „schreiende, grelle Farben ins Gelbliche, bläulich Violette. Schreiende Dissonanzen in Farben und Klängen und Schauern und Gefühlen. Eisen, Eis, Kristall, Glas" (Arzt 9, n. 400 mg *Meskalin* sc.). (21) *
13. „Die Farben sind störend; alle glänzenden Fensterscheiben schimmern in irgendeiner Farbe; man sieht kein Weiß mehr; man sieht alles wie durch leicht gefärbtes Glas. Die farbigen Damentoiletten (antiquierter Ausdruck für die Kleider der Frauen, vr) erscheinen geschmacklos grell, wie wenn über die farbigen Stoffe eine grelle Farbe gestrichen wäre, wie lackiert. – Beim Lesen fließt von links eine blaue Farbe über das Papier" (Arzt 3, nach 300 mg *Meskalin* sc.). (21) *
14. Nach Entfernung der Augenbinde entdeckte ich beim Rauchen einer Zigarette, daß die brennende Spitze derselben, die sich in der Peripherie des Gesichtsfelds befand, verhältnismäßig viel klarer und intensiver, gesättigter in der Farbe erschien als gewöhnlich. Farben in der Peripherie des Gesichtsfelds wiesen allgemein eine vermehrte Klarheit und Sättigung auf. Farben, die foveal wahrgenommen wurden, hatten zu dieser Zeit (3 St. nach Beginn der Drogeneinnahme) nicht diese Eigenschaft. (9)
15. Aus den gewöhnlichsten Dingen blicken Wunder; die jetzt gesehene Gegenstandswelt läßt die früher geschaute als blaß und tot erscheinen. (11)
16. Einmal hatten wir beide einen wahren Farbenrausch, zugleich mit einem Glücksgefühl über das Ungewöhnliche des Erlebnisses und das traumhaft schöne Aussehen der Welt. (16)

17. Eine überaus lebhafte Hyperästhesie für Farben, die sich im Laufe der nächsten Stunde zu einem wahren Farbenrausch steigerte. ... Die unscheinbarsten und sonst nie beachteten Objekte... glühten gleichsam auf in einer Farbengrelligkeit, die schwer zu beschreiben ist. Und insbesondere die indirekt gesehenen Objekte zogen durch ihre überaus lebhafte Farbenpointierung fast unwiderstehlich die optische Aufmerksamkeit auf sich. Die Folge davon war ein ständiges unruhiges Hingleiten mit den Augen über die Gegenstände der Umgebung; immer wieder flammten seitlich von dem Blickpunkt irritierend schöne Farben auf, die mächtig die Aufmerksamkeit erregten und den Blick zu fesseln suchten. Ja selbst ... Schatten... hatten einen feinen, zarten Farbenton... Und Hand in Hand damit... entwickelte sich eine immer mehr zunehmende rührselig - weich - sentimentale Stimmung..." (n. 2 St., durch 200 mg *Meskalin* sc.). (22) *

18. „Dr. M. fragte mich, ob ich das kümmerliche Moos an der nassen, niedrigen Steinwand nicht schön fände, es lag ein freundlicher Spott in seiner Frage. Das Moos war von leuchtendem Smaragd, von unbeschreiblicher Schönheit, von einer Gehaltfülle der Farbe, daß ich irgendwie an Goethes Märchen von der grünen Schlange denken mußte. Das Moos faszinierte, es war schwer, sich von dem Anblick loszureißen" (Ärztin 3, nach 400 mg *Meskalin* sc.). (21) *

19. Die Blumen auf seinem Tisch, die ihm im nüchternen Zustand disharmonisch zusammengestellt erschienen, scheinen nun „das Wunder, das sich von Augenblick zu Augenblick erneuernde Wunder bloßen Daseins" darzustellen, „leuchteten von ihrem eigenen inneren Licht und erbebten fast unter dem Druck der sie erfüllenden Bedeutung", „in ihrem lebendigen Licht schien ich das qualitative Äquivalent des Atmens zu entdecken, aber eines Atmens ohne ein wiederholtes Zurückkehren zu einem Ausgangspunkt.., nur ein wiederholtes Fluten von Schönheit zu erhöhter Schönheit, von tiefer zu immer tiefere Bedeutung... Auch die Bücher an den Wänden des Arbeitszimmers erglühten in leuchtenderen Farben von einer tieferen Bedeutsamkeit." (28)

20. Man sieht alles wie an einem frischen Morgen, in prachtvollen Farben, kristallklar und unwahrscheinlich plastisch. Schließt man die Augen, so drehen sich bunte Feuerräder, fließen Ströme farbigen Lichtes wie Kaskaden, Funken, klar wie Edelsteine von reinstem Wasser, scheinen herumzuspringen und in der Luft zu schweben. (2)

21. „Wenn ich die Augen geschlossen hatte, wurde es immer heller um mich. ... Die Helligkeit hatte ein gewisses Wogen an sich, sowie eine gewisse Tiefe, wie wenn etwa dichte Nebel immer dünner werden und in Bewegung kommen, oder wie wenn kurz vor Ausfahrt eines Tunnels das Tages-

licht durch die Rauchwolken bricht. ... Bisweilen... öffnete ich die Augen mit der selbstverständlichen Erwartung, in einem hellen Raum zu sitzen. Dabei bestand der Helligkeitseindruck weiter fort. Ich drehte mich um, um nachzusehen, woher die Lichtquelle denn komme; dabei war es aber sehr eigentümlich, daß es zwar hell war, aber daß man nichts sah" (Arzt 2, nach 500 mg *Meskalin*, zweiter Arzneiversuch). (21) *

22. Sieht Lichthöfe und farbige Ränder um Gegenstände oder um die Buchstaben auf dem Papier (Naturwissenschaftler, nach 500 mg *Meskalin* sc.). (21) *

23. Im Meskalinrausch werden die Farben „schöner, reiner, mehr metallisch und nuancenreicher" erlebt als im *LSD*-Rausch. (29)

24. Zu Beginn ähneln die Farbvisionen denen bei Migräneanfällen, d.h., es handelt sich um Wellenbewegungen farbiger Zickzacklinien. Rasch werden die Visionen ausgeprägter, bis man mit beiden Augen ein regelmäßiges kaleidoskopisches Farbenspiel sieht und zwar mit beiden Augen dasselbe; daher muß diese Veränderung zentralen Ursprungs sein. ... Die Bilder bewegen sich stets, zuweilen kreisend oder hin und her, aber öfter trifft man eine Art von Pulsation wie bei kinematographischen Bildern an (durch hohe Dosen *Meskalin*). (24) *

25. Sieht allerhand surreale, rasch wechselnde, farbige Bilder vor den geschlossenen Augen, wie Kunst von Peter Max oder Szenen aus dem Beatles-Film „Yellow Submarine" (Prüferin 6). (18)

26. In allen Fällen sind die Visionen farbig, und stets scheinen die Farben sich auch zu bewegen und beständig zu verändern. Die Visionen können die Form bekannter Objekte oder abstrakter geometrischer Formen annehmen. Alle Probanden berichten übereinstimmend, daß die Visionen nur bei geschlossenen Augen auftreten und verschwinden, wenn man die Augen aufmacht, selbst in verdunkeltem Raum. Mehrere bemerkten, daß die retinalen Nachbilder länger anhalten als gewöhnlich. (9)

27. Seine Farbvisionen bestehen lange Zeit fast nur aus Rot und Grün (Arzt 12, nach 500 mg *Meskalin* sc.). (21) *

28. Nach Löschen des Lichts stürmen die Bilder „mit rasender Schnelligkeit auf mich ein. Rot und grün, ein prächtiger Kristallkosmos. Ich im Zentrum. Tausende und abertausende Facetten glänzten um mich herum. Alles schien wie von höherem Glanze erleuchtet. ... Die Linien kamen ganz nahe von mir und strahlten nach allen Seiten und zugleich in unendliche Entfernungen aus. ... Bald war alles grün, nacheinander alle Nuancen durchlaufend, dann ein prachtvolles Braunrot. Alles sehr imponierende Farben. Da kam die Frage von Dr. B., ob ich auch andere Farben, z. B. blau sehen würde. Und bald sah ich auch blau und gelb ... Warum beeinflußte

mich Dr. B. immer? – Die buntesten Kugeln begannen durcheinanderzuschießen. Wahllos, sinnlos, wie bei einem Feuerwerk. Plötzlich von den Ecken sauste es herein, dann ein Blitz, alles weg, gleich wieder neue Kugeln, diesmal von anderen Seiten. Ich mußte lachen. Das schien mir sehr spaßig, Es wirbelte alles wie irrsinnig durcheinander und plötzlich wie ein leiser Knall – dann alles schwarz, und heraus aus dem schwarzen Raum traten lauter hakenkreuzartige Figuren (Zeichnung zeigt die Form einer Swastika, vr). Unzählige, alle um mich herum, hinten und vorn, oben und unten, rechts und links. ... Und nun begannen von den Spitzen der Zacken zahllose Linien auszustrahlen in Schrauben und Spiralen, in Blitzen und ruhigen Linien" (Arzt 15, n. 500 mg *Meskalin* sc.). (21) *

29. Sieht farbige Tetraeder und Oktaeder, sehr rasch wechselnd, die Farbe ändernd, meist zuerst rot, dann grün, schließlich blau; Gelb kam niemals vor. Die Farben schienen immer ins Komplementäre umzuschlagen (Naturwissenschaftler, nach 500 mg *Meskalin* sc.). (21) *

30. Sieht kleine Farbenteilchen, erst rot, grün, gelb, dann blau, violett und gelb ohne Rot und Grün; auch durch Anstrengung seines Willens kann er letztere Farben nicht generieren (ein blinder Dr. phil., nach 400 mg *Meskalin* sc.). (21) *

31. Sieht lange farbige Linien, die alle nach einem fernen Punkt hin konvergieren und sich meist von ihm weg, zuweilen auch auf ihn zu bewegen. Darüber lagern sich farbige, sich bewegende Spiralen. „Dann sah ich wunderbare Radiolarien und Globigerinen ("Rädertierchen", mikroskopisch kleine Tiere von komplexer Form, vr) in Rot und Blau und schließlich ganz deutlich ein Seeigelskelett von Strongylocentrotus (eine Seeigel-Gattung) in Rot mit blauen Rändern" (Naturwissenschaftler, nach 500 mg *Meskalin* sc.). (21) *

32. Sieht „schwarzbefiederte Farbstrahlen, die aus einem Punkt hervorschießen, aus der Fläche heraus auf mich zu, so daß der Quellpunkt gleichsam die Spitze einer vielseitigen Farbenpyramide bildet, in die ich von unten hineinsehen kann" (Jurastudent 2, nach 500 mg *Meskalin* sc.). (21) *

33. Als erstes werden die retinalen Nachbilder intensiver und anhaltender als sonst. Dann sieht er einen Fleck weißen Lichtes geringer Intensität im Zentrum des Gesichtsfeldes; darauf folgen Farbeffekte von Violett bis Orange, nur selten Rot. Zwei räumliche Formen waren vorhanden, eine in Form eines Bogens in der oberen Hälfte des Gesichtsfelds, die andere in Form von Linien vom Zentrum des Gesichtsfeldes abwärts. Die Farben schienen sich beständig zu bewegen und veränderten sich nicht, wenn ich unterhalb meiner völlig lichtdichten Augenbinde die Augen öffnete. ... Als ich die Augenbinde (3 1/2 St. nach Drogeneinnahme) wieder angelegt hatte,

begannen sogleich wieder die Farbvisionen; es erschienen nun farbige Kreise, die sich stets gegen den Uhrzeigersinn drehten. (9)

34. Sieht bei Dunkelheit Funken, wie Sternschnuppen und Kometen (1. T.), und bei Tageslicht vor dem rechten Auge schwarze Punkte, auch so etwas wie einen Faden mit etwas Schwarzem dran, der sich wie ein Auto-Scheibenwischer (hin und her) bewegt (1 Woche lang, zunehmend, zum Prüfungsabbruch führend) (Prüferin 3). (17.1)

35. Währen des Essens sieht er plötzlich einen Kometen im Zimmer (Medizinstudent 2, n. 400 mg *Meskalin* sc.). (21)*

36. „Während eines der wachen Zustände war der erhellte Raum mit flachen, auf einer Ecke stehenden Rhomben von rosa und grüner Farbe erfüllt, die transparent waren, so daß ich Dr. St. deutlich dahinter wahrnahm, oder das Gesicht von Dr. M. war mit Quadraten von unausgeprägter Farbe – ins Graue spielend – bedeckt. Dann wieder schien mir plötzlich der Zigarettenrauch leuchtend rot den ganzen Raum für Momente erfüllend (sic)" (Ärztin 2, nach 400 mg *Meskalin* sc.). (21) *

37. Wir sahen im verdunkelten Zimmer leuchtende Punkte und Linien, meist in schönen Farben, Kreise, Sterne, Feuerwerkskörper (wie rotierende Sonnen); später ... erschienen prachtvoll leuchtende Farbenflächen, sodann räumliche Gebilde, Körper, Wände, Kuppeln, die sich bewegten und veränderten. (16)

38. Bei geschlossenen Augen sah er dunkelblaue Streifen, dann einen Laubengang mit roten und gelben Blumen. Beim Lesen, das wegen Mydriasis mit einer gewissen Anstrengung verbunden war, erschienen auf dem Papier, gewissermaßen hinter den Buchstaben, blaßviolette und grüne Flecke, wie ein zartes Tapetenmuster. Im verdunkelten Zimmer, wieder bei geschlossenen Augen, zeigten sich die retinalen Nachbilder auffallend scharf und von langer Dauer. Im Anschluß an diese zeigten sich häufig eine Reihe farbenprächtiger Bilder, die teils Teppichmuster und Mosaiken darstellten, teils aus verschlungenen, sich blitzschnell bewegenden, farbigen Bändern bestanden. Es schossen ferner farbige Strahlen von großer Helligkeit im Bogen über das dunkle Gesichtsfeld, ungefähr wie Feuerwerkskörper, aber mit größerer Schnelligkeit. Es waren alle Farben vertreten. An diese Erscheinungen schloß sich eine Reihe schöner Landschaften, die sich vor allem durch wunderbare Farbeneffekte auszeichneten. Unter diesen Landschaften war nur ein einziges bekanntes Bild. Die Landschaftsbilder machten meist den Eindruck, als seien sie auf einen mit grobem Stoff bespannten Schirm projiziert. (14)

39. Sieht Freskowerke, Tapetenmuster, Parkettmuster, Waffenröcke, Schilder (Schilde? vr), in allen Farben (*Eshner*, unter *Peyotl*-Extrakt). (14)

40. Hatte phantastische Visionen von Sternen, Farbenflecken, Landschaften und Architekturbildern, aber sah keine menschlichen Gestalten, obgleich der Wille sich darauf richtete; Blau und Gelb fehlten in den Bildern (*Weir Mitchell*, unter *Peyotl*-Extrakt). (14)

41. Sieht rötliche und goldene Schnüre und Strahlen, einen gelben Schein, der in der Mitte blaugelblich ist, weiße Streifen, Regenbogenfarben usw. (47j. Frau, durch *Peyotl*-Extrakt). (14)

42. Sieht ein goldenes Triangel, verziert, dann etwas Grünliches mit goldenen Spitzen, die flogen immer so hinein, unten zwei weiße Kugeln, oben zwei weiße Kugeln, einen Strich in der Mitte (47j. Frau, durch *Peyotl*-Extrakt). (14)

43. Sieht Glaskugeln; weiße Kugeln; eine weiße Krone; eine bunte Schürze; Heilige, alles „gelblich-golden"; Kränze, einen großen Ring, Ringe „wie Wurstringel", dann wieder Kränze, runde Gegenstände an einer Stange hängend, eine braune Zickzacklinie, dabei rot und dunkelblau punktiert, vier wunderschöne Kugeln; „es ist alles weißgrau, wie wenn der Mond scheint, so wie wenn man in einen Guckkasten (Kinematograph, vr) sieht, aber feierlich" (47j. Frau, durch *Peyotl*-Extrakt). (14)

44. Sieht weiße glänzende Sterne, oder alles ganz grün, oder in der Mitte ist alles schwarz und am Rand weiß und Sterne, oder alles ganz grau, bei geschlossenen Augen (29j. Frau, unter *Peyotl*-Extrakt). (14)

45. Sieht im gesamten Sehfeld Schneeflocken in Aufwärtsbewegung; später drehende Kometen von Riesengröße und Sternschnuppen; die realen Gegenstände scheinen biegsam, ja lebendig zu werden und werden in den kleinsten Einzelheiten wahrgenommen (Prüfer 1, v. 9. - 18. T.). (17.1)

46. Sehen zahlloser farbloser Ringe vor beiden Augen; Schwindel, Unruhe (Prüferin 5, 13. T., frühmorgens). (17.1)

47. Sieht blaue und rote Ringe und grüne Flammen, bei offenen Augen (29j. Frau, unter *Peyotl*-Extrakt). (14)

48. Sieht weiße und rote Decken, eine grüne Decke mit Goldschrift, sowie Feuer (29j. Frau, unter *Peyotl*-Extrakt). (14)

49. Sieht Ellipsen und Kreissegmente, die sich „wie im Kaleidoskop" verändern (Arzt 4, nach 400 mg *Meskalin* sc.). (21) *

50. Bei verdeckten Augen Visionen „wie eine Art Industrieausstellung, Maschinen, Wappen, Monogramme, Arabesken, Vignetten, Schnörkeleien, eine blaue Welle, aus der bläuliche Striche herausspringen, wie wenn farbige Peitschenhiebe in die Luft geführt werden könnten, Tapeten, Teppiche, grünlich, rötlichbraun, feines Pelzwerk, bunte Stoffe, „wie wenn ich

in ein schön dekoriertes Schaufenster blicken würde", „alles in kreisender Bewegung", geometrische Figuren, ornamentische Verschlingungen, die schönsten Kunstwerke und Gemälde, Zierrat, wohlgeformt, „als wenn es so gewachsen wäre, ich kann es nicht alles erklären und benennen, es ist ein herrlicher Anblick; das müßten Sie Juwelieren und Künstlern zu sehen geben, die könnten sich daraus Muster entnehmen. Ein Bild verwandelt sich schnell in ein anderes, aber das neue ist immer gleich vollständig fertig" (43j. Mann, durch *Peyotl*-Extrakt). (14)

51. „Grelle Farbvisionen, die sich wirbelnd zu herrlichen Tapetenmustern, Ornamenten, Schnörkeln und dergleichen ordnen, um alsbald zu zerfließen und in neue Formen überzugehen" (ein Psychologe, durch 200 mg *Meskalin* sc.). (22) *

52. „Auch Kristallbilder kamen wieder, immer rascher, immer wechselnder, immer bunter und leuchtender in den Farben. Dann wurden die Bilder ruhiger, langsamer, und heraus schälten sich zwei ungeheure kosmische Systeme, die durch eine Art Linie in ein oberes und ein unteres getrennt schienen. Prachtvoll leuchtend aus eigener Kraft erschienen sie im endlosen Raum. Aus ihrer tiefe kamen immer neue Strahlen, immer verklärtere Farben, und mit zunehmender Vollendung bekamen sie längliche Prismengestalt. Zugleich damit setzte aber auch Bewegung ein. Die Systeme näherten sich einander, zogen sich an und stießen sich ab. Ihre gegenseitigen Strahlen brachen sich in unendlich feinen zitternden Molekülen auf der mittleren Linie. Diese Linie war imaginär. Es kam das Bild einer Linie durch die gleichmäßige Brandung der Strahlen zusammen. Das waren für mich zwei große Weltsysteme, beide gleich stark in ihrem Ausdruck, beide gleich differenziert in ihrem Aufbau, in ewigem Kampfe miteinander. Und alles Geschehen in ihnen war in ewigem Fluß" (Arzt 1, durch *Meskalin*). (11) *

53. Bei Bulbusdruck Sehen „sehr zierlicher" Schachbrettmuster und „mexikanisch" anmutender Ornamente; die Erscheinungen schienen sich zu bewegen, sozusagen zu fließen (Arzt 5, n. 400 mg *Meskalin* sc.). (21) *

54. Zunächst lag ein blasser Schatten über dem Gelesenen, und die Farben von Objekten, die außerhalb der Mitte des Gesichtsfelds lagen, wurden stärker und drängten sich ins Bewußtsein (became obtrusive). „Erst langsam, dann sehr schnell, kamen die Visionen. ... Ein riesiges Feld voll goldener Schätze (jewels), besetzt mit roten, purpurnen, grünen Steinen, ein wundervoller Duft, ein mattes reiches Glühen und glänzende Punkte, seltene Blumen und irisierende faserige Flügel wie von Schmetterlingen, dann wurde alles zu einem hohlen, sich drehenden Gefäß, innen belegt mit wundervollem Perlmutt; Überfluß (profusion) und große Verschiedenheit der Bilder; lebende Arabesken. ... Ich sah sie am besten in einem dunklen Raum, in

dem Feuer flackerte. Ich schaltete das Gaslicht ein; es wurden glänzende Wellen von Licht daraus, und die Schatten waren grün und violett erleuchtet. Am nächsten Tag fand ich meine Augen empfindlich gegen Licht, blaue und violette Farbe vor; seit dieser Zeit bin ich in ästhetischer Hinsicht empfindsamer gegenüber zarten Licht-, Schatten- und Farbphänomenen geblieben" (ein Maler). (8)

55. „Bald entstand beim scharfen Fixieren eines Punktes an der Tapete ein wundersames Spiel. Vom Rande des Blickfeldes auf der grünen Tapete streckten märchenhafte Tiergestalten plastische Tatzen und Zungen auf die Mitte zu. Ich hatte eine gewisse Freude an diesem seltsamen Spiel, wunderte mich jedoch, daß dies alles nur in den verschiedenen Schattierungen des Grau vor sich ging. Gleich, als ich diesen Gedanken gehabt hatte, leuchteten die Augen der Tierköpfe grün und rot, dann wurden die Tatzen und Zungen in Rot getaucht, und nun glich das Ganze einem prächtigen Flammenspiel. ... Dachte ich nur an Farben, so leuchteten die Gegenstände in meinem äußeren Blickfelde in allen Farben" (Psychiaterin, nach 300 mg *Meskalin* sc., zweiter Arzneiversuch). (21) *

56. „Die Farbeneindrücke bestanden mehr in der raumlosen Kunst der Arabesken und waren meist mit Bewegung verbunden. Die Farben Grün und Rot waren vorherrschend und mehr lustbetont, während das grelle Gelb und Mischungen davon unlustbetonte waren. Blau sah ich selten. Schmerzend empfand ich als Farben vor allem Gelb, Orange, grelles Rot. ... Ich lag auf dem Sofa, vor meinen Augen tanzten die verschiedensten grünen und roten Muster, als ich plötzlich durch blendende gelbe und orange Lichter aufgeschreckt wurde. Ich merkte dann, daß Hundegebell mir diesen Eindruck hervorgerufen hatte. Abends begann vor meinem Fenster ein Heimchen zu zirpen. Dieser hohe Ton war mir sehr unangenehm, und ich konnte ihn deshalb aus meinen Bildern trotz Bemühung nicht loswerden, bis ich das Fenster schloß. Ich nannte den Ton bei mir „das gelbe Zirpen". Angenehme und harmonisch genußreiche Farbzusammenstellungen sah ich, als Dr. G. auf dem Klavier vorspielte. Mit dem Schlagen der Turmuhr tauchten schöne purpurne Farben auf" (Arzt 10, nach 500 mg *Meskalin* sc.). (21) *

57. Auf dem Papier erschienen beim Lesen grüne und hellviolette Flecke, ebenso beim Blick zum hellen Himmel. Beim Schließen der Augen Visionen, die diesmal weniger aus Landschaftsbildern, sondern vorwiegend aus kaleidoskopischen Figuren, Teppich- und Stoffmustern, prächtigen Kleidungsstücken und Architekturbildern bestanden. Blau war wenig vorhanden, wesentlich Orange, Grün und vereinzelt Gelb (durch *Meskalin*). (14) *

58. Rötlicher Schimmer des weißen Schreibmaschinenpapiers (Prüferin 5, 11. T.). (17.1)

59. Sieht große rote Flecken auf einem blauen Kleid, die sich bei näherem Hinsehen als Täuschung erweisen (Prüferin 5, 3. T.). (17.2)

60. Hat verwirrte Träume, in denen die Farbe Weiß prädominiert (1. Nacht). (19)

61. Ein während einer Nierenkolik mit *Peyotl*-Tinktur sedierter Mann hatte darunter Traumbilder von Schneelandschaften. (30)

62. Alles sieht grünlich aus (ein Maler, nach 350 mg *Meskalin* sc.). (27) *

63. Unter den Farben herrschte in einer bestimmten Phase der Visionen Giftgrün vor (Arzt 4, nach 400 mg *Meskalin* sc.). (21) *

64. Bläulicher Schimmer, wenn er die Augen schließt (noch 3 Tage nach dem Rausch; *Havelock Ellis*, durch 4 *Peyotl*-Buttons). (21)

65. Visionen in tiefen Grün-, Oliv- und Blautönen; auch reale Gegenstände sehen dunkelgrün, „bläulich und kalt", oder blau aus (Prüfer 1, n. 3 Wochen) (17.1); (Prüfer 1, nach 3 x 10 Tr.) (17.3).

66. „Ein Biskuit, das ich essen wollte, strahlte plötzlich in eine blaue Flamme aus. Einen Augenblick lang hielt ich das Biskuit nahe an mein Bein. Sofort fing meine Hose Feuer, und dann die ganze rechte Seite meines Körpers. Alles von Fuß bis Schulter war in eine leuchtend blaue Flamme eingehüllt, ein Anblick wunderbarer Schönheit. Aber dies war nicht alles. Ich steckte das Biskuit in meinen Mund, wieder brach das gleich gefärbte Feuer aus, illuminierte das Innere meines Mundes und warf einen blauen Reflex an die Decke. Das Licht von der Blauen Grotte in Capri ist nicht annähernd so blau, wie für eine kurze Zeit das Innere meines Mundes aussah" (*Havelock Ellis*, durch 4 *Peyotl*-Buttons). (21)

67. Aufleuchten der weißen Schreibmaschinentasten in einem „wundervollen Marineblau" (Prüferin 5). (17.3) (Lt. dem *Anhalonium*-Kapitel von *Unger* in *Leeser*, Lehrbuch der Homöopathie, hatte die Probandin selbst 2 Jahre nach der Prüfung diese Farbeindrücke immer wieder.)

68. Sieht morgens beim Erwachen die Fensterscheiben in ein tiefes Blau getaucht (Prüferin 5, Wochen nach Prüfungsende). (17.3)

69. Sehen grellfarbiger Netzstrukturen, kontinuierlich und lange anhaltend, in dunklen und hellen Räumen (Arzt 3, nach 300 mg *Meskalin* sc.). (21) *

70. „Einmal sah ich mein rechtes Bein sich mit zartem Heliotrop anfüllen. Ein andermal verwandelten sich die Ärmel meines Rockes (Jacketts) in ein grün-schwarzes Material, in das ein rotes Muster von Litzen eingewebt war; das Ganze war an den Manschetten mit Zobel besetzt. Kaum hatte dies Gestalt gewonnen, als ich ein ganzes vollständiges Kostüm derselben Art trug, mittelalterlich von Charakter" (*Havelock Ellis*, durch 4 *Peyotl*-Buttons). (21)

71. Sieht eine hängende Ampel, „um diese herum einen Kranz von *geschmacklosen* Glasperlen, die direkt das Bild störten" (Arzt 4, nach 400 mg *Meskalin* sc.). (21) *

72. „Die ersten Ornamente bei geschlossenen Augen ohne Druck waren flächenhaft, zumTeil *langweilig* wie Tapeten in *spießbürgerlichen* Farben und Formen. Vielfach rot, schwarz, grau und gelb. Sie blieben stetig, so daß man sie fixieren konnte. Auch mischten sich mehrfach reale Objekte, wenigstens mit einer Kontur, ein, so einmal das Knie einer sitzenden Person mit farbigem Gewand, ein Baumstamm und dergleichen. Diese Konturen leuchteten dann hellgrün oder goldig auf und verschwammen langsam mit herandrängenden helleren Farbenspielen. ... Bei Druck auf die Bulbi nach 10 - 20 Sekunden starke Aufhellung des Gesichtsfeldes meist von links her in wolkigen Schwaden über Grau, Hellblau, Hellgrün, Gold bis zu glänzendem weißem Glanz. Dann, fast stets vom Zentrum ausgehend, Bienenwabenmuster, die sich nach außen bewegen, bei starkem Druck explosionsartig, sonst langsamer, aber selten das ganze Gesichtsfeld füllen, sondern wie Butzenfenster angeordnet sind. Diese fensterartigen Flächen (sind) meist von ganz hellem Rande umgeben. Die einzelnen Waben (sind) meist wie einseitig beleuchtet, ähnliche Teilflächen werden aus Kreuzen, Wellenkränzen, Balken gebildet, immer in dieser „kubistischen Art"mit einem dunklen Rand, der sich über grau nach weiß aufhellt und dort meist zerfließt. ... An dies vorwiegend graue Stadium, manchmal mit Gold durchmischt, schließt sich regelmäßig ein buntes, in dem zumeist erst kleine perlenartige Farbenpunkte erscheinen und sich zu einem kaleidoskopartigen Farbengewirr erweitern, zwischen hinein fahren starke einfarbige Wellen grün, rot, blau, violett, so daß zuweilen das Gesichtsfeld wie ein Kleisterpapier aussieht. Dazwischen springen dann wieder Ornamentformen auf..., zum Teil einfach geometrisch, aber meist nicht ausschließlich, sondern untermischt mit geschlängelten Formen. Anfangs überwogen orientalische Motive... Beim Fixieren einer Person im weißen Mantel traten schwimmende helle Farben auf, das Bild behielt jedoch das Obergewicht. ... Das retinale Nachbild eines weißen Quadrates auf schwarzer Fläche war negativ, verschwand langsam, indem sich in das schwarze Bild grüne und blaue Fäden mischten, es zu einem Korbgeflecht machten und von oben nach unten abbauten" (Arzt 1, nach 300 mg *Meskalin* sc., erster Arzneiversuch). (21) *

73. In retinale Nachbilder mischen sich Muster und „farbige Nachbilder, die so schnell ihre Farbe wechselten, daß ich ihre zeitliche Ordnung nicht im Gedächtnis behalten konnte. Am auffallendsten war ein wunderschönes tiefdunkles Rot. Hier fiel mir zuerst eine Mitbeteiligung der anderen Sinne auf. Dieses Rot war, so empfand ich, weich, plastisch, doch ohne

eigentliche Begrenzung, von tiefem, klarem Klang" (Arzt 14, nach 500 mg *Meskalin* sc.). (21) *

74. Sehen bunter Fäden, jeder einzelne enthielt alle Regenbogenfarben (Arzt 3, nach 300 mg *Meskalin* sc.); Sehen farbiger Gebilde, die nach unten zu fließen und glitzern wie Stanniolstreifchen (Arzt 4, nach 400 mg *Meskalin* sc.). (21) *

75. Dekorativ, tapetenmäßig, gefüllte Farbfläche mit spitzigen Kristallformen; Bilder bei Bulbusdruck vielfach kristallinisch in doppelten Konturen; die Kristallbilder wirken „sonderbar starr, oft mehr konstruiert"; auch dunkle, reiche, farbige, vielgestaltige,langsam wogende oder ruhig stehende Wolkenformen, mit viel Rot (zu Beginn des Rausches; Arzt 1, nach 500 mg *Meskalin* sc., zweiter Arzneiversuch). (21) *

76. „Die Ornamente werden regelmäßig, wie mit dem Zirkel konstruiert, und kommen schließlich zu einer bleibenden Form, die jedoch innerhalb ihrer Grenzen ständig wechselt; um ein unsichtbares rechtwinkliges Kreuz, von dem nur der Schnittpunkt als leuchtender Farbfleck sichtbar ist, ordnen sich vollkommen symmetrisch, wie mit dem Zirkel gezogen, Kreisbogen an" (Maler, nach 400 mg *Meskalin* sc.). (21) *

39) Pflanzenstrukturen, organische Strukturen

1. „Ich schaute zum Fenster hinaus in die Krone einer Akazie. Da erschienen mir mit einem Schlag zu meinem Erstaunen die Blätter eines kleinen Zweiges in ornamentaler Anordnung wie in ein kreisförmiges Muster gefügt, von der Struktur etwa eines Spinngewebes. Ich schaute auf andere Zweige, und andere Blätter ordneten sich beim Blick in gleicher gitterförmiger Weise. Ließ ich den Blick länger auf dem Gegenstand verweilen, so blieb das Blattmuster in seiner Anordnung stabil, bewegte sich vielleicht etwas im Winde, aber doch immer als Ganzes, ohne sich in seiner Gliederung zu ändern" (Arzt 11, nach 500 mg *Meskalin* sc.). (21) *

2. Das filigranartige Ornament trat (bei den Visionen) wieder in den Vordergrund, immer komplizierter und schöner, wobei mehr und mehr die Form von Pflanzenornamenten anzunehmen schienen (Maler, nach 400 mg *Meskalin* sc.). (21) *

3. Sieht ein Muster, bestehend aus einer Unzahl gleich aussehender Pflanzen, in deren Kelchen je ein Tropfen liegt (Medizinstudent 4, nach 400 mg *Meskalin* sc.). (21) *

4. Sieht in den Flecken des Fußbodens Teppichmuster, Efeublattornamente, dann richtigen Efeu hervorwachsen und Steine sich schichten (Ärztin 3, nach 400 mg *Meskalin* sc.). (21) *

5. Sieht „Rankenwerk", auch mit kleinen Blumen in Violett und Gelb daran, an denen er versucht zu riechen" (Arzt 8, nach 400 mg *Meskalin* sc.). (21)*
6. Nachts beim Einschlafen Lichtblitze und Sehen bizarrer blattähnlicher Formen in Hellgelb und Olivgrün; noch 14 T. nach Prüfungsende (Prüferin 5). (17.3)
7. Mehrmals sah er auf dunklem, glänzendem Grunde violette, dicke, stark verzweigte Wurzeln und Fasern, die stark gefüllten Venen glichen. (14)
8. Sieht Blumen vor den geschlossenen Augen (Prüferin 6). (18)
9. Bei geschlossenen Augen sah er dunkelblaue Streifen, dann einen Laubengang mit roten und gelben Blumen. (14)
10. Sieht eine große Anzahl von weißen Blumen, „eine neben der anderen, wie Perlen einer Halskette aneinandergereiht. Sie begannen sich in Form einer Spirale zu drehen, und jede Blume hatte das Aussehen von Porzellan" (*Havelock Ellis*, durch 4 *Peyotl*-Buttons). (21)
11. Sieht an der Tischdecke ein geometrisches Muster aus roten Blumen und blauen Blättern, die Decke verschwindet, und in weiter Ferne erscheint eine hohe, rosenüberhangene Mauer, eine ganze Wand üppig gewucherter Rosen (Ärztin 3, nach 400 mg *Meskalin* sc.). (21) *
12. Beim Versuch, sich *Sonnen*blumen vorzustellen, sieht er „mattgelbe *Lotos*blumen und Blumenblattformen" (Arzt 1, nach 300 mg *Meskalin* sc., erster Arzneiversuch). (21) *
13. Sieht „gelbe, langgezogene Blüten, blaue, violette sternenförmige Blüten, die fast greifbare Wirklichkeit annehmen, dann wieder mehr als Ornamente eines bunten Teppichmusters empfinden werden. ... Seit dem Hören der Mundharmonikaklänge verlieren die Blüten das Flächenhafte und flauschen sich wollig auf, etwa wie Federn einer Boa" (ein blinder Dr. phil., nach 400 mg *Meskalin* sc.). (21) *
14. Sieht „seltene Blumen und irisierende faserige Flügel wie von Schmetterlingen" (ein Maler). (8)
15. Sieht Bäume mit weißen Zweigen, oder grüne Bäume, „wundervolle schöne Pappeln" (47j. Frau, durch *Peyotl*-Extrakt). (14)
16. Sieht eine Sommerlaube (47j. Frau, durch *Peyotl*-Extrakt). (14)
17. „Ein herrliches Tapetenmuster wirbelt sich zusammen und wird zu einem tiefen Trichter. Die Rhomben, die im Muster dominierten, dehnen sich in ihren Ecken, wachsen aus, verbreitern sich nach oben, splittern sich in Äste, nehmen eine grüne Farbe an und werden so zu Bäumen, die in langer tiefer Reihe eine Allee bilden. Man sieht nun deutlich alle Einzelheiten

der Allee, die schlangen Bäume, die weiße, schnurgerade Straße zwischen ihnen, ringsherum sattgrüne Wiesen, in welche sich die übrigbleibende Tapete umgewandelt hat. Doch der Prozeß geht unaufhörlich weiter: kaum gebildet, beginnt sich die Allee zu destruieren, die Bäume schrumpfen ein, werden dicker, massiger und kürzer, rücken dichter aneinander, der blaue Himmel senkt sich tief und tiefer und vermischt sich mit den Baumkronen zu einer Mauerwölbung, die Straße pflastert sich mit bunten Fliesen, und man sieht in aller Deutlichkeit in allen Einzelheiten einen langen Klostergang..." (ein Psychologe, durch 200 mg *Meskalin* sc.). (22) *

18. „An der Wand mit der Blättertapete versank ich sehr schnell wieder in einen Traumzustand. Als ich beim Aufwachen mühselig einen Versuch zur Orientierung machte, *war mir die Laubtapete echter Wald* in Unendlichkeitsdimensionen, und durch leises Hinlehnen und Neigen des Kopfes schwebte ich wogend und mich dann verschmelzend in diesem kosmischen Walde. Beim Aufwachen klopfte ich gegen die Wand, brachte aber zunächst die Trennung von Wald und Ich nicht zustande; ein durchdringender klarer Moment trat ein, als ich plötzlich mein Klopfen zählte, 1, 2, 3, 4..." (Arzt 1, nach 500 mg *Meskalin* sc., zweiter Arzneiversuch). (21) *

19. Sieht „blau, grün, hellgelb, grau, Bäume blühen, Blumen, eine Kirche, grüne Felder, Wiesen, die ganze Welt" (24j. Frau, durch *Peyotl*-Extrakt). (14)

20. Sieht „im Dunkeln eine grüne Waldwiese, bei offenen Augen, und zwar erst undeutlich Grünes, dann wurden die Einzelheiten klarer, die Wiese mag 100 Schritte von mir weg gewesen sein, im Vordergrund groß und 8 Meter entfernt sah ich große hölzerne Schnecken, eine Kinderreitpeitsche mit rotem Band und andere Alltäglichkeiten, sie machten mir Freude, wie alles, was ich sah. Dann achtete ich nur noch auf die Wiese, ich sah jedes Gras, jeden Halm, es war klar, daß dieser Halm just dort stehen mußte, sich so neigen, diesen kleinen Schatten werfen, sicher freute die Erde sich ungemein über diesen kleinen Schatten. Ich sah eine Fülle einzelner Pflanzen, manche mit kaktusartigen, dicken Blättern, einzelne Pflanzen ganz nah und deutlich, dann wieder in Entfernung die ganze Wiese, ohne daß ich den Entfernungswechsel sonderlich bemerke. Und mit dem Sehen setzte ein packendes, starkes Erleben ein, in jeder Pflanze glaubte ich das Leben selbst zu erleben, wenn nicht zu sehen, das geistige Vorbild, nach dem sie sich entfalten müßten, der Rhythmus des Wachsens, ihre Urform. Und je weiter ich in die Wiese sah, desto klarer wurde mir der geistige Plan eines jeden Gewächses, die große Harmonie der ganzen Wiese. Ich hatte nicht das geringst ästhetische Lustempfinden, nicht das Gefühl, daß gerade mir etwas Angenehmes geschehe, ich sah nur, wußte und erlebte: das vitale Leben. Und wieder war die Atmosphäre voll Heiterkeit, Dankbarkeit und Gegenwartsfreude, aus allem erstrahlte der unerhörte Jubel einer klaren, starken Harmonie." Danach

sieht sie allerhand Natur- und Architekturlandschaften: „All diese Landschaften waren von eindringlichster Schönheit in ihrer sicheren Urwüchsigkeit; und wieder alles umweht von der Atmosphäre strahlender, lebendiger Heiterkeit. Die Eindringlichkeit der Visionen war von überwältigender Stärke, sprechend, von über-unbeschreiblicher (sic) Klarheit, ich mußte an Verse des alten *Zarathustra* denken, wie die Erde sich erst über ihr Schicksal, getreten zu werden, beklagte, dann aber den Sinn begriff und betete: „Herr, laß mich blühen!" Jetzt sah und erlebte ich ihr verwirklichtes „Herr, laß mich blühen." (Ärztin 3, nach 400 mg *Meskalin* sc.) (21) *

21. „Dr. M. fragte mich, ob ich mit dem Gedanken an Farnblätter etwas anfangen könnte. Ich mußte lachen, weil mir nur gepreßte Farnblätter aus meinem Kinderherbarium einfielen, dann aber wuchsen vor mir Säulenkapitäle, ähnlich korinthischen, aber keine Acanthus-, sondern Mohnblätter (diese sind gefiedert, ähnlich Farn, aber weniger kompliziert –vr), und nicht steif ornamental, sondern jedes einzelne blatt in irgendeiner gütigen, sinnvollen, träumenden Haltung, als sei es aus dem Leben heraus zu Stein geworden. ... Dr. M. fragte, ob ich mit den Formen eines Embryos was anfangen könnte; die Nackenwindung wurde klar, dann die Kiemenspalten, dann ordneten andere Embryos sich dazu zu einem ornamentalen Reliefmuster von rotem Sandstein, dann bekamen die Embryonen Wappenlöwenköpfe, was mir peinlich-lächerlich vorkam, so daß ich auf die Erscheinngen nicht mehr achtete und bald alles verschwunden war" (Ärztin 3, nach 400 mg *Meskalin* sc.). (21) *

22. Sieht Zierat, wohlgeformt, „als wenn es so gewachsen wäre" (43j. Mann, durch *Peyotl*-Extrakt). (14) (Der Maler, welcher zuerst *LSD* und dann *Meskalin* an sich prüfte, bezeichnete den letzteren Rausch mehrmals mit Worten wie „organisch" (27). vr)

23. Traum, sich in einem sehr eleganten Restaurant zu befinden, mit Freunden zusammen. Das Essen ist sehr sauber, biologisch (*organic*), schön, Nouvelle Cuisine. Alle beschreiben einander, wie ihr Essen schmeckt. Ich habe eine Bohnen-Terrine mit *Grünzeug* ("veggies") und Knoblauch. Appetitlich (savory), *herbal, floral.* Es ist ein sehr kreativer, exquisiter, schöner Traum (Prüferin 6). (18)

24. Beim Anschauen des Teppichs scheinen dessen Fäden sich wie kleine Räupchen oder „wie die Zöpfchen einer *Strongyloides*-Kultur" (eine Art Eingeweidewurm, vr) kriechend umherzubewegen. Noch bis 19 Uhr (11 St. nach Giftaufnahme etwa) sieht er beim Blick auf Zeitungen, wie dieselben deutliche „peristaltische Bewegungen" ausführen, und auch seine Hand scheint sich bald auszudehnen und bald zusammenzuziehen, wobei die Haut derselben ähnliche peristaltische Bewegungen macht (Arzt 7, nach 400 mg *Meskalin* sc.). (21) *

25. Geschaute Rhombenmuster scheinen sich abwechselnd auszudehnen und zusammenzuziehen (einer Zeichnung des Probanden nach so, wie wenn man ein mechanisches Scherengitter zusammenschiebt oder auseinanderzieht, vr); später sieht er ein „spinnwebartiges Batikmuster", dessen „radiäre Linien sich zu verlängern, zu verkürzen und langsam zu schlängeln" scheinen, wobei auch die „großen, dunklen, zentralen Flecke" desselben Gestalt und Ort verändern, so daß „das Ganze etwa wie eine Menge seltsamer Meerestiere mit langen Beinen oder Fühlern" aussah (Arzt 16, nach 500 mg *Meskalin* sc.). (21) * Ein anderer Proband aus (21) *, ein Naturwissenschaftler, sieht ebenfalls Meerestiere: erst „Radiolarien und Globigerinen", dann ein Seeigelskelett.

26. Als die Spitzen irgendeines Apparats seinen linken Arm berühren, Erschrecken und Vorstellung einer riesigen Qualle, die auf seinem Vorderarm herumkrieche (während eines Stupors; Arzt 17, nach 500 mg *Meskalin* sc.). (21) *

40) Architektur: Türme, „gotische Dome", Gewölbe, Gebäude, Säle, räumliche Gebilde, Perspektive, Plastizität

1. Sieht **Architekturbilder** (*Weir Mitchell*, unter *Peyotl*-Extrakt) (14). Auch viele andere Prüfer gebrauchten den Ausdruck „Architektur" für ihre Visionen.

2. Bei geschlossenen Augen beschäftigen ihn fortwährend Eisenkonstruktionen von Brücken; er sieht ganz deutlich die Fülle der Eisenträger einer Eisenbahnbrücke, die sogar noch Kurven beschreibt (Naturwissenschaftler, nach 500 mg *Meskalin* sc.). (21) *

3. Sieht bei geschlossenen Augen „das Teilbild einer von eisernen Stäben getragenen Betonkuppel, durch die in regelmäßigen Abständen angebrachten Eisenträger fiel helles Licht. Es wirkte plastisch, als ob ich im Inneren der Kuppel wäre und auf diesen Teil hinaufblickte, von einem erhöhten Standpunkt, von dem aus man das Gestänge der Träger unmittelbar vor sich sah. Gleichzeitig hatte ich eine Art körperliche Empfindung der ganzen Konstruktion, eine Einfühlfähigkeit in derart großzügige Eisenbetonbauten, wie sie mir sonst unbekannt ist. Mit einer Lebendigkeit und Nachempfindungsfähigkeit für weitgespannte Eisenkonstruktionen, die ich wie körperlich nachzuempfinden vermochte, schlug ich die Augen auf und konstatierte, wie sehr solche Bauwerke jetzt meinem inneren Zustand angemessen waren. Etwa gleichzeitig hatte ich das Gefühl, daß Musik allein dem jetzigen Zustand angemessen wäre, vor allem Orgel, eine Fuge mit allen gezogenen Registern, oder eine Beethovensymphonie,

Alles Kleine, Idyllische, Liebliche (wofür ich sonst viel Sinn habe) hätte ich weit von mir gewiesen, nur Wichtiges, Großes, Monumentales schien mir angemessen. So verletzte mich die zappelnde Uhr (wohl mit Pendel, vr)..., Musik auf der Mundharmonika berührte mich überhaupt nicht..., im Rhythmus des Walzers schwang ich innerlich mit, doch erfüllte er mich längst nicht so, wie es der Rhythmus einer großen klassischen Musik hätte tun können. Es war eine Art Ergriffenheit, eine herrlich großartige, beherrschte Haltung, in der ich mich befand..." (Arzt 4, n. 400 mg *Meskalin* sc.) (21) *

4. „Ich habe noch nie die Dinge der Umwelt und meinen Körper so *wesenhaft* empfunden wie in diesem Rausch...

5. Die Wesenhaftigkeit der Dinge wurde durch das Erleben ihrer *Plastizität* gegeben. ... Dieses Erlebnis der Plastizität war klar und eindeutig lustbetont, und es war ein Streben nach immer größerem Gewinn von Plastischem und Festem. Je mehr sich mir so bot, desto größer war die Lust. Sobald das Auge in dem Verlangen nach Plastik nicht befriedigt war, stellte sich Unlust ein... Bereits im Initialstadium des Rausches erschien das leicht zerknitterte Blatt einer Zeitschrift, die ich las, als ein Landkartenrelief... Ein weißgrauer Vorhang, der an einem Fenster oben in leichten Falten herunterhing, kam mir aus Zement vor. Daß dieser „Zementvorhang" durch Wind leicht bewegt wurde, störte diese Wahrnehmung keineswegs. Im Gegenteil, ich empfand eine unbeschreibliche Lust, ein solch massives Gebilde sich bewegen, besser gesagt, wellenförmig biegen zu sehen" usw. (Arzt 13, nach 500 mg *Meskalin* sc.). (21) *

6. Sieht die untergehende Sonne nicht als Scheibe, sondern plastisch als Kugel (Medizinstudent 4, nach 400 mg *Meskalin* sc.). (21) *

7. „Gegenstände vorgehaltener Bilder traten bei längerem Hinsehen völlig plastisch heraus, als wenn sie durch ein Stereoskop gesehen würden" (Ärztin 2, nach 400 mg *Meskalin* sc.). (21) *

8. „Alles erschien mir wie im Stereoskop, überplastisch, in der dritten Dimensionalität (sic) „ (Arzt 11, nach 500 mg *Meskalin* sc.). (21) *

9. Sieht seit der Prüfung (zuweilen noch viele Monate nachher) Landschaften und Bilder plastischer, als hätten seine Augen eine vermehrte Fähigkeit zum perspektivischen Sehen entwickelt (Prüfer 1). (17.2)

10. Vorspringende Unebenheiten in einer Wand kann er durch die Meskalinwirkung *optisch umkehren*, so daß sie wie zurückgetreten aussehen (Arzt 12, nach 500 mg *Meskalin* sc.). (21) *

11. Alle Bilder, die er sah, hatten eine sehr ausgeprägte Perspektive (Naturwissenschaftler, nach 500 mg *Meskalin* sc.). (21) *

12. Sieht eine Kirche durch die Bäume hindurch scheinen, durch wundervolle schöne Pappeln; einen Kirchturm; ein Palais, „wie ein Paradies"; das Innere von einer Kirche mit großem Schmuck, herrlich (47j. Frau, durch *Peyotl*-Extrakt). (14)

13. Sieht einen hohen Turm (24j. Frau, durch *Peyotl*-Extrakt). (14)

14. Sieht Türme, Gerüste, ein Schloß, kolossal hoch und hehr..., und eine Treppe mit Portieren, Leuchtern und Verzierungen (43j. Mann, durch *Peyotl*-Extrakt). (14)

15. Hört Jahrmarktsmusik; sieht Karussells sich drehen, die zu Türmen übereinander gebaut sind, mit Dächern wie chinesische Sonnenschirme, von deren Rand Perlenketten hängen; auf den Karussellböden befinden sich Reihen ägyptischer Frauenfiguren mit Schalen in den Händen (Medizinstudent 2, nach 400 mg *Meskalin* sc.). (21)

16. Eindruck, hoch oben in einem Turm zu sein, der wie ein aus Laubsägearbeit aufgebauter runder Käfig aussieht mit einer Achse in der Mitte, die vom eigenen Leib ausgeht. Durch die durchbrochenen Stellen leuchten Farben herein... Beim Versuch, sich eine Apfelsine vorzustellen, erscheint rechts im Gesichtsfeld stattdessen ein kleiner, etwa 1 m hoher goldgelber, aus weicher Masse aufgebauter Dom mit zwei Türmen auf grell violettem Hintergrund. Zeitweise Gefühl, hoch oben in einem Turm zu stehen und durch dunkel begrenzte Lücken in ein violettes Weltall zu sehen, oder als schwebe man hoch oben in einem tiefen Schacht und blicke dessen glühend erleuchtete Wände hinunter (Arzt 3, nach 300 mg *Meskalin* sc.). (21) *

17. Sieht „einen großen, pyramidenförmigen Bergtrichter mit quadristischem (sic) Grundriß, mit graduierten Wänden, die an die Struktur eines Amphitheaters erinnern. Auf dem Grunde des sehr tiefen Trichters sieht man ein tempelartiges Rundgebäude oder Schloß aus weißem Stein mit blauem Dach inmitten eines schwarz-grünen Sees, das Bild ist zunächst ziemlich dunkel, wird aber dann in gut wahrnehmbaren Zeitabständen dreimal durch das Auftreten einer glänzend goldenen Krone, die sich kuppelartig erhebt, feenhaft erleuchtet" (Arzt 6, nach 400 mg *Meskalin* sc.). (21) *

18. Sieht eine Scheune, die ganz aus Stroh besteht (24j. Frau, durch *Peyotl*-Extrakt). (14)

19. Sieht ein Gitter, wie eine schmiedeeiserne Tür; dann bildet sich in der Ebene dahinter das Bild einer Art Schloß mit einem Teich, in dem ersteres sich spiegelt, und einer Gebirgskette am Horizont aus (Arzt 2, nach 500 mg *Meskalin*, zweiter Arzneiversuch). (21) *

20. Mehrmals sah er auf dunklem, glänzendem Grunde violette, dicke, stark verzweigte Wurzeln und Fasern, die stark gefüllten Venen glichen. Häufig

gestalteten sie sich zu einem Netz hoher gotischer Gewölbe mit wechselnden Farben. Öfters sah er auch das Innere reich geschmückter Festsäle, deren Friese, Wände und Kronleuchter mit farbigen Edelsteinen, Opalen und Perlen geschmückt waren. Die Architektur erschien plastisch... (14)

21. Sieht „stereometrische Zeichnungen, die sich zusammenschließen und um ihn herum, sogar nach hinten in den nicht sichtbaren Raum gehen. Sie werden sofort zu architektonischen Räumen, deren Wände sich pfauenradartig biegen und drehen" (ein Proband, ohne Angabe, ob durch *Peyotl* oder *Meskalin*). (4)

22. Sieht „endlose Gänge mit prachtvollen, spitzigen Bögen, prachtvollen bunten Arabesken, grotesken Verzierungen. Schön, erhaben und hinreißend durch ihre phantastische Pracht. Das wechselte und wogte, baute auf, verfiel, entstand in Variationen wieder, schien bald nur Ebene, bald räumlich dreidimensional, bald in endloser Perspektive im All sich verlierend..." „Wieder stürmten die Bilder phantastischer Architekturen auf mich ein. Endlose Gänge im maurischen Stil, alles in fließender Bewegung, wechselten mit erstaunlichen Bildern merkwürdiger Figuren. Ein Kreuzmuster war besonders häufig und in den mannigfaltigsten Variationen vertreten. Unaufhörlich quoll es aus den mittleren Kreuzlinien heraus, verlief schlängelnd und züngelnd, aber doch in strenger Linienform nach den Seiten" (ein Arzt, durch *Meskalin*). (11) *

23. „Bald entstand vor meinen Augen eine wunderschöne Architektur. Wie sechseckige kleine Bienenwaben hing es von der Decke herab. Oben an der Decke lief eine jede Wabe in gotischem Spitzbogengewölbe zusammen. Wie ich so meine helle Freude an den emporstrebenden schlanken, gotischen Spitzbogen hatte, schienen diese vor meinen Augen zu wachsen, immer höher und höher hinauf. Über mich kam dabei ein außerordentlich starkes und schönes Gefühl des Grenzenlosen und Unendlichen... Immer schmaler und tiefer wurde das Zimmer" (Psychiaterin, nach 300 mg *Meskalin* sc., zweiter Arzneiversuch). (21) *

24. „Bei den Beobachtungen ohne Augendruck überwogen... die Einblicke in weit verzweigte Gewölbe. Dabei waren meist nur die Gewölbe und einige Pfeiler ohne Kapitäle zu sehen, selten auch der Boden. ... Einige Male erstreckte sich ein tiefer Korridor von mir weg, dessen Wände sich schnell wandelten in bewegte farbige Bänder, dann wieder erschien ein schmaler tiefer Gang, dessen Wände so reich verziert waren wie späte englische Gotik oder Alhambragewölbe. Auch in Kuppeln blickte man häufig, die sich gewöhnlich stetig dehnten. Meist begann es mit einem schrägen Einblick an einer Bogenkontur vorbei. Dann schwand diese, und die Kuppel wurde immer tiefer, trichterförmiger, schmaler, wobei Farbenspiele aller

Art auftauchten" (Arzt 1, nach 300 mg *Meskalin* sc., erster Arzneiversuch). Auch andere Probanden sahen **farbige, sich verändernde Kuppeln** (21) *.

25. Wir sahen im verdunkelten Zimmer ... räumliche Gebilde, Körper, Wände, Kuppeln, die sich bewegten und veränderten. (16)

26. „Ein Speer von grauem Stein wuchs hoch und endete als reicher gotischer Turm mit vielen Figuren. Bei genauem Hinsehen wurden die Steine zu einer durchsichtigen, leuchtenden Masse von Früchten" (*Weir Mitchell*, durch *Peyotl*). (21)

27. Bei Bulbusdruck „war es mir zunächst, als wenn ich von unten in die Pyramide des Turmes eines gotischen Domes hineinschaute, die sehr steil anstieg. Ich sah massenhaft Stilformen, Streben, Rosettenornamente, alles in Terrakottafarbe mit Farbentransformation wie von Abendsonnenbeleuchtung." Später soll er sich einen Embryo vorstellen, aber schafft es nicht, denn beständig drängt sich ihm „das Phantasma eines gotischen Turmes mit strenger linearer architektonischer Struktur" vor die Augen (Arzt 11, nach 500 mg *Meskalin* sc.). (21) *

28. „Figuren von Tänzern und Tänzergruppen, die sich rhythmisch geordnet bewegten, verwandeln sich in prachtvolle architektonische Gebäude; einzelne Tänzergruppen werden zu Säulengängen, in die nun immer wieder neue Scharen, stets in rhythmischen Bewegungen, einziehen" (ein Proband, ohne Angabe, ob durch *Peyotl* oder *Meskalin*). (4)

29. Sieht Visionen folgender Art: „Ein herrliches Tapetenmuster wirbelt sich zusammen und wird zu einem tiefen Trichter. Die Rhomben, die im Muster dominierten, dehnen sich in ihren Ecken, wachsen aus, verbreitern sich nach oben, splittern sich in Äste, nehmen eine grüne Farbe an und werden so zu Bäumen, die in langer tiefer Reihe eine Allee bilden. Man sieht nun deutlich alle Einzelheiten der Allee, die schlangen Bäume, die weiße, schnurgerade Straße zwischen ihnen, ringsherum sattgrüne Wiesen, in welche sich die übrigbleibende Tapete umgewandelt hat. Doch der Prozeß geht unaufhörlich weiter: kaum gebildet, beginnt sich die Allee zu destruieren, die Bäume schrumpfen ein, werden dicker, massiger und kürzer, rücken dichter aneinander, der blaue Himmel senkt sich tief und tiefer und vermischt sich mit den Baumkronen zu einer Mauerwölbung, die Straße pflastert sich mit bunten Fliesen, und man sieht in aller Deutlichkeit in allen Einzelheiten einen langen Klostergang. Nur kurze Augenblicke, dann wandelt sich das Bild: die Marmorsäulen schrumpfen ein, beginnen sich zu drehen, werden so zu Schnörkeln und Verzierungen, während eine unter ihnen zu einer grinsenden Theatermaske wird: der Klostergang hat sich in eine Theaterloge umgewandelt. Doch schon beginnt die Logenbrüstung zu

zerfließen, die Maske rollt sich auf, zersplittert sich in Schnitzereien, Fassaden tauchen auf und man sieht ein gotisches Portal, mit ins allerfeinste, minutiöseste Detail ausgearbeiteten Holzschnitzereien von wunderbarer Kompliziertheit und Exaktheit der Ausführung. So geht es fort in ruheloser Bewegung; Tapetenmuster wechseln ab mit Blumensträußen, Schnörkeln, Kuppelbauten, gotischen Portalen, wunderbaren Gärten, Landschaften, Alleen, grinsenden Gesichtern, prunkhaften Aufzügen, Prozessionen, Maschinenhallen, Kirchen, Volksversammlungen, Gewölben, Straßenzügen, marschierenden Kolonnen usw." (ein Psychologe, durch 200 mg *Meskalin* sc.). (22) *

30. „Es war mir so, als ob ich auf einem orientalischen Diwan lag. Ich schaute in tiefer Perspektive eine Flucht ineinander übergehender orientalischer Zimmer mit ihrem ganzen märchenhaften Zauber und ihrer Pracht an Farben und Formen in Innenarchitektur und Dekoration. Durch die hohen Bogenfenster flutete Sonnenlicht und ließ Diamanten und Smaragde, Rubine und Saphire, Amethyst und Topas in den schönsten Farben spielen. Ganz von ferne glaubte ich, zauberhafte Harfen- und Flötenklänge zu hören, einer jener orientalischen Weisen, die in schönster Harmonie stand zu dem Märchenzauber, der mich umspann. Dann weiß ich eine ganze Zeit nichts, weiß bloß, daß ich mich plötzlich auf demselben Diwan befand, in der Flucht der Zimmer flackerten in kleinen Ampeln blaue, rote, grüne, violette und gelbe Flämmchen, zudem war alles in magisches Wandlicht getaucht. Mir war es, als ob von draußen aus den Gärten wundersam schöner Vogelsang zu mir herüberklang" (Psychiaterin, nach 300 mg *Meskalin* sc., zweiter Arzneiversuch). (21) *

31. „Nach 2 St. einmal längerer Einblick in einen weiten Raum, von oben nach rechts unten, alle Wände orientalisch bunt, aber matt, Anklang an den kürzlich gehabten Einblick in die Zürcher Universität" (Arzt 1, nach 300 mg *Meskalin* sc., erster Arzneiversuch). (21) *

32. Sieht sehr plastisch orientalische Hallen und Säulengänge. Deren Bild ersetzt das reale des Kellerraums, in dem er seinen Rausch durchlebt. Sie wirken nicht fremd, sind ohne jede Verzerrung und teils mit vielen Einzelheiten sichtbar und machen ganz den Eindruck des Realen. Wegdenken kann er sie sich nicht, aber wenn Licht in den Keller fällt, verschwinden sie rasch (Arzt 4, nach 400 mg *Meskalin* sc.). (21) *

33. Einzelne Felder des gesehenen geometrischen Musters scheinen sich, wie Zapfen oder wie durch ein weites Sieb gedrückter Teig, aus dem Niveau der Bildfläche heraus dem Betrachter entgegenzuschieben, wobei sie heller und größer werden, und sich dann wieder zurückzuziehen und zu verdunkeln (Arzt 6, n. 400 mg *Meskalin* sc.). (21) *

41) Zeichen, Symbole, triviale Gegenstände

1. Eine wie aus lauter Glühbirnen zusammengesetzte, riesige „4" neigt sich auf ihrer Unterfläche weit nach rechts vorn auf ihn zu. Dieses Bild verschwindet nach 2 Sekunden, wonach aber ein deutliches Nachbild dieser Vier wahrbenommen wird, ganz wie ein echtes retinales Nachbild (ein Proband, *ohne* Angabe, ob durch *Peyotl* oder *Meskalin*). (4)
2. Sieht mitten im Zimmer einen riesigen, monogrammartig verschlungenen Doppelbuchstaben stehen (ein Proband, *ohne* Angabe, ob durch *Peyotl* oder *Meskalin*). (4)
3. Bei Dunkelheit lange anhaltendes Sehen von Buchstaben (Prüferin 2, 20. Nacht). (17.3) (Wirkliche Schrift lesen kann sie dagegen nicht, durch starke Trüb- und Weitsichtigkeit. vr)
4. Sieht ein schwarzes E und schwarze Räder (47j. Frau, durch *Peyotl*-Extrakt). (14)
5. Sieht eine weiße Schere (29j. Frau, unter *Peyotl*-Extrakt). (14)
6. Sieht oft auch Gegenstände prosaischer und trivialer Art (*Havelock Ellis*, durch 4 *Peyotl*-Buttons). (21)
7. Beim Augenschließen Sehen von Schaufensterausstellungen und Sälen mit langen Stuhlreihen (im Nachrausch; Arzt 7, nach 400 mg *Meskalin* sc.). (21) *
8. Sehen von Reklameschildern (Naturwissenschaftler, nach 500 mg *Meskalin* sc.). (21) *
9. Der Anblick eines blauen, teils besonnten, teils streifenförmig beschatteten Liegestuhls mit seinen glühend gesteigerten Farben ist für *Aldous Huxley* unter *Meskalin* „in erschreckendem Grad wundervoll", so daß er schreibt, dieser habe „ausgesehen wie das Jüngste Gericht", und er assoziiert nachträglich, daß seine Furcht angesichts dieser Farben „einem Überwältigtwerden, einem Zerfallen unter einem *Druck der Wirklichkeit*" gegolten habe, der „so stark würde, daß ihn ein die meist Zeit in einer *kosigen* (cosy – gemütlich, bequem, vr) *Welt von Symbolen* zu leben gewohnter Geist unmöglich ertragen könne." (28) *
10. *Leuner* vermerkt, daß *Meskalin* für den psychotherapeutischen Gebrauch weniger geeignet sei als *LSD*, weil die von ersterem erzeugten Illusionen sich *zu sehr auf der Ebene des rein Symbolischen* bewegten. (29)

42) Details, Kleinigkeiten

1. Viele Quellen betonen den **Detailreichtum der Visionen** im Peyotl- oder Meskalinrausch, und **die Berichte der Berauschten selbst sind wortreich, wortgewandt und akribisch wie bei kaum einer anderen Pathogenese, so daß es eine unvergleichlich langwierige Plackerei war, sie auszuwerten.** Ein Beispiel für diesen Detailreichtum ist folgendes: „Ein herrliches Tapetenmuster wirbelt sich zusammen und wird zu einem tiefen Trichter. Die Rhomben, die im Muster dominierten, dehnen sich in ihren Ecken, wachsen aus, verbreitern sich nach oben, splittern sich in Äste, nehmen eine grüne Farbe an und werden so zu Bäumen, die in langer tiefer Reihe eine Allee bilden. Man sieht nun deutlich alle Einzelheiten der Allee, die schlangen Bäume, die weiße, schnurgerade Straße zwischen ihnen, ringsherum sattgrüne Wiesen, in welche sich die übrigbleibende Tapete umgewandelt hat. Doch der Prozeß geht unaufhörlich weiter: kaum gebildet, beginnt sich die Allee zu destruieren, die Bäume schrumpfen ein, werden dicker, massiger und kürzer, rücken dichter aneinander, der blaue Himmel senkt sich tief und tiefer und vermischt sich mit den Baumkronen zu einer Mauerwölbung, die Straße pflastert sich mit bunten Fliesen, und man sieht in aller Deutlichkeit in allen Einzelheiten einen langen Klostergang. Nur kurze Augenblicke, dann wandelt sich das Bild: die Marmorsäulen schrumpfen ein, beginnen sich zu drehen, werden so zu Schnörkeln und Verzierungen, während eine unter ihnen zu einer grinsenden Theatermaske wird: der Klostergang hat sich in eine Theaterloge umgewandelt. Doch schon beginnt die Logenbrüstung zu zerfließen, die Maske rollt sich auf, zersplittert sich in Schnitzereien, Fassaden tauchen auf und man sieht ein gotisches Portal, mit ins allerfeinste, minutiöseste Detail ausgearbeiteten Holzschnitzereien von wunderbarer Kompliziertheit und Exaktheit der Ausführung. So geht es fort in ruheloser Bewegung; Tapetenmuster wechseln ab mit Blumensträußen, Schnörkeln, Kuppelbauten, gotischen Portalen, wunderbaren Gärten, Landschaften, Alleen, grinsenden Gesichtern, prunkhaften Aufzügen, Prozessionen, Maschinenhallen, Kirchen, Volksversammlungen, Gewölben, Straßenzügen, marschierenden Kolonnen usw." (ein Psychologe, durch 200 mg *Meskalin* sc.). (22) *

2. „Die Gegenstände wurden mir wesenloser, sie bekamen mehr ein allgemeines Gepräge. Im Bücherschrank sah ich nicht mehr, wie am Morgen, einzelne, verschieden umfangreiche und verschieden eingebundene Bücher, sondern *nur noch den Typus „Buch"*. Ein draußen vorbeifliegender Vogel war einfach „Vogel", nicht der und der Vogel, etwa eine Taube" (Medizinstudent 4, nach 400 mg *Meskalin* sc.). (21) *

3. „Das Bemerkenswerteste im Vorstadium des Rausches ist das Sehen, das schon kurz nach der Einspritzung unsicher wird. Das Bild ist nicht getrübt,

das Sehvermögen im Einzelnen nicht gestört. Es ist aber mehr *ein Hinsehen auf das Ganze, ohne daß ich Einzelheiten in mich aufnehme*. Erst wenn ich mich zwinge, es bedarf hierzu eines bemerkbaren Willensaufwandes, eine Einzelheit genau anzusehen, verstehe ich, was ich sehe. Diese Störung der Auffassung des Gesehenen scheint auch eine Ursache des Unvermögens zu sein, zu lesen. Ich sehe mehr den ganzen Satz, verstehe aber nicht die einzelnen Worte. Es liegt jedoch nicht nur am Sehen..." (Medizinstudent 3, nach 400 mg *Meskalin* sc.). (21) *

4. „Das leere Glas veränderte sich in meiner Hand in ungeheurer Weise, indem es zuerst groß wie ein Bierglas und kelchförmig erscheint; dann löste es sich in eine perspektivisch immer kleiner werdende Anordnung vieler Gläser auf, von denen ich *immer nur eins, ein ganz verschwindend kleines, fixierte*" (Arzt 1, nach 500 mg *Meskalin* sc., zweiter Arzneiversuch). (21) *

5. „Kleinigkeiten des täglichen Lebens, denen der Normale keinerlei Beachtung schenkt, gewinnen auf einmal, wie in Detektivromanen, eine übertriebene Wichtigkeit und werden eingehend und mit Aufmerksamkeit behandelt." (2)

6. „Die geringfügigsten Dinge fesselten meine Aufmerksamkeit; z. B. das Kürbiskompott in der Schüssel, das so goldgelb, saftig und plastisch-quellend dalag, oder ein paar wohl durch den Tintenstift entstandene, winzige violette Streifchen auf Dr. B. 's Oberlippe" (Medizinstudent 5, nach 500 mg *Meskalin* sc.). (21) *

7. Beschreibt eine halbe Seite lang die Vision eines großen, farbenprächtigen antiken Gebäudes, die er sieht, und schließt: „Dann glaubte ich, ich stände in einem großen gedeckten Kuppelbau, ich sagte damals, entsprechend der Peterskirche in Rom, heute muß ich sagen, daß der (reale) Bau viel einfacher ausgestattet war, oder vielmehr, ich paßte nicht auf kleine Einzelheiten, wie Pfeilvorsprünge, Säulenverzierungen usw. auf, so geht es mir (sonst) stets, wenn ich in eine Kirche oder einen weiten Raum gehe, ich achte immer mehr auf den Gesamteindruck als auf Einzelheiten" (Medizinstudent 1, durch 350 mg *Meskalin* sc.). (21) *

8. Ich verbohrte mich (bei der Arbeit) häufig in eine *unverständliche Gründlichkeit* (Prüfer 1, 8. T.). (17.1)

9. Das Linoleum auf dem Tisch scheint Erhebungen zu bilden, er *muß immer wieder hinsehen* und versuchen, es glatt zu machen (Naturwissenschaftler, nach 500 mg *Meskalin* sc.). (21) *

10. „An *einzelnen Fragen klebe ich für lange Zeit absolut fest,* z. B. wieso eine Stange am Neckarufer – vermutlich zum Netzaufhängen – so lang sei, ob eine Fahne weiß oder gelb sei" (Arzt 12, nach 500 mg *Meskalin* sc.). (21) *

11. „Ich sah einen kleinen Fussel auf dem Anzug des Dr. B. Dieser Fussel nahm, obgleich er sich in nichts von anderen Gegenständen unterschied, ... meine ganze Aufmerksamkeit in Anspruch. Es war, als ob in meinem ganzen Bewußtsein nichts anderes vorhanden sei als allein dieser Fussel, als ob er mein ganzes Bewußtsein ausfüllte. *Diese intensive Hinwendung empfand ich durchaus als einen Zwang, der mir selbst überaus quälend und lästig war*, und ich bat Dr. B., er möge den Fussel entfernen, damit ich endlich von ihm loskäme" (Arzt 16, nach 500 mg *Meskalin* sc.). (21) *

12. *Unfähigkeit, sich geistig neuen Verhältnissen anzupassen.* (36)

13. Zu Beginn des Rausches erhöhte Sensibilität der Fußsohle, so daß kleine Unebenheiten des Bodens, z. B. die Rippen herabgefallener Blätter, deutlich wahrgenommen werden. Am linken Unterschenkel, der dem Liegestuhl unmittelbar aufliegt, fühlt er ferner „die Lücke des Geflechts deutlich als kalte Zone, während die übrigen Teile durch das Geflecht gegen die Strahlung des Fußbodens abgeblendet erscheinen". Später allgemeine Berührungs-Überempfindlichkeit, er fühlt an seiner Kleidung unangenehm „jeden Fehler, den der Schneider gemacht hat" (Arzt 8, nach 400 mg *Meskalin* sc.). (21) *

43) Verzerrtes Körperschema, verzerrte (groteske) Wahrnehmungen, kinästhetische Übersensibilität, Tastsinnstörung

1. Illusion, daß sich der Turm der Kaffee-Handmühle beim Mahlen immer nach der Seite der Zugrichtung hin umbiege. Wenn er den Hebel auf sich zubewegt, biegt der Turm sich zu ihm hin, und umgekehrt; es ist, als sei der Turm aus biegsamem Vollgummi. Dies geschah nur beim Andrehen gegen Widerstand; im Leerlauf blieb die Gestalt der Maschine unverändert (Arzt 16, nach 500 mg *Meskalin* sc.). (21) *

2. Griff ich nach festen Gegenständen, so hatte ich im ersten Augenblick das Gefühl, als ob diese von einer wachsartig zähen Biegsamkeit wären. Dieses Wachsgefühl hatte ich auch von meinem eigenen Körper, vor allem in den Fingern und der Muskulatur des Mundes. Es verschmolz in eigenartiger Weise mit dem Eindruck des Wachsartigen, den ich von meiner Umwelt hatte. ... Die ganze Welt war für mich aus Wachs ... Dabei hatte ich ein merkwürdiges Knetbedürfnis. Alle Dinge trugen gleichsam die Aufforderung in sich, sie zu kneten, zu verbiegen und auszuziehen, der Löffel bei Tisch, die Zweige des Gartenstrauches, die Eisenstäbe des Treppengeländers, vor allem aber die eigenen Hände und Finger und die der anderen. Auch das zähe Gefühl in Lippen und Wangen forderte mich dazu auf, mit dem Munde langsam ziehende und rollende Bewegungen zu machen..." (Medizinstudent 5, nach 500 mg *Meskalin* sc.). (21) *

3. „Alles, was ich anfaßte, machte den Eindruck von Gummi. Kein Gegenstand erschien mir hart und widerstandskräftig. Auch die Wände, an die ich verschiedentlich griff und schlug, erschienen mir weich, und oft glaubte ich, sie wichen zurück. Ich griff mit aller Kraft nach dem Arm von Dr. B., der sich wie Gummi anfühlte, ohne daß ich eigentlich richtig auf Widerstand stieß" (Naturwissenschaftler, nach 500 mg *Meskalin* sc.). (21) *

4. „Beim Gehen Gefühl, als könnte ich 100 Stufen auf einmal nehmen; beim Ausgreifen, als könnte ich noch viel weiter greifen. ... Arme und Beine fühlen sich merkwürdig lang an, mit Gefühl, als seien sie aus Watte, oder in Watte gepackt" (Arzt 9, nach 400 mg *Meskalin* sc.). (21) *

5. „Höchst seltsame Druckempfindungen. Fasse ich in die Hosentasche, so erscheint der Weg bis zu deren Zipfel endlos, um bis in die Uhrentasche zu gelangen, macht die Hand die reinste Berg- und Talfahrt und der Arm wird endlos lang. Lehne ich mich an die Wand, so glaube ich zu versinken, der Stuhl geht mir in den Leib, die Jacke, die dauernd offen steht, kann ich nur durch den Leib zuknöpfen, die Ohrhaken der Brille durch den Kopf ziehen, wie durch Plastilin. Die Nase ist wächsern und lang, und (der Proband) B. kippt (wie ihm scheint, vr) meine Finger nach hinten um... Die ganze untere Körperhälfte ist wie eingeschlafen, das rechte Darmbein ist enorm vergrößert und knetbar wie Plastilin" (Medizinstudent 4, nach 500 mg *Meskalin* sc.). (21) * (*Castaneda* beschreibt fast identische Wahrnehmungsverzerrungen für den *Psilocybe*-Rausch (20). vr)

6. „Deutlicher Eindruck, daß der Suppenteller ganz tief unter mir wäre; beim Ergreifen des Löffels Gefühl, als ob sich mein Arm ungemein verlängerte. Der Löffel erschien mir ungeheuer schwer, und ich hatte den Eindruck, als ob ich mit ihm den weiten Weg zu meinem Munde niemals zurücklegen könnte" (Arzt 17, nach 500 mg *Meskalin* sc.). (21) *

7. Kommt sich im Stehen mit geschlossenen Augen vor wie 10 Meter lang, im Liegen zuweilen ungeheuer in die Länge gewachsen oder auch vollkommen plattgedrückt. Hat auch die merkwürdigsten Gefühle über Gliederverlängerung und -verkürzung, sobald er die Augen schließt. Besonders wenn ein Bein gebogen wird, kommt das Standbein ihm ganz kurz vor, das andere dagegen viele Meter lang, jedenfalls immer eines wesentlich länger als das andere (Naturwissenschaftler, nach 500 mg *Meskalin* sc.). (21) * (Ähnliche Wahrnehmungsstörungen werden auch durch *Stramonium* und *Cannabis indica* hervorgerufen. vr)

8. Füße wie dick, linke Hand wie dick behandschuht (Arzt 3, nach 300 mg *Meskalin* sc.). (21)

9. Gefühl, „als ob sich das Gewicht als solches, nicht das Gewicht bestimmter Organe, im Körper verschoben und falsch verteilt hätte" oder „als ob

sich *ein Gewicht im Körper fortbewege und hin und her schiebe*; hierdurch entstand das Gefühl der Unfähigkeit, geordnete Bewegungen auszuführen, und es kostete jedesmal einen besonderen Entschluß, noch eine Bewegung in Gegenwart Anderer auszuführen, weil ich vom Mißlingen überzeugt war. Um so erstaunter war ich, daß dann die Bewegungen doch immer gelangen, ja, ich sogar bei Treppensteigen zwei Stufen auf einmal nehmen konnte. Das Gehen selbst ging außerordentlich leicht vonstatten, so, als ob man *beim Bewegen der Beine gar kein Gewicht zu heben habe*, so daß es an das Gefühl des Schwebens oder Fliegens erinnerte" (Arzt 16, nach 500 mg *Meskalin* sc.). (21) *

10. „Mein rechtes Bein wurde plötzlich schwer und solid, als ob mein gesamtes Körpergewicht sich auf diese eine Stelle, nämlich um Knie und Schenkel, gehäuft hätte; der übrige Körper hatte seine Substanz verloren" (*Havelock Ellis*, durch 4 *Peyotl*-Buttons). (21)

11. „Meine Extremitäten waren jetzt bleischwer, wie leicht gelähmt; alle Bewegungen kosteten mich große Anstrengung. Der Rumpf dagegen war vollkommen gewichtslos. Einmal die Vorstellung, als ob diese ungeheuer schweren Glieder von meinem Körper abfallen müßten" (Arzt 17, nach 500 mg *Meskalin* sc.). (21) *

12. Sein linkes Bein ist „wie aus Holz" und als gehöre es nicht zu ihm (ein Proband, ohne Angabe, ob durch *Peyotl* oder *Meskalin*). (4)

13. Gefühl „dicker Nieren", mehrere Tage lang (Medizinstudent 4, nach 500 mg *Meskalin* sc.). (21) *

14. „Während des Essens... wurde die linke Schädelhälfte schwer und heiß, als wölbe sie sich viel höher vor als die linke, oder die linke Körperhälfte erschien allein voll körperlich und gewichtig, während sich ein gewichtsloserer Raumabschnitt nach rechts hinten unten wie trichterförmig zu erstrecken schien. Es war etwa, wie wenn diese Körpergegend in ein anderes Medium tauchte" (Arzt 1, nach 300 mg *Meskalin* sc., erster Arzneiversuch). (21) *

15. „Empfindung, als wenn meine linke Körperhälfte ganz dünn wäre und die rechte fünfmal so dick und schwer. Es ist, als wenn ich rechts akromegal (riesenwüchsig) wäre." Der Körper scheint disproportioniert, der Rücken wie ganz geschwollen und an verkehrter Stelle; als wenn die Glieder gar nicht zusammengehören; beim Schlucken scheint die Kehlkopfmuskulatur ganz woanders zu sitzen als da, wo das Schlucken empfunden wird; fühlt eine Kälte, aber der Körper scheint woanders zu sein als da, wo er die Kälte empfindet (der Neurologe *Forster*, durch *synthetisches Meskalin*). (26) *

16. Ist nicht fähig, die Lage seiner Beine und Arme richtig zu bestimmen; sie erscheinen ihm zeitweilig vergrößert, aber auch verkleinert (Prüfer 1, 7. Nacht). (17.1)

17. „Von meinen Händen und Fingern hatte ich das Gefühl, als seien sie gedunsen, schwammig, unförmig; mal schien mir die Hand, die rechte wie die linke, größer, mal kleiner" (Arzt 14, n. 500 mg *Meskalin* sc.). (21) *

18. Der Reiz der Kleidung wird infolge gesteigerter Hautdruckempfindlichkeit als außerordentlich stark (und unangenehm) empfunden. „Der Inhalt meiner Westentasche drückt mich, und ich empfinde jeden Fehler, den der Schneider gemacht hat" (Arzt 8, nach 400 mg *Meskalin* sc.). (21)*

19. „Ich hatte beim Reden den Eindruck, daß ich die Berührung der Lippen aufeinander und die der Zunge an Zahnrand und Gaumen, die einem sonst nicht eigens zum Bewußtsein kommen, auf einmal ganz klar und präzis wahrnahm. Desgleichen war mir das Öffnen und Schließen des Mundes, die Führung der Zunge wahrnehmungsmäßig bewußt... Das führte zu folgendem Erlebnis: Bei geschlossenen Augen, beim Reden, wurde es mir, wie wenn ich in meinen Kopf hineinwüchse, meine Gesichstmaske von innen betrachtete. Mein Körper wurde „belanglos", auch der Ober- und Hinterkopf, ich war sozusagen nur mehr Mund und Zunge. Es war, wie wenn ich vom Schlund aus gegen die Zunge und die Mundöffnung schaute und die Bewegungen in mehrfacher Vergrößerung beobachtete. Der Mund öffnete sich beim Reden vergrößert wie ein Tor, schloß sich von oben wieder, schob sich beim Öffnen wieder vor, die Zunge keilte sich dazwischen usw. Der Zustand dauerte so lange, bis ich die Augen öffnete" (Arzt 11, nach 500 mg *Meskalin* sc.). (21) *

20. „Ich glaubte, jedes einzelne Gelenk und jedes Band meiner Wirbelsäule zu spüren, von der Lage meiner Glieder eine besonders eindringliche Empfindung zu haben" (Arzt 17, nach 500 mg *Meskalin* sc.). (21) *

21. Klarere kinästhetische Empfindungen, als ich sie je gehabt hatte. Die Empfindung für meine Muskeln und besonders für meine Gelenke war ungemein (tremendously) klar, aber nicht intensiver als sonst (obwohl ich ein Mensch mit betontem kinästhetischem Sinn bin und es gewohnt bin, auf diese Art von Empfindungen meine Aufmerksamkeit zu richten). Nach Entfernung der Augenbinde schienen die Teile meines Körpers, die ich sah, sehr weit weg zu sein. Ich streckte meinen Arm, schaute auf meine Fingerspitzen und streckte den Arm dann von mir weg; dabei schien die Hand sich mindestens 10 Fuß (3 Meter) weit zu bewegen. Die Stenographin bewegte ihren Kopf und ihre Schultern ein paar Zentimeter weit rückwärts, schien diese Teile aber um ein Vielfaches dieser Distanz zurückzuziehen. Ein Kalender, der in Wirklichkeit 4 Inch (10 cm) lang war, schien viele Fuß lang zu sein. Diese Raumverzerrung war bei monokularem und binokularem Sehen vorhanden. (9)

22. „Wenn ich meine Finger gegen die Schläfe drückte, veränderten sich die Fingerspitzen, wuchsen zu Gewölbepfeilern oder einem domartig gestalteten Dach an" (*Havelock Ellis*, durch 4 *Peyotl*-Buttons). (21)

23. „Ich sah meine (rechte) Hand im Dunkeln ganz deutlich vor mir. Sie war bleischwer, meine Finger hingen matt und schwer hinunter. Ein Teil des Unterarms war noch daran, und dann sah ich nichts mehr. Und von hier an schwand auch das Gefühl der Zusammengehörigkeit mit dem übrigen Körper. ... Zum Donner! Ich fühlte diese Hand als mir gehörig, die Finger bewegten sich, das merkte ich, und doch hatte ich absolut kein Zusammengehörigkeitsgefühl. Es war mir sehr unerträglich. Die Finger wurden länger und länger, ihre Linien wurden rot und grün, verliefen ins Unendliche, jetzt wurden es viele hundert Finger, und jetzt wieder leuchteten nur vier und schwarze draus" (Arzt 15, n. 500 mg *Meskalin* sc.). (21) *

24. „Beim Betrachten der Hände erscheinen diese etwa fünfmal größer, dabei hat man ein Gefühl bis zum Mittelglied und auch dies sehr wechselnd. Die anderen Teile der Finger sind braun, verdorrt, wie bei einer Mumie. Bewegt man die Hand, kann man sie begrenzen, sonst sind die Finger unbegrenzt. Allmählich sieht man von den Fingern ausgehend braune Streifen, die sich beim Bewegen der Hände bewegen wie angebrannte weiche Kordeln; dabei kann man die Hand mit den Kordeln bis dicht ans Gesicht heranbringen und wieder zurückbewegen und die Hand gleichsam in die Kordeln einstülpen. ... Der Fuß erscheint schwerer als gewöhnlich und verkürzt; ich glaube einen (verkrüppelten, vr) Chinesenfuß zu haben, einen Pferdefuß, der nur bis in die Mitte des Schuhes reicht, oder dann befähigt zu sein, den Fuß bis in die Mitte des Schuhes plantar zu flektieren" (Arzt 3, nach 300 mg *Meskalin* sc.). (21) *

25. Das Phantomglied, welches er sonst als willkürlich kontrollierbar wahrnimmt, macht allerhand seltsame Bewegungen und Veränderungen durch. „Vom Phantomarm fühlt er nur die Hand, Ellenbogen und Unterarm sind weg, und er spürt nicht, wie sie mit dem Stumpf zusammenhängt. Bei Bewegungen des Stumpfes geht die Hand nicht mit. Der Phantomarm scheint dabei kürzer, als sitze die Hand direkt am Stumpf. Später scheint der Phantomarm in stetem langsamem Wechsel länger und kürzer zu werden, die Phantomhand beständig ihre Lage zu wechseln und „ganz verkehrt" zu liegen, und ihre Finger scheinen gespreizt zu sein. Die kontralaterale gesunde Hand fühlt sich „glitschig" und vergrößert an. Außerdem hat er den Eindruck, sechs Beine zu haben, rechts drei, links drei, die divergierend von der Hüfte ausstrahlen (Armamputierter, n. 350 mg *synthetischem Meskalin*). (26) *

26. Empfindung, als hätten sich die Phantomzehen, die er sonst stets ca. 10 cm vom Stumpf entfernt empfindet, näher an denselben herangezogen; später

rutscht das Phantomgefühl gleichsam in den Stumpf hinein und verschwindet; die große Phantomzehe kann viel schwerer „willkürlich bewegt" werden als sonst; beim Bewegen des Stumpfes verschwindet die Empfindung für sie; bei Druck auf ein Neurom an der Stumpfspitze wandert die Phantomzehe weiter nach distal, beim Nachlassen desselben wieder nach proximal (Unterschenkelamputierter, n. 300 mg *synthetischem Meskalin*). (26) *

27. Ich achte unwillkürlich auf die Stellung meiner Glieder, die ich ungewöhnlich scharf und deutlich perzipiere. Die leiseste Bewegung mit dem Fuß, der Hand oder dem Kopf, auf die man sonst nie achtet und sie kaum bemerkt, zieht sofort meine Aufmerksamkeit auf sich. Ich fühle meinen Körper ungewöhnlich plastisch und ungemein fein detailliert. ... Daraus entwickeln sich haptische Halluzinationen. Z. B. hat man aktiv den Fuß dorsal flektiert, und diese Bewegung wird aufs schärfste und positiv gefühlsbetont apperzipiert. ... Auf einmal hat man die Empfindung, als hätte dich dieser Fuß vom Unterschenkel abgelöst; man empfindet ihn getrennt vom Körper neben dem amputierten Unterschenkel liegen. Man empfindet dabei den Fuß als solchen neben und getrennt vom Unterschenkel, aber trotzdem zum Ich gehörig. Auf diese Halluzination folgt alsbald eine zweite, nur fehlt hier die organische Entwicklung der Halluzinationen einer aus der anderen, sie treten unvermittelter und brüsker auf als die des optischen Gebiets. ... (Z. B.) hat sich nun auch der linke Fuß vom Körper getrennt, dann hat man die Empfindung, als hätte sich der Kopf um 180 Grad gedreht, der Bauch wird zu einer flüssig weichen Masse, das Gesicht hat Riesendimensionen angenommen, die Lippen schwellen an und werden zu massiven Wülsten, die Arme werden eigentümlich hölzern mit kantigen Umrissen wie die Figuren des Nürnberger Spielzeugs, oder wachsen aus zu langen Affenarmen, der Unterkiefer hängt übermäßig weit nach unten, der Mund ist weit geöffnet. Es kommen da ganz sonderbare Mißempfindungen zustande, Umwandlungen der Glieder, ein Wachsen und ein Schrumpfen der Körperteile, Transformationen sonderbarster Art, die kaum zu schildern sind. ... Unter vielen anderen hatte ich auch die Halluzination, daß sich mein Kopf vom Körper losgetrennt habe und etwa einen halben Meter weit nach hinten frei in der Luft schwebe. Ich fühlte ihn tatsächlich schwebend, aber doch als zu meinem Ich gehörend. Um mich zu kontrollieren, sprach ich laut ein paar Worte, und auch die Stimme schien von hinten aus einiger Entfernung zu kommen. Oder ich halluzinierte, daß ich mitten durch den Körper entzweigeschnitten bin, die untere Körperhälfte befindet sich dabei in Bauch-, die obere in Rückenlage (diese Halluzination hat mich noch die halbe Nacht darauf geplagt), oder ich fühlte meine Beine quer über meinem Bauche liegen. Noch sonderbarer... sind die Transformationen... Dabei verwandelt sich ein Glied in etwas ganz

Artfremdes. So nahmen z. B. meine Füße Schlüsselformen an, wurden zu Spiralen, Schnörkeln, der Unterkiefer wurde eigentümlich haken- paragraphenähnlich, die Brust schien zu zerfließen usw. ... Beim Aufrechtstehen und Gehen hatte ich fast eine halbe Stunde lang die lebhafteste Empfindung, als schwebe mein Oberkörper frei in der Luft und stehe in keiner organischen Verbindung mit den Beinen. Die Täuschung war so lebhaft und so eindringlich, daß ich immer wieder unwillkürlich auf die Beine blickte, um zu sehen, ob sie sich noch immer in einer Achse mit dem Oberkörper befinden und nicht davongeeilt sind. Auch schien es mir beim Gehen, als wären meine Arme hölzern und gehörten nicht zu meinem Körper, ja sogar bei optischer Betrachtung schwand die Täuschung nicht, auch den Augen erschienen meine Hände fremd. Nicht so konstant war die Empfindung, als stehe der Kopf in einem nach vorn offenen stumpfen Winkel schief zur Körperachse, und die Empfindung, als fehlte überhaupt der Brustkorb ganz, als gähne zwischen meinem Kopf und den Beinen eine Leere" (ein Psychologe, durch 200 mg *Meskalin* sc.). (22) *

28. Fühlt sich „wie in ein spiralförmiges Zeug gewickelt; Parästhesien; Muskeln sind gespannt, die Spannung verläuft folgendermaßen: rechte Hand, linke Hand, Schultern, Thorax, rechter Fuß, linker Fuß... oder ist es nur so, weil ich die Beine kreuze? ... Ich sehe bei geschlossenen oder mit der Decke verdunkelten Augen, Ornamente, hin und wieder mit Andeutungen von Maya-Kunstelementen, aber alles in viergeteilter, streng geometrischer Form, ein wenig kaleidoskopenhaft, aber nicht allzu geschmackvoll oder interessant, Lasse ich mich gehen, so habe ich den Eindruck, daß sich selbst einzelne meiner Muskelgruppen spiralförmig zusammenziehen. Sogar die Masseter nehmen daran teil. ... Dieses beachtliche Phänomen dauert mit Schwankungen noch während vieler Stunden an. „Versinke" ich im Liegen, so begleitet ein rötliches Aufglühen vor den Augen jede dieser Zuckungen. Es sind dies Empfindungen wie bei einer Berg- und - Talfahrt auf Jahrmärkten. Sinnestäuschungen beginnen jetzt eindeutig zu interferieren; der Korridor scheint mir bald länger, bald kürzer, meine Hand ist mal näher und voluminöser und bald umgekehrt, und so fort. Aus der Tapete scheinen die ganz feinen Muster sich so plastisch hervorzuheben, daß ich sie betasten muß, um mich von ihrer Flachheit zu vergewissern (ein Maler, nach 350 mg *Meskalin* sc.). (27) *

29. Das Schreibpapier fühlt sich uneben an, obwohl es glatt ist, und die eigene Haut fühlt sich ebenfalls gebirgig an, was nicht stimmt (Prüfer 1, 7. Nacht). (17.1)

30. Ihre Schlüssel „fühlen sich nicht wie Schlüssel an", sie kann deren Form nur durch Hinsehen feststellen (eine Psychiaterin, durch 300 mg *Meskalin* sc.). (21) *

31. „Ich versuche meinen Kopf in eine gerade Lage zu bringen, was nicht gelingt, er steht immer nach einer Seite schief" (Arzt 12, nach 500 mg *Meskalin* sc.). (21) *

32. Seltsames Gefühl, als seien Gesicht, Lippen, Zunge usw. sehr geschwollen (durch hohe Dosen *Meskalin*). (24) *

33. Gefühl, sein Gesicht von der Oberlippe an würde nach oben gezogen; später, als sei es sehr geschwollen, so daß Sprechen schwer fällt; das Gesicht eines ihm begegnenden Kollegen erscheint ballonartig, etwas in die Breite verzerrt; die Schultern scheinen höher zu stehen als der Kopf, letzterer scheint zwischen den Schultern eingeschoben zu sein; beim Bewegen der Hand scheint diese nicht mit dem Körper zusammenzuhängen; beim Urinieren scheinen Vorder- und Hinterwand der Blase sich aneinanderzulegen, mit Angst, nicht Wasser lassen zu können, obwohl er den Harnstrahl sieht, der anscheinend keinen Zusammenhang mit ihm selbst hat. „Das Aufrichten nach einer Verbeugung gelang mir nur schwer, da ich das Gefühl hatte, daß mein ganzer Körper in seinen einzelnen Abschnitten aufgeblasen sei und es Mühe machte, die einzelnen Abschnitte gegeneinander zu bewegen, da zuerst die aufgeblasene Form der Bewegung Widerstand entgegensetzte" (Arzt 7, nach 400 mg *Meskalin* sc.). (21) *

34. Empfindung von Verlängerung von Gesicht und Nase (Prüfer 9). (18)

35. Empfindung der Asymmetrie des Gesichts; die ganze rechte Gesichtshälfte erscheint nach unten verschoben, besonders ausgeprägt ist die Empfindung des Herunterhängens des rechten Augenlides (Ärztin 2, nach 400 mg *Meskalin* sc.). (21) *

36. „Gefühl, ich sei nur noch ein Gesicht, ein ganz großes. Den Hinterkopf und den übrigen Körper spüre ich nicht mehr als vorhanden, höchstens die Beine ganz winzig unter dem Kinn. Ich habe dabei das Gefühl, mein Gesicht wäre verzerrt wie in einem Lachkabinett, aber dreidimensional, während es im Spiegel nur in zwei Dimensionen verzerrt ist. Ich assoziierte: So ist der „gekrümmte Raum" bei *Einstein*." (Medizinstudent 2, nach 400 mg *Meskalin* sc.). (21) *

37. Gestalten mit dicken, grotesken, gigantischen Formen und großen fratzenhaften Gesichtern, großen Zähnen, kommen auf ihn zu, ähnlich wie man es beim Alpdrücken sieht (43j. Mann, durch *Peyotl*-Extrakt). (14)

38. Halluziniert zuerst zwei Gesichter von „undefinierbar bleicher" Farbe und stark plastischer Form. Erst erscheint ein eiförmiges Gesicht mit kahlem Schädel, großen abstehenden Ohren, langer lächerlich dicker Nase, das erst eine Weile so bleibt, dann bald lang und bald breit wird, mit großen gläsernen, blicklosen Augen; manchmal glaubt er deutlich, große runde

Brillengläser zu sehen. Dann sieht er eines, das dem Kopf ganz rechts auf dem Bild „Die Freunde" von *Kokoschka* ähnelt. Später erscheint auch noch ein Kopf mit auffällig kleiner Nase und Hornbrille, der sich im Halbprofil zeigt, und schließlich „einen großen Kopf von undefinierbarer Farbe, dessen Ähnlichkeit mit einem Herrn, der mir bei Tisch schräg gegenüber saß, mir sofort auffällt. Das Gesicht ist karikaturhaft entstellt, unten unförmig dick, ohne Hals in einen weiten Kragen übergehend, nach oben schmäler werdend, mit großen Ohren, dicker Nase, sehr unangenehmem Ausdruck, der mit dem bei Tisch gewonnenen Eindruck im Widerspruch steht" (Maler, nach 400 mg *Meskalin* sc.). (21) *

39. Sieht zeitweilig die Gesichter der Umstehenden verzerrt, und daß sich Türen und Wände bewegen (25j. Frau, durch *Peyotl*-Extrakt). (14)

40. Die Gegenstände scheinen breiter und die Menschen plumper, vor allem dicker, zu sein (Arzt 3, nach 300 mg *Meskalin* sc.). (21) *

41. Das Linoleum auf dem Tisch scheint Erhebungen zu bilden, er muß immer wieder hinsehen und versuchen, es glatt zu machen; seine Uhr scheint auf einer dieser Vorwölbungen zu liegen und dadurch eine unsinnig dicke Gestalt angenommen zu haben (Naturwissenschaftler, nach 500 mg *Meskalin* sc.). (21) *

42. Traumbilder grotesker Art, z. B. von Körpern mit riesenhaften, verwachsenen oder verkrüppelten Gliedern (in der 1. Nacht nach dem Rausch;*Havelock Ellis*, durch 4 *Peyotl*-Buttons). (21)

43. Gefühl, „als ob von zahlreichen Stellen der Haut an der linken Seite beider Beine nach rechts herüber etwas aufsteigend, etwas langsam hindurchfließt oder kriecht in parallelen Bahnen und dabei ein wenig intensives, so gu wie gleichgültiges, kribbliges oder kitzliges Gefühl erzeugt. Nun fangen die Beine an, keulenförmig vom Knie abwärts anzuschwellen, so daß der größte Umfang in der Knöchelgegend das Mehrfache des Oberschenkels erreicht." (Anmerkung im Original: Dies wurde sicherlich nicht optisch, sondern gefühlsmäßig wahrgenommen.) (Arzt 8, nach 400 mg *Meskalin* sc.). (21) *

44. „Gesichter verzerren sich, in die Länge und Breite, verschobene Farbdrucke. Sie verzerren sich langsam immer wieder, als ob sie in Wellen der verschiedenen Grundfarben aufgelöst wären, die sich gegeneinander in langsam schwebendem Rhythmus einmal hin, einmal her verschieben" (ein Maler, kurz nach 350 mg *Meskalin* sc.). (27)*

45. Teils groteske, teils beunruhigende Halluzinationen traten auf. (16)

46. Gegenstände erscheinen kleiner und grotesk verzerrt (Prüferin 2, 23. T.). (17.1)

47. Groteske Verzerrungen gesehener Gegenstände und Personen, „wie in einem Spiegel-Lachkabinett". (21) *

48. Die Gesichter der anderen waren „fratzenhaft. Ich hatte so manchmal den Eindruck, daß der Unterkiefer mit dem Schädel gar nicht zusammenhänge und sich in dorsoventraler Richtung bewege" (Naturwissenschaftler, nach 500 mg *Meskalin* sc.). (21) *

49. „Die Wände schienen weit zurückzutreten, der Raum und der Teppich wurden weit und groß; dann wieder erschien das Zimmer breit und kurz, im nächsten Augenblick schmal und lang. ... Dr. M. verlängerte sich mit dem Stuhl, auf dem er saß, nach oben, pyramidenmäßig sich verjüngend, um dann wieder, abwärts sich bewegend, übernormal breite Formen anzunehmen" (Ärztin 2, nach 400 mg *Meskalin* sc.). (21) *

50. „Herr Dr. B. erschien oft sonderbar groß, dann wieder klein und verzerrt, seine Hände wurden so eigentümlich lang und dünn, dann wieder kurz und dick" (Psychiaterin, nach 300 mg *Meskalin* sc.). (21) *

51. Gefühl von Zusammenschrumpfen des ganzen Körpers, lange anhaltend; mit Ausnehme eines durch Esmarchsche Blutleere anästhetisch gemachten Armes, der hierdurch abnorm lang erscheint (Arzt, durch 200 mg *synthetisches Meskalin*). (26) *

52. Fühlt sich, „als wenn ich kleiner geworden wäre, die Beine kürzer; wenn ich hinsehe, weiß ich, daß all das Unsinn ist. Als wenn ich zusammenschrumpfe. Wenn ich die Augen zumache, ist kaum noch etwas da von mir; in ein Mauseloch könnte ich hineinkriechen. Die Glieder scheinen nur zehn Zentimeter lang zu sein, und wenn ich daran denke, werden sie sofort kürzer. Ich möchte Wasser lassen, tue es aber nicht, weil ich denke, ich könnte es nicht mehr, denn meine Blase ist so klein, daß da gar nichts mehr drin ist. Ebenso die Hoden, der linke ist ganz weg." Zugleich wird er mikrooptisch: je länger er hinsieht, desto kleiner wird der ihm gegenübersitzende Kollege (Arzt, durch *synthetisches Meskalin*). (26) *

53. Halluziniert: „Der Kollege K. sitzt auf der Kante eines der charakteristischen, an der Westküste von Spitzbergen liegenden, unendlich langen Gletscher. Dieser Gletscher hat die scheinbare Größe einer flachen Leiste, während K. etwa in halber Lebensgröße erscheint, also riesengroß im Verhältnis zu der Sitzunterlage. Dabei scheint er momentan ein ganz langes Eselsmaul zu haben." Später denkt er an jenen Kollegen und sieht ihn vor sich mit „einem gespenstischen, phantastisch veränderten Kopf, wie ihn der Maler *Kubin* zeichnen würde" (der Arzt *Guttmann*, ohne Angabe, ob durch *Peyotl* oder *Meskalin*). (4)

54. Sieht von dem vor ihm stehenden Dr. M. nur den Kopf ohne Körper, der sich dann in „äußerst komischer" Weise verzerrt, ähnlich Gemälden von

Paula Modersohn-Becker; er wird zeitweilig regelrecht zur „grinsenden Mephistofratze"; ähnliche Verzerrungen von Gesichtern sieht er später mehrfach (Medizinstudent 4, nach 500 mg *Meskalin* sc.). (21) *

55. „Dr. S. (eine reale Person, vr) mit einem Glastrichter wirkt grotesk, kann nur mathematisch erfaßt werden, personifizierter Logarithmus" (Arzt 2, nach 500 mg *Meskalin*, zweiter Arzneiversuch). (21) *

56. „Ein Staubsaugeapparat... setzt mich durch sein Geräusch in Angst; ich habe das Gefühl, Walrosse und Robben kämen schnaubend auf mich zu. Dann glaube ich, eine Säge zu hören, die aber nicht wie sonst mit dumpfem rauhem Ton sägt, sondern mit dem schrillen einer elektrischen Klingel. ... Ich höre etwas knacken, wie wenn man einen Telefonhörer aushakt; darauf klang Dr. B's Stimme wie durch ein Telefon, so entfernt und künstlich. Als ich ihm sagte, er spreche wie durchs Telefon, gab er Antworten, deren Sinn ich nicht verstand. Ich sagte zu ihm: „Sie reden schizophren, denn Sie haben die Logik verloren" (Medizinstudent 2, nach 400 mg *Meskalin* sc.). (21) *

44) Hören von Stimmen; Gesang, Musik, Glocken; Rhythmus, Klopfen; Hyperästhesie oder Trübung des Gehörsinns

1. Gefühl von Verstopfung der Ohren (ein blinder Dr. phil., nach 400 mg *Meskalin* sc.). (21) *
2. Der ganze Raum erscheint einheitlich grau und farblos, der Sprachton der anderen scheint dumpfer und langsamer zu sein, deren Bewegungen „weniger schneidig"; alles kommt ihm „sehr lässig und dumpf" vor (Naturwissenschaftler, nach 500 mg *Meskalin* sc.). (21) *
3. Die eigene Stimme klingt weit entfernt, dabei aber deutlich, nicht abgeschwächt (Ärztin 2, nach 400 mg *Meskalin* sc.). (21) *
4. „Die Unterhaltung der beiden beim Essen anwesenden Herren hörte ich in veränderter Stimme, besonders Dr. M. schien eine sehr hohe Stimme zu haben. Der Klang der Worte kam aus einer über mir liegenden Gegend" (Arzt 7, nach 400 mg *Meskalin* sc.). (21) *
5. „Die Worte der um mich herum sprechenden Herren scheinen zusammenzufließen, der Zwischenraum zwischen den einzelnen Worten scheint im Verhältnis zur Schnelligkeit der Sprache zu kurz" (Medizinstudent 4, nach 400 mg *Meskalin* sc.). (21) *
6. Sehr scharfes Gehör; weit entfernte Geräusche scheinen direkt aus dem Zimmer zu kommen (1. T., 2. T. morgens b. Erwachen). (19)

7. Sogleich nach Einnahme fühlte der Körper sich leicht an, der Geist aktiv, und der Gehörssinn wurde bedeutend schärfer. Am Abend hörte sie das Schnarchen des im Nachbarzimmer Schlafenden (1. Nacht). (19)

8. Das Ticken der Uhren der Teilnehmer wird laut und aufdringlich gehört. Protestiert überhaupt gegen jeden Lärm, weil er hofft, in der Stille (halluzinierte) Musik wahrzunehmen (Medizinstudent 4, nach 500 mg *Meskalin* sc.). (21) *

9. „Deutlich überempfindlich gegen Geräusche. Auf dem Heimweg klirrt das raschelnde Laub, man hat Angst, den Gummi des Rades zu zerschneiden, es könnten Glasscherben sein. Die Menschen gehen furchtbar laut. In der Wirtschaft ist ein furchtbares Gabelgeklimper" (Arzt 3, nach 300 mg *Meskalin* sc.). (21) *

10. „Ein Staubsaugeapparat... setzt mich durch sein Geräusch in Angst; ich habe das Gefühl, Walrosse und Robben kämen schnaubend auf mich zu. Dann glaube ich, eine Säge zu hören, die aber nicht wie sonst mit dumpfem rauhem Ton sägt, sondern mit dem schrillen einer elektrischen Klingel" (Medizinstudent 2, nach 400 mg *Meskalin* sc.). (21) *

11. Ein auf der Mundharmonika geblasener Akkord „tut weh, wie wenn Würmer durch mich gingen, ach, ach, das tut weh! Ich habe jetzt vor nichts so Angst wie vor Geräuschen. Schritte stören mich nicht, aber Musik, ach, ach!" (Arzt 8, nach 400 mg *Meskalin* sc.). (21) *

12. „Ich lag auf dem Sofa, vor meinen Augen tanzten die verschiedensten grünen und roten Muster, als ich plötzlich durch blendende gelbe und orange Lichter aufgeschreckt wurde. Ich merkte dann, daß Hundegebell mir diesen Eindruck hervorgerufen hatte. Abends begann vor meinem Fenster ein Heimchen zu zirpen. Dieser hohe Ton war mir sehr unangenehm, und ich konnte ihn deshalb aus meinen Bildern trotz Bemühung nicht loswerden, bis ich das Fenster schloß. Ich nannte den Ton bei mir „das gelbe Zirpen". Angenehme und harmonisch genußreiche Farbzusammenstellungen sah ich, als Dr. G. auf dem Klavier vorspielte. Mit dem Schlagen der Turmuhr tauchten schöne purpurne Farben auf" (Arzt 10, nach 500 mg *Meskalin* sc.). (21) *

13. Auf Mundharmonikamusik wird fast nur körperlich reagiert: helle und laute Töne „tun weh", dumpfe und leise „tun gut". Obwohl musikalisch, keine Tonhalluzinationen, und es wird ihm im Lauf des Rausches sogar schwer, „aus bekannten Melodien den affektiven Sinn zu erkennen" (Jurastudent 1, nach 400 mg *Meskalin* sc.). (21) *

14. Versucht, Klavier zu spielen; empfindet dabei Ekelgefühl, weil das Instrument verstimmt ist. Als ein Versuchsleiter ihm auf der Geige vorspielt, hört er die *unscheinbarsten Fehler* heraus, obwohl der Kollege sehr gut spielt.

„Ich kam mir selbst in diesem Augenblick als *strenger Kritiker* vor, eine Eigenschaft, die ich in Musikangelegenheiten für gewöhnlich nicht zeige." ... Überempfindlichkeit des Gehörs: „Während des ganzen Spielens hörte ich bei jedem Griff einen durch das Streichen des Bogens hervorgerufenen Ton und einen nachfolgenden kurzen Ton, der durch das Abheben der Finger an den Saiten bedingt zu sein schien." – „Ich war etwas enttäuscht, daß die Musik keinen besonderen Eindruck machte, sie rauschte vorüber, sie versank, ohne in das Erhabene zu führen. Hatte ich doch bereits den ganzen Tag in der Spannung zugebracht, es möchte etwas Außergewöhnliches geschehen, ich möchte etwas Bewegendes, Entscheidendes erleben" (Arzt 14, n. 500 mg *Meskalin* sc.). (21) *

15. Die Grammophonmusik ist ihm sehr zuwider (Naturwissenschaftler, nach 500 mg *Meskalin* sc.). (21) *
16. Widerwille gegen schmetternde oder Tanzmusik (Medizinstudent 4, nach 500 mg *Meskalin* sc.). (21) *
17. Überempfindlich gegen die ihr vorgespielte Musik, die sie als unerträglich hart und im Rhythmus forciert empfindet (im Nachrausch; Ärztin 2, nach 400 mg *Meskalin* sc.). (21) *
18. Glaubt für Momente „eintönige, scharf rhythmisierte Negermusik zu hören, begleitet von der nur andeutungsweise aufsteigenden Vorstellung eines Negerlagers" (Ärztin 2, nach 400 mg *Meskalin* sc.). (21) *
19. „Das laute, unregelmäßige Stoßen der Räder eines vorbeifahrenden (Pferde-) Wagens gegen den Boden löste eine unangenehme, harte Empfindung aus" (Arzt 14, n. 500 mg *Meskalin* sc.). (21) *
20. Hört überall Geräusche (Prüferin 2, 15. T., nachts). (17.1)
21. Erwachen nachts durch laute „Scheingeräusche" (eingebildete G., vr) (Prüferin 6, 4. T.). (17.2)
22. Hört ein Geräusch, erst wie Summen in den eigenen Ohren, dann immer lauter, bis es wie die Vibration einer gewaltigen Rassel war; „das Brüllen kam mir so donnernd, so überwältigend vor, daß alles Andere nicht zählte"; „es war eindringlich wie das Geräusch eines hohen Windes"; dann wird daraus „eine Verbindung hoher Töne wie *menschliche Stimmen, die von einer tiefen Baßtrommel begleitet waren*; ... die Systole und Diastole meines eigenen Herzens stimmten mit dem Klang der Baßtrommel und der musikalischen Figur überein" (*Don Juans* Schüler, bei seinem zweiten *Peyotl*-Rausch). (20)
23. „Ich hörte in einem Zustand angenehmer Dösigkeit etwas wie eine *ganz tiefe baßartige Melodie*, ... das unregelmäßige ruckartige Steigen und Fal-

len eines tiefen Baßtones... Mit einem Male ... bemerkte ich, daß die von mir wahrgenommenen Töne die Stimme von Dr. M. waren, der sich draußen auf dem Gang mit den anderen Herren unterhielt. Das Steigen und Fallen seiner Stimme war der Ton, den ich wahrnahm" (Arzt 16, nach 500 mg *Meskalin* sc.). (21) *

24. Sieht oben in der Empore einer Kirche eine große schwarze *Orgel* mit helleren metallenen Pfeifen; aus den ursprünglich vorhanden lösen sich immer mehr Pfeifen, kleine und kleinere, und ziehen langsam nach oben (Arzt 4, nach 400 mg *Meskalin* sc.). (21) *
25. Sieht heilige Schutzengel und hört sie sprechen (47j. Frau, durch *Peyotl*-Extrakt). (14)
26. Hört Stimmen, die von überall an der Decke kommen, und schaut in den anderen Raum, weil er dort Frauen singen zu hören glaubt (ein junger Indianer, bei seiner ersten *Peyotl*-Messe). (7)
27. Halluziniert zahlreiche Stimmen (eine Probandin, nach *Meskalin* sc.). (21) *
28. Sieht, im Wachen, immer wieder Menschen an sich vorbeiziehen; zuweilen singen oder murmeln diese (82j. Frau, sog. Kontaktmangelparanoid). (36)
29. Hört im Traum einen Vers, eine Art Kinderlied; der erste Teil geht ausschließlich auf den Vokal e, der zweite auf u und der dritte auf a (Arzt 1, durch 300 mg *Meskalin* sc., erster Arzneiversuch). (21) *
30. *Don Juans* Schüler bittet *Mescalito* während eines rituellen *Peyotl*-Rausches, dieser solle ihn ein Lied lehren, wissend, daß jeder *Peyotero* sein eigenes Lied haben müsse. „Ich *hörte sofort ein Lied in meinem Ohr*. Ich drehte mich mit dem Rücken zur Gruppe (der anderen Teilnehmer des Rituals) und hörte zu. Ich hörte die Worte und die Melodie wieder und wieder, und ich wiederholte sie, bis ich das ganze Lied gelernt hatte. Es war ein langes spanisches Lied. Dann sang ich es der Gruppe mehrere Male vor. Und bald darauf kam ein neues Lied in meine Ohren. Am Morgen hatte ich beide Lieder unzählige Male gesungen. Ich fühlte mich wie neugeboren, gestärkt." (20)
31. Hört singen (47j. Frau, durch *Peyotl*-Extrakt). (14)
32. Hört leises Glockenklingen (24j. Frau, durch *Peyotl*-Extrakt). (14)
33. Notiert während des Rausches die Worte „*Wenn ganz still, hörtöne ich Musik*". Erläutert diese nachträglich: „Angespanntes Horchen, große Erwartung schönster Musik, ich vernehme ganz leise ferne Akkorde und Melodien" (Medizinstudent 4, nach 500 mg *Meskalin* sc.). (21) *
34. Hört Musik im linken Ohr, Spielen, Singen, Brummen, Frauenstimmen, „wie ein Konzert" (25j. Frau, durch *Peyotl*-Extrakt). (14)

35. Hört Jahrmarktsmusik; sieht Karussells sich drehen, die zu Türmen übereinander gebaut sind (Medizinstudent 2, nach 400 mg *Meskalin* sc.). (21)

36. „Sobald man sich dem Sonderzustand (Rausch) überläßt, hört man einen förmlichen Jahrmarktslärm vor dem Fenster. Die wahrgenommenen (realen) Geräusche klingen laut und sehr melodisch. Sonst unangenehme Geräusche, z. B. Schieferbearbeitung, haben einen weichen xylophonartigen Klang. Diese akustischen Empfindungen sind reizvoll und lustbetont. Man kann sich ihnen entziehen, wenn man sich wach macht und gespannt am Fenster lauscht; dann werden alle Schallquellen im einzelnen kontrollierbar, man hört sie dann leiser, unmelodisch hart, häßlich. Sobald man sich wieder entspannt, tritt auch die qualitative und quantitative Steigerung wieder ein" (Arzt 6, nach 400 mg *Meskalin* sc.). (21) *

37. „Es war mir so, als ob ich auf einem orientalischen Diwan lag... Ganz von ferne glaubte ich, zauberhafte Harfen- und Flötenklänge zu hören, einer jener orientalischen Weisen, die in schönster Harmonie stand zu dem Märchenzauber, der mich umspann. Dann weiß ich eine ganze Zeit nichts, weiß bloß, daß ich mich plötzlich auf demselben Diwan befand... Mir war es, als ob von draußen aus den Gärten wundersam schöner Vogelsang zu mir herüberklang" (Psychiaterin, nach 300 mg *Meskalin* sc., zweiter Arzneiversuch). (21) *

38. (Reales) Sperlingsgezwitscher von draußen wird „klanglich verklärt" erlebt und löst Halluzinationen „von Vogelstimmen, Nachtigallengezwitscher" aus. Auch hört er Tanzmelodien, die er gerne mitsummen oder mitpfeifen würde, was er aber wegen Spannung in Mundwinkeln und Kiefern nicht kann (ein blinder Dr. phil., nach 400 mg *Meskalin* sc.). (21) *

39. „Zeitweise schienen mir die fernen Laute im Haus und auf der Straße wie ferne Geigenmusik. Einzeltöne, musikalisch, wie das Stimmen eines Orchesters" (Arzt 4, n. 400 mg *Meskalin* sc.). (21) *

40. Die „ganz banale" Filmmusik kommt ihm, „namentlich wenn sie leise ist, wunderbar schön vor, wie ein ganz fernes großes Orchester mit einer riesigen Orgel" (im Nachrausch; Arzt 17, nach 500 mg *Meskalin* sc.). (21) *

41. Mitunter hört man eine Musik, so schön, wie Musik nur im Traume sein kann. (2)

42. Hört erst viele menschliche Stimmen, die laut zu sprechen scheinen; als er dem Klang folgt, findet er sich in einem Kral riesiger Felsen wieder, und „aus ihnen kam die herrlichste Musik. Es war ein fließender, ununterbrochener, unheimlicher Strom von Klängen." Dann hat er eine Vision von *Mescalito*, dem Geist des *Peyotl*, und „ich hörte ihn mit mir reden. Zuerst war seine Stimme wie das sanfte Rascheln einer leichten Brise. Dann hör-

te ich sie als Musik, als Melodie von Stimmen, und ich „wußte", sie sagte: „Was willst du?"" (*Don Juans* Schüler, bei seinem zweiten *Peyotl*-Rausch). (20)

43. Nach der Mitternachts-Zeremonie, bei der erneut *Mescals* gegessen werden, nimmt die Kraft der Lieder deutlich zu (bei der *Peyotl*-Messe der Kiowa; *Mooney*). (13)

44. „Die Wirkung von Klavierklängen war höchst eigenartig und angenehm (delightful). Die ganze Luft schien von Musik erfüllt zu sein, und jeder Ton schien um sich ein Medley anderer Töne zu gruppieren, welche mir von einem farbigen Kranz umgeben zu seinen schienen, die im Takte der Musik pulsierten" (durch hohe Dosen *Meskalin*). (24) *

45. „Anhören von Musik war mir eine abwechslungsreiche Erholung. Ich ging auch ans Klavier und versuchte einige Akkorde zu spielen. Ich wunderte mich darüber, daß B. alles (was ich gespielt hatte) mehr oder weniger als Kitsch bezeichnete. Bei Augendruck sah ich bei den verschiedenartigen Stücken der Musik verschiedenartige Bilder, die sich meistens mit dem Rhythmus deckten. Schnelle Läufe fielen mit abrollenden Filmbändern und rasenden Zügen zusammen. Capriccios deckten sich mit Feuerwerkserscheinungen. Außerdem sah ich allerlei Landschaften in recht natürlichen Farben, bei denen ich niemals irgendwie zum Anstoßnehmen an den Disharmonien der Farben Grund hatte. Irgendwelche Mißtöne machten sich durch ein unangenehmes Gefühl (Prickeln) an der ganzen Haut bemerkbar. Überhaupt glaubte ich sagen zu dürfen, daß die ganze Haut gerade beim Vorspielen von Musik mir die verschiedenartigsten Gefühle von warm und kalt, stechend usw. vermittelte" (Naturwissenschaftler, nach 500 mg *Meskalin* sc.). (21) *

46. „Ich war für die Musik (auf dem Klavier gespielt) sehr empfänglich. Ich hörte sie wirklich als reine Musik, nicht als Klavierspiel. ... (Dabei sah er) Bilder, die in ihren Bewegungen dem Rhythmus der Musik folgten. ... Ein sonderbares Bild sah ich, wenn die Musik „schmalzig" (sentimental) wurde: Zwei Flächen, die durch Gummilösung verbunden waren, lösten und schlossen sich im Takte, wobei den Zwischenraum immer tausend zähe Leimfäden füllten" (Jurastudent 2, nach 500 mg *Meskalin* sc.). (21) *

47. „Teils auf Anregung, teils aus Wohlbehagen spontan, beginnt man zu pfeifen, immer dieselbe stark bewegte und kontrastreiche Melodie „Kubelick-Serenade" von W. Drdla. Es ergibt sich nun eine höchst frappante und stark lustbetonte Harmonie zwischen der gepfiffenen Melodie bzw. der Ausdrucksbewegung des Pfeifens einerseits und der Lichtstärke und dem Farbenreichtum der Bilder andererseits. Mit dem Höhersteigen der Töne, bzw. der sie erzeugenden intensiveren Pfeifbewegung, steigert sich die Lichtstär-

ke und Sattheit der Farben, bei tiefer Tonlage dagegen werden die Farben ruhiger und dunkler. Nicht selbst erzeugte Musik beeinflußt das Optische nicht in nachweisbarem Maße" (Arzt 6, nach 400 mg *Meskalin* sc.). (21) *

48. „Ich sah auf dem Fußboden Figuren, ganz stilisiert und eigentlich nur aus zarten, rot und grün linierten Schleiern bestehend. Es waren Frauen, die nach irgendeinem Rhythmus ihre Schleier bewegten. Dazu hörte ich Musik, sie und die Bilder bildeten durchaus eine Einheit und ordneten sich um den Rhythmus, gewissermaßen als seine konkave und seine konvexe Seite" (Medizinstudent 2, n. 400 mg *Meskalin* sc.). (21) *

49. „Die Grammophonmusik scheint mir *exakter* als sonst und stimmt mich behaglich" (bei Benommenheit; Jurastudent 2, nach 500 mg *Meskalin* sc.). (21) *

50. „Musik, auf einem sehr verstimmten Instrument dargeboten, was mich überhaupt nicht stört, befriedigt mich ungemein. Endlich etwas *Festes, Starkes, Gestaltetes*" (Arzt 12, nach 500 mg *Meskalin* sc.). (21) *

51. „Versank immer wieder in angenehmes, leeres Dämmern. Leer nur im Sinne des spärlichen Habens formulierter Gedanken, gefühlsmäßig dagegen erfüllt von hauchdünner, zitternder Stimmung des Grenzenlosen, ... des Gegenstandslosen, Realentrückten. Intensiv und angenehm empfundene Bewußtseinsleere. ... Klavierspiel füllte mich ganz aus. Die Töne füllten mich ganz aus, ich war zum ersten Mal der Musik völlig hingegeben, fühlte die Schallwellen im Ohr, es füllte mich ganz aus, wie wenn ich auf Tönen fortgetragen würde. Die Töne durchdrangen mich, ... die Musikaufnahme ist gleichsam vom Denken zum Gefühl, vom Kopf zum Ohr gerutscht... Beim Anschlagen einzelner Töne gehen diese in halluzinierte Frauenstimmen über, in einen hellen fernen Frauenchor, wie wenn etwa Nonnen bei der Maiandacht singen, ... der anhielt, noch lange nachdem der Klavierton verhallte" (der vom Experimentator als „gegenüber der Musik sonst völlig refraktär" bezeichnete Arzt 2, nach 500 mg *Meskalin*, zweiter Arzneiversuch). (21) *

52. „Die massive, plastische Umwelt löste in mir ein lustbetontes Machtgefühl aus: „Du bist mächtig, und das Majestätische der Dinge ist wegen dir so." Ich erlebte förmlich dieses Machtgefühl, biß die Zähne fest zusammen, rückte auf dem Stuhl und setzte mich in Positur... Dieser Stimmung entsprang auch das Verlangen nach *Beethovenscher* Symphonik" (Arzt 13, nach 500 mg *Meskalin* sc.). (21) *

53. Sieht bei geschlossenen Augen „das Teilbild einer von eisernen Stäben getragenen Betonkuppel... Mit einer Lebendigkeit und Nachempfindungsfähigkeit für weitgespannte Eisenkonstruktionen, die ich wie körperlich nachzuempfinden vermochte, schlug ich die Augen auf und konstatierte,

wie sehr solche Bauwerke jetzt meinem inneren Zustand angemessen waren. Etwa gleichzeitig hatte ich das Gefühl, daß Musik allein dem jetzigen Zustand angemessen wäre, vor allem Orgel, eine Fuge mit allen gezogenen Registern, oder eine *Beethoven*-Symphonie. Alles Kleine, Idyllische, Liebliche (wofür ich sonst viel Sinn habe) hätte ich weit von mir gewiesen, nur Wichtiges, Großes, Monumentales schien mir angemessen. ... Musik auf der Mundharmonika berührte mich überhaupt nicht..., im Rhythmus des Walzers schwang ich innerlich mit, doch erfüllte er mich längst nicht so, wie es der Rhythmus einer großen klassischen Musik hätte tun können. ... Es war mir außerordentlich wohltuend, zu Hause den ersten Satz einer Beethovensonate zu hören, während mir slavische Tänze von *Dvorak* wenig zusagten. Einfache Etüden mit Läufen und anderen lebhaften Figuren waren mir viel lieber. *Mozart* und vollends *Chopin*, die ich sonst am liebsten höre, lehnte ich von vornherein ab" (Arzt 4, n. 400 mg *Meskalin* sc.) (21) *

54. Auf Frage, welche Art Musik seinem Zustand wohl entsprechend wäre, sagt er: „Eine solche, die ich kenne, aber nichts zu Lichtes, keine Tanzmusik, die würde mich zu sehr mitnehmen. ... *Mozart* wäre nicht das Richtige. Vielleicht *Schubert... Bach* würde zu große Ansprüche an meine Gemütsverfassung stellen, den würde ich innerlich nicht miterfassen können, es muß ein feinregistriertes gemütliches Mitgehen sein bei *Bach*, das glaube ich nicht in bewegung setzen zu können. Ich habe einen Lusthunger (sic), der könnte durch Musik gestillt werden. Aber es ist mir nicht so zumute wie sonst vor einem Konzert, daß ich mit freudiger Erwartung hingehe, sondern mit dem Anspruch, angeregt zu sein, um aus einem Zustand herauszukommen, der mich noch hält. ... Ich möchte etwas haben, um mich zu strukturieren, zu organisieren, wie eines dieser armen Wörter heißt" (Arzt 11, nach 500 mg *Meskalin* sc.). (21) *

55. Er summt immer wieder die Melodie der Arie des *Rhadames* aus der Oper „*Aida*", auch Anderes, mit Betonung des Rhythmus; schwelgt im resonanzreichen Klang des Gewölbes, in dem er sich befindet; klopft Rhythmen mit der rechten Hand; zeigt mehr und mehr Neigung, das gesprochene Wort zu singen. Er selbst schreibt darüber: „Plötzlicher Einfall: Arie des Rhadames aus Aida, wird sogleich Aufgabe von Seiten des kritischen Beobachters. Ich wollte mich durch das Singen der Arie in die Rolle des Rhadames hineinsteigern, um zu erproben, ob ich etwa völlig damit verschmelzen werde. ... Tatsächlich summte ich aber zunächst nicht diese Arie, sondern ähnlich wie später, wenige Töne, die irgendeine Unendlichkeitsbeziehung hatten. Dann überlegte ich wieder, ich müßte aus meiner Baßlage in die Tenorlage umstellen, wenn ich mit meinem Plane ernst machen wollte. Es bedurfte jedoch erheblicher Bemühung, um aus dem

mehr passiven Summen wenigstens in die erste Phase jener Arie überzugehen, die ich nun wohl ziemlich oft hintereinander wiederholte. Dabei schwamm ich nun zwar in schwelgerischen Klängen, die zugleich in mir und um mich waren, jedoch kam ich nicht zu einer Identifikation mit der gewünschten Figur. ... Der Drang zum Summen setzte sich immer wieder durch, und zwar so, daß erst das Summen da war und dann mein Wissen davon, wobei dann eine partielle Hinüberleitung zum Gefühl des eigenen Körpers eintrat, jedoch mit dem Drange, diesen Stimmenklang (wie das Bewußtsein konstatierte) als Ausdruck oder Symbol einer unendlichen Einheit zu erläutern. ... Zu dem Summen, in das mir dann auch ganz zwangsmäßig Worte einflossen, die ich erst nachher, wie wenn sie von einer fremden Instanz produziert wären, bemerkte, gesellte sich zunehmend eine andere Tendenz: zu rhythmisieren. Dies ... erschien zeitweilig wie ein gleichmäßiges Wogen des Alls, mit dem ich eins war. Trat nun, stets unwillkommen, der Kontakt mit der Realität ein, so nahm ich diesen wallenden Rhythmus mit einer gewissen Angst in den Summton mit hinein, ... um den Kontakt mit dem überwiegend schönen Rauschreich nicht zu verlieren" (Arzt 1, durch 500 mg *Meskalin* sc., zweiter Arzneiversuch). (21) *

56. „Synästhesien. Das Primäre war ein Gehörseindruck, den ich für eine Gehörshalluzination hielt. Mir schien von tief unten herauf, wie aus einer Gruft, ein dumpfer Chorgesang aufzusteigen, ein An- und Abschwellen, mit einzelnen Oberstimmen, ohne daß aber eine eigentliche Melodie zu erkennen war. Im selben Augenblick bewegte sich langsam ein Zug, von rechts unten kommend, in spiraligen Windujngen nach oben. Ohne daß ich einzelne Gestalten in diesem Zug unterscheiden konnte, war mir sofort klar, daß es ein Mönchszug sei. Dabei hatte ich den unbestimmten Eindruck, der ganze Zug sei von einer großen weißen Mönchskutte bedeckt. Nach kurzer Unterbrechung glaubte ich, Orchestermusik zu hören, und zwar mit Hervortreten von Pauken und Geigen. Im Gegensatz zu dem schweren, dumpfen Charakter des vorher gehörten Gesanges stieg es jetzt in einem wundervollen Zusammenklang vieler Instrumente wie in einem Rausch, wie eine jubelnde Fanfare auf. Gleichzeitig sah ich ein metallenes Füllhorn vor mir, aus dem die Töne zu quellen schienen. Das Subjekt-Objekt-Bewußtsein verlor sich, und ich fühlte mich aufgelöst im Orchester mit den Tönen aufsteigend. Dieser ekstatische Zustand war von einem unbeschreiblichen Glücksgefühl begleitet" (Ärztin 2, nach 400 mg *Meskalin* sc.). (21) *

57. Sieht „zwei große Weltsysteme, beide gleich stark in ihrem Ausdruck, beide gleich differenziert in ihrem Aufbau, in ewigem Kampfe miteinander. Und alles Geschehen in ihnen war in ewigem Fluß. Anfangs rasend rasch, dann allmählich in einen getragenen Rhythmus übergehend. Ein zunehmendes Gefühl der Befreiung kam über mich. Hierin mußte sich alles

lösen, im Rhythmus lag letzten Endes das Weltgeschehen. Immer langsamer und feierlicher, zugleich aber auch immer eigenartiger, unbeschreiblicher wurde der Rhythmus, immer näher mußte der Augenblick kommen, wo die beiden polaren Systeme miteinander schwingen konnten, wo ihre Kerne sich zu einem gewaltigen Bau vereinigten. Dann sollte ich alles sehen können, dann waren meinem Erleben und Verstehen keine Schranken mehr gesetzt. Doch ein widerlicher Trismus riß mich aus dem Augenblick höchster Spannung heraus... Aber eines war mir unumstößlich klar: Im Rhythmus mußte sich alles lösen, im Rhythmus lag das letzte Wesen aller Dinge, ihm war alles untergeordnet, der Rhythmus war für mich metaphysisches Ausdrucksmittel. Und wieder kamen die Bilder, wieder die beiden Systeme, diesmal hörte ich aber zugleich mit ihrem Auftreten Musik. Von unendlicher Ferne kamen die Töne, sphärischer klang, langsam schwingend, gleichmäßig hoch und tief, und mit ihr bewegte sich alles" (ein Arzt, durch *Meskalin*). (11) *

58. Wenn man auf sein Hinterhaupt klopft, werden die gesehenen Figuren klarer und deutlicher und kommen deutlich auf ihn zu (43j. Mann, durch *Peyotl*-Extrakt). (14)

59. Es gelang dem protokollierenden Dr. H., ... durch rhythmisches Klopfen ... die Visionen von Dr. K. hinsichtlich ihrer Bewegungsrichtung zu beeinflussen. (16)

60. „Eine Änderung in der Schnelligkeit der Bewegung der (halluzinierten farbigen) Muster trat ein, als durch Klopfen ein bestimmter Rhythmus vorgegeben wurde, und zwar folgte nunmehr die Bewegung der Muster dem jeweils angeschlagenen Takt, wobei jedem Klopfzeichen das Eintreten und Verschwinden eines Musters entsprach; bei einem Trommelwirbel wurde der Wechsel und die Bewegung so rasend schnell, daß ein eindrucksmäßiges Festhalten nicht mehr möglich war" (Ärztin 2, nach 400 mg *Meskalin* sc.). (21) *

61. Unter dem Einflusse rhythmischer Geräusche oder von Musik bewegten sich die Bilder im Takte, und H. hatte dann den Eindruck, als ob größere Menschenmassen vorbeimarschierten, konnte aber einzelne Individuen nicht unterscheiden. (14)

62. „Figuren von Tänzern und Tänzergruppen, die sich rhythmisch geordnet bewegten, verwandeln sich in prachtvolle architektonische Gebäude; einzelne Tänzergruppen werden zu Säulengängen, in die nun immer wieder neue Scharen, stets in rhythmischen Bewegungen, einziehen" (ein Proband, ohne Angabe, ob durch *Peyotl* oder *Meskalin*). (4)

63. Bei rhythmischem Trommeln des Protokollführers, wozu er ein „Meskallied" der Indianer sang, sollte *Guttmann* sich einen tanzenden Indianer

vorstellen. Diese Vorstellung wird sofort durch eine leuchtende Halluzination verdrängt: „Ein kleines, wie im Guckkasten erscheinendes, schwebendes Menschlein mit Froschbeinen, das mit den Beinen wechselweise Bewegungen macht, wie ein Frosch es tut, wenn er mit dem Fuß etwas ans andere Bein gebrachtes Unangenehmes entfernen will. Das Ganze ähnelt einem ungewöhnlich langsamen Tanz des froschbeinigen Menschleins, dessen Tempo *mit dem Rhythmus des Meskalliedes gar nichts zu tun* hat." Ferner kam während des Liedes auch die Halluzination von „einer bärtigen großen Maske" zustande, aus deren „dickem Bart kleine Bären herausfallen, die schwebend tanzen", wobei es *Guttmann* trotz vorbestehender Musikalität *nicht* gelang, den Tanz der Figuren dem Rhythmus des Liedes anzupassen (ohne Angabe, ob durch *Peyotl* oder *Meskalin*). (4)

64. Trommeln oder ein anderes rhythmisches Geräusch erhöht die Schönheit und Mannigfaltigkeit der Bilder (*Prentiss* und *Morgan*, unter *Peyotl*). (14)

65. „Bei rhythmischem Pfeifen erscheint eine Spirale in Braun, ein breites Band, das sich in wahnsinniger Geschwindigkeit um eine vertikale Achse dreht. Im Takt mit dem Pfeifen geht die Bandspirale wie eine Ziehharmonika auf und zu, wobei durch die Zwischenräume helles Licht hereinfällt" (Arzt 3, nach 300 mg *Meskalin* sc.). (21) *

45) Steigerung und Illusionen des Geruchsinns

1. „Die Empfindung von Energie, die in den Kopf aufsteigt, hält an, wellenförmig; dabei Gefühl, als sei die Nase zu offen" (2. Tag). (19)
2. Eine eigentümliche Geruchsempfindung (2. T., morgens; 47j. Frau, durch *Peyotl*-Extrakt). (14)
3. Nimmt „einen wundervollen Duft" wahr (ein Maler). (8)
4. Sieht „süß duftende" Blumen (ein Winnebago, bei der *Peyotl*-Messe). (21)
5. „Als ich ein Bild der *Peyotl*-Kakteen betrachtete und Dr. B. noch etwas von Mexiko sagte, tauchte in mir ein sehr plastisches Vorstellungsbild eines mexikanischen Urwaldes auf. Ohne daß ich es wollte, gewann dieses Bild Leben, schien sich für mich in den äußeren Wahrnehmungsraum zu projizieren, ich glaubte schon einen stark betäubenden Duft der mexikanischen Blüten zu empfinden" (Psychiaterin, nach 300 mg *Meskalin* sc., zweiter Arzneiversuch). (21) *
6. Nimmt reale Gerüche viel deutlicher als sonst wahr, vor allem Ingwergeruch. „Niemand sonst roch es, aber mir war, als müßte ich daran ersticken" (Prüferin 5). (18)

7. Gerüche werden (als erstes Rauschsymptom überhaupt) als „kolossal stark" empfunden (Arzt 9, nach 400 mg *Meskalin* sc.). (21) *
8. Riecht, bei dem Versuch, den Duft eines halluzinierten Blumengeranks zu riechen, nur den Geruch seines eigenen Körpers, den er als sehr aufdringlich und unangenehm empfindet. Sehnt sich nach angenehmen Geruchsempfindungen (Arzt 8, nach 400 mg *Meskalin* sc.). (21)*
9. Gesteigerter Geruchssinn mit Ekelgefühl; sagt, er sei froh, daß dieser Zustand nicht permanent bestehe, sonst würde er jedem Essen anriechen, ob und mit welcher Seife die Köchin sich gewaschen hat (Arzt 8, nach 400 mg *Meskalin* sc.). (21)*
10. Übelkeit aus Ekel vor dem Geruch einer Zigarre, die er für schlecht hält (obwohl sie gut war). Ekel vor dem Geruch aus der Küche des Hauses, dem anscheinend muffigen Geruch der Treppenflure. Auch beim Friseur „wirkten die Gerüche der Seife, des Puders, des Hautessigs in gleicher Weise abscheulich" (Jurastudent 1, nach 400 mg *Meskalin* sc.). (21)

46) Fliegen, Schweben, Fallen

1. „Gefühl von Schweben, Taumeln, Trunksucht" (7. T.) (Prüferin 3). (17.1)
2. Gleich nach Einnahme des Mittels eine leichte „seifenblasenähnliche" (bubbly), hochhebende Empfindung (Prüfer 6). (18)
3. Schwebegefühl, wie körperlos, beim Einschlafen. (19)
4. Ich hatte gelegentlich starke autokinetische Halluzinationen des Schwebens, Fliegens, Fallens. (16)
5. Sieht Gegenstände oder Buchstaben mal klein und weit entfernt, mal nähern sie sich und werden groß; auch hat sie öfters das Gefühl, zu schweben, und meint dann, ihr Körper sei schwerelos und gar kein Körper (19j. Frau). (37)
6. „Das Gehen ging außerordentlich leicht vonstatten, so, als ob man beim Bewegen der Beine gar kein Gewicht zu heben habe, so daß es an das Gefühl des Schwebens oder Fliegens erinnerte" (Arzt 16, nach 500 mg *Meskalin* sc.). (21) *
7. Empfindung von Schweben und Hinabschauen während eines Traumes (1. Nacht). (19)
8. Traum, zu fliegen – in ihrem Körper –, und auf eine Kirche hinabzuschauen (1. Nacht). (19)
9. Eine Prüferin träumte, einen Edelmann zu heiraten. ... Sie hat die gesamte Zeremonie von oben aus gesehen, als habe sie sie schon früher einmal

erlebt. Nach der Heirat wurde sie zu einem hohen Platz im Raum hochgehoben (levitated) (1. Nacht). (19)

10. Schwebt über der Erde hin, kommt sich vor wie ein Engel, der bewegungslos, mit dem Bauch nach unten, in der Luft gleitet; wunderschönes Erlebnis (Medizinstudent 1, durch 350 mg *Meskalin* sc.). (21) *
11. Erhabenheitsgefühl, als sei man auf einem Hochplateau und schwebe über allem anderen, besonders dem Leib auf dem Kanapee... Gefühl des Schwebens oder Fliegens auf der Menschheit Höhen (ein blinder Dr. phil., nach 400 mg *Meskalin* sc.). (21) *
12. Fühlt sich besonders wohl beim Schwimmen, speziell wenn sie taucht; „es tut gut, sich zu strecken und sich gewichtslos zu fühlen" (Prüferin 1). (18)
13. Gefühl im ganzen Körper „federleicht", auch im Phantomglied (ein Amputierter, n. 350 mg *synthetischem Meskalin*). (26) *
14. Beim Gehen schien ich „auf Luft zu treten" und war ataktisch (durch hohe Dosen *Meskalin*). (24) *
15. Verschiedentlich brachten uns (den Experimentatoren) die Versuchspersonen nachträglich ihre Verwunderung zum Ausdruck, daß man sie während des Rausches alleinließ, obgleich sie ernstlich versucht waren, etwa aus dem Fenster hinauszusteigen, „da das Gesetz der Schwere ja doch keine Gültigkeit mehr hätte" (durch Dosen von 0,4 - 0,6 g *Meskalin* sc.). (21) *
16. „Ich kam in eigenartige Raumverhältnisse. Ich sah an mir herunter, sah auch noch das Sofa, auf dem ich lag. Aber dann kam nichts, ein völlig leerer Raum. Ich war auf einsamer Insel, im Äther schwebend. Alle meine Körperteile unterlagen keinen Schweregesetzen" (ein Arzt, durch *Meskalin*). (11) *
17. „Während ich die Bewegung eines technischen Apparats sah, fühlte ich, wie sich auch die Kissen in meinem Rücken bewegten, als ob sie sich auseinander schöben und ein Abgrund frei würde; ein einen Augenblick lang sehr beängstigendes Gefühl" (Arzt 16, nach 500 mg *Meskalin* sc.). (21) *
18. Zu Hause im Bett fühlt man sich am Rande eines Abgrunds, doch keine Angst (Arzt 3, nach 300 mg *Meskalin* sc.). (21) *
19. Empfindung, als fliege der Liegestuhl, auf dem er liegt, und versuche dabei mehrmals, ihn nach vorne hinunterzukippen (ein Proband, ohne Angabe, ob durch *Peyotl* oder *Meskalin*). (4)
20. „Unter vielen anderen hatte ich auch die Halluzination, daß sich mein Kopf vom Körper losgetrennt habe und etwa einen halben Meter weit nach hinten frei in der Luft schwebe. Ich fühlte ihn tatsächlich schwebend, aber doch als zu meinem Ich gehörend. Um mich zu kontrollieren, sprach ich laut ein paar Worte, und auch die Stimme schien von hinten aus einiger

Entfernung zu kommen. ... Beim Aufrechtstehen und Gehen hatte ich fast eine halbe Stunde lang die lebhafteste Empfindung, als schwebe mein Oberkörper frei in der Luft und stehe in keiner organischen Verbindung mit den Beinen. Die Täuschung war so lebhaft und so eindringlich, daß ich immer wieder unwillkürlich auf die Beine blickte, um zu sehen, ob sie sich noch immer in einer Achse mit dem Oberkörper befinden und nicht davongeeilt sind... Nicht so konstant war die Empfindung, als stehe der Kopf in einem nach vorn offenen stumpfen Winkel schief zur Körperachse, und die Empfindung, als fehlte überhaupt der Brustkorb ganz, als gähne zwischen meinem Kopf und den Beinen eine Leere" (ein Psychologe, durch 200 mg *Meskalin* sc.). (22) *

21. Personen, die sie sieht, scheinen zu schweben und nicht zu gehen (Psychiaterin, nach 300 mg *Meskalin* sc.). (21) *

22. „Einmal sah ich einen etwa 1/2 m unter meinem Gesicht befindlichen Gegenstand plötzlich kleiner werdend wie in endlose Tiefe zurückweichen" (Arzt 16, nach 500 mg *Meskalin* sc.). (21) *

23. Schaut auf den Hof hinunter durchs Fenster: dabei erlebt er „etwas Sonderbares. Wie ich auf das Pflaster des Hofes schaue, sehe ich die Steine so deutlich und über Erwarten groß und scharf jede einzelne Fuge zwischen den Steinen, daß ich den Eindruck gewinne, der Hof liege dicht unter dem Fenster. Plötzlich aber erscheint das Pflaster kleiner werdend. Schnell vollzieht sich diese Verwandlung, dabei eine Art Lustgefühl. Dieser Wechsel wiederholt sich einige Male... Ich fühle mich außerstande, anzugeben, ob ich mich nun tatsächlich unmittelbar über dem Hof oder hoch darüber in einem höheren Stockwerk befinde. Der Begriff „Tiefe" scheint bedingungslos (Fehlleistung, er meint „bedeutungslos", vr). Ich habe das Gefühl, als könnte ich mich jetzt mühelos ober die Fensterbrüstung hinausschwingen in den Raum da draußen. Ich fange an, mich darüber zu wundern, daß man mich in einer solchen Situation alleingelassen hat" (Arzt 14, nach 500 mg *Meskalin* sc.). (21) *

47) Unsichere Raumorientierung, Verzerrung des Raums, Bewegungen im Raum, Schwank- und Drehschwindel, Koordinationsstörung

1. Glaubt, einen *Erdstoß* wahrzunehmen und verliert davon das Gleichgewicht; dann scheint sich der Boden, auf dem er sitzt, zu bewegen, wie ein Floß in das schwarze Wasser eines (halluzinierten) Sees zu gleiten und von der Strömung südwärts getragen zu werden. Das „Floß" dreht dann nach links, nach Osten ab und stößt schließlich unerwartet auf etwas, so daß er durch den Stoß nach vorn geworfen wird (*Don Juans* Schüler, bei seinem zweiten *Peyotl*-Rausch). (20)

2. Träumt von *Erdbeben* (Prüfer 8) (18); eine *Anh.*-Patientin von *Herscu* hatte eine hellsichtige Vorausahnung eines Erdbebens (35).
3. Gefühl von starker Ataxie, aber ohne objektive Gleichgewichtsstörung in Ruhe und bei Bewegungen (Arzt 6, n. 400 mg *Meskalin* sc.). (21) *
4. „Ich fühle mich etwas unsicher im Gehen und glaube stark hin- und - herzuschwanken. Ich schließe die Augen und fordere den Versuchsleiter B. auf, mich zu beobachten, ob ich mit geschlossenen Augen ruhig stehen kann. Ich komme mir zehn Meter lang vor und schwanke wie eine Pappel im Wind. Alles sieht dabei wieder rot aus. Später wurde mir gesgt, ich sei vollkommen ruhig dagestanden" (Naturwissenschaftler, nach 500 mg *Meskalin* sc.). (21) *
5. Unsicherheit der Orientierung, durch Mydriasis und Akkommodationslähmung, sowie leichte Ataxie der Beine. (16)
6. Vorbei- und Zuweitgreifen, Gangunsicherheit (Ärztin 2, nach 400 mg *Meskalin* sc.). (21) *
7. Beine schwer und unsicher. Leichte Unebenheiten im Boden erzeugen Schwanken (Maler, nach 400 mg *Meskalin* sc.). (21) *
8. Zum Radfahren fühlt er sich (im Nachrausch) motorisch zu unsicher (Arzt 17, nach 500 mg *Meskalin* sc.). (21) *
9. Zeitweilig Fehlen des Raumbegriffes. Der eigene Körper kommt einem objektiviert vor, die Füße und Hände sind weit weg, Stimmen Anwesender hört man wie aus weiter Ferne, Dr. B. (Experimentator) kommt ihm unendlich weit weg vor und seine Nähe wird erst durch dessen Händedruck zur Gewißheit (ein blinder Dr. phil., nach 400 mg *Meskalin* sc.). (21) *
10. Illusion, in Kopftieflage zu liegen (Naturwissenschaftler, nach 500 mg *Meskalin* sc.). (21) *
11. Ich habe gar kein Gefühl im Körper, ich weiß nicht, wo ich liege, ich muß immer wieder nachsehen, ob ich im Bett liege (25j. Frau, durch *Peyotl*-Extrakt). (14)
12. Verliert das Bewußtsein seiner horizontalen Lage; ist „ohne jede Orientierung in farbige, bewegte Bilder eingeschlossen"; konzentriert er sich auf das Lagegefühl, kommt die Wahrnehmung seiner Lage wieder, „um wieder zu entgleiten, wenn die kritische Einstellung aufgegeben wurde" (Arzt 1, durch 500 mg *Meskalin* sc., zweiter Arzneiversuch). (21) *
13. Es dreht sich ihr alles, wie auf der Luftschaukel, bei offenen Augen (29j. Frau, unter *Peyotl*-Extrakt). (14)
14. Alles dreht sich, auch bei geschlossenen Augen, wie in einem Alkoholrausch (ein Maler, nach 350 mg *Meskalin* sc.). (27) *

15. „Gefühl von Schweben, Taumeln, Trunksucht" (7. T.) (Prüferin 3). (17.1)
16. Gefühl einer nach rechts drehenden, gleichmäßigen, „ganz desorientierten" Schaukelbewegung (ein Proband, ohne Angabe, ob durch *Peyotl* oder *Meskalin*). (4)
17. Empfindung, „als ob ich mich mit dem Sessel, auf dem ich sitze, für Augenblicke nach links herumdrehe; vor allem aber schwanken sämtliche Gegenstände im Raum hin und her, während ich selbst in Ruhe bin" (Ärztin 2, nach 400 mg *Meskalin* sc.). (21) *
18. Gesehene Bewegungen von Gegenständen scheinen sich über deren wirkliches Ende hinaus fortzusetzen und gar nicht aufhören zu wollen, „Bewegungsperseverationen"; diese Bewegungen erscheinen als rasend schnell und werden für real gehalten (Arzt 16, nach 500 mg *Meskalin* sc.). (21) *
19. Die Gegenstände schienen sich um ihn zu drehen, die Stufen der Treppe schienen schief, und die Buchstaben des Geschriebenen erschienen vergrößert und verkleinert und bewegten sich auf ihn zu (Prüfer 1, 7. Nacht). (17.1)
20. Gefühl, als bewege sich das Bett in alle möglichen Richtungen, und als wechsle das Zimmer seine Größe (n. 350 mg *synthetischem Meskalin*). (26) *
21. Immer der Teil des Raumes, den er mit den Augen fixiert, scheint sich zu bewegen (Arzt 16, nach 500 mg *Meskalin* sc.). (21) *
22. „Merkwürdiges Raumerlebnis: ich sah die entfernter liegenden Fliesen größer als die zu meinen Füßen. Beim Gehen rückte dieses verzerrte Bild gleichmäßig vor" (Arzt 14, n. 500 mg *Meskalin* sc.). (21) *
23. „Der Weg durch den Gang fiel mir recht schwer. Das Abschätzen von Entfernungen war unmöglich. Als ich den Gang nach hinten ging, sah ich den Plattenbelag des Bodens, die elektrischen Leitungen an der Decke und die Fenster der Seite alle strahlenförmig auf mich zukommen. Der Strahlenausgangspunkt lag sozusagen unendlich weit fort. Ich ging ein größeres Stück *mit geschlossenen Augen, wobei ich mich eigentlich sicherer fühlte* (letzterer Halbsatz wurde vom Probanden unterstrichen, vr) (Naturwissenschaftler, nach 500 mg *Meskalin* sc.). (21) *
24. In den Visionen von Festsälen schien sich die Decke bisweilen unten oder senkrecht seitwärts zu befinden, wodurch eine heftiges Schwindelgefühl und verstärkte Übelkeit hervorgerufen wurden. (14)
25. „Langanhaltender Schwindel nach vorn, dazu unerträglicher Druck hinter den Augen" (Schwindel zum nach vorn Fallen, vr) (Prüferin 2, 23. T.). (17.1)
26. Halluziniert, daß „sich der Fußboden vollkommen in ein farbiges Geschiebe von leicht wogenden, zum Teil kristallinischen Formen auflöste; in diesen Anblick versank ich, ohne im geringsten über das Aufhören des festen

Bodens beunruhigt zu sein" (Arzt 1, nach 500 mg *Meskalin* sc., zweiter Arzneiversuch). (21) *

27. Sieht sich bewegende Netzstrukturen auf dem Boden, die ihm den Eindruck vermitteln, er fahre vorwärts, wie durch Eisschollen mit Netzzeichnung, die durcheinander treiben (Arzt 3, nach 300 mg *Meskalin* sc.). (21) *
28. Empfindung, als rutsche (sloped) der Boden in alle Richtungen weg (durch hohe Dosen *Meskalin*). (24) *
29. Sieht zeitweilig die Gesichter der Umstehenden verzerrt, und daß sich Türen und Wände bewegen (25j. Frau, durch *Peyotl*-Extrakt). (14)
30. Hat sehr stark die Empfindung, als wenn die Gegenstände sich um sie herum bewegen, als wenn die Wand einfallen wolle (29j. Frau, unter *Peyotl*-Extrakt). (14)
31. Empfindung, als ob sich der Ofen bewege (43j. Mann, durch *Peyotl*-Extrakt). (14)
32. Über die Wand des Raumes scheinen Wellenbewegungen zu ziehen, das Rot des Teppichs sich nach oben zu wölben und dessen Grün stark eingezogen zu sein, der Boden scheint sich in einer der Zimmerecken stark nach unten zu neigen. Beim Anschauen des Teppichs scheinen dessen Fäden sich wie kleine Räupchen oder „wie die Zöpfchen einer *Strongyloides*-Kultur" (eine Art Eingeweidewurm, vr) kriechend umherzubewegen. Noch bis 19 Uhr (11 St. nach Giftaufnahme etwa) sieht er beim Blick auf Zeitungen, wie dieselben deutliche „peristaltische Bewegungen" ausführen, und auch seine Hand scheint sich bald auszudehnen und bald zusammenzuziehen, wobei die Haut derselben ähnliche peristaltische Bewegungen macht (Arzt 7, nach 400 mg *Meskalin* sc.). (21) *
33. Buchstaben innerhalb eines Wortes bewegen sich über oder unter die Zeile und ändern Gestalt und Größe, Textzeilen „rennen in schneller Bewegung von links nach rechts davon". „Die gesehene Fläche läßt sich am besten mit einer zähen Masse vergleichen, deren Oberfläche gezeichnet ist und deren einzelne, untereinander verschiebliche Teile sich von leisen Strömungen bewegt" unregelmäßig gegeneinander verschieben; diese Bewegung wird primär als real empfunden und nur durch das Wissen, berauscht zu sein, als irreal erkannt (Arzt 16, nach 500 mg *Meskalin* sc.). (21) *
34. Beim Lesen „schweben die Worte nach oben davon, bleiben aber doch an ihrer Stelle; von unten kommen dieselben Worte wieder heran und überdecken die alten Druckstellen, so daß man einen Augenblick lang ein vollkommen scharfes Bild hat; dann schwimmt alles wieder davon; und zwar schwimmt das Wort davon, sobald man es angesehen hat, wobei das Lesen ungestört ist. Schriftzüge kommen einem wie Spiegelschrift vor,

oder von rechts nach links geschrieben; man muß aktiv aufmerksam sein, um diese Empfindung zu meisteren. Die Räume sind perspektivisch verändert, die Wände laufen nach oben zusammen, ein langer Gang verschmälert sich stark." ... Ein Gestell, auf dem Flaschen und Reagenzröhrchen stehen, verformt sich, „seine Bretter sind geschweift wie aus Kautschuk, das ganze Gestell wird niederer und höher, neigt sich gegen mich und geht wieder an die Wand zurück, und auch andere Gegenstände im Gesichtsfeld machen diese Bewegungen mit. Die Flaschen benehmen sich wie aus Kautschuk, klappen wie Zylinder zusammen; wie Seifenblasen steigt aus jeder Flasche eine gleichgeformte und fliegt davon" (Arzt 3, nach 300 mg *Meskalin* sc.). (21) *

35. Hat den Eindruck, die Wand neben ihm beule sich aus, wenn er leicht auf sie drückt (Arzt 12, nach 500 mg *Meskalin* sc.). (21) *

36. „Ich fror am ganzen Körper, die Haut war zu eng, spannte und kribbelte und zuckte, jede Berührung der Kleider und der Möbel war unangenehm, irgendwie intensiv, wenn auch nicht schmerzhaft. ... Geistig war ich stumpf, völlig unlustig, es quälten mich die körperlichen Beschwerden, die immer intensiver wurden, ich fühlte mich absolut krank, und doch war das Frieren kein richtiger Schüttelfrost, es war nur eine peinliche Beengung, alles war drückend, dumpf und eng, die Möbel standen zu eng, es war keine Luft zwischen ihnen, die Wände beengten, und das Gefühl, beobachtet zu werden und etwas produzieren zu sollen, war beengend. ... Mit Einnehmen der Horizontallage war aber die Umwelt und ich auf einen Schlag verändert. Geistig war ich plötzlich völlig frisch, lebendig, heiter, wie erlöst von einem unerklärlichen Bann. Das Erste, was mit intensivster Deutlichkeit für mich auftrat, war der befreite, lebendig, sinnvoll gewordene Raum. Ich atmete erleichtert tief ein und aus und mußte begeistert von meiner Befreiung sprechen. Ich glaube, ich habe, bis ich mich an diese befreite Lebendigkeit gewöhnt hatte, unglaublich viel gesprochen. Ich hatte eine unbeschreibliche Freude am Raum, das Zimmer schien groß, der Gang neben dem Bett war lang, tief, geräumig, das Bücherbord davor prägnant in seiner Perspektive, die Bücher klar und hervortretend in Farbe und Form. Im Verhältnis der Gegenstände zueinander war nichts verändert, aber ich fühlte und begriff, nicht abstrakt, sondern irgendwie mit dem ganzen Körper, den Raum und die Luft zwischen den Gegenständen. Es war ein sinnvolles Verhältnis zwischen dem freien Raum und den Gegenständen. Und auch die Gegenstände, die mir am Vormittag so beengt erschienen waren, schienen mir nun befreit, schienen sich zu dehnen, ihrer Körperlichkeit bewußt zu werden, es war, als wenn jeder nur so aussehen, jeder nur dort stehen könne; und alles war umweht von einer gegenwartsfreudigen Heiterkeit. Es war unglaublich eindringlich, wie ich die Körper-

lichkeit und den freien Raum in ihrer Einteilung begriff und vollkommen und gut finden konnte" (Ärztin 3, nach 400 mg *Meskalin* sc.). (21) *

37. „Die Tiefendimension des Raumes erschien gedehnt, namentlich beim Gehen durch die langen Korridore der Klinik; auf der Höhe der Vergiftung bestand zeitweilig auch die Empfindung, als weiteten sich die Räume diffus nach allen Seiten" (ein Psychologe, durch 200 mg *Meskalin* sc.). (22) *

38. „Das Bewußtsein, im Laboratorium zu *liegen*, war mir geschwunden, ich fühlte mich in der geschauten Halle *stehend* (einem großen zylindrischen Raum, an deren Wandrundungen entlang sich halluzinierte Farbenmuster bewegen), die allerdings nur im Bereich meines Blickfeldes abgegrenzt vorhanden war, während hinter mir (real also unter ihr, vr) völlige Leere, Unbegrenztheit zu sein schien. Zwischendurch erwachte ich mehrmals ruckartig und erkannte den Laborraum, dessen Wände ständig vor- und zurücktraten. Die beiden Laborleiter schienen ganz weit entfernt von mir zu sitzen" (Ärztin 2, nach 400 mg *Meskalin* sc.). (21) *

39. Die Wände erscheinen schief (Psychiaterin, nach 300 mg *Meskalin* sc., bei zwei Arzneiversuchen). (21) *

40. Der Tisch in einem bekannten Raum erscheint umgestellt, das Tapetenmuster neu (Arzt 1, nach 500 mg *Meskalin* sc., zweiter Arzneiversuch). (21) *

41. Eine leichte dämmerhafte räumliche Desorientierung. Ein Gefühl der Fremdheit der örtlichen Verhältnisse. Sonst vertrauten Räumlichkeiten haftet etwas Fremdes, Rätselhaftes an, auch bei Dämmerlicht und Halbdunkel, also nicht durch die Farbeindrücke bedingt. Dabei mischt sich ständig ein Gefühl der Raumunendlichkeit ein, ähnlich jenem, das man hat, wenn man sich in eine, das ganze Interesse in Anspruch nehmende geistige Arbeit vertieft; auch in solchen Augenblicken wird man eigenartig raumlos oder, wenn Sie so wollen, raumunendlich. Im Meskalinrausch ist dieses Gefühl fast konstant vorhanden, und man muß sich immer wieder die räumliche Situation aktiv vergegenwärtigen, um dieser Raumverflüchtigung zu entgehen. ... Auf der Höhe der Vergiftung verfiel ich wiederholt für kurze Augenblicke in einen stuporähnlichen Zustand; plötzlich stockte der Gedankenablauf, und ich versank in eine psychische und körperliche Starre, wobei ich alles um mich her vergaß. Beim Schwinden dieses Zustandes war die zeitliche und räumliche Desorientierung in hohem Grade ausgesprochen" (ein Psychologe, durch 200 mg *Meskalin* sc.). (22) *

42. „In der Stadt fand ich das Antiquariat S. nicht und hatte mit dem Zweifel zu kämpfen, ob ich etwa doch in der Straße (einer Hauptstraße) mich geirrt habe oder ob hier etwas verändert sei" (beim Abklingen des Rausches; Arzt 1, nach 500 mg *Meskalin* sc.). (21) *

43. Der Weg nach Hause erscheint „drei- oder viermal so lang wie sonst, ich kam mit meinen Schritten nicht so recht vorwärts, ja machte sogar einige Schritte vergeblich" (Medizinstudent 4, nach 400 mg *Meskalin* sc.). (21) *

44. „Alle Linien wuchsen sich aus. Der Gang war sehr lang, die Türen sehr hoch, alles wollte sich immer fortsetzen. Es gab keine richtig begrenzten Linien mehr. Das Gefühl war gar nicht unangenehm dabei, kein Schwindelgefühl" (Arzt 15, n. 500 mg *Meskalin* sc.). (21) *

45. Der Weg durch den Garten erscheint sehr lang, während gleichzeitig die Signallichter auf einem entfernten Fabrikschornstein ihm übernatürlich nahegerückt vorkommen (bei abklingendem Rausch; ein Maler, nach 350 mg *Meskalin* sc.). (27) *

46. Gegenstände erscheinen erheblich größer und näher, als sie in Wirklichkeit sind (Arzt 3, nach 300 mg *Meskalin* sc.). (21) *

47. Eine Vorhangkante, die in Wirklichkeit etwa 1 m entfernt ist, wird wie unmittelbar im Auge empfunden (Arzt 12, nach 500 mg *Meskalin* sc.). (21) *

48. Eindruck, als befinde man sich hoch oben in einem Turm, von dem aus man durch dunkel begrenzte Lücken in ein violettes Weltall schaut, oder als schwebe man hoch oben in einem tiefen Schacht und blicke dessen glühend erleuchtete Wände hinunter (Arzt 3, nach 300 mg *Meskalin* sc.). (21) *

49. Herr Prof. Dr. G. und Dr. B. erscheinen viel größer als sonst, Personen schweben die Treppe hinauf, der Gang der Poliklinik erscheint sehr lang, die Wände schief, es stehen anscheinend viel mehr Bänke da als sonst, an denen „die Messingnägel im Dämmerlicht so auffällig blitzen", und eine Tür in der Poliklinik fehlt, denn „rechts an der zweiten Tür stand gleich „Bildersammlung", es war alles so geheimnisvoll" (eine Psychiaterin, durch 300 mg *Meskalin* sc.). (21) *

50. „In Dr. B.' s Zimmer wirkte äußerst beunruhigend, daß ich Oe., der neben mir stand, plötzlich von hinten mir schräg über die Schulter schauen sah, und zwar in Kopfhöhe über meinem Kopf, und bald darauf über die andere Schulter, so daß ich mich schnell umdrehte und fragte, was das bedeute" (Arzt 1, nach 500 mg *Meskalin* sc., zweiter Arzneiversuch). (21) *

51. Sieht auf einer Landstraße etwa 100 Autos stehen. „Sie erscheinen klein, wie ganz aus der Ferne gesehen. Die Räder – nicht etwa deren Federung – wippen in sich auf und ab, so daß sie sich zu ovalen Formen zusammenbiegen und wieder kreisförmig werden. Das Ganze steht aber auf dem Kopf, so daß die Autos, entgegen dem Gesetz der Schwerkraft, unterhalb der Landstraße hängen." (Diese Erscheinung hatte ein Mann zwei Jahre vor dem 1. Weltkrieg im *Peyotl*-Rausch, und zu Beginn des Krieges, im Felde, nach körperlicher Überanstrengung, in genau gleicher Weise noch einmal.) (4)

52. „Es ist, wie wenn ich durch ein Vergrößerungsglas sehe" (47j. Frau, durch *Peyotl*-Extrakt). (14) (Die Lupe verzerrt, v.a. an den Rändern, die Bilder. vr)
53. *Don Juans* Schüler empfindet sein Gesichtsfeld als kreisförmig, wie den Lichtkreis einer Taschenlampe, auf den jeweils fixierten Bereich begrenzt (bei seinem ersten *Peyotl*-Rausch). (20)
54. Das Gesichtsfeld erscheint ihr kreisförmig bei leicht verschwommenem Rande (Psychiaterin, nach 300 mg *Meskalin* sc., zweiter Arzneiversuch). (21) *
55. Alle Gegenstände vor dem linken Auge erscheinen flimmernd, dann kreisförmig und zuletzt pulsierend (Prüfer 1, 9. T.). (17.1)
56. Bewegungen leicht unbeholfen (24j. Frau, durch *Peyotl*-Extrakt). (14)
57. Subjektives Gefühl von Schwanken; auch scheint eine Kartonwand, die vor ihm steht, regelmäßig mit seiner Atmung zu schwanken (Arzt 3, nach 300 mg *Meskalin* sc.). (21) *
58. Gang unsicher, Taumeln, Stehen ist deshalb unangenehm (Arzt 3, nach 300 mg *Meskalin* sc.). (21) *
59. Muß sich sehr zusammenreißen, um gerade zu gehen (Medizinstudent 1, nach 350 mg *Meskalin* sc.). (27) *
60. Fragt, ob seine Hände beim Zeichnen nicht verkrampft seien; seine Bewegungen kommen ihm ganz automatenhaft vor, und häufig hat er den Eindruck, es handle sich um klonisch-tonische Krämpfe; jede Bewegung, die er zweimal macht, empfindet er als Serie (so, als machte er sie viele Male, vr); Empfindung, als ob seine Hände zitterten, was sie nicht tun (ein Maler, nach 350 mg *Meskalin* sc.). (27) *
61. „Ich suchte in meiner Tasche nach der Zigarettenschachtel und mußte über meine eigene Ungeschicklichkeit lachen. Ein paarmal fuhr ich an der Tasche vorbei, ich mußte sie mir optisch vorstellen, um sie zu treffen. Die Schachtel hielt ich mit beinden Händen; ich fürchtete immer, sie würde meiner Hand wieder entfallen" (Arzt 14, n. 500 mg *Meskalin* sc.). (21) *
62. Beim Versuch zu gehen ähnelt der Gang sehr dem bei Alkoholrausch, und bei allen Bewegungen, die Präzision erfordern, ist die Inkoordination offenkundig (durch hohe Dosen *Meskalin*). (24) *

48) Nahrungstrieb (Hunger, Essen, Übelkeit, Geschmackssinn, Salz, Fleisch, Wurst, Brot, Tisch)

1. *Peyotl* galt den *Huichol* als göttliches Geschenk und *als Nahrungsmittel für die Seele, wie der Mais Nahrung für den Leib ist.* (1)

2. „Habe *Hunger, aber weiß nicht worauf, und Durst auf etwas, das ich weder sehen noch kaufen kann*; es ist frustrierend!" (Prüferin 1). (18)
3. Ein mit Peyotl Berauschter halluzinierte „einen goldenen Faden vom Magen bis zum Munde und zurück wie ein völliger Kreis" (*Rouhier*). (30)
4. Idee während des Rausches, als er bemerkt, daß er ganz normal essen kann: „Der Nahrungstrieb ist so ursprünglich und liegt so tief, daß er durch eine Meskalininjektion nicht beeinflußt wird" (Medizinstudent 2, n. 400 mg *Meskalin* sc.). (21) *
5. Sieht einen weißgedeckten *Tisch* mit Bouquet und Körbchen (47j. Frau, durch *Peyotl*-Extrakt). (14)
6. Traum, durch ein *Restaurant* zu gehen. Alle Leute sind schwarz angezogen. Es sitzen Leute an Tischen, es riecht nach Essen (Prüferin 4). (18)
7. Traum, sich in einem sehr eleganten Restaurant zu befinden, mit Freunden zusammen. Das Essen ist sehr sauber, biologisch, schön, Nouvelle Cuisine. Alle beschreiben einander, wie ihr Essen schmeckt. Ich habe eine Bohnen-Terrine mit Grünzeug ("veggies") und Knoblauch. Appetitlich (savory), herbal, floral. Es ist ein sehr kreativer, exquisiter, schöner Traum (Prüferin 6). (18)
8. Die Verkäufer im Kaufhaus *Macy* teilen Zimtbrötchen aus, die die Form von Katzen haben. Es gefällt ihr (feeling of pleasure), vor allem, weil die Brötchen aus Vollweizenmehl sind (Prüferin 6). (18)
9. *Huichol*-Männer, welche von ihrem Stamm ausgeschickt worden waren, *Peyotl* zu suchen, mußten während der letzten fünf Tage vor Ankunft im Verbreitungsgebiet des Kaktus *streng fasten*. (1)
10. Zu Beginn des Rausches Hunger, dann erhebliches Frieren, Zähneklappern; dieses ging schließlich in Wohlbefinden, Wärme über (Arzt 2, nach 300 mg *Meskalin* sc., erster Arzneiversuch). (21) *
11. Ungewöhnlich starker *Hunger* am Versuchstage. (16)
12. Nach dem Rausch, *Hunger* und Verlangen auf *Süßigkeiten* (Arzt 5, n. 400 mg *Meskalin* sc.). (21) *
13. Zeitweiliger *Heißhunger* (ohne Angabe, ob durch *Peyotl* oder *Meskalin*). (4)
14. Alle Versuchspersonen empfanden ein *Hungergefühl*. (25) *
15. Hunger, der bald so quälend wurde, daß ich um ein Frühstück bitten mußte, obgleich mir das unpassend vorkam (Ärztin 3, nach 400 mg *Meskalin* sc.). (21) *
16. „*Charakteristisch* ist ein sich oft einstellendes *jähes Hungergefühl*, das

auch trotz reichlichen Essens nicht immer weicht und sich *von der Nahrungsaufnahme unabhängig* erweist" (viele Prüfer, durch *Meskalin*). (21) *

17. Emotional bedingtes Leeregefühl im Bauch (wesentlich gebessert; junger Mann, Drogenproblematik). (34)
18. Fühlt sich durch Nahrungsaufnahme „wesentlich frischer" und glaubt dadurch auch urteilskräftiger zu sein (Naturwissenschaftler, nach 500 mg *Meskalin* sc.). (21) *
19. „Wenn ich Brot schlucke, ist es, als wenn ich es schlucken will, und es ginge aus mir heraus. Ich sehe das optisch. Das verdammte Butterbrot. Ich sitze hier, mein Magen dort, der Hunger ist woanders. Es kommt mir so komisch vor zu essen, da mein Magen ja woanders ist. Wenn ich dann esse, bleibt mein Hungergefühl unverändert. ... Das Butterbrot habe ich doch gegessen, ganz merkwürdig gegessen, *ich habe einen solchen Hunger, als könnte ich die ganze Welt in mich hineinessen.* – Ich fühlte (schreibt er später darüber) das Hungergefühl, aber es war nicht mehr in mir"(Arzt 9, n. 400 mg *Meskalin* sc.). (21) *
20. Im Nachrausch Eßlust ohne eigentlichen Appetit und ohne richtige Hungerempfindung. „Ich aß reichlich, hatte die Wahrnehmung der Füllung, nicht aber jenes zunehmende „Gefühl" der Sättigung" (Arzt 11, nach 500 mg *Meskalin* sc.). (21) *
21. Ißt viel und schmeckt wenig (Jurastudent 2, nach 500 mg *Meskalin* sc.). (21) *
22. „Während ich sonst sauren Kuchen nicht leiden kann, ist es mir heute ganz gleichgültig, und als M. ihn mir zuckert, machen mir nur die schönen weißen Kristalle Spaß, die ich als Landschaft sehe" (Arzt 12, nach 500 mg *Meskalin* sc.). (21) *
23. Träumt, daß Kinder auf das Essen warten, ein riesiger Topf voll farbenprächtiger Speise, vielerlei Farben; ist dabei nicht hungrig (Prüferin 4). (18)
24. Übelkeit, *ohne daß der Appetit leidet* (durch *Meskalin*). (25)*
25. Träumt, daß sie gefüllte Weinblätter essen möchte (Prüferin 2). (18)
26. Spricht unzusammenhängend die Worte: „Der *verhungerte Asketiker*", mit Seitenblick auf den Beobachter B., dann „*Pfannkuchen* geht auf und nieder" (Arzt 1, nach 500 mg *Meskalin* sc., zweiter Arzneiversuch). (21) *
27. Ein Winnebago glaubte sich während des *Peyotl*-Rausches körperlos und dachte: „*Ich brauche keine Nahrung mehr, denn bin ich nicht ein Geist?*" (21)
28. Ißt nicht, trinkt nicht, nicht einmal Milch, bei hohem Fieber, das ihn sonst überhaupt nicht zu stören scheint (4 1/2 j. Junge, autistische Verhaltensstörung). (32)

29. Halluziniert: „*Das Brot, das ich in der Hand hielt, wurde nicht kleiner; was ich am einen Ende abbiß, wuchs am anderen zu*" (Medizinstudent 4, nach 400 mg *Meskalin* sc.). (21) *

30. Gefühl, *keinen Körper und damit auch keinen Magen zu haben*. Kauen und Schlucken machen ihm Mühe, und *eine Platte mit Fleischschnitten sieht er gar nicht als etwas Eßbares an*. Das *Brot erscheint ihm riesig voluminös*, so daß er überlegen muß, wie ein Bissen davon in seinem Munde Platz haben soll (ein Maler, nach 350 mg *Meskalin* sc.). (27) *

31. „In den Gliedern und besonders im Bauch hatte ich das Gefühl völliger Atonie. Besonders schien es mir öfter, als ob die *Därme ganz erschlafft waren und sich irgendwie auflösen müßten*" (Arzt 16, nach 500 mg *Meskalin* sc.). (21) *

32. Verminderte Eßlust, die er so von sich nicht kennt (im Nachrausch; ein blinder Dr. phil., nach 400 mg *Meskalin* sc.). (21) *

33. Hatte „nicht das geringste körperliche Verlangen, zu essen". Auch erschien die Suppe in der Schüssel ihm wie ein See, so daß er es als *Zumutung* empfand und höhnisch abwies, von derselben zu essen; er fürchtete, dadurch aus seinem Traum herausgerissen zu werden, und dachte: „ Kartoffelsuppe essen und das Erlebnis des Sees anstelle der Schüssel, das gibt einen lächerlichen Kontrast". „Einmal schillerte die Oberfläche der Suppe in meinem Teller in prachtvollen Farben, wie durchscheinende orientalische Teppiche, aber unendlich im Kleinen. In dies Bild mit dem Löffel zu fahren, schien mir wieder der Höhepunkt der Absurdität" (Arzt 1, nach 500 mg *Meskalin* sc., zweiter Arzneiversuch). (21) *

34. „Ein besonderes Erlebnis war mir die Art, wie Dr. B. aß. Einmal sah ich,wie er den Mund aufsperrte und eine mir riesig erscheinende Kartoffel in diesem mir riesig erscheinenden Rachen verschwand, das Gesicht von Dr. B. war wie eine Begehren ausdrückende Grimasse. Mir erschien der Mund mit der Kartoffel nicht in einer größeren Dimension, dennoch war auf eine mir jetzt unerklärliche Weise etwas von Riesengröße dabei, und das Ganze schien mir eine besondere Bedeutung zu haben, so, als ob die Tätigkeit dieses Essens etwas Typisches sei für das Wesen des Dr. B. und als ob mir dieses hiermit gezeigt werden sollte" (Arzt 16, nach 500 mg *Meskalin* sc.). (21) *

35. „Die Teilnehmer an diesem Unfuge (den *Peyotl*-Messen) versicherten, daß sie ... einen wahren Abscheu vor allen sündigen Genüssen, wie *Fleischessen*, Biertrinken und Tabakrauchen bekommen hätten." (2)

36. Intensiver Hunger auf derbe Nahrung, nämlich *grobe Wurst* (beim Abklingen des Rausches; Arzt 1, nach 500 mg *Meskalin* sc.). (21) *

37. Traum, für zwei Dobermann-Hunde (einer ist trächtig) eine große Menge *Fleisch* zu kaufen; dabei ist sie besorgt, ob es vielleicht Hundefleisch ist (Prüferin 9). (18)

38. Völlige *Appetitlosigkeit* beim Mittagessen, Übelkeit (durch *Peyotl*-Extrakt, vor den Visionen). (14)

39. Zu Beginn des Rausches, Nausea, mit *Furcht vor Erbrechen* (Arzt 3, nach 300 mg *Meskalin* sc.). (21) *

40. Das Essen ist ihm *sehr lästig*, stört ihn, er kann den Speisen nichts abgewinnen, und die Zeit wird ihm unangenehm lang, v.a. weil er das sichere Gefühl hat, es solle ihm etwas ganz Besonderes passieren. „Ich fühlte genau, hier oben beim Essen konnte ich das nicht erleben, was mir doch sicher bevorstand! Es mußte etwas kommen!" Auch seine optischen Illusionen sind bei Tische quälend langweilig, einförmig, so daß er denkt: „Das kann doch nicht der Urgrund allen Geschehens sein!" (Arzt 15, n. 500 mg *Meskalin* sc.). (21) *

41. Die Kartoffelsuppe schmeckt so *aufdringlich* nach Kartoffel, daß nicht das geringste angenehme Empfinden aufkommen kann; auch hat er keinerlei Hunger oder Appetit (Arzt 14, n. 500 mg *Meskalin* sc.). (21) *

42. „Das Mittagessen war qualvoll. Körperlich bestanden alle Beschwerden noch in alter Intensität. Der Appetit war fort. Das Fleischstück war *zu groß*, ich wußte nicht, wie ich es teilen sollte, es *schmeckte nach Stroh*. Ich aß gedankenlos, langsam" (Ärztin 3, nach 400 mg *Meskalin* sc.). (21) *

43. Das Schlucken fällt ihm schwer, vielleicht weil er die Fleischstücke infolge mangelhafter Größeneinschätzung zu groß abschneidet. Auch ist der Geschmack des Essens eigentümlich, kalt (Naturwissenschaftler, nach 500 mg *Meskalin* sc.). (21) *

44. *Schmeckt die Speisen nicht*, mit Ausnahme eines Fruchtsafts (Psychiaterin, nach 300 mg *Meskalin* sc., zweiter Arzneiversuch). (21) *

45. Das Essen ist vollkommen geschmacklos, schmeckt wie Wasser, bei normalem Tastempfinden für die Speisen; *Zucker* in seinen verschiedene Zubereitungen jedoch schmeckt scharf vor (Jurastudent 1, nach 400 mg *Meskalin* sc.). (21) *

46. Die *Zigarette* schmeckt nicht (zu Beginn der Giftwirkung); sie schmeckt ihm besser als sonst (auf dem Höhepunkt des Rausches) (Arzt 4, n. 400 mg *Meskalin* sc.) (21) *

47. Die Zigarette schmeckt nicht (Naturwissenschaftler, nach 500 mg *Meskalin* sc.). (21) *

48. Die *Zigarre* schmeckt so gut wie noch nie (Arzt 8, nach 400 mg *Meskalin* sc.). (21) *

49. Gesteigertes Bedürfnis, zu *rauchen*, während des Rausches (Arzt 13, nach 500 mg *Meskalin* sc.). (21) *

50. *Raucht viel* während des Versuchs, und der Rauch weniger Züge scheint ihm den ganzen Raum, dann auch den ganzen Korridor wie mit Nebel zu erfüllen – er nennt es *„zigarettige Erfüllung"* (Arzt 11, nach 500 mg *Meskalin* sc.). (21) *

51. Bei den *Kiowa* rauchte man während der *Peyotl*-Zeremonie selbstgedrehte Zigaretten, die als sakrales Räucherwerk galten. (13) (Bei Peyotezeremonien der *Native American Church* macht man es noch heute so. Das Tabakrauchen zu Genußzwecken dagegen gilt den Anhängern dieser Kirche als schlechte Gewohnheit, welche Strafen der Geister nach sich ziehe. vr)

52. Der *Kaffee*, den er sonst gern mag, schmeckt ihm nicht (ein blinder Dr. phil., nach 400 mg *Meskalin* sc.). (21) *

53. „Kaffee erfrischte mich (im Nachrausch) wesentlich" (Naturwissenschaftler, nach 500 mg *Meskalin* sc.). (21) *

54. Trinkt im Nachrausch viel Kaffee (Arzt 17, nach 500 mg *Meskalin* sc.). (21) *

55. Geschmacksillusionen: die Speisen schmeckten entweder *unerträglich salzig* oder ganz *reizlos*. (16)

56. Stundenlang anhaltender *Salzgeschmack* im Mund, ohne jede Spur von Durst (ein Proband, ohne Angabe, ob durch *Peyotl* oder *Meskalin*). (4)

57. Am Tag der *Peyotl*-Zeremonie wird bei den *Kiowa* das Essen *nicht gesalzen* (8). Die *Tarahumara*-Männer, welche ausgesandt werden, *Peyotl* zu sammeln, enthalten sich auf dem 40 Tage langen Marsch zu dessen Verbreitungsgebiet aller *Rauschmittel*, des *Salzes*, des Paprika und des Koitus (11).

58. Polytoxikomanie: mißbrauchte ab 14. Lebensjahr Alkohol, später Marihuana, Amphetamine, Kokain, zeitweilig LSD, Psilocybe (vielleicht auch Peyotl) und Heroin. Von Cannabis wurde er „paranoid". Brauchte zeitweilig viele Neuroleptika, um von den Drogen und ihren psychischen Folgen herunterzukommen. Zum Behandlungszeitpunkt lebt er erst seit 3 Monaten drogen- und alkoholfrei (junger Mann, dessen hinter dem Drogenmißbrauch stehende Isolationsgefühle sich unter *Anh.* wesentlich besserten; auch fiel er nicht wieder in den Drogenabusus zurück). (34)

49) Ekel, Verdruß, Widerwille

1. „Meine ganze Umgebung hatte ein ekelhaftes Wanken, Gaukeln, Schütteln, Schweben, Schwanken. Körperlich empfand ich das alles als gräßlich unangenehm. Es war keine Schmerzempfindung, doch mir war es, als ob mein Blut nun in diesem mir so verhaßten Rhythmus pulsierte. In diesen Rhythmus fügte sich weiter das mir nun unangenehm laute Ticken der Pendeluhr. Von draußen hörte ich dauernd die Straßenbahn, sie schien mir den Klang unserer Straßenbahn von daheim zu haben. In dem allen lag etwas so Hämisches, Häßliches, Ekelhaftes für mich" (eine Psychiaterin, durch 300 mg *Meskalin* sc.). (21) *
2. Ausgesprochene Dysphorie zu Beginn des Rausches (Jurastudent 1, nach 400 mg *Meskalin* sc.). (21) *
3. „Unruhe, Streitsucht, Mißvergnügtheit. Keine Freude an den Visionen" (ein Proband, ohne Angabe, ob durch *Peyotl* oder *Meskalin*); „entschieden mißvergnügt" (ein weiterer). (4)
4. Stimmung „vergnügt und etwas übel" (Arzt 4, n. 400 mg *Meskalin* sc.). (21) *
5. Verdrießlichkeit am Morgen nach dem Rausch (Arzt 8, nach 400 mg *Meskalin* sc.). (21) *
6. Gereiztheit bei jeder Kleinigkeit (Prüferin 6, 3. - 4. T.). (17.2)
7. Ekel gegen alles (Prüferin 2). (17.2)
8. Ekel vor der Arznei (eine Prüferin) (17.1), der Geschmack des Peyotl-Kaktus erregt Nausea und Erbrechen (mehrere Quellen).
9. Äußerst *quälende Nausea* (durch *Meskalin*). (14) *
10. Ekelgefühl bei der Nausea, sagt: „pfui Teufel, die Nausea" (Arzt 11, nach 500 mg *Meskalin* sc.). (21) *
11. „Die Teilnehmer an diesem Unfuge (den *Peyotl*-Messen) versicherten, daß sie ... einen wahren *Abscheu* vor allen sündigen Genüssen, wie Fleischessen, Biertrinken und Tabakrauchen bekommen hätten." (2)
12. Traum von „Leichnamen. Surrealistisch. Ein Stapel verwesender Leichen. Ich wollte davon wegkommen (avoid it), (da könnten) böswillige Geister (sein), *ohne Furcht, aber mit Ekel*"; am ganzen nächsten Tag aber fühlt sie sich zentriert und glücklich (Prüferin 2). (18)
13. Ein *Fehlen* des sonst üblichen Ekelgefühls zeigt sich in folgender Beobachtung unter *Peyotl* C 30: „Das Kind, das sie auf dem Schoß hatte, urinierte und defäzierte auf sie; trotzdem fühlte sie sich gut." (19)

14. *Ekelgefühl mit Demütigung* erlebt eine Prüferin unter *Peyotl* C 30: „Traum, zu Stuhl gehen zu müssen. Ging mit Kleidern ins Klosett. Im ganzen Raum waren Flecken von Kot. Sie mußte saubermachen, fühlte sich gedemütigt, keine Kontrolle über die Situation" (Prüferin 4). (18)

50) Würmer

1. Empfindung, als sei „ein *lebendiges Ding*" in seinen Körper eingetreten, als habe er sich umgebracht und würde noch vor dem Morgen sterben (*John Rave*, bei seiner ersten *Peyotl*-Messe). (42)
2. Sah einen orientalisch gekleideten Mann, bunt umhängt, mit scharfem braunem Gesicht und mageren knochigen Zügen; „zwischen den Schultern schien er zwei mächtige, stahlblaue Flügel zu haben, und ein hartes Licht fiel auf ihn". Er sagte „Fürchte dich nicht", und daß er *der Tod* sei... Der Proband sprach mit dieser Figur des Todes, schwankte zwischen Zuneigung und Verlockung, mitzugehen, einerseits und trotziger Gegenwehr, um sein Leben zu behalten, andererseits. Schließlich „kam es über mich, wie ein Blutrausch und Rasen, ich sprang auf und stürzte mich über das Phantom", er greift nach dem Wesen, ringt mit ihm und stößt ihm schließlich die eigene Faust in den Rachen. Er glaubt etwas Schleimiges zu greifen, „wie eine ungeheure Krake", danach schien der Körper des Phantoms sich in Nebelwolken zersetzt zu haben. Doch hielt er immer noch die braune Hand des Gespenstes umklammert, „die ich ihm im Kampfe glatt abgebrochen hatte. Dem Stumpf schienen die Nebel zu entquellen, die mein Zimmer erfüllten und plötzlich erstickend und phosphorleuchtend wurden. Um das Handgelenk bemerkte ich nun auch eine schwere Kette aus blauem, leuchtendem, fast durchsichtigem Stahl, die den Fußboden bereits durchbohrt hatte und an derne anderem Ende jemand zu ziehen schien. Mich ekelte das alles ganz furchtbar. Heraus aus dem Zimmer, heraus! Zum Erbrechen häßlich ist das alles. Als ich mich zu erheben suchte, fühlte ich einen leisen, mahnenden Zug an der Kette und bemerkte mit Grauen, daß ich den mumifizierten Handknochen immer noch nicht weggeworfen hatte. Ob ich ihn vielleicht gar nicht wegwerfen könne? Ob er mir anhafte? Ich ließ los, verwirrt und betäubt. Ich hörte, wie die Kette rasselnd in das untere Stockwerk glitt oder in den Keller, dort zuerst dumpf und erschütternd aufschlug und dann in die Erde versank, *sich einbohrend, wie ein Wurm*" (ein gebildeter Deutscher, der in Mexiko neugierdehalber *Peyotl* mit Schnaps eingenommen hatte). (2)
3. Die Klaviertasten scheinen sich wurmartig zu bewegen (Arzt 16, nach 500 mg *Meskalin* sc.). (21) *

4. „Die Nudeln sahen buchstäblich und ohne Übertreibung aus wie ein wimmelnder Haufen von Würmern. Ich konnte so viel wie nichts essen, nicht aus Ekel, sondern weil ich vor Lachen (Zwangslachen, vr) nicht dazu kam..." (Arzt 16, nach 500 mg *Meskalin* sc.). (21) *

5. Beim Anschauen des Teppichs scheinen dessen Fäden sich wie kleine Räupchen oder „wie die Zöpfchen einer *Strongyloides*-Kultur" (eine Art Eingeweidewurm, vr) kriechend umherzubewegen. Noch bis 19 Uhr (11 St. nach Giftaufnahme etwa) sieht er beim Blick auf Zeitungen, wie dieselben deutliche „peristaltische Bewegungen" ausführen, und auch seine Hand scheint sich bald auszudehnen und bald zusammenzuziehen, wobei die Haut derselben ähnliche peristaltische Bewegungen macht (Arzt 7, nach 400 mg *Meskalin* sc.). (21) *

6. Eine ungewohnte Art von Kopfweh, kriechend, unter der Stirn, „wie ein Wurm im Gehirn" (Jurastudent 2, nach 500 mg *Meskalin* sc.). (21) *

7. Ein auf der Mundharmonika geblasener Akkord „tut weh, wie wenn Würmer durch mich gingen, ach, ach, das tut weh! Ich habe jetzt vor nichts so Angst wie vor Geräuschen. Schritte stören mich nicht, aber Musik, ach, ach!" (Arzt 8, nach 400 mg *Meskalin* sc.). (21) *

51) Kälte- und Hitzeempfindungen

1. „Ganz unwillkürlich glitten mir meine Gedanken von Mexiko nach Java, der tropischen Insel, für die ich mich als Kind längere Zeit interessiert hatte. Mir war es bald so, wie wenn ich da von einem Ozeandampfer an Land ging, mich dann rasch aus dem lebhaften Gewimmel des Hafenbildes entfernte und dann in eine sehr, sehr lange und stille Straße kam, in der in großen, schönen Gärten weiße Häuser lagen. Als ich aber die Hitze körperlich zu empfinden glaubte, konnte ich mich aus dem traumartigen Zustand in die Wirklichkeit zurückreißen" (Psychiaterin, nach 300 mg *Meskalin* sc., zweiter Arzneiversuch). (21) *

2. Wohlig warmes Gefühl im Magen, als hätte er etwas Alkohol getrunken (Arzt 9, nach 400 mg *Meskalin* sc.). (21) *

3. Es läuft ihm heiß vom Rückenmark zum Hinterkopf hinauf, und ein prickelndes Gefühl in den Gliedern; später Übelkeit, dabei sehr frei im Kopf und etwas heiß um die Augen herum, „wie nach Rauchen eines sehr starken Tabaks" (43j. Mann, durch *Peyotl*-Extrakt). (14)

4. Hitzegefühl der Fußsohlen (Arzt 8, nach 400 mg *Meskalin* sc.). (21) *

5. Wärmewellen um die Hände (ein Maler, nach 350 mg *Meskalin* sc.). (27) *

6. Empfindung brennender Wärme in der Innenfläche der rechten Hand (*Havelock Ellis*, durch 4 *Peyotl*-Buttons). (21)
7. Tagsüber heißes Stromgefühl in Beinen und Armen (Prüferin 5). (17.3)
8. Hitze über beiden Augen, anhaltend (*Havelock Ellis*, durch 4 *Peyotl*-Buttons). (21)
9. Er fängt heftig zu schwitzen an und möchte nach draußen, und draußen geht es ihm besser, obwohl es dort zwanzig Grad unter Null hat (ein junger Indianer, bei seiner ersten *Peyotl*-Messe). (7)
10. Sie geht im Meer schwimmen, und es fühlt sich sehr gut an, während sie sonst ungern in das kalte Wasser geht (Prüferin 1). (18)
11. Er mag das Gefühl von Kühle und Luft auf dem Körper oder im Gesicht; möchte deshalb draußen sein (Prüfer 9). (18)
12. Fiebergefühl (ein Winnebago, durch *Peyotl*). (21)
13. Zunehmendes, angenehmes Fiebergefühl, verbunden mit innerer (körperlicher) Leere ohne Hunger; (später) müdes Körpergefühl, innere Wärme ("innerer Höhensonnenkern"), inhaltlose Gesättigtheit (Arzt 2, nach 500 mg *Meskalin* sc., zweiter Arzneiversuch). (21) *
14. Schwere- und Wärmegefühl in der linken Kopfhälfte, bis an den Hals; später wiederholt sich dies, doch scheint nun die Hitze außen zu sein, und tatsächlich ist dabei das linke Ohr heiß, das rechte kalt. Nach der linken war die rechte Schädelhälfte schwer und heiß und etwas später die Kleinhirngegend, und zwar schien in diesem Fall das heiße Gewicht wie fest umgrenzt und durchaus in der Mittelachse, während die meisten anderen Sensationen einseitig auftraten. ... Ein wechselndes Hitzegefühl in einzelnen Körperregionen, z. B. halb gürtelförmig an der rechten Thoraxhälfte, als wenn dort Pelz die Haut berühre... Während der psychologischen Versuche intensives Kältegefühl an den Händen, besonders wirkte das Auflegen der Gewichte (zur Schätzung derselben, vr) fast schmerzhaft. Objektiv waren beide Hände nachher blaß und kalt, was durchaus ungewöhnlich ist. Während des Essens... wurde die linke Schädelhälfte schwer und heiß, als wölbe sie sich viel höher vor als die linke... Während des Essens stärkere Hitzewellen nach dem Kopf mit objektiver Rötung" (Arzt 1, nach 300 mg *Meskalin* sc., erster Arzneiversuch). (21) *
15. Am Abend nach dem Rausch Frösteln trotz warmer Bedeckung, mit Zähneklappern; danach starke trockene Hitze, dann zwischen 24 und 1 Uhr Schweißausbruch. Zugleich kollernde Bewegungen des vorher „völlig still liegenden" Darmes (Arzt 5, n. 400 mg *Meskalin* sc.). (21) *
16. Erst Hitzegefühl über den ganzen Körper; dann abwechselnd Kälte- und

Wärmewellen den Rücken herunter und bei jedem Atemzug erhebliches Kältegefühl in Mund und Rachen, ähnlich wie nach Essen von Pfefferminz; schließlich deutliches Frieren in der Kreuzgegend. Auf der Höhe des Rausches wird daraus wieder eine angenehme Wärme (Arzt 3, nach 300 mg *Meskalin* sc.). (21) *

17. Frösteln, Gähnen (zu Beginn des *Peyotl*- Rausches, regelhaft). (4)
18. Bald nach Injektion unangenehmes Allgemeingefühl, Frieren, Schaudern, Tremor an Händen und Füßen, Schlafneigung, ein Krankheitsgefühl wie bei beginnender Infektionskrankheit. Später starkes Fiebergefühl, Wechsel zwischen Hitze- und Kälteempfindungen (Arzt 6, n. 400 mg *Meskalin* sc.). (21) *
19. Zu Beginn des Rausches Hunger, dann erhebliches Frieren, Zähneklappern; dieses ging schließlich in Wohlbefinden, Wärme über (Arzt 2, nach 300 mg *Meskalin* sc., erster Arzneiversuch). (21) *
20. Fühlt eine Kälte, aber der Körper scheint woanders zu sein als da, wo er die Kälte empfindet (der Neurologe*Forster*, durch *synthetisches Meskalin*). (26) *
21. Helles Licht ist unangenehm und löst Frieren aus. „Eine Wärmeempfindung kam nicht auf, obgleich die Mittagssonne eines Sommertages das Zimmer ganz erfüllte. Im Keller hatte ich mich im Dunkeln wärmer gefühlt" (Arzt 14, n. 500 mg *Meskalin* sc.). (21) *
22. „Unangenehm waren mir helles Licht und frische Luft, die mir eigenartig rein und kalt vorkam" (Jurastudent 2, nach 500 mg *Meskalin* sc.). (21) *
23. Das Essen scheint „eigentümlich, kalt" zu schmecken (Naturwissenschaftler, nach 500 mg *Meskalin* sc.). (21) *
24. Während der intensivsten Visionen und Loslösungsgefühle treten Kälteschauder auf (ein blinder Dr. phil., nach 400 mg *Meskalin* sc.). (21) *
25. Traum, zu frieren, und von (kaltem) Wind (1. Nacht). (19)
26. Auffällig verdeutlichte Körperwahrnehmung; dabei Gefühl eines Kältestromes, der von den Beinen her nach oben ausstrahlt, mit Zittern vor Kälte (Arzt 17, nach 500 mg *Meskalin* sc.). (21) *
27. „Langsam begann eine ungeheure Kälte strahlend den Körper zu durchrinnen. Eine „weltallhafte" Kälte, wie ich notierte. Ausstrahlungen von Lenden und Rückenmark, Unterleib und Brust, durchdringend die Formen, wie von Eisblumen oder Protuberanzen fühlbar, im Ansatz der unteren Brustrippen wie ein Ring, an den oberen Brustteilen wie in Schollen. Diejenigen Oberflächenteile, die bei Angst oder ehrfürchtigem Schauder besonders spürbar sind (vom Haarschopf an den Rücken hinunter) sowie

innere Handflächen und Lenden (erogene Partien, wie mir sofort einfiel) waren besonders eisbetont. In den Handflächen schien die konkave Aushöhlung wie eisiges Metall die Hand bis zum Rücken zu durchstoßen, was eine hartnäckige Assoziation an die „Stigmatisation" auslöste. Als letzte Notiz finde ich den Ausruf: „All meine Lieblinge Eis und Elektrizität." Nun begann eins der ernsthaftesten und erschütterndsten Erlebnisse meines Lebens. ... Eis und Elektrizität in extremster Weise meinen Zustand bestimmend, „es war das Gefühl, an eine Hunderttausend-Volt-Leitung angeschlossen zu sein", begannen sich als bestimmte (hier nicht weiter zu erörternde) Beziehungen zu meinem bisherigen Leben zu offenbaren..." (Jurastudent 1, nach 400 mg *Meskalin* sc.). (21) *

28. Die Zähne im Mund kommen ihm kalt vor (Arzt 4, n. 400 mg *Meskalin* sc.). (21) *

29. Zunehmende Kälte, so daß er auch direkte Sonnenbestrahlung nicht als warm empfindet; sie sitzt „vorwiegend im Inneren der Glieder, als ob die Knochen und das Fleisch von innen heraus abkühlten", ausstrahlend von der Herzgegend und der Mitte des Rückens. „Die Füße fühlten sich oft so an, als ob sie in nassem Stroh steckten, die Handflächen waren frisch und eisig" (Arzt 4, n. 400 mg *Meskalin* sc.). (21) *

30. Starkes Kältegefühl; Glieder wie schwer und starr, als wäre er vereist; als er sich auf das Sofa setzen will, springt er gleich wieder auf, meinend, er habe sich auf Eis gesetzt. Als er das Fenster öffnet und sich davorstellt, kann er nicht spüren, ob von draußen Wärme oder Kälte hereinkommt (Arzt 7, nach 400 mg *Meskalin* sc.). (21) *

31. Die Füße werden von innen her kalt, so daß eine Decke nichts nützen würde (Medizinstudent 2, nach 400 mg *Meskalin* sc.). (21)

32. Kältegefühl, auf bestimmte Bezirke beschränkt, scharf gegen Regionen abgegrenzt, die ihm besonders warm erscheinen (Naturwissenschaftler, nach 500 mg *Meskalin* sc.). (21) *

33. Kälteparästhesien, bei objektiv feststellbarer Wärme der betroffenen Teile; gelegentlich (unabhängig von ersteren, vr) aber auch objektive Kälte von Teilen (mehrere Probanden, ohne Angabe, ob durch *Peyotl* oder *Meskalin*). (4)

52) Druck: Druckempfindungen, Engegefühle, Bedrückung

1. **Viele Empfindungen** während der Prüfungen des potenzierten *Peyotl* waren **drückend, pressend, beklemmend**. (17) (18)

2. **Drücken auf die Augäpfel erzeugt Farb- und Lichtvisionen**, noch bevor sonst welche auftauchen. (Alle Quellen, konstantes Symptom.)

3. Ein Gefühl von angenehmer Entspannung und übernatürlicher Leichtigkeit um die Stirne wechselt ab mit Empfindungen von wachsender Beengung (*Havelock Ellis*, durch 4 *Peyotl*-Buttons). (21)
4. „Im Kopf Gefühl des Eingenommenseins und zunehmenden Druckes; sehr unangenehm empfindenes Erlebnis zunehmender Denkhemmung... Nichts von Gelöstheit oder Euphorie, sondern das Gefühl des Gefangen- und Überwältigtseins" (Arzt 17, nach 500 mg *Meskalin* sc.). (21) * (Auch die Denkhemmung scheint als Einengung empfunden zu werden. vr)
5. In periodischen Abständen Empfindung heftiger *Kongestion* im Kopf und Übelkeit (Arzt 11, n. 500 mg *Meskalin* sc.). (21) *
6. Schluckbedürfnis, mit *steigendem Kopfinnendruck* in der Tiefe des Schädels, ausstrahlend nach beiden Ohren, mehrere Tage lang (Prüferin 5). (17.1)
7. Allgemeines Druckgefühl, harter Puls, Klopfen im ganzen Körper, *Gefühl, als ob der ganze Körper unter einem Hochdruck stünde*; tagelang (Prüferin 5). (17.3)
8. Druck- und Völlegefühl im Magen, sich zum Kreuz erstreckend, beim Aufwachen (Prüferin 1). (18)
9. Nagender Magenschmerz, Wärmegefühl, wollte nichts in seinem Körper drinnen haben, und fühlte sich empfindlich; wie eingesperrt (confinement), wenn irgendetwas auf seinem Körper drauf war (Prüfer 9) (18) (Ist damit Engegefühl um den Leib gemeint? vr)
10. Während des Essens wird seine Euphorie teils „durch zerfahrene Unruhe verdrängt, begünstigt durch lästigen Druck in der Herzgegend bis zu leichter Atembeklemmung" (Arzt 1, nach 300 mg *Meskalin* sc., erster Arzneiversuch). (21) *
11. Druckgefühle: in den Ohren, nach hinten-unten ausstrahlend, lästig; im Schädel, wie mit Druck gegen dessen Dach; wandernder Kopfdruck; „es steigt etwas im Halse auf, wie in der Wirbelsäule und im Hinterkopf gegen das Schädeldach" (Arzt 1, nach 500 mg *Meskalin* sc., zweiter Arzneiversuch). (21) *
12. Dumpfer Kopfschmerz rechts hinter dem Auge bis tief zum knöchernen Schädel, Druck von innen nach außen (Prüferin 6, 3. T.). (17.2)
13. „Wie nach dem Genuß von sehr starkem Kaffee, ein angespanntes Abgespanntsein, (dabei) Schlaflosigkeit die ganze folgende Nacht hindurch, (und) ein zusammenziehendes, lanziges Gefühl im Hinterkopf bis zum Scheitel nach vorn" (im Nachrausch; Medizinstudent 2, n. 400 mg *Meskalin* sc.). (21) *

14. Bedürfnis, Kragen und Krawatte zu öffnen, eines würgenden, immer mehr zunehmenden Schmerzes im Hals wegen; „ich hatte das Gefühl, ich würde *stranguliert* und der Hals sei sehr stark angeschwollen" (Jurastudent 2, nach 500 mg *Meskalin* sc.). (21) *

15. Ein mit *Peyotl* Berauschter zeigte „andauernde Übelkeit, Atemnot, Herzschmerzen" (*Rouhier*). (30)

16. Engigkeit in der Brust, schwere Atmung (1. T., abends); Beklemmungsgefühl in der Brust mit eigenartiger Benommenheit (3. T.); gleichartige Sy. auch in den nächsten Tagen (Prüferin 4). (17.1)

17. Bei Atemnot sieht er eine Landschaft, die auf seiner Brust lastet (Arzt 10, nach 400 mg *Meskalin* sc.). (21) *

18. Empfindung, „als ob sich durch die Muskeln etwas wie durch eine zähe Masse mühsam hindurchzwänge" (Arzt 14, nach 500 mg *Meskalin* sc.). (21) *

19. „Als Dr. St. das Uhrwerk am Apparat für die Hautsinnesprüfung aufzog, war es mir, als würde mein Arm in *Schrauben* gelegt" (Medizinstudent 4, nach 400 mg *Meskalin* sc.). (21) *

20. „Daß mir (bei psychologischen Versuchen, vr) das Bild mit der Burg gezeigt wurde, daß es *genau begrenzt* war, ... das verstand ich ebensowenig, wie die Aufforderung vorher, mir Herrn X. vorzustellen; das konnte ich nicht, es paßte nicht in die schöne hohe, farbenprächtige, quasi unbegrenzte Stimmung. Nichts Alltägliches und *Enges* konnte mich jetzt reizen" (Medizinstudent 1, durch 350 mg *Meskalin* sc.). (21) *

21. Gefühl von ihn beengenden Flächen und Linien über ihm (Naturwissenschaftler, nach 500 mg *Meskalin* sc.). (21) *

22. Die Wände des Zimmers scheinen rhythmisch vor- und zurückzugehen, wenn er von sich weg in eine Ecke des Zimmers blickt; zugleich scheint sich auch das Körpergefühl zu ändern, indem, wenn der Raum sich komprimiert, sein Körper sich nach oben hin zusammenzuziehen und sich beim Ausweiten des Raumes wieder nach unten auszudehnen scheint (Arzt 17, nach 500 mg *Meskalin* sc.). (21) *

23. „Ich blieb drei Stunden lang fast unbeweglich sitzen, unfähig, mich irgendwie zu beschäftigen. Ich hatte die Empfindung einer unnatürlichen Schwere der Glieder, das Gefühl des Gelähmtseins, so daß mich jede Bewegung die größte Anstrengung kostete. Es kam allmählich eine Depression über mich, die mehr und mehr Besitz von mir ergriff und mir wie ein Bleigewicht auf der Brust saß. Es war eine ganz schwere, vitale Verstimmung, der ich vollkommen anheimfiel; Vergangenheit, Zukunft, die ganze Welt schienen gleichermaßen sinnlos. ... Nach 3 Stunden wich mit dem Schwe-

regefühl der Glieder die Verstimmung" (im Nachrausch; Arzt 17, nach 500 mg *Meskalin* sc.). (21) *

24. „Ich fror am ganzen Körper, die Haut war zu eng, spannte und kribbelte und zuckte, jede Berührung der Kleider und der Möbel war unangenehm, irgendwie intensiv, wenn auch nicht schmerzhaft. ... Geistig war ich stumpf, völlig unlustig, es quälten mich die körperlichen Beschwerden, die immer intensiver wurden, ich fühlte mich absolut krank, und doch war das Frieren kein richtiger Schüttelfrost, es war nur eine peinliche Beengung, alles war drückend, dumpf und eng, die Möbel standen zu eng, es war keine Luft zwischen ihnen, die Wände beengten, und das Gefühl, beobachtet zu werden und etwas produzieren zu sollen, war beengend. ... Die psychologischen Versuche quälten mich. Ich sollte auf Bilder im Dunklen und bei geschlossenen Augen achten. Es quälte mich, darauf achten zu müssen." ... Die Visionen „langweilten mich unbeschreiblich, waren mir lästig, gleichgültig. die ganze (halluzinierte) Tapete erschien mir sinnlos und dumm in ihrer ausdruckslosen Steifheit. ... Ich glaube nicht, daß ich ohne Aufforderung Notiz von diesen Bildern genommen hätte, intensiv war mir das Empfinden der aufdringlichen, nahegerückten, plumpen, inhaltslosen, beengenden Sinn- und Inhaltlosigkeit (in den ersten Stunden des Rausches). ... Mit Einnehmen der Horizontallage war aber die Umwelt und ich auf einen Schlag verändert. ... Geistig war ich plötzlich völlig frisch, lebendig, heiter, wie erlöst von einem unerklärlichen Bann. Das Erste, was mit intensivster Deutlichkeit für mich auftrat, war der befreite, lebendig, sinnvoll gewordene Raum ... Und auch die Gegenstände, die mir am Vormittag so beengt erschienen waren, schienen mir nun befreit, schienen sich zu dehnen, ihrer Körperlichkeit bewußt zu werden, es war, als wenn jeder nur so aussehen, jeder nur dort stehen könne" (während der restlichen Zeit, beginnend nach dem Mittagessen; d.h., etwa 4 Stunden nach Gabe der Droge, entsprechend etwa der Zeit von Sonnenuntergang bis Mitternacht, welche die *Peyotl*-Esser brauchen, um in den Rausch hineinzufinden, vr) „ (Ärztin 3, nach 400 mg *Meskalin* sc.). (21) *

25. Halluziniert: „Die Kaninchen in den Ställen schienen zu wachsen und *in den Käfigen keinen Platz mehr zu finden*" (Medizinstudent 4, nach 400 mg *Meskalin* sc.). (21) *

26. Unruhe, keine Körperhaltung scheint bequem; klagt, daß sein Sessel höchst unangenehm zum Sitzen sei; später wird Liegen auf einem Stuhl aus Rohrgeflecht als Qual empfunden, mit Eingeschlafensein, Pelzigsein, Kriebeln überall da, wo er aufliegt (Arzt 14, nach 500 mg *Meskalin* sc.). (21) *

27. Der *Kleiderdruck* stört enorm, er „spürt jeden Fehler, den der Schneider gemacht hat" (Arzt 8, nach 400 mg *Meskalin* sc.). (21) *

28. Bedürfnis, *tief zu atmen*, nach *frischer Luft* (während des gesamten Rausches; Medizinstudent 4, nach 500 mg *Meskalin* sc.). (21) *
29. Verlangen nach *mehr Raum* um sich, will nicht *eingeschlossen* sein (Prüfer 9). (18)
30. Hat während der Kindheit enorm unter der *restriktiven* religiösen Erziehung im Elternhaus (in einer christlichen Sekte) gelitten, nennt es „spirituellen Mißbrauch"; floh davor in lebhafte Tagtraumvorstellungen, *im Weltraum und der Zeit herumreisen* zu können, die sich unter Einfluß von *Psilocybe*-Konsum zeitweilig zu Schizophrenie steigerten (wesentlich gebessert; junger Mann). (34)

53) Tetanus, Krampfanfall, Zuckungen, unwillkürliche Bewegungen

1. Ist starr, hat (tonische und klonische) Krämpfe; bewegt den Mund, als wolle er sprechen; schlägt den Kopf auf den Boden; liegt stundenlang zitternd und wimmernd auf dem Rücken (*Don Juans* Schüler, während der ersten Phase seines *Peyotl*-Rausches; auch am Ende desselben bekommt er wieder „Zuckungen"). (28)
2. „Schlage ich auf den Schenkel, schnellt der Unterschenkel unter heftigem Zittern in extreme Streckstellung nach vorne, wie bei äußerst vermehrtem Patellarreflex", und „bei Berührung (mit einem anderen Kollegen) zuckt der Fuß heftig zurück" (Medizinstudent 4, nach 500 mg *Meskalin* sc.). (21) *
3. Zuckungen des linken Oberlides (Prüferin 4, 12. - 15. T.). (17.1)
4. Die Augenlider zittern beim Versuch, sie zu schließen; Spannung im Gesicht, v.a. Kiefergelenk, wie beim Schüttelfrost (Medizinstudent 2, nach 400 mg *Meskalin* sc.). (21) *
5. Blinzeltic, in regelmäßigen Abständen (geheilt; junger Mann, Drogenproblematik). (34)
6. Ein Drang, die Glieder zuckend zu bewegen, läßt sich nicht unterdrücken, obgleich der Vorgang ruhig beobachtet und beurteilt wird (Arzt 1, nach 300 mg *Meskalin* sc., erster Arzneiversuch). (21) *
7. Fragt, ob seine Hände beim Zeichnen nicht *verkrampft* seien; seine Bewegungen kommen ihm ganz automatenhaft vor, und häufig hat er den *Eindruck, es handle sich um klonisch-tonische Krämpfe*; jede Bewegung, die er zweimal macht, empfindet er als Serie (so, als machte er sie viele Male, vr); Empfindung, als ob seine Hände zitterten, was sie nicht tun (ein Maler, nach 350 mg *Meskalin* sc.). (27) *

8. Krampfartiges Ziehen an re. Vorderarm und re. Hand (25j. Frau, Epileptikerin, durch *Peyotl*-Extrakt; in der Nacht nach der Arzneigabe hatte sie auch einen Krampfanfall). (14)
9. Empfindung von Muskelkrampf, z. B. in Waden- und Kaumuskeln. (11)
10. Krampfhafter Schluß der Kaumuskulatur; Masseterkrampf (auf der Höhe des Rausches); beim Abklingen des Rausches befinden sich die Hände, besonders die rechte, zuweilen in „Geburtshelferstellung" (Tetaniesymptom, vr) (ein Maler, nach 350 mg *Meskalin* sc.). (27) *
11. Zähneklappern beim Frost (mehrere Meskalinprüfer). (21) *
12. Jedesmal, wenn er glaubt, ganz nahe an der absoluten Erkenntnis zu sein, reißt ihn „ein widerlicher Trismus", mit Zähneknirschen, „aus der höchsten Anspannung heraus" (ein Arzt, durch *Meskalin*). (11) *
13. Möchte (halluzinierte) Tanzmelodien mitpfeifen, aber kann es wegen Spannung in Mundwinkeln und Kiefern nicht (ein blinder Dr. phil., nach 400 mg *Meskalin* sc.). (21) *
14. Eigenartiges Spannungsgefühl im Bizeps des injizierten Arms, so daß er ihn gebeugt halten muß; dann „in allen Muskeln Gefühl vermehrter Spannung, am unangenehmsten in der Kiefermuskulatur. Ich vermochte den Mund nicht zu öffnen, ohne daß der muskulöse Widerstand zu Schmerzen führte" (Arzt 14, nach 500 mg *Meskalin* sc.). (21) *
15. Ein Extrakt aus *Peyotl*, den *Lewin Anhalonin* nannte, erzeugt strychninartigen, spinal bedingten Reflextetanus mit Opisthotonus bei Fröschen. Tauben bekommen heftigstes, anhaltendstes Erbrechen, bei hohen Dosen verbunden mit krampfhaftem Flügelschlag und Opisthotonus, und sterben durch diastolischen Herzstillstand. Auch am Kaninchen ließ sich Reflextetanus mit Opisthotonus auslösen. Frösche wie Kaninchen heben sich bei den Krämpfen „auf ihren Pfoten starr in die Höhe". (11) *
16. Die mit *Meskalin* vergiftete Katze wird sich nur gezwungenermaßen bewegen, und wenn dies geschieht, zeigt sich ein ataktischer Gang, mit zuckenden und sehr steifen Bewegungen. Sie hält die Beine weit gespreizt, und wenn sie stillsteht, schwankt sie hin und her als Folge von Ataxie. In diesem Zustand entsteht auch übertriebenes Zusammenfahren als Ergebnis von Außenreizen, z. B. wenn ein Gegenstand auf die Erde fällt; das Tier wird überdies die Herkunft des Geräusches absolut nicht lokalisieren können. Geht die Vergiftung noch tiefer, wird es enorm schwierig, dasTier aufzuwecken, und es zeigt neben der starken Inkoordination seiner Bewegungen deutliche Zeichen von Kraftlosigkeit. Es liegt nun in jeder Lage da, in welcher man es plaziert hat, Pupillen stark erweitert, Augen geschlossen, Kopf herabhängend. Von Geräuschen oder Hautsensationen nimmt es kei-

ne Notiz, aber durch Gesichts-, Geschmacks- und Geruchsreize kann man die Katze erwecken. Etwas auf die Zunge gebrachtes Salz oder unter die Nase gehaltener Schwefelkohlenstoff reichen aus, eine vorübergehende Explosion unkoordinierter Bewegungen am ganzen Körper auszulösen. Hebt man den Kopf der Katze an und öffnet eines ihrer Augen, während ein Hund vor ihr sitzt, wird eine Zeitlang keine Wirkung eintreten, aber plötzlich erfolgt doch die Wahrnehmung, der Hund wird als solcher erkannt, und ein Anfall von Muskelbewegungen resultiert, die Zähne werden gebleckt, das Haar aufgestellt usw., was aber innerhalb von zwei, drei Sekunden wieder vorbei ist, wenn die Katze wieder in ihren vorherigen Torpor zurückfällt. Unregelmäßige Muskelzuckungen über den ganzen Körper hin können beobachtet werden, sind aber niemals belästigend oder schwerwiegend. (24) *

17. Wenn er die Kälte besonders stark empfindet, muß er zucken, besonders mit Teilen der Rückenmuskulatur; diese Bewegungen vermag er willensmäßig zu beherrschen, aber es ist angenehm, dem Impuls nachzugeben, der anscheinend von dem Kältegefühl ausgeht (Arzt 4, n. 400 mg *Meskalin* sc.). (21) *

18. Bekam „starke regellose Muskelzuckungen in allen Teilen des Körpers, vor allem in den Beinen", durch den Willen nicht beeinflußbar; dabei „Zweifel, ob die Muskeln wirklich mir gehören"; rhythmisches Klopfen mit einem Hammer löst unwillkürliche, im Rhythmus der Hammerschläge erfolgende Kopfbewegungen aus; er leidet unter dem „regellosen Durcheinander von Muskelbewegungen" (Medizinstudent 4, nach 400 mg *Meskalin* sc.). (21) *

19. Eigenartige motorische Unruhe, zuerst im injizierten Arm, dann auch in den Beinen. „Es ist mir nicht möglich, aufzuhören, nachdem einmal eine Bewegung ausgeführt (ist). Der Arm bewegt sich ohne Anstrengung und ganz koordiniert weiter, es wird im Arm kein Impuls wach, mit Bewegungen anzuhalten. ... Bald kann ich überhaupt nicht me hr stillsitzen, alle zufälligen Bewegungen wollen – auch in den Beinen – kein Ende nehmen. ... Obwohl mir jede Lage eigentlich gleich bequem ist, kann ich doch nicht ruhig liegenbleiben" (Arzt 11, nach 500 mg *Meskalin* sc.). (21) *

20. „ Die ganze Welt war für mich aus Wachs ... Dabei hatte ich ein merkwürdiges Knetbedürfnis. Alle Dinge trugen gleichsam die Aufforderung in sich, sie zu kneten, zu verbiegen und auszuziehen, der Löffel bei Tisch, die Zweige des Gartenstrauches, die Eisenstäbe des Treppengeländers, vor allem aber die eigenen Hände und Finger und die der anderen. Auch das zähe Gefühl in Lippen und Wangen forderte mich dazu auf, mit dem Munde langsam ziehende und rollende Bewegungen zu machen. Gab ich dem

Drange nach, so bewegten sich die Finger fast (aber nur fast) wie von selbst, jedenfalls ging es ganz ohne Mühe, während jede Zweckbewegung mit starkem Hemmungsgefühl verbunden war. Der Bewegung wohnte eine gewisse Tendenz zum Weiterlaufen inne, halb machte man willkürlich, zum Spaß, weiter, halb gab man sich hin. Dieses Weiterkneten ging aber nur bei Dingen, die wirklich eine gewisse Knetbarkeit besitzen, besonders bei Händen und Fingern. Die starren Gegenstände gaben, wie gesagt, nur im ersten Monent nach, und ich ließ schnell ab, sie zu „bearbeiten". Im Dunkelzimmer wurde die Hingabe an das Knetbedürfnis beinahe ekstatisch. Leidenschaftlich bog und drückte ich an Dr. B. und S. und auch an Prof. W. herum. Meine Beschäftigung mit S.'s Händen entsprang nicht nur diesem Trieb, zu „wursteln", so nannte ich das im Rausche, sondern einem ganz ausgesprochenen Sympathie- und Harmoniegefühl diesem gegenüber..." (Medizinstudent 5, nach 500 mg *Meskalin* sc.). (21) *

54) Herz, Blutdruck

1. Einige Menschen sollen im *Peyotl*-Rausch an *plötzlichem Herztod* verstorben sein (21) bzw. an (zerebraler? vr) Hämorrhagie (41).
2. Heilt Bluthochdruck. (36)
3. *Peyotl*-Tinktur wurde von dem Allopathen *Landry* bei Angina pectoris, Asthma, als „Herztonikum" und „zur Nervenberuhigung" verordnet. (30)
4. Bei einigen Fällen von Herzleiden, aber auch von Asthma „ging die homöopathische Behandlung erst voran, als sie potenziertes *Peyotl* erhielten". (30)
5. Ein mit *Peyotl* Berauschter zeigte „andauernde Übelkeit, Atemnot, Herzschmerzen", „große Schwierigkeit der Atmung und Erstarrungsgefühl in der Herzgegend verursachten die Empfindung sofortigen Todes" (*Rouhier*). (30)
6. Eine an Bluthochdruck leidende 57j. Frau bekam *Peyotl* C 30 dil. gegen Halluzinationen. Es beseitigte die Wahnbilder, aber sie reagierte auf die Arznei zunächst mit Herzschmerzen und Mattigkeit. (30)
7. „Merkt, daß er ein Herz hat" (conscious of heart) (1. Tag, kurz nach Einnahme). (19)
8. Sogleich (nach Einnahme), Empfindung, daß vom Herzen aus Energie in ihren Kopf hinaufströme, ein sehr angenehmes Gefühl. (19)
9. Fühlte sich, gleich nach Einnahme, „großartig"; Wärmegefühl in der Brust, das Herz schlug stark. (19)

10. Dumpfheit im Kopf..., *er kannte das Wort „Herz" nicht* (Prüfer 9). (18)
11. Drückende Herzschmerzen, bis *zum linken Arm ausstrahlend* (Prüferin 4, 3. - 6. T.). (17.1)
12. „Drückender Schmerz in der Hinterwand der linken Herzkammer, genau an der Stelle, wo ich vor Jahren einen elektrokardiographisch festgestellten *Myokardinfarkt* erlitten hatte" (Prüfer 1, 7. T. abends). (17.1)
13. „Ich bekam heftig stechende Schmerzen in der Herzgrube, besonders bei Ruhe, Hitzewallungen mit *wechselndem Blutdruck*, klopfendem Kopfschmerz im oberen Trigeminusgebiet, langdauernde Zustände von Atembeklemmung. Eine lebhafte Unruhe überfiel mich; aus *Angst vor einem Herzstillstand* hatte ich das Bedürfnis, mich dauernd im Zimmer zu bewegen" (Prüfer 1). (17.4)
14. Stechende Herzbeschwerden, im Liegen mit Extrasystolie, abends; (Prüferin 2, 1. T.); drückende Schmerzen in der Herzgrube mit Verschlimmerung im Liegen und unregelmäßigem Puls (4., 5., 6., 7. T., immer 15 Min nach Einnahme). (17.1)
15. Starke, stechende Herzschmerzen, erst nach 17 Uhr vermindert und am nächsten Tag aufhörend (4 St. nach der morgendl. Ersteinnahme; Prüferin 3, 1. T.). (17.1)
16. Stechende Herzschmerzen, mit Unruhe und Schlaflosigkeit, führen zum Prüfungsabbruch (Prüferin 5, 10. T.). (17.3)
17. Allgemeines Druckgefühl, harter Puls, Klopfen im ganzen Körper, Gefühl, als ob der ganze Körper unter einem Hochdruck stünde; tagelang (Prüferin 5). (17.3)
18. Ungewöhnliche Tachykardie, wie bei körperlichen Anstrengungen (Arzt 6, nach 400 mg *Meskalin* sc.). (21) *
19. *Peyotl* erzeugt Bradykardie, kleinen, weichen, dikroten Puls, Intermittenz des Pulses; in einem Fall trat eine 2 Sekunden lange Asystolie auf, die vom Prüfer selbst aber nicht gespürt wurde (*Rouhier*). (30)
20. Pulsbeschleunigung oder Bradykardie, Extrasystolie, Klopfen im ganzen Körper (Prüferin 5; ab der Nacht v. 1. zum 2. T., immer wieder). (17.1)

55) Akinesie (reines Meskalinthema – wahrscheinlich dosisabhängiger Effekt)

1. Mehrere Meskalinprüfer erwähnen eine **starke Hemmung aller Willkürbewegungen**. (21) *

2. „Häufig sitze ich unbeweglich und ganz gedankenleer da, in völlig farbloser Stimmung; jcdc Entschlußkraft zu cincr Lagcändcrung fchlt" (Arzt 12, nach 500 mg *Meskalin* sc.). (21) *

3. „Auf der Höhe der Vergiftung verfiel ich wiederholt für kurze Augenblicke in einen stuporähnlichen Zustand; plötzlich stockte der Gedankenablauf, und ich versank in eine psychische und körperliche Starre, wobei ich alles um mich her vergaß. Beim Schwinden dieses Zustandes war die zeitliche und räumliche Desorientierung in hohem Grade ausgesprochen" (ein Psychologe, durch 200 mg *Meskalin* sc.). (22) *

4. „Während der Dauer dieser (halluzinierten) Bilder erlosch das Bewußtsein des Körperlichen und ich fühlte nur eine Bleischwere in der Gegend, in der mein Kopf, meine gekreuzten Hände und Füße lagen. Der Aufforderung, mich zu erheben, als wieder Licht gemacht worden war, konnte ich nicht nachkommen, da ich nicht imstande war, irgendeine Bewegung auszuführen. Ich mußte erst aus der horizontalen in die senkrechte Lage gebracht werden, ehe ich mich erheben konnte. Ich hatte das Gefühl, daß ich gar nicht mehr zu dem Körper gehörte, ich konnte ihn ja doch nicht mehr bewegen. Es war unmöglich, Ich spürte nur noch ein schweres Gewicht. ... Im ganzen Körper hatte ich ein Gefühl der Schwere und des Druckes, ähnlich dem, das man beim Schwimmen unter Wasser empfindet. Das Treppensteigen erfolgte rein mechanisch und auch das Hereinführen in das Eßzimmer automatisch. ... Ich setzte mich, ohne im vollen Bewußtsein meiner Handlung zu sein, an den Tisch und begann, nachdem ich die Serviette mechanisch ausgebreitet hatte, mit dem Löffel in der Suppe zu rühren. ... Bald nachdem ich damit begonnen hatte, begann unter meinem Löffel die Suppe starrer und starrer zu werden, und plötzlich konnte ich weder vor- noch rückwärts irgendeine Bewegung mit meinem Arm machen, trotzdem ich den besten Willen hatte, zu essen und das neben mir stehende Maggifläschchen wegzuschieben. Ich saß vollständig gehemmt da. Erst die Worte von Dr. B.: „Es ist am besten, wir gehen aufs Zimmer", lösten diesen Beharrungszustand; ich stand auf ... und ließ mich hinausführen. ... Dr. B. brachte auf einem Teller einen Apfelstrudel und forderte mich auf, denselben zu essen.Ich war mißtrauisch und hätte ihn am liebsten weggeworfen, aber war zu keiner Bewegung fähig. Nach einiger Zeit fing ich an zu essen... Die Untertasse, die ich in der rechten Hand hielt, wurde immer schwerer und schwerer, es war mir jedoch unmöglich, sie wegzustellen. Endlich löste sich die Hemmung, und ich konnte mit der rechten Hand die Untertasse fortstellen. Dafür wurde die linke Hand gehemmt und ich am Weiteressen verhindert. ... Meine Glieder kamen mir (später, beim Erwachen aus dem Rausch) schwer und starr vor; ich hatte das Gefühl, als wäre ich vereist" (Arzt 7, nach 400 mg *Meskalin* sc.). (21) *

5. Im Nachstadium des Rausches „Eintritt einer etwa 2 St. dauernden scheußlichen Depression, die mich wehrlos überfiel, den ganzen Körper ausfüllte...; inhaltsleere, festgefrorene Verzweiflung, Grauen vor der Unentrinnbarkeit. Entsprechend ganz zusammengekauert und bewegungslos dagesessen" (Arzt 2, nach 500 mg *Meskalin*, zweiter Arzneiversuch). (21) *
6. „Ich blieb drei Stunden lang fast unbeweglich sitzen, unfähig, mich irgendwie zu beschäftigen. Ich hatte die Empfindung einer unnatürlichen Schwere der Glieder, das *Gefühl des Gelähmtseins*, so daß mich jede Bewegung die größte Anstrengung kostete. Es kam allmählich eine Depression über mich, die mehr und mehr Besitz von mir ergriff und mir wie ein Bleigewicht auf der Brust saß..." (im Nachrausch; Arzt 17, nach 500 mg *Meskalin* sc.). (21) *
7. „Ich glaubte mich nicht mehr rühren zu können, bekam die Empfindung schwerer Oppression, als wenn ich langsam ersticken würde. Gleichzeitig damit trat ein Bewußtsein auf, als wenn meine Glieder zu Erz würden, in eine erzenes Standbild erstarrten. Ich hatte es auch optisch vor Augen, wie die Glieder, insbesondere die Beine, das linke leicht gebeugt, das rechte gestreckt, in runde Erzklötze verwandelt würden. Ein Anruf des Versuchsleiters brachte mir wieder Freiheit aus dieser scheinbaren Fesselung" (Arzt 11, nach 500 mg *Meskalin* sc.). (21) *
8. Gefühl der Bewegungsbehinderung, im linken Arm (wo er die Injektion erhalten hatte), unproportional zum darin vorhandenen Schmerz, und ein schmerzhafter Krampf, mit demselben Gefühl, im linken Bein (Medizinstudent 4, nach 400 mg *Meskalin* sc.). (21) *

56) Denken ist gleich Schauen, Schauseligkeit

1. Fast alle Meskalin- oder Peyotl-Berauschten **erleben eine eigentümliche Hingabe an das Schauen** der durch den Rauschstoff veränderten realen Bilder oder der erzeugten Gesichtsillusionen; sie werden **als mystische Schau empfunden.** (21) usw.
2. „Eine unbeschreibliche Mischung von Gesichtsbildern und Gedanken. Der gedankliche Inhalt kann nicht mehr erinnert werden, aber ich fühle genau, daß die Bilder von Gedankengängen begleitet sind. Das Schauen steht im Vordergrund, daß ich *Denken gleich Schauen* ("Opsis") setze, und das Gefühl habe, daß die Denkoperation identisch mit dem Aufeinanderfolgen von Gesichtswahrnehmungen ist. ... Der Gedanke ist primär, das Bild wird erst durch ihn hervorgelockt" (Arzt 8, nach 400 mg *Meskalin* sc.). (21) *
3. „Alles, was man in Gedanken fassen will, das sieht man. Ich sah eben einen Gedanken ins (halluzinierte) Gitterwerk aus mir herausgehen" (Arzt 9, nach 400 mg *Meskalin* sc.). (21) *

4. „Es kam mir vor, als wäre ich in einem Zustand des schöpferischen Genießens, d.h., als wäre ich imstande, Werke der bildenden Kunst in einer Weise zu genießen, wie sie wohl dem schaffenden Künstler beim Erarbeiten vorschweben würden, jedoch ganz inaktiv, ohne daß ich die Fähigkeit merkte, diese Erarbeitung selbst vorzunehmen" (Arzt 11, nach 500 mg *Meskalin* sc.). (21) *

5. Im Nachrausch „ein Zustand, den man als Schauseligkeit bezeichnen kann. Das Interesse für das Abstrakte, das Begriffliche, das Praktische an den Dingen trat zurück gegenüber dem rein Anschaulichen, Nachdenken, Theoretisieren, sich irgendetwas vornehmen wäre mir zwar nicht unmöglich gewesen, erschien mir aber völlig unwichtig gegenüber dem rein durch die Sinne Erschaubaren. ... Alles, was irgendwie dekorativ-figürlich war, ... zog meinen Blick an, ohne daß ich es wollte. ... Es war, als wenn die Welt für mich aus der Sphäre des Sachlichen, denkmäßig Geordneten in eine mehr ästhetische Sphäre verschoben wäre" (Arzt 11, nach 500 mg *Meskalin* sc.). (21) *

57) Ästhetik, Schönheit

1. Das Gefühl *„reiner ästhetischer Lust*" bei den *Meskalin*-Halluzinationen, nicht aber bei denen unter *LSD*, wurde von einer unserer Versuchspersonen spontan hervorgehoben. (29) *

2. Seit dem *Peyotl*-Rausch bin ich in ästhetischer Hinsicht empfindsamer gegenüber zarten Licht-, Schatten- und Farbphänomenen geblieben" (ein Maler). (8)

3. Sagt im Rausch über sich: „Die ganze Welt erscheint mehr ins Ästhetische gezogen. Wie eine Impression. Ich bin mehr der Genießende, als der, der schafft, der auf dem Niveau des Schaffenden steht. Man weiß, was schön ist, ohne daß man die Möglichkeit hat, Neues zu schaffen. Einer, der alles Neugeschaffene verstehend in sich aufnimmt. Man sieht das Ziel, ohne die Mittel zu haben" (Arzt 11, nach 500 mg *Meskalin* sc.). (21) *

4. „Alles, was irgendwie dekorativ-figürlich war, zog meinen Blick an, ohne daß ich es wollte. Es war, als wenn die Welt für mich *aus der Sphäre des Sachlichen*, denkmäßig Geordneten in *eine mehr ästhetische Sphäre* verschoben wäre" (Arzt 11, nach 500 mg *Meskalin* sc.). (21) *

5. *Das Problem, zwischen Schönem und Nützlichem entscheiden zu müssen*, zeigt sich in folgendem Symptom: „Traum, Schuhe einzukaufen. Ein alter Schulkamerad ist der Verkäufer. Er versucht mir ein Paar sehr häßlicher Schuhe (ugly deck shoes) zu verkaufen. Ich möchte marineblaue Schuhe

und sehe ein Paar marineblauer Riemchensandalen (strappy navy blue sandals), sehr *schön und unpraktisch*. Ich gehe, ohne etwas gekauft zu haben" (Prüferin 6). (18)

6. Traum, sich in einem *sehr eleganten Restaurant* zu befinden, mit Freunden zusammen. Das Essen ist sehr sauber, biologisch, *schön*, Nouvelle Cuisine. Alle beschreiben einander, wie ihr Essen schmeckt. Ich habe eine Bohnen-Terrine mit Grünzeug ("veggies") und Knoblauch. *Appetitlich (savory), herbal, floral*. Es ist ein sehr kreativer, exquisiter, schöner Traum (Prüferin 6). (18) (Das Essen wird ganz vom Ästhetischen her beschrieben. vr)
7. Während des ganzen Rausches „tritt die Zuständigkeit der Sexualsphäre, im Vergleich mit anderen Räuschen, vollkommen zurück, ja, kann als erloschen bezeichnet werden. ... Es war mir vielmehr die ganze sinnlich zu erfassende Umgebung in eine *ästhetische Sphäre* gehoben" (Arzt 11, nach 500 mg *Meskalin* sc.). (21) *
8. *Aldous Huxley* betont in seinem Essay über den eigenen Meskalinrausch die Verschiebung zur reinen Ästhetik enorm, er schreibt seitenweise darüber; z. B. daß der Faltenwurf von Kleidung ihm unter dem Einfluß der Droge eine mystische Bedeutung gewann und daß er begriffen habe, weshalb antike und mittelalterliche Künstler eine solche Vorliebe für die Darstellung gefältelter Gewänder gehabt hätten. (28) *
9. Die „**Schönheit**" oder „**Ästhetik**" der *Meskalin*- und *Peyotl*-Visionen wird auch in den verschiedensten anderen Berichten immer wieder betont. Von einigen Meskalinprüfern andererseits werden die halluzinierten Bilder als „geschmacklos" oder „gewöhnlich" und die verstärkte Farbsehfähigkeit mit ihren starken Kontrasten als „papageienhaft grell", auf die Nerven gehend empfunden (21) *. Ähnliche Polaritäten gibt es gegenüber der Musik, hier allerdings *nicht* auf deren Ästhetik, sondern auf das subjektive Empfinden von Rhythmus – einmal Euphorie verursachend, ein andermal „unerträglich forciert" – oder auf die Verwandtschaft der jeweils gehörten Musik zur von einigen Probanden empfundenen „Bedeutungsschwere" bezogen (21) *.
10. *Desinteresse am Ästhetischen* zeigte eine *Anh.*-Patientin von *H. V. Müller*. Sie war unordentlich gekleidet, nicht schmutzig, sondern wie jemand, den nicht interessiert, wie er aussieht (19j. Mdch., paroxysmale Tachykardien). (37)
11. *Gisevius* vermerkt, daß die Heilwirkung von potenziertem *Peyotl* bei Fällen suizidaler Depression sich vor allem an der Physiognomie der Patienten zeige. „Nicht nur der Augenausdruck und die Form des Gesichts, auch die Haartracht und der Ton der Stimme ändern sich. Alles wird in solchen Fällen weicher, ausgeglichener. Die Menschen werden *hübscher*. Die Spannung verschwindet." (30)

58) Bescheidenheit, will nichts für sich verlangen, das Ego wird zuwider

1. Woran *Aldous Huxley* sich unter *Meskalin* am allerwenigsten erinnern mag, ist der Aspekt des menschlichen Lebens, der sich um *„Selbstbehauptung und kecke Selbstsicherheit"* dreht. Diese Angelegenheiten des *Ego* sind ihm ausgesprochen zuwider. Auch in verschiedenen ihm gezeigten Porträts nimmt er Anmaßung, Angeberei wahr und lacht verächtlich darüber. Retrospektiv vermerkt er, daß *Meskalin* den Menschen „weiser, aber weniger selbstsicher" (also demütiger, vr) mache. (28) *
2. „Das Gutachten über den Patienten *„Demut"* sollte noch erledigt werden, man ging dazu fort aus der Poliklinik und hinüber in das Wartezimmer. Ich ging ganz mechanisch zwangsmäßig mit und hatte die Empfindung, daß wir alle wie auf Walzen automatisch hinüberschwebten" (Psychiaterin, nach 300 mg *Meskalin* sc.). (21) * (Auditive Fehlleistung. Der Patient hieß bestimmt nicht „Demut". vr)
3. Sieht zuerst eine festliche Kleinstadtszene, „die kleinstädtische, *bescheidene* Feststimmung steckte mich an, ich fühlte ein Lächeln im ganzen Körper und war erstaunt, weil mir sonst Volksfeste meist unangenehm sind" ... Nach Gang ins Labor betrachtet sie die Gegenstände darin: „Vor der Säule im Labor stand ein schmuckloser Tisch mit Instrumenten darauf. Ich bewunderte ehrfürchtig diesen Tisch, wie *bescheiden*, anspruchslos und doch selbstsicher und freudig er tagaus, tagein in diesem, vielleicht sonst nicht viel benutzten Raum stand und sich aufpacken ließ, was man wollte, und nicht einmal Anspruch auf Dankbarkeit machte" (Ärztin 3, nach 400 mg *Meskalin* sc.). (21) *
4. „ ... Gefühl, daß ich körperlich krank und mein Zustand gesellschaftlich unhaltbar sei. Ich bat, nach Hause gehen zu dürfen, *um nicht Dr. M. im Nachmittagsschlaf zu stören*" (Ärztin 3, nach 400 mg *Meskalin* sc.). (21) *
5. Um die Mittagszeit als sehr quälend empfundener Hunger; doch war es ihm *„peinlich, Essen zu verlangen"* (Arzt 13, nach 500 mg *Meskalin* sc.). (21) *
6. „Dr. S. kam, ich wurde peinlich daran erinnert, daß ich ihm am Vormittag in meiner Elendigkeit sein halbes Frühstück abspenstig gemacht hatte (aus Heißhunger, vr), und war verlegen" (dies riß sie für kurze Zeit aus einer vorher bestehenden, starken Euphorie; Ärztin 3, nach 400 mg *Meskalin* sc.). (21) *
7. „Ich bemitleidete die anderen Herren, die in meiner Gegenwart – ich kam mir wenig menschenwürdig vor – sich das Essen schmecken lassen sollten" (Medizinstudent 4, nach 400 mg *Meskalin* sc.). (21) *

8. Macht sich Sorgen darüber, daß *Andere* der Anblick ihrer mykotisch veränderten Nägel stören könnte; darum verbirgt sie sie (63j. Frau). (33)

9. Ist allem gegenüber in enthusiastischer Weise positiv eingestellt, was an ihre Nächstenliebe appelliert. Immer schon bemüht gewesen, Anderen Gutes zu tun, und mitgelitten, wenn Andere litten, was aber keiner verstand; vielmehr hielt man sie für egoistisch, weil sie ihren Gram nie äußerte. Arbeitet freiwillig in einer Organisation, wo Nichtbehinderte sich um Behinderte kümmern, indem sie mit diesen zusammenziehen, damit sie in kein Heim müssen, und *„geht ganz in dieser Arbeit auf", hat aber keinen geregelten Gelderwerb für sich.* Läßt sich immer wieder zu sexuellen Handlungen mit Männern überreden, obwohl ihr hinterher schlecht ist und sie weinen muß. Ihr erster Geliebter hat sie fallenlassen, als sie ihm unbequem wurde, und doch läßt sie nichts auf ihn kommen und hat nach dem Ende der Beziehung „Tag und Nacht um ihn geweint". *H. V. Müller* beurteilt sie als *„willensschwache Märtyrerin*, die auf den ersten Blick als Dirne erscheint, ohne dies zu sein" (19j. Mdch., paroxysmale Tachykardien). (37)

59) Urteilskraft und Verurteilen (siehe „Kritik", „Scham", „Paranoia", „Menschliche Beziehung")

1. Viele Prüfer, ob von *Meskalin* oder *Peyotl*, leiden mehr oder minder stark an **Zweifeln an der eigenen Urteilskraft.** Andere **verlieren alle Selbstkritik**, sind ihrer selbst und ihrer Ideen abnorm sicher und meinen, Dinge durch den eigenen Augenschein beurteilen zu können, die dadurch gar nicht beurteilbar sind; z. B. glauben sie, die Einstellung Anderer zu ihnen sicher am Gesichtsausdruck ableiten zu können. Fast jeder Prüfer weist ein Symptom auf, das sich um dieses Gegensatzpaar dreht. Einige glauben sich **durch Andere**, die sie beobachten, in ganz ausgeprägter Weise **verurteilt**. Manche *Anh.-Patienten* schließlich **scheinen negative Urteile Anderer anzuziehen, ohne diese eigentlich zu verdienen** – sie werden nicht verstanden und daher zu „schwarzen Schafen" gemacht.

2. *„Kritiklosigkeit: Ich habe das Gefühl, nicht nüchtern beurteilen zu können, was um mich vorgeht, traue mir nicht zu, ein Urteil über mich und meine Umgebung zu fällen.* Es entspringt dies zum Teil der erschwerten Auffassung..." (Medizinstudent 3, nach 400 mg *Meskalin* sc.). (21) *

3. Betont in seiner Selbstschilderung immer wieder, daß er während des Rausches vollständig *urteilskräftig* gewesen sei und „das, was die anderen sagten, mehr oder weniger kritisch" habe beurteilen können, obwohl er starke Illusionen des Gesichts- und Tastsinns hatte und einige seiner Angaben

über das, was die Anderen gesagt hätten, den Eindruck von Verkennungen machen (Naturwissenschaftler, nach 500 mg *Meskalin* sc.). (21) *

4. „Ich weiß nicht, wie es kam, ich hatte plötzlich die *Idee, in diesem Rausch müsse sich zeigen, ob ich genügend Urteilskraft besaß*. Wäre dies der Fall, so müßte sie sich behaupten gegen die zersetzenden Einflüsse des Rauschgiftes. Im Augenblick schien mir der Versuch eine geistige Kraftprobe zu sein. Dieser absurde Gedanke verblaßte bald wieder" (erstes Geistessymptom zu Beginn des Rausches; Arzt 14, nach 500 mg *Meskalin* sc.). (21) *
5. Urteilt über seinen Bruder schroffer, als er sonst täte und als objektiv berechtigt ist; es fällt seinen Freunden auf (ein Proband, ohne Angabe, ob durch *Peyotl* oder *Meskalin*). (4)
6. Empfand bei einem Seminar „keine Verurteilung (judgment) über die Kinder der Teilnehmerinnen, die die ganze Nacht aufblieben; normalerweise würde sie das Gefühl gehabt haben, daß Eltern, die ihre Kinder zu spät in der Nacht stattfindenden Veranstaltungen mitnehmen, diese dadurch schlecht behandeln (abuse); sorgte für die Kinder, aber war nicht gereizt; sorgte sich nicht" (Prüferin 2). (18)

60) Wasser, Schwimmen, Durst

1. „Man überließ sich verantwortungslos dem Element des Rausches, das einen *trug, ohne daß man zu schwimmen brauchte*" (Medizinstudent 5, nach 500 mg *Meskalin* sc.). (21) *
2. „Traum vom Autofahren in einer idyllisch ländlichen (bucolic) Umgebung. Sehr impressionistisch, rollende Hügel, pittoresk. An einer Stelle war die Straße ausgewaschen, und überall drum herum waren ungemein erodierte Felder mit Flecken von Land, die wie Riffe daraus hervorstachen. Die Straße war unpassierbar. Wir staunten über die Macht des Wassers (solche Landschaftsveränderungen zu erzeugen, vr). Ich wollte wieder heim. Es gab keine sicheren Zeichen, die angezeigt hätten, wo wir seien. Keine Gefühle in dem Traum" (Prüfer 10). (18)
3. „Traum, daß böse Kerle auf mich schießen. Ich falle in einen Teich, sie verschwinden. Ich gehe in einen Laden" (Prüfer 8). (18)
4. Unklare Erinnerung an einen Traum, in dem sie einer Gefahr entkommen mußte und in dem Wasser vorkam (Prüferin 1). (18)
5. Nicht klar erinnerlicher Traum, in dem der Ozean, oder Wasser, vorkam (Prüferin 1). (18)

6. Ekstatische Gedanken mit überwältigtem Weinen, beim Sitzen am Ufer des Ozeans; er symbolisiert für sie Grenzenlosigkeit und Ewigkeit (Frau, subakute bilaterale Pneumonie). (32)
7. Halluziniert einen schwarzen See, auf dem er sich auf einer Art Floß fortbewegt; das Wasser scheint zu leben (*Don Juans* Schüler, bei seinem zweiten *Peyotl*-Rausch). (20)
8. „Traum, durch warme tropische Flüsse zu schwimmen; seidig weiches, sehr sinnlich sich anfühlendes Wasser, mit sanften Wellen, die an mir entlangwaschen; unter tropischem Blattwerk, in einem Dschungel" (Prüferin 1). (18)
9. „Traum von einem Ort in den Tropen. Ein Freund fischt und fängt einen Fisch. Im Wasser schwamm ein riesiger Fisch zu meinen Füßen. Er (der Fisch oder der Freund? vr) fing einen großen Fisch. Ich gebrauche die momentane Situation, um eine Aufgabe zu erfüllen (welche, ist nicht ausgedrückt, vr). Angenehm. Warmes Wasser" (Prüfer 7). (18)
10. „Prophetischer Traum. Ich bin mit zehn jungen Frauen und einem männlichen Guru in einem Haus. Der Guru sagt uns, der Planet werde gleich explodieren und wir müßten uns vorher umbringen... Dann begreife ich: *Hey, ich will das gar nicht machen* ! Also laufen wir weg, und ich fühle mich sehr erleichtert. Wir ... kommen zu einem Teil des Meeres, wo Eis schmilzt. Ich springe so weit ich kann, versuche einen Eisberg zu erreichen, aber falle ins Wasser. Es ist unerwartet warm und wirklich angenehm. Ich ergreife eine Stange (pole), um mich hochzuziehen, und die Stange ist zu warm. Selbst der Eisberg ist warm. Seelöwen kommen auf mich zugeschwommen. Ich fühle mich sehr glücklich" (Prüferin 1). (18)
11. „Traum, in einem Gebäude zu sein, das gleich explodieren wird, weil ein in Flammen stehender Jeep durch die Mauer in es hineingefahren ist. Ich renne viele Stufen runter. Sehe ein stehendes Gewässer (a pool of water), in dieses möchte ich fliehen, aber dann bemerke ich, daß es voller ekliger Kröten und Fische ist, die halb in Schlamm begraben sind. Eklig (yucky). Ich erwache aufgestört, habe Angst um meinen Sohn" (Prüferin 1). (18)
12. Das Essen ist vollkommen geschmacklos, schmeckt wie Wasser, bei normalem Tastempfinden für die Speisen (Jurastudent 1, nach 400 mg *Meskalin* sc.). (21) *
13. *Peyotl macht nach Aussage der Huichol durstig* (2), und zu jeder *Peyotl*-Messe gehört eine rituelle Flüssigkeitsaufnahme um Mitternacht (13, 8).
14. Unerträglicher Durst (*Don Juans* Schüler, bei seinem zweiten *Peyotl*-Rausch). (20)
15. Großes Durstgefühl läßt mich immer wieder zum Selterwasserglas greifen (ein blinder Dr. phil., nach 400 mg *Meskalin* sc.). (21) *

16. „Ich lecke fast dauernd meine Lippen ab. Mein Speichel schmeckt ausgesprochen gut; wenn es Wein wäre, würde ich mir noch eine Flasche bestellen. Die Menge des verschluckten Speichels ist meiner Schätzung nach recht bedeutend, sicher über 1 Liter" (Arzt 8, nach 400 mg *Meskalin* sc.). (21)* (Diese im Rausch vorgenommene Schätzung der Speichelmenge ist sicherlich übertrieben. Andererseits verursacht *Peyotl*, wie *Castaneda* berichtet, wirklich eine sehr starke Salivatio (20). vr)

61) Gitterwerk, Vernetzung

1. *Unger* sah während seiner AMP mit *Peyotl* D 6 „Menschen mit meterlangen Armen und ganz großen Köpfen, deren Ohren sich weit weg vom Körper befanden und mit ihm durch lange Schall-Leitungen verbunden waren. Diese Lebewesen bewegten sich – ohne Flügel – auf Bäumen. Und das Merkwürdigste: **alle waren miteinander durch feinste, bis ins Unendliche dehnbare Fäden verkettet und bewegten sich entgegen der gemeinsamen Verbindung heftig gegeneinander**. Trotzdem bestand eine allgemeine Bewegung dieser Lebewesen zu einem hohen Gebirge hin" (17.3).
2. **Viele Prüfer** beschreiben die gesehenen Strukturen als **gitter- oder netzwerkartig**. Für einen Meskalinprüfer in (21) * **wird das Wort „Gitterwerk" zur Chiffre des Universums in seiner Einheit, seinem Zusammenhang von allem mit allem**.
3. Ein durch *Anh.* in seinem Selbstwertgefühl und seiner geistigen Kohärenz bedeutend gebesserter Patient (Drogenproblematik) sagte bei der Erstanamnese, er könne „*neurale Netzwerke* zwischen Bäumen wahrnehmen" und mit der Natur kommunizieren. Zum Zeitpunkt der Anamnese hat er *brillante Ideen über neue internationale Kommunikations-Netzwerke*, arbeitet in der Computerbranche, ist stets damit beschäftigt, diese Visionen von Vernetzung zu verwirklichen; was ihn dabei zurückhält, ist sein Mangel an Selbstvertrauen. Nach *Anh.* kann er ungehindert – innerlich ruhig, zentriert – arbeiten und einen höher bezahlten Job in derselben Branche annehmen, wozu er vorher innerlich zu sehr im Widerstreit war. (34) (Es geht aus dem Text nicht hervor, daß sich an der Wichtigkeit des Themas „Netzwerk" für diesen Mann etwas geändert hat. Anscheinend ist das ein Thema, welches dem „*Anh.*-Menschen" auch „in gesunden Tagen" zu eigen bleibt. vr)

ANHALONIUM

Symbolik und miasmatische Dynamik nach A. Masi-Elizalde

Erläuterung: *Ganze Themen* werden mit ihrer Nummer in der Liste der Themenüberschriften bezeichnet; einzelne Symptome entweder, wie im Thementeil selbst, nur mit der *Quellennummer*, oder mit einer *Doppelzahl*, die sich auf Themennummer und Nummer des Symptoms innerhalb des Themas bezieht, z. B. „9.6“ für das sechste Symptom aus Thema 9. Ein *Sternchen* (*) kennzeichnet Symptome von *Meskalin*.

(Wahrscheinlich) Primärpsorisches Symptom

„Traurig-schwermütige Stimmung. Fühle mich elend und müde, wie beim Beginn einer fieberhaften Krankheit. Beim Zeichnen verstärkt sich die Dysphorie; bei jedem Strich, den ich mit einem kompensatorischen Dynamismus „vollbringe“, verschlucke ich immer mehr hilflos traurige Tränen. Ich fühle mich *wie ein krankes Kind, bin traurig, ohne irgendjemandem etwas vorhalten zu können oder mich über mein Schicksal beklagen zu wollen*“ (ein Maler, nach 350 mg *Meskalin* sc.). (27)

Sekundäre Psora

1) OHNE KERNZUORDNUNG

Scham, Schüchternheit, kein Selbstwertgefühl: gesamtes Thema 16 und andere.

Einengungsgefühl: „Ich fror am ganzen Körper, die Haut war zu eng, spannte und kribbelte und zuckte, jede Berührung der Kleider und der Möbel war unangenehm, irgendwie intensiv, wenn auch nicht schmerzhaft. ... Geistig war ich stumpf, völlig unlustig, es quälten mich die körperlichen Beschwerden, die immer intensiver wurden, ich fühlte mich absolut krank, und doch war das Frieren kein richtiger Schüttelfrost, es war nur eine peinliche Beengung, alles war drückend, dumpf und eng, die Möbel standen zu eng, es war keine Luft zwischen ihnen, die Wände beengten, und *das Gefühl, beobachtet zu werden* *und etwas produzieren zu sollen, war beengend*" (Ärztin 3, nach 400 mg *Meskalin* sc.). (21) *

Ferner **Thema 52.**

Überempfindlichkeit gegen geringste Spuren von Unästhetik: Versucht, Klavier zu spielen; empfindet dabei Ekelgefühl, weil das Instrument verstimmt ist. Als ein Versuchsleiter ihm auf der Geige vorspielt, hört er die *unscheinbarsten Fehler* heraus, obwohl der Kollege sehr gut spielt. „Ich kam mir selbst in diesem Augenblick als *strenger Kritiker* vor, eine Eigenschaft, die ich in Musikangelegenheiten für gewöhnlich nicht zeige" (Arzt 14, n. 500 mg *Meskalin* sc.). (21) *

Hierher gehört auch **die Furcht und Scheu vor heftigen Sinneseindrücken** (viele Symptome, u.a. gesamtes Th. 45): Geräusche oder Musik tun weh, Licht ist wie Ohrfeigen, Farben erscheinen papageienhaft grell, der Rhythmus der Musik unerträglich hart, normale Gerüche ekelhaft usw.

„Unheimliches Gefühl", Be-Fremd-ung, Surrealismus, z. B.: Traum, sich zusammen mit einem Freund in einer *Ruinenlandschaft* zu befinden, mit einer sehr alten, zerbröckelnden Mauer. Unheimliches (ominous), komisches Gefühl, ängstlich. „Wir sollten nicht hier sein, wir müssen hier weg" (Prüferin 5). (18)

Viele Probanden berichteten, gewohnte Reize (Umgebung, Geräusche) erschienen ihnen „fremd", „unheimlich", bedrohlich. (21) *

Unruhe, unbehaglich aufgedreht sein: Nächtliche Unruhe, unfähig einzuschlafen, fühlt sich „wie gepeitscht" (Prüferin 2, 9. und folgende Tage). (17.2)

Er wird käsebleich, hat das Gefühl einer beginnenden Seekrankheit, „muß schnaufen", läuft unruhig hin und her, stößt nervös mit dem Fuß auf (Jurastudent 2, nach 500 mg *Meskalin* sc.). (21) *

Unsinnige objektlose Angst: mehrere Sy. in Th. 20

Horrortrip, grausige Bilder, die Angst auslösen: häufig, am besten beschrieben bei *Castaneda* (20).

Unerträgliche körperliche Empfindungen: Unerträglicher Druck hinter den Augen (Prüferin 2, 23. T.). (17.1)

Hochgradige Unruhe, unerträglicher Kopfschmerz entlang beider Sehnerven bis hin zum Chiasma opticum, Hitzegefühl und Klopfen in der Kopfhaut der Scheitelgegend; am Abend völlige Unfähigkeit zu schlafen; beim Versuch zu lesen bewegen sich die Buchstaben durcheinander; beim Verdunkeln des Schlafzimmers starker Brechreiz, aber zugleich unfähig, sich zu erheben. Danach begannen Visionen (Prüfer 1, n. 3 x 10 Tr.). (17.3)

2) VERLUST

Isolation, Diskontinuität, Beziehungslosigkeit, Trennung des Zusammengehörigen durchzieht **viele Themen und Symptome;** z. B.: „Wenn es mir gelingt, die Wachvorstellung eines weiblichen Körpers zu gewinnen, so erscheint mir das Bild fremdartig, abstoßend, kolossal, etwa wie Gulliver die Riesenmädchen, jedenfalls von ganz anderer Wesensart. Es braucht keine Frauen zu geben, auch keine Menschen. Über diesen Gedanken erschrecke ich etwas; das **Gefühl des völligen Isoliertseins**" (Arzt 8, nach 400 mg *Meskalin* sc.). (21)*

„Für Augenblicke hatte ich das Gefühl einer grenzenlosen Verlassenheit und Verlorenheit, alles rückte weg von mir, die Zeit spielte keine Rolle – alles schien sich zu verlieren, alles zusammenzustürzen. **Ich selbst war nicht mehr in mir, nicht mehr in meiner Haut, es war das Gefühl des Einsseins mit der Luft, ich verlor das Gefühl der körperlichen Einheit. Der Gedanke, ich könnte einen Arm oder ein Bein beiseitelegen, vom Körper getrennt, kam mir ganz natürlich vor**" (Ärztin 2, nach 400 mg *Meskalin* sc.). (21) *

„Ich halluzinierte, **daß ich mitten durch den Körper entzweigeschnitten bin**, die untere Körperhälfte befindet sich dabei in Bauch-, die obere in Rückenlage (diese Halluzination hat mich noch die halbe Nacht darauf geplagt), oder ich fühlte meine Beine quer über meinem Bauche liegen..." (ein Psychologe, durch 200 mg *Meskalin* sc.). (22) *

„Ich sah meine (rechte) Hand im Dunkeln ganz deutlich vor mir. Sie war bleischwer, meine Finger hingen matt und schwer hinunter. Ein Teil des Unterarms war noch daran, und dann sah ich nichts mehr. Und von hier an schwand auch das Gefühl der Zusammengehörigkeit mit dem übrigen Körper. ... **Zum Donner! Ich fühlte diese Hand als mir gehörig, die Finger bewegten sich, das merkte ich, und doch hatte ich absolut kein Zusammengehörigkeitsgefühl. Es war mir sehr unerträglich**. ..." (Arzt 15, n. 500 mg *Meskalin* sc.). (21) *

Stroboskopartige Wahrnehmung gesehener Bewegungen (viele Prüfer). (21) *

Verlust der Wertzumessung (Th. 7), **– er besteht im Verlust der Beziehung zur Umwelt und von „Glaube, Liebe und Hoffnung".**

Verlust der Sicherheit im Auftreten, durch den Wahn, beschmutzt, schlecht angezogen oder entstellt zu sein oder sich unwillentlich schlecht zu benehmen (viele Sy. in Th. 16 und andere).

Inkohärenz (= Diskontinuität) des Denkens und Redens (Th. 19 ab Sy. 37, und andere).

Verlust der Zugehörigkeit zum eigenen Körper, z. B.: „Beim Versuch, Klavier zu spielen, „lähmte das Gefühl, daß gar nicht meine Hände in die Tasten griffen, mich geradezu, ich konnte kaum einige Töne hervorbringen" (Arzt 17, nach 500 mg *Meskalin* sc.). (21) *

Verlust der Ausdrucksfähigkeit (Th. 32), z. B.: „Um 11 Uhr wollte ich notieren, daß in der Peripherie des Gesichtsfeldes ein Bleistift plötzlich ins Rollen gekommen sei, aber konnte keinen passenderen Ausdruck finden als „Bleistift rollt neben". Überhaupt war es *die Störung der Ausdrucksfunktion, die mir eher und stärker zum Bewußtsein kam als die des Meinens, Denkens und Verstehens, und die auch im Abklingen des Rausches länger als die anderen Störungen bestand*" (Medizinstudent 5, nach 500 mg *Meskalin* sc.). (21) *

Störungen des mimischen Affektausdrucks: Maskengefühl der Gesichtsmuskulatur (Prüferin 5, 10. T.) (17.1); Abneigung gegen die geringste Bewegung des Gesichts, *die Patienten bewegen beim Artikulieren kaum Lippen, Kiefer, Mund* (bei Trigeminusneuralgie) (36).

Zur Ausdrucksstörung gehört auch das **Gefühl, von niemandem mehr verstanden zu werden**, oder das **für Außenstehende unverständliche Verhalten** des *Anh.*-Patienten, das zu moralischem Verurteiltwerden führt, obwohl es mit bösem Willen oder Unmoral nicht das Geringste zu tun hat.

Verlust der Privatheit, der Fähigkeit, Gedanken für sich zu behalten bzw. zu verschweigen: z. B. vermerkt ein Proband in (21) *, daß er sich eine ganze Woche lang nach dem Rausch immer wieder *gezwungen* fühlte, *jedem*, egal ob dieser es hören wollte oder nicht, *von seinen Erfahrungen zu erzählen.* Er wußte um die Unangemessenheit dieses Verhaltens, kam aber nicht dagegen an.

Der Oberbegriff für die bis jetzt erwähnten Störungen oder Verluste ist ***Verwirrung der Kommunikation****.*

Verlangsamung oder Verwirrung des Denkens (Th. 19), **verbunden mit Verlust der Urteilskraft** (Th. 59) **und Einswerdung unvereinbarer Dinge** (Th. 3)

resultiert in Chaos, Depersonalisation, Schizophrenie, Verlust seiner selbst oder des Verstandes.

„Unter steigender Erregung war es mir, als wären Töne, optische Phantasmen, Körperempfindungen und ein merkwürdiger, etwas pappiger Geschmack in eine Einheit eingegangen, als wäre das, was ich im Leibe und was ich in der Außenwelt wahrnehmungsmäßig empfing, nicht mehr getrennt, als würden Leib und Objekt in eine gestaltliche Einheit vereinigt. Ich war sozusagen selbst „zum Ornament geworden. ... Dabei war eine Art Depersonalisation vorhanden, wie ich mir sie sonst nur theoretisch zu konstruieren imstande bin" (Arzt 11, nach 500 mg *Meskalin* sc.) (21) *

Empfindet ein „Chaos" in ihrer Psyche (Psychiaterin, nach 300 mg *Meskalin* sc.) (21) *.

Auch das gesamte **Thema 11** dreht sich um dieses Problem.

Das Chaos führt zum **Verlust der Entscheidungsfähigkeit, ja des Willens selbst, z. B.:** „Zunehmende Angst vor dem kommenden Tag, *Unsicherheit und Unschlüssigkeit selbst in den kleinsten Entscheidungen des Tages* (Prüferin 2, ab 1. T.). (17.2)

„Zustand abwechselnd zwischen normalem Bewußtsein und völliger Unsicherheit, ob das Wahrgenommene nicht doch alles Illusion sei; dadurch „völlige Halt- und Aktionslosigkeit", Unfähigkeit, irgendeine Handlung auszuführen. „Es war, als wenn *der Weg vom Willen zur Ausführung unterbrochen* sei" (Medizinstudent 4, nach 500 mg *Meskalin* sc.) (21) *

„Verliert den Faden, wird im Denken, Wollen, Handeln zerfahren, die Aufmerksamkeit wird *gegen ihren Willen* immer wieder abgelenkt, die Gedankengänge unterbrochen, „ich brachte es zu keiner rechten *Willensdurchführung; dieses Versagen bedrückte mich* (Psychiaterin, nach 300 mg *Meskalin* sc.). (21) *

Das Symptom „Gefühl, **zwei Willen** zu haben, oder daß **der Wille vom Denken getrennt** sei" (36) verbindet die „Diskontinuität" mit dem „Willensverlust".

Verlust der Kampfkraft, Furchtsamkeit: Thema 30 dreht sich darum.

Auf der phys. Ebene zeigt sich dieses Defizit in einer **Immunschwäche**, chronische *Peyotl*-Benutzer „verlieren die körperliche Abwehrkraft gegen Krankheiten". (41)

Verlust der geistigen Anpassungsfähigkeit, Haften der Gedanken: Th. 42.

Verlust der Arbeitsfähigkeit, z. B.:„Patienten mit *Chronic Fatigue Syndrome,* die *Anh.* brauchen, haben nicht selten eine Vorgeschichte extremer Überarbeitung... Der Wille und das Verlangen zu arbeiten ist noch da, aber sie werden immer *unfähiger*, irgendeine wirkliche Arbeit zu verrichten. (35)

„Gefühl, sie könne ihr Leben nicht zusammenhalten, es sei „ein *großer Kampf, einfach zu viel*, es nervt (fretting)"; fühlt sich „von den Verantwortlichkeiten überwältigt" (Prüferin 7). (18)

„Alle auslösenden Ursachen einer *Anh.*- Pathologie ... haben als „Nettoresultat", daß sie ... die *Schutzmechanismen der Person gegenüber ihrer Umgebung aufbrechen* (rip up - wörtlich *„aufschlitzen"*). Die Kranken *können nicht mehr arbeiten, sind förmlich gelähmt durch das Leben und seinen Streß*. In diesem Zustand wird ihr Leben von Verwirrung, Verzweiflung, Unsicherheit und *Furchtsamkeit* regiert. (35)

Verlust der Verläßlichkeit der motorischen Funktionen: Inkoordination (Th. 47 u.a.):Obwohl er sich nicht zutraut, Bewegungen richtig auszuführen, kann er beim Treppensteigen zwei Stufen auf einmal nehmen, und die Beine scheinen gewichtslos leicht zu sein (Arzt 16, nach 500 mg *Meskalin* sc.). (21) *

Zwangsbewegungen, Tetanus oder Krämpfe (Th. 53); **Akinesie** (Th. 55); **Bradykardie oder Herzklopfen** (Th. 54).

Schrumpfen des Körpers oder von Teilen desselben, z. B.: Fühlt sich, „als wenn ich kleiner geworden wäre, die Beine kürzer; wenn ich hinsehe, weiß ich, daß all das Unsinn ist. Als wenn ich zusammenschrumpfe. Wenn ich die Augen zumache, ist kaum noch etwas da von mir; in ein Mauseloch könnte ich hineinkriechen. Die Glieder scheinen nur zehn Zentimeter lang zu sein, und wenn ich daran denke, werden sie sofort kürzer. Ich möchte Wasser lassen, tue es aber nicht, weil ich denke, ich könnte es nicht mehr, denn meine Blase ist so klein, daß da gar nichts mehr drin ist. Ebenso die Hoden, der linke ist ganz weg." Zugleich wird er mikroptisch: je länger er hinsieht, desto kleiner wird der ihm gegenübersitzende Kollege (Arzt, durch *synthetisches Meskalin*). (26) *

Verlust des Zeitsinns; aus dem Gefühl heraus, keine Zeit zu haben, (Thema 1, z. B.):„Ich wurde aufgefordert, mich mir selbst vorzustellen, wie ich von dem Orte, wo ich lag, bis hinauf in mein Zimmer ginge, und ich sollte die Zeit, die indessen verstreichen würde, bezeichnen. Erst nach angestrengten Versuchen gelang es mir, mich selbst mir vorzustellen. Ich sah mich vor der Tür des Dunkelzimmers im Gange in einer Stellung, die einer laufenden Bewegung entsprach. Diese Vorstellung ging auf unbegreifliche Weise in eine Gefühl über, welches mit der vorgestellten Bewegung zusammenhängen mußte: es war mir, als ob ich mich nur ganz schleichend vom Platz bewegen konnte, als ob meine Glieder, die laufen wollten, gegen einen unsichtbaren Widerstand ankämpfen müßten oder *als ob ich an einer Stelle kleben bliebe. So kam ich in der Vorstellung meiner selbst nicht vom Platze und konnte deshalb den Zeitpunkt, wann ich in meinem Zimmer angelangt sei, nicht angeben*" (Arzt 16, nach 500 mg *Meskalin* sc.). (21) *

Man hat zunächst das eigentümliche Gefühl, als hätte man die Herrschaft über die Zeit verloren, als schlüpfe diese einem gleichsam durch, als wäre man nicht mehr imstande, die augenblicklichen Momente festzuhalten, um sie auszuleben; man sucht sich an sie anzuklammern, aber sie entwinden sich und fluten ab. Es ist ein *sonderbares Haschen und Hasten nach der Zeit, ein inneres Vibrieren, eine eigenartige Unruhe im zeitlichen Erleben*, die schwer zu schildern ist. ... Um eine Zeitspanne zu schätzen, bediente ich mich sonst immer des Tricks mir vorzustellen, daß ich eine bestimmte Strecke abschreite; habe ich deren Ende erreicht, gebe ich dem Experimentator ein Zeichen, daß die geschätzte Zeit abgelaufen sei. Im Mescalinrausch versagte dieser Trick vollkommen. Auf das Signal, daß die zu schätzende Zeitspanne begonnen habe, schloß ich die Augen und betrat in der Vorstellung den mir vertrauten Weg. Nach wenigen Sekunden schien es mir bereits, daß ich zu langsam gehe, daß ich gar nicht vorwärts komme, daß die Zeit auf keinen Fall ausreichen werde für den ganzen Weg, und ich begann zu laufen. Und nun geschah etwas ganz Sonderbares: es gelang mir nicht, mich mir selbst laufend vorzustellen. Ich sah mich immer stürzen, mich kriechend auf dem Boden fortbewegen, die sonderbarsten Stellungen einnehmen, nur vorwärts kam ich nicht. Ähnliches erlebt man oft im Schlaf. Da kam Unruhe über mich, es schien mir, daß die Zeit schon längst verstrichen sei, die ich zu schätzen hatte, und ich gab das Schlußsignal. In Wirklichkeit war kaum ein gutes Drittel der festgesetzten Zeit verstrichen" (ein Psychologe, durch 200 mg *Meskalin* sc.). (22) *

Verlust der durch die Sinne vermittelten Raumorientierung: z. B. „Der Weg durch den Gang fiel mir recht schwer. Das Abschätzen von Entfernungen war unmöglich. Als ich den Gang nach hinten ging, sah ich den Plattenbelag des Bodens, die elektrischen Leitungen an der Decke und die Fenster der Seite alle strahlenförmig auf mich zukommen. Der Strahlenausgangspunkt lag sozusagen unendlich weit fort. Ich ging ein größeres Stück *mit geschlossenen Augen, wobei ich mich eigentlich sicherer fühlte* (letzterer Halbsatz wurde vom Probanden unterstrichen, vr) (Naturwissenschaftler, nach 500 mg *Meskalin* sc.). (21) *

Verlust der Freude am „Normalen", Langeweile in der alltäglichen Realität (gesamtes Thema 2, z. B.): Das Essen ist ihm *sehr lästig*, stört ihn, er kann den Speisen nichts abgewinnen, und die Zeit wird ihm unangenehm lang, v.a. weil er das sichere Gefühl hat, es solle ihm etwas ganz Besonderes passieren. „Ich fühlte genau, hier oben beim Essen konnte ich das nicht erleben, was mir doch sicher bevorstand! Es mußte etwas kommen!" Auch seine optischen Illusionen sind bei

Tische quälend langweilig, einförmig, so daß er denkt: „Das kann doch nicht der Urgrund allen Geschehens sein!" (Arzt 15, n. 500 mg *Meskalin* sc.). (21) *

Mehrere Probanden in (21) * bezeichneten die reale Umgebung als unangenehm alltäglich, als langweilig, schrecklich nüchtern usw.

Auch hierin steckt ein Verlust der Beziehung, der Zugehörigkeit zum eigenen Umfeld: Er will nicht mit Gleichaltrigen spielen, nimmt *nur zu Erwachsenen*, oder Pflanzen und Tieren, Kontakt auf; weigert sich, seine Aufgaben für die (Vor-) Schule zu machen; *die Spiele seiner Altersstufe langweilen ihn* (4 1/2 j. Junge, autistische Verhaltensstörung). (32)

„Beim Kaffee erschien mir die Sache mit dem Völkerbund (Vorläufer der UN, dessen damals erfolgte Gründung alle Menschen in Europa freudig bewegte und über die natürlich auch unter den Probanden gesprochen wurde, vr) wie aus einer anderen Welt und unglaublich belanglos" (Medizinstudent 4, nach 500 mg *Meskalin* sc.). (21) *

Nahrung befriedigt nicht: Verlust des Sättigungsgefühls, Ageusie oder objektloser Hunger Th. 48:

„Das Mittagessen war *qualvoll.* Körperlich bestanden alle Beschwerden noch in alter Intensität. Der Appetit war fort. Das Fleischstück war *zu groß,* ich wußte nicht, wie ich es teilen sollte, es *schmeckte nach Stroh.* Ich aß gedankenlos, langsam" (Ärztin 3, nach 400 mg *Meskalin* sc.). (21) *

Geschmacksillusionen: die Speisen schmeckten entweder *unerträglich salzig* oder ganz *reizlos.* (16)

Warmes wärmt nicht: Th. 51 u.a.

3) SCHULDGEFÜHL

Suggeriertes Schuldgefühl zwingt zu Handlungen gegen den eigenen Willen: „Am nächsten Morgen (nach einer von mehreren kurz aufeinander folgenden *Peyotl*-Messen) bat ich darum, getauft zu werden, sagte, daß ich danach nichts mehr mit Opferhandlungen für die Geister zu tun haben wolle, keine (heidnischen) Festmähler mehr geben und auch nichts mehr mit dem Medizin-Tanz zu schaffen haben wolle. Von diesem Tag an verließ ich alle meine alten Glaubensvorstellungen. *Mir war gar nicht danach gewesen, all das zu sagen, denn in Wirklichkeit empfand mein Herz genau umgekehrt; aber ich konnte nicht anders*, denn ich war voll von *Peyotl*". Während jener Messe hatte er auch eine Stimme gehört: „Erzähle vom Medizin-Tanz", einem sehr heiligen (heidnischen) Ritual, dessen

Einzelheiten geheim waren. Er *wollte es nicht, aber fühlte sich unglücklich, wenn er diesen Gedanken von sich wies, und erst als er sich entschlossen hatte, dies zu tun, war er wieder glücklich* (ein Winnebago-Indianer). (5)

Schuldgefühl, wenn man sich nicht offenbart: Fühlt sich traurig, als hätte sie etwas vergessen, jemanden verletzt (done something hurtful to someone) oder sei **unehrlich** (dishonest) gewesen (Prüferin 1). (18)

„Ißt ein Mensch *Peyotl* und tut danach nicht offen Buße (bei der *Peyotl*-Messe), wird er ein *schlechtes Gewissen haben, das ihn verläßt, sobald er öffentlich gebeichtet hat*" (von Gläubigen gemachte Aussage über die Wirkungen des rituellen *Peyotl*-Essens bei den Winnebago) (5);

Erzählt oder beichtet seinem in einer Vision geschauten Vater *alles, was er ihm in der Realität nie gesagt hat* (über seine Gefühle in bezug auf ihn) und weint „vor Reue und Traurigkeit" (*Don Juans* Schüler, während eines rituellen *Peyotl*-Rausches) (20).

Schuldgefühl, weil man sich zu sehr offenbart hat: „Angeregteste Unterhaltung 4 1/2 St. lang, ohne jede Spur von Müdigkeit; ... wir trennen uns erst nach 3 Uhr morgens. Ich habe sehr lebhaft erzählt und, ganz gegen meine Gewohnheit, *Confidenzen* gemacht. Auch K. *decouvriert* sich ungewöhnlich und erzählt mir über seine Stellung zu Vorgesetzten, Herzensangelegenheiten und dergleichen. Wir plaudern, obwohl wir uns bisher eigentlich nur dienstlich kannten, als ob wir alte und intime Freunde wären. Am nächsten Tag habe ich einen moralischen Kater wegen der von mir ausgeplauderten Dinge, die ich sonst streng diskret behandelt hätte, und K. ist ebenfalls mißgestimmt darüber, mit mir über dienstliche und andere Dinge so geredet zu haben" (zwei Probanden, die je 7 Gramm *Peyotl* erhalten hatten). (4)

Schuldgefühl, weil sie sich aus Nachgiebigkeit prostituiert hat: Sie scheint sich den Männern sexuell hinzugeben, weil sie sich ihnen nicht recht widersetzen kann oder ihnen irgendwie eine Freude machen will, und hinterher zu bereuen, wie billig sie sich verkauft hat (19j. Mdch., paroxysmale Tachykardien). (37)

Schuldgefühl bezüglich Egoismus und nicht getaner Pflichten: Er *mag seine Aufgaben nicht machen*; sperrt sich ins Bad und bettelt die Mutter an, sie möge ihm dies vergeben; in der Schule (wohl eine Vorschule, vr) läßt er dauernd Sachen liegen. Nach *Anh.* wird er achtsam / verantwortungsbewußt (responsible) und lerneifrig, will lesen; „die Zeugnisse (school reports) haben sich dramatisch gebessert" (4 1/2 j. Junge, autistische Verhaltensstörung). (32)

Gewissensnot wegen *eingebildeter Verletzung von Pflichten* wurde von einer Prüferin, die Tierheilpraktikerin ist, unter C 30 beobachtet: „Ein Hund, den ich behandelte, starb. Obwohl ich mit dem Fall erst Minuten vor dem Tod des Tieres betraut wurde, war ich traurig und weinte. Ich empfand Reue, denn wenn ich nicht so *selbstsüchtig* gewesen und die Dringlichkeit des Falles bedacht hätte, könnte der Hund noch leben" (Prüferin 5). (18)

Gefühl, sich vorbeizubenehmen und sich zu blamieren (Th. 16.). Mehrere Prüfer aus (21) * schreiben etwa, daß das Lachen sie entweder unfreiwillig ankam oder doch zumindest unter Bewußtsein seiner **Unangemessenheit**, mit „**Furcht vor Blamage**".

Z. B. „Stimmung euphorisch. Lachkrämpfe wechseln ab mit Peinlichkeitswellen, in denen man sich am liebsten entfernen wollte und sich heftige Vorwürfe macht, sich in Gegenwart der Professoren jungenhaft benommen zu haben... Auf der Straße erscheinen alle Gesichter sehr spaßhaft, man ist zu Ulk aufgelegt" (Arzt 3, nach 300 mg *Meskalin* sc.). (21) * (Dieser Punkt gehört zur „Schuld" und wahrscheinlich auch zur „Strafe".)

4) STRAFE, STRAFANGST

Einbildung, gleich sterben zu müssen, oder Ahnung nahen Todes (Th. 37): Ein mit *Peyotl* Berauschter zeigte „andauernde Übelkeit, Atemnot, Herzschmerzen", „**große Schwierigkeit der Atmung** und **Erstarrungsgefühl in der Herzgegend verursachten die Empfindung sofortigen Todes**" (*Rouhier*). (30)

„Ich bekam heftig stechende Schmerzen in der Herzgrube, besonders bei Ruhe, Hitzewallungen mit wechselndem Blutdruck, klopfendem Kopfschmerz im oberen Trigeminusgebiet, langdauernde Zustände von Atembeklemmung. Eine lebhafte Unruhe überfiel mich; aus **Angst vor einem Herzstillstand** hatte ich das Bedürfnis, mich dauernd im Zimmer zu bewegen" (Prüfer 1). (17.4)

„Ich fror am ganzen Körper, die Haut war zu eng, spannte und kribbelte und zuckte, jede Berührung der Kleider und der Möbel war unangenehm, irgendwie intensiv, wenn auch nicht schmerzhaft. ... Geistig war ich stumpf, völlig unlustig, es quälten mich die körperlichen Beschwerden, die immer intensiver wurden, ich fühlte mich absolut krank, und doch war das Frieren kein richtiger Schüttelfrost, es war nur eine **peinliche Beengung**, alles war drückend, dumpf und eng, die Möbel standen zu eng, es war keine Luft zwischen ihnen, die Wände beengten, und das **Gefühl, beobachtet zu werden und etwas produzieren zu sollen, war beengend**. ... Die **psychologischen Versuche quälten mich**. Ich sollte auf Bilder im Dunklen und bei geschlossenen Augen achten. Es **quälte mich, darauf achten zu müssen**." ... **Die Visionen „langweilten mich unbeschreiblich**, waren mir lästig, gleichgültig. die ganze (halluzinierte) Tapete erschien mir sinnlos und dumm in ihrer ausdruckslosen Steifheit. ... Ich glaube nicht, daß ich ohne Aufforderung Notiz von diesen Bildern genommen hätte, **intensiv war mir das Empfinden der aufdringlichen, nahegerückten, plumpen, inhaltslosen, beengenden Sinn- und Inhaltlosigkeit"** (in den ersten Stunden des Rausches) (Ärztin 3, nach 400 mg *Meskalin* sc.). (21) *

Furcht vor einem **halluzinierten Verfolger**, der ihm folgt, sich auf ihn wirft, ihn **erdrücken** und mit Verdauungssäften auflösen möchte. (20)

Nagender Magenschmerz, Wärmegefühl, wollte nichts in seinem Körper drinnen haben, und fühlte sich empfindlich; wie **eingesperrt (confinement)**, wenn irgendetwas auf seinem Körper drauf war (Prüfer 9). (18)

Bedürfnis, Kragen und Krawatte zu öffnen, eines würgenden, immer mehr zunehmenden Schmerzes im Hals wegen; „ich hatte das Gefühl, ich würde **stranguliert** und der Hals sei sehr stark angeschwollen" (Jurastudent 2, nach 500 mg *Meskalin* sc.). (21). *

„Als Dr. St. das Uhrwerk am Apparat für die Hautsinnesprüfung aufzog, war es mir, als würde mein Arm in **Schrauben** gelegt" (Medizinstudent 4, nach 400 mg *Meskalin* sc.). (21) *

Gefühl des Gelähmtseins, der Versteinerung, der Fesselung (55.5, 55.6): Traum von Leichnamen..., ich wollte davon wegkommen, da könnten **böswillige Geister** sein." (18)

Eine ungewohnte Art von Kopfweh, kriechend, unter der Stirn, „wie ein **Wurm im Gehirn**" (Jurastudent 2, nach 500 mg *Meskalin* sc.). (21) * Der Wurm im Hirn symbolisiert **Besessenheit**.

Furcht, **geliebte Menschen** durch Unfall, Verbrechen usw. **zu verlieren**. Th. 33 (mehrere Sy.).

Unter *Anh.,* als eine Art Erstreaktion, mehrere Wochen lang quälende Träume im Halbschlaf, in denen seine **Frau ihn verläßt** oder mit einem Anderen zusammen ist; beim Erwachen „schluchzt er wie ein kleines Kind" darüber (junger Mann, Drogenproblematik). (34)

„Während ich die Bewegung eines technischen Apparats sah, fühlte ich, wie sich auch die Kissen in meinem Rücken bewegten, als ob sie sich auseinander schöben und ein **Abgrund** frei würde; ein einen Augenblick lang sehr **beängstigendes** Gefühl" (Arzt 16, nach 500 mg *Meskalin* sc.). (21) *

Zu Beginn des Rausches, Nausea, mit **Furcht vor Erbrechen** (Arzt 3, nach 300 mg *Meskalin* sc.). (21) *

Furcht vor Störungen der Blasenkontrolle: Harndrang, mit Befürchtung, der Urin könnte unwillkürlich abgehen (Arzt 7, nach 400 mg *Meskalin* sc.) (21). *

Beim Urinieren scheinen Vorder- und Hinterwand der Blase sich aneinanderzulegen, mit Angst, nicht Wasser lassen zu können, obwohl er den Harnstrahl sieht, der anscheinend keinen Zusammenhang mit ihm selbst hat (Arzt 7, nach 400 mg *Meskalin* sc.) (21) *.

Sein Körper hindert ihn, das Ziel zu erreichen: Jedesmal, wenn er glaubt, ganz nahe an der absoluten Erkenntnis zu sein, reißt ihn „ein **widerlicher Trismus**", mit Zähneknirschen, „aus der höchsten Anspannung heraus" (ein Arzt, durch *Meskalin*). (11) *

5) SEHNSUCHT

Bei dem Versuch, den Duft eines halluzinierten Blumengeranks zu riechen, riecht er nur den Geruch seines eigenen Körpers, den er als sehr aufdringlich und unangenehm empfindet. Während des ganzen Rausches ein unbefriedigtes und isoliertes Gefühl; er kommentiert es: „Während *Morphin* (das er aus eigener Erfahrung kennt) befriedigt..., zeigt *Meskalin* die Lücke des (eigenen) Daseins und **weckt Sehnsucht**" (Arzt 8, nach 400 mg *Meskalin* sc.). (21)*

Ein **Wunsch nach Auflösung der Subjekt-Objekt-Grenze** ist in der Berührungsempfindlichkeit eines Meskalinprüfers enthalten: „Völlige Körperruhe wäre eine Grundbedingung für den Meskalingenuß; aber dann würde das Gefühl der Kleidung stören, sowie die harte Unterlage. Am meisten stören mich die Schuhe. Man muß ganz in Kissen liegen oder in warmem Sand, aber auch dies würde nicht genügen. Am besten wäre ein körperwarmer Teig, in dem man halb eingebettet liegt (eine im Wachzustand von mir halb scherzhaft ersehnte Situation!). Im Meskalinrausch liegt man bis zu einem gewissen Grad in einem solchen Teig (Euphorie in den Augenblicken stärkster Vertiefung), aber es fehlt so vieles" (Arzt 8, nach 400 mg *Meskalin* sc.). (21)*

Gleichartiges besagt die Angabe: „Er will sich in die Rolle des Rhadames aus „Aida" hineinsteigern, um zu erproben, ob er etwa völlig damit **verschmelzen** werde" (was nicht gelingt) (Arzt 1, nach 500 mg *Meskalin* sc., zweiter Arzneiversuch). (21) *

Phantasie einer Rückkehr in den Uterus, im Wachen: Sie geht schwimmen, fühlt sich sehr verspielt...; danach, in der heißen Badewanne sitzend, wird ihr klar, daß sie dabei besonders gerne untertauchte und dann die Augen öffnete, weil das *den Eindruck machte, wie im Uterus zu sein*. Es tat gut, sich unter

Wasser zu strecken und sich gewichtslos zu fühlen. Gewichtslosigkeit, Wärme, undeutliches Sehen der eigenen Glieder. Die Ruhe, die sie empfindet, ist von gleicher Art, wäßriges warmes Gefühl von Sicherheit und Wohlsein (comfort), unkompliziert, mit sich selbst in Frieden (Prüferin 1). (18)

Gleichartige Bedeutung hat die Angabe: Möchte *im Dunkeln* sein, das Dunkel gibt ihm „ein *weiches warmes Gefühl*" (Arzt 14, nach 500 mg *Meskalin* sc.) (21). *

„**Die nüchterne Realität ekelte mich an, ich sehnte mich in meinen Traumzustand zurück.** Es war mir noch stundenlang nach dem Rausch unmöglich, in faßbare Beziehung zur Umwelt zu treten. Alles um mich her war mir völlig gleichgültig. Ich sah es, verstand es, empfand mich selbst aber als ganz teilnahmslos und objektiviert. ... (Fast alles) setzte sich aus realen, nackten, kleinen, spießigen Tatsachen zusammen, die man ruhig übergehen konnte. Ich empfand mein Leben vor dem Rausche gar nicht. Es gab nur ihn, dann das Erwachen und den jetzigen Zustand. Die **innere Bereitschaftsstellung auf etwas Unerhörtes** blieb die einzige Hoffnung, in die ich mich flüchten konnte. Nichts hätte mich gewundert, was auch geschehen wäre. Auch die Vorstellung einer erneuten Revolution (wie im damals nur kurz zurückliegenden 1919, vr), die Dr. B. gesprächsweise in mir wachrief, hatte absolut nichts Erstaunliches oder Beängstigendes an sich. Ich faßte es lediglich als eine sehnlichst erwartete Unterbrechung des täglichen Alltaglebens auf. Jede kritische Einstellung zu der Bedeutung eines solchen Geschehens ging mir völlig ab. Konsequenzen gab es keine für mich, es gab nur augenblickliche, stark sinnlich betonte Erlebnisse" (Arzt 15, n. 500 mg *Meskalin* sc.). (21) *

Patienten mit *Chronic Fatigue Syndrome,* die *Anh.* brauchen, haben nicht selten eine Vorgeschichte extremer Überarbeitung... Das Erschöpfungssyndrom ist mit **Sehnsucht nach dem vorherigen produktiven Leben und der intensiven Arbeit verbunden, mit der sie gleichsam verheiratet waren**... Der Wille und das Verlangen zu arbeiten ist noch da, aber sie werden immer *unfähiger*, irgendeine wirkliche Arbeit zu verrichten. (35)

Sehnsucht nach der Familie bzw. nach geliebten Personen, die verstorben sind oder die man verlassen hat, drückt sich in den recht häufigen Visionen oder Träumen von solchen Personen aus (Th. 33).

Hier findet sich auch das **Motiv des Verlorenen Sohnes:** Erzählt oder beichtet seinem in einer Vision geschauten Vater alles, was er ihm in der Realität nie gesagt hat, und weint „vor Reue und Traurigkeit" (*Don Juans* Schüler, während eines rituellen *Peyotl*-Rausches). (20)

Sehnsucht nach Vergebung könnte auch in folgendem Symptom liegen: „Traum von einer großen Party, bei der die Schauspielerin *Barbara Mandrell* bediente. Die Idee bei dem Fest war, das schwarze Schaf der Familie wieder in den Schoß der Familie zurückzuführen; Thema der Vergebung, aber in Wirklichkeit war es bloß Show" (Prüferin 6). (18)

6) RECHTFERTIGUNG

„Ich dachte beim Mittagessen stereotyp wohl 50mal: **„Ich muß krank sein, denn ich bin unhöflich"**, und versuchte, mich von der Öde dieses ständig wiederholten Sagens dadurch zu befreien, daß ich die Geschichte erzählte, woher dieser Satz stammt, gleichzeitig hoffte ich, damit meine Unaufmerksamkeit gegenüber Dr. M. gegenüber zu *erklären und zu entschuldigen* (dem sie aus Stumpfheit nicht, wie sie für höflich gehalten hätte, den Teller füllen geholfen hat, vr). Aber ich sank sofort in die leere Öde zurück, ich konnte mich nicht zusammennehmen, nicht einmal zusammennehmen wollen ... (Ärztin 3, nach 400 mg *Meskalin* sc.). (21) *

„Dr. B. gegenüber hatte ich ein starkes Mitteilungsbedürfnis. Ich fühlte etwa folgendermaßen: **Eigentlich soll ich mich selbst beobachten, ja über mich Protokoll führen. Wie unendlich mühsam, wie unmöglich ist das. Lieber rede ich vor mich hin, was mir gerade in den Sinn kommt. Dr. B. wird es schon notieren und richtig deuten.** In der Verwirrung des Dunkelzimmers war mir Dr. B.'´s Gegenwart geradezu eine Beruhigung" (Medizinstudent 5, nach 500 mg *Meskalin* sc.). (21) *

Sykose (Egotrophie):

Wahrnehmung PARADIESISCHER SCHÖNHEIT. „Reine ästhetische Lust"; Schönheit ist dabei wichtiger als Nützlichkeit (Th. 57). Schauen wunderschöner Bilder, Halluzinieren wunderschöner Musik (viele Sy.). „Verklärung" oder höchste ästhetische Steigerung sinnlich wahrgenommener Reize wie Farben, Musik, Geräusche (viele Sy.). Schauseligkeit, „sehen, wie man sehen sollte" Th. 56.

„Triebe kann ich mir nicht mehr vorstellen. Sexualität, Ehrgeiz, Erkenntnisdrang erscheinen mir einfältige Hirngespinste derer, die nicht die wahre Erkenntnis besitzen von der Einheit des Ichs mit der Welt" (Arzt 12, nach 500 mg *Meskalin* sc.). (21) * Hierher gehört das Erlöschen der sexuellen Empfindung, stattdessen **„Steigerung der feineren Erotik"** (Thema 3).

„Ich bin Du", Identifikation, zum Anderen werden, sich einfühlen, kosmische Zärtlichkeit: (Th. 33).

Ekstatische Liebe (mehrere Sy.). Z. B. in Th. 22**:** Unterrichtet innerhalb ihrer Sekte Meditationslehrer in Meditation und sagt darüber „Ich bin absorbiert in Gottes Energie. Gott sagt: Die Welt wird erfüllt sein von Meditationslehrern. **Ich bin nützlich und befinde mich in der Liebe. Das Wichtigste im Leben ist große Liebe in jedem Augenblick**" (63j. Frau, Fußmykose). (33)

Es braucht keine Menschen zu geben; ist zufrieden mit oder fühlt sich erhaben in seinem Alleinsein: (viele Sy., z. B. in Th. 33).

Körperloser Geist oder reine Vernunft sein (ganzes Th. 8., z. B.)**:** „Ich betete zum Erdmacher (Gott Vater, dem Schöpfer); ich ... sagte vieles, war ich sonst niemals gesagt hätte. Als ich betete, bemerkte ich etwas über mir, und er war es, Erdmacher, zu dem ich betete, er war es. Das, was Seele genannt wird, das ist es, was man Gott nennt, das war ich, was ich fühlte und sah. Alle, die wir da saßen, hatten einen Geist und eine Seele. Ich wurde im Augenblick Geist und ich war ihr Geist und ihre Seele. Was immer sie dachten, das wußte ich. Ich mußte nicht erst mit ihnen sprechen und von ihnen eine Antwort bekommen, um zu wissen, was ihre Gedanken waren. Dann dachte ich an einen bestimmten Ort, weit entfernt, und sofort war ich dort, ich war mein eigener Gedanke. Ich schaute umher und bemerkte, wie alles um mich herum leuchtete. als ich die Augen auftat, war ich wieder in meinem Körper. Von dieser Zeit an dachte ich: „So soll es sein. Das ist der Weg, den sie gehen, und ich fange an, dieser Weg zu sein." Alle, die den Erdmacher achten, müssen so sein, dachte ich. Ich brauche keine Nahrung mehr, dachte ich, denn war ich nicht ein Geist? und ich werde meinen Körper nie mehr gebrauchen, fühlte ich. Meine körperlichen Geschäfte sind vorüber, fühlte ich." (21)

Ekstatische Auflösung des Zeitgefühls und des Körpergefühls. „Ich bin nicht mein Körper. Er ist nicht Ich. Wenn ich mir in die Hand schneide, hat das keine Bedeutung. Das fühle ich sehr stark, wenn ich am Ozean sitze... Wenn ich die Augen zumache und (geistig, vr) reise, habe ich das Gefühl, ein Lichtstrahl zu sein, der durch das Universum reist, nicht mit dem Körper" (Frau, subakute bilaterale Pneumonie). (32)

Ich erfreute mich einer ungewöhnlichen geistigen Klarheit und war mir des merkwürdigen Kontrastes bewußt, wenn ich mich mit jemandem im Zimmer unterhielt und doch zugleich die seltsamen Dinge beobachtete, die sich in mir abspielten. **Meine Vernunft erschien als einziges Überlebendes meiner selbst.** Zeitweise wollte sogar sie weggehen, aber der Ton meiner eigenen Stimme stellte wieder die Verbindung mit der äußeren, realen Welt her" (*Havelock*

Ellis, durch 4 *Peyotl*-Buttons). (21) (Ein Meskalinprüfer meinte **„nur noch Kopf oder nur noch Gedanke zu sein“** (21)*).

Fehlende Selbstkritik, seiner selbst und seiner Ideen abnorm sicher; **will beweisen, daß er genug Urteilskraft besitzt**, geistige Kraftprobe; betont – entgegen der objektiven Evidenz – seine **intakte Urteilskraft während des Rausches: Th. 59.**

Übernormale Fähigkeit zur Vergebung: Empfand bei einem Seminar „keine Verurteilung (judgment) über die Kinder der Teilnehmerinnen, die die ganze Nacht aufblieben; normalerweise würde sie das Gefühl gehabt haben, daß Eltern, die ihre Kinder zu spät in der Nacht stattfindenden Veranstaltungen mitnehmen, diese dadurch schlecht behandeln (abuse); sorgte für die Kinder, aber war nicht gereizt; sorgte sich nicht“ (Prüferin 2). (18)

Verurteilt den Mann nicht, der sie verlassen hat, obwohl er es sehr verdient hätte (19j. Mdch., paroxysmale Tachykardien). (37)

Braucht kaum Schlaf: (Th. 19 u. a. m.).

Braucht keine Nahrung oder hat keinen Magen (Th. 48): Erlebt eine Art **wunderbarer Brotvermehrung**: „*Das Brot, das ich in der Hand hielt, wurde nicht kleiner; was ich am einen Ende abbiß, wuchs am anderen zu*“ (Medizinstudent 4, nach 400 mg *Meskalin* sc.) (21) *.

Erschafft sich selbst sein Getränk: „Ich lecke fast dauernd meine Lippen ab. **Mein Speichel schmeckt ausgesprochen gut; wenn es Wein wäre, würde ich mir noch eine Flasche bestellen**. Die Menge des verschluckten Speichels ist meiner Schätzung nach recht bedeutend, sicher über 1 Liter“ (Arzt 8, nach 400 mg *Meskalin* sc.) (21)*.

Meint, fliegen zu können oder schwerelos zu sein: (Th. 46 u. a.).

Verachtung des Zeitbegriffs, lebt im Unendlichen oder meint, unendlich viel Zeit zu haben (Th. 1, z. B.): „Über mich kam (bei architektonischen Visionen) ein außerordentlich starkes und schönes Gefühl der Freude im Grenzenlosen und Unendlichen. Dies übertrug sich derart auf mich, daß mir nun alles grenzenlos schien. ... In jenen Momenten war mir *jegliche Zeitschätzung abhanden* gekommen, es erschien mir auch äußerst gleichgültig, fast *verächtlich, nach dem menschlichen Begriff der Zeit zu denken,* dieses Gefühl des Schwebens im unendlichen, des ewigen Flusses im Grenzlosen beherrschte mich vollkommen... “ (Psychiaterin, nach 300 mg *Meskalin* sc., zweiter Arzneiversuch). (21) *

„Fließe mit dem Leben und der Arbeit. Gefühl, es ist *reichlich Zeit da*, um alles zu erledigen“ (Prüferin 1). (18)

Genießender Betrachter sein, beschauliches Passives Wohlgefühl, sweet surrender (unsere Assoziation: „siebter Schöpfungstag"): „Mit Steigerung der Giftmenge wird der Rausch als eine Überwältigung geschildert, als ein Hineingeraten in einen fremdartigen Zustand, gegen den immer wieder angekämpft wird. Allmählich geschieht dies noch mit Erfolg, schließlich aber nützt alle Anstrengung nichts mehr... Es stellt sich eine eigentümliche *passive Haltung* ein, man selbst vollzieht nichts mehr, der aktive Ich-Anteil am Geschehen im Sinne einer Bearbeitung, eines Eingreifens, nimmt immer mehr ab, es schwindet allmählich jede eigene Spannkraft. ... Endlich *hört jede Stellungnahme auf*, der Meskalinisierte befindet sich in einer *passiven Hingabe*, in der auch alles Begleitend-Gedankliche weitgehend zurücktritt... Wir möchten dabei betonen, **daß diese eigentümliche Passivität... von ganz grundsätzlicher Wichtigkeit zum Verständnis des Meskalinrausches überhaupt ist"** (nach höheren Dosen). (21) * (Dasselbe gilt für *Peyotl*, siehe „*Willensverlust*". vr)

„Erstaunlich war meine Kritiklosigkeit, ich fand alles einwandfrei und gut und schön, was mir irgendwie als Erlebnis auftauchte; wichtig ist vielleicht, daß Tätigkeit, Zielstrebigkeit, Töne, stärkere Bewegungen von mir einfach und restlos abgelehnt wurden als in eine völlig andere Sphäre gehörig. ... Ich selbst kam mir unverändert vor, nur daß auch ich selbst *mit dem passiven Teil meines Wesens existierte*, und nur so weit Aktivität da war, als zum Aufnehmen der Erlebnisse und zum Leben an sich gehörte" (Ärztin 3, nach 400 mg *Meskalin* sc.). (21) *

„Ich sah durch ein Fenster hinaus. Alles war in goldenes Spätnachmittagslicht getaucht, obwohl es lt. Protokoll kurz vor Mittag war. Ein beseligender Friede lag über dem Ganzen. Zwei auf dem Uferwege gehende Menschen nahmen meine Aufmerksamkeit gefangen; die kamen mir so gemächlich und geruhsam vor, wie sie da spazieren gingen. ... Es erschien mir alles so sonntäglich, so idyllisch, wie „stehen geblieben", verzaubert, wie im Dornröschenschlafe. Die verträumte Langsamkeit, von der ich mich selbst beherrscht fühlte, fand ich auch in meiner Umwelt wieder... Ich konnte mich von dem Anblick gar nicht trennen und wollte nur immer schauen und schauen. Das Weitergehen, zu dem mich Dr. B. energisch auffordern mußte, machte die größte Mühe und war mit starkem Hemmungsgefühl verbunden. Im Garten vor dem Portal der Klinik hätte ich mich am liebsten ins Gras gelegt und vor mich hin geträumt..." (Medizinstudent 5, nach 500 mg *Meskalin* sc.). (21) *

„Wohliges Gefühl der Gelöstheit, Gefühl, nichts arbeiten zu mögen, aber auch nichts (arbeiten) zu müssen"; schlendert mit für ihn ganz ungewöhnlicher Beschaulichkeit und Langsamkeit durch die Straßen (im Nachrausch; Arzt 4, n. 400 mg *Meskalin* sc.) (21) *

„*Ich* denke *nicht*, jedoch *treten* alle möglichen *Gedanken auf*, von denen keiner verfolgt wird, die also sehr schnell wechseln. Daraus entsteht eine Art

Hinträumen. Ein angenehmer Zustand ohne Langeweile, trotz der Untätigkeit, nicht heiter, nicht ernst; eben gleichmütig" (Medizinstudent 3, nach 400 mg *Meskalin* sc.). (21) *

„Man überließ sich verantwortungslos dem Element des Rausches, das einen trug, ohne daß man zu schwimmen brauchte" (Medizinstudent 5, nach 500 mg *Meskalin* sc.). (21) *

„Die meisten Religionen kennen einen zu ihnen gehörigen ekstatischen Zustand. ... *Anhalonium*-Menschen fallen leicht in diese Zustände. Es ist fast, als wenn sie dauernd darin lebten. Eine solche Patientin sagte: „Ich bin nicht wirklich religiös, ich verbinde mich nur einfach, so oft ich es brauche, mit dem Rest des Universums. Es ist weniger Beten oder sonst ein *aktives Tun*, sondern *eher ein Sichanschließen* (alignment). Ich werde Teil des Lebens, Teil des Ganzen, und irgendwie höre ich auf, ich zu sein." (35)

Sagt im Rausch über sich: „Die ganze Welt erscheint mehr ins Ästhetische gezogen. Wie eine Impression. Ich bin mehr der Genießende, als der, der schafft, der auf dem Niveau des Schaffenden steht. Man weiß, was schön ist, ohne daß man die Möglichkeit hat, Neues zu schaffen. Einer, der alles Neugeschaffene verstehend in sich aufnimmt. Man sieht das Ziel, ohne die Mittel zu haben" (Arzt 11, nach 500 mg *Meskalin* sc.). (21) *

„Es kam mir vor, als wäre ich in einem Zustand des schöpferischen Genießens, d.h., als wäre ich imstande, Werke der bildenden Kunst in einer Weise zu genießen, wie sie wohl dem schaffenden Künstler beim Erarbeiten vorschweben würden, jedoch *ganz inaktiv*, ohne daß ich die Fähigkeit merkte, diese Erarbeitung selbst vorzunehmen" (Arzt 11, nach 500 mg *Meskalin* sc.). (21) *

RHYTHMUS „als metaphysisches Ausdrucksmittel". Viele Symptome belegen die „Tendenz, zu rhythmisieren", besondere Freude am Rhythmus zu haben, oder Erhöhung der Schönheit der halluzinierten Bilder durch Hören von Trommeln; bei den *Peyotl*-Messen der Indianer wird getrommelt; im Repertorium steht unter „Trommeln verursachen Euphorie" nur *Anh.* M. E. ist das aber ein Gruppenthema der Halluzinogene. *Cann-i.* und *MDMA* können diese Empfindung ebenfalls intensiv erzeugen.

Mystik: Mehrere Patienten, bei denen *Anh.* in Hochpotenzen heilend oder doch deutlich bessernd gewirkt hat, waren Meditationslehrer, gehörten einem indischen Ashram an oder waren in anderer Weise auffallend religiös mit stark emotionaler, mystischer, ekstatischer Färbung. (32, 33, 34, 39)

Verbundenheit mit sich und zugleich mit dem Höheren: z. B. fühlten sich mehrere PrüferInnen unter *Peyotl* C 30 besonders *„zentriert und dabei* *offen*", „*mit sich selbst verbunden*" oder „mit sich selbst und einer höheren Ebene verbunden". (18) (Egotrophie oder Heilung? Ich meine, letzteres. vr)

Einswerdung mit der Außenwelt oder dem Universum: viele Symptome, z. B.: Am Tag nach dem Rausch „immer noch Neigung, auf der Straße Menschen zu verwechseln mit Bekannten, ihre Grüße falsch einzuschätzen und sogleich eine Beziehung zu ihnen zu haben. Es ist so, als wenn jemand mal die Zigarre raucht und ist dann die Zigarre selbst. Nachher legt er sie weg und ist wieder er selbst und die Zigarre wieder Zigarre. ... Alles Gitterwerk, es war alles Einerlei. Es war alles klar, absolut gewiß, alle Kritik ist Unsinn gegenüber dem Erleben des Unmöglichen" (Arzt 9, nach 400 mg *Meskalin* sc.) (21) *

„(Ich glaubte später) Orchestermusik zu hören... (sie) stieg in einem wundervollen Zusammenklang vieler Instrumente wie in einem Rausch, wie eine jubelnde Fanfare auf. Gleichzeitig sah ich ein metallenes Füllhorn vor mir, aus dem die Töne zu quellen schienen. Das *Subjekt-Objekt-Bewußtsein verlor sich*, und ich fühlte mich aufgelöst im Orchester mit den Tönen aufsteigend. Dieser ekstatische Zustand war von einem unbeschreiblichen Glücksgefühl begleitet" (Ärztin 2, nach 400 mg *Meskalin* sc.). (21) *

„Das Einzelne konnte weder gesondert Gegenstand des Nachdenkens werden, noch wurde es von einem Sinn isoliert empfunden ... Das Bellen eines Hundes bewegte das ganze Bild, zitterte durch meinen rechten Fuß. Das war alles so deutlich, daß ich den Hund mit meinem rechten Fuß identifizieren zu müssen glaubte... Wenn ich die Augen schloß, war die Vorstellung der mittäglichen Landschaft so lebhaft, als sähe ich mit offenen Augen. Nur schien mir alles größer. Die Wände des Zimmers fehlten, ich fühlte mich inmitten der Landschaft, ich sah ringsum um mich her, als ob mir überall Augen gewachsen seien... *Ich empfand alle Sinnesreize offen ohne Hemmung und vermochte mich nicht abzuschirmen. Alles, was draußen war, hatte in mir Platz. Einmal empfand ich die Welt, als sei sie in mir, ein anderes Mal, als sei ich nicht mehr, sondern nur die Welt empfindend. Ich konnte Reiz von Empfindung nicht trennen, nicht Bewegung von Reiz. Alles war eins*" (Arzt 14, n. 500 mg *Meskalin* sc.). (21) *

Die Wahnideen von Einswerdung und Verdoppelung stehen in ursächlichem Zusammenhang. Sagt im Rausch: „Ich kann mich verdoppeln und vervierfachen. Wenn ich Brot schlucke, ist es, als wenn ich es schlucken will, und es ginge aus mir heraus. Ich sehe das optisch. ... Ich sitze hier, mein Magen dort, der Hunger ist woanders." Erklärt dies später so: „Meine hand mit dem Butterbrot darin konnte hier gerade so gut stehen wie irgendwo anders, weil man eben in jede Ecke etwas von mir hineinstellen konnte, eben in das Gitterwerk hinein" (mit dem er eins zu sein meinte; d.h., **er glaubt, wenn man ohnehin mit allem**

eins ist, kann man sich auch teilen oder vervielfachen; Arzt 9, nach 400 mg *Meskalin* sc.). (21) *

Gliedmaßen scheinen vervielfacht zu sein, wie bei den **Buddhabildern**, die viele Arme haben (Th. 6). Buddha aber ist erleuchtet und dadurch eins mit Allem.

Tiefe Geheimnisse erkennen, ERLEUCHTET werden:

Ganzes Th. 3, und Hellsichtigkeit Th, 17.

Wähnt seine Halluzinationen realer als die Wirklichkeit, meint, „totalen DURCHBLICK zu haben", alles zugleich, von mehreren Seiten zugleich, nacheinander ablaufende Vorgänge simultan, durch Undurchsichtiges hindurch, im Dunkeln wie bei Tag sehen können usw.: viele Symptome, z. B.:

Sieht auf dem Boden eine Schicht *dicken Dunstes,* die (trotzdem) *vollkommen transparent* ist. Beim Lesen „schweben die Worte *nach oben davon, bleiben aber doch an ihrer Stelle*", wobei das Lesen ungestört ist. Sieht Gegenstände aus *mehreren Perspektiven zugleich*, oder sieht Schächtelchen sich ruckweise drehen, „gleichsam, als wollten sie sich von allen Seiten zeigen" (Arzt 3, nach 300 mg *Meskalin* sc.). (21) *

„Immer wieder Augenblicke, in denen mir alles klar war und vollkommen durchsichtig wie Kristall, weil ich selbst Kristall war. Kristall war das Schizophrene (meint den psychischen Zustand der Schizophrenen, den er nun aus eigener Erfahrung zu verstehen glaubt), Kristall war ich. Dann immer das Hineinbrechen der Außenwelt in dieses kristallene Innenerlebnis" (Arzt 9, n. 400 mg *Meskalin* sc.). (21) *

Zum „Durchblick" gehört auch die Wahrnehmung unlogischer Aussagen als absolut logisch und kristallklar verständlich, das Gefühl, besser als sonst rechnen zu können und die Fähigkeit, sich von den Halluzinationen zu distanzieren und trotz derselben klar, sogar über etwas ganz Anderes, nachzudenken (alles Th. 19).

Machtgefühl, Erhabenheitsgefühl z. B.: Gefühl oder Illusion, auf einem *hohen Turm* zu stehen (mehrere Quellen).

Erhabenheitsgefühl, als sei man auf einem Hochplateau und schwebe über allem anderen, besonders dem Leib auf dem Kanapee... Gefühl des Schwebens oder *Fliegens auf der Menschheit Höhen* ... Immer wieder das Gefühl *königlicher Erhabenheit* (ein blinder Dr. phil., nach 400 mg *Meskalin* sc.). (21) *

„... Ich kam mir wie auf einem Thron sitzend vor, alles lag unter mir. Von hier ging es im Gedankengang noch einen Schritt weiter. Die massive, plastische Umwelt löste in mir ein lustbetontes Machtgefühl aus: „Du bist *mächtig*, und *das Majestätische der Dinge ist wegen dir so*." Ich erlebte förmlich dieses Machtgefühl, biß die Zähne fest zusammen, rückte auf dem Stuhl und setzte mich in Positur" (Arzt 13, nach 500 mg *Meskalin* sc.). (21) *

Kommt sich beim Urinlassen vor, als sei er Petrus, und die Erde werde durch ihn mit Regen versorgt; kommt sich beim Betrachten eines Blumenmusters vor, als sei er Gott und schaue von oben auf seine Welten herab (Medizinstudent 1, durch 350 mg *Meskalin* sc.). (21) *

Mehrere Prüfer haben Illusionen oder Träume, bei denen sie sich als hochgestellte Persönlichkeiten vorkommen, oder zeigen Projektionen dieser Art (Th. 12).

Altruistisch gefärbte Machtausübung zeigt sich in folgenden Symptomangaben: Fühlt sich „stark, stabil / gleichmäßig (steady), in der Lage, *mich um die Welt zu kümmern* (to take care of the world)" (Prüfer 9). (18)

Fühlt sich stark, gleichmäßig / stabil (steady), wohl (comfortable), offen und zentriert, „ich bin in *meiner Welt* und für mich ist gut gesorgt" (Prüfer 9). (18)

Kommt sich beim Urinlassen vor, als sei er Petrus, und die Erde werde durch ihn mit Regen versorgt (Medizinstudent 1, durch 350 mg *Meskalin* sc.). (21) *

Unterrichtet innerhalb ihrer Sekte Meditationslehrer in Meditation und sagt darüber „Ich bin absorbiert in Gottes Energie. Gott sagt: Die Welt wird erfüllt sein von Meditationslehrern..." (63j. Frau, Fußmykose). (33)

Die Idee rein gedanklich ausgeübter schöpferischer Allmacht „Man denkt, es werde, und es ist", sehr häufig in der Anh.-Pathogenese, drückt sich z. B. aus in folgendem Symptom: *„Sowie ich nur etwas im äußeren Wahrnehmungsraum oder im inneren Vorstellungsraum anschaulich oder auch nur in der Idee fixierte, gewann es Leben und Gestalt*, zog mich mitten hinein, suchte mein Ich völlig in seinen Bannkreis zu ziehen... Als ich ein Bild der *Peyotl*-Kakteen betrachtete und Dr. B. noch etwas von Mexiko sagte, tauchte in mir ein sehr plastisches Vorstellungsbild eines mexikanischen Urwaldes auf. Ohne daß ich es wollte, gewann dieses Bild Leben, schien sich für mich in den äußeren Wahrnehmungsraum zu projizieren, ich glaubte schon einen stark betäubenden Duft der mexikanischen Blüten zu empfinden... Ganz unwillkürlich glitten mir meine Gedanken von Mexiko nach Java, der tropischen Insel, für die ich mich als Kind längere Zeit interessiert hatte. Mir war es bald so, wie wenn ich da von einem Ozeandampfer an Land ging, mich dann rasch aus dem lebhaften

Gewimmel des Hafenbildes entfernte und dann in eine sehr, sehr lange und stille Straße kam, in der in großen, schönen Gärten weiße Häuser lagen. Als ich aber die Hitze körperlich zu empfinden glaubte, konnte ich mich aus dem traumartigen Zustand in die Wirklichkeit zurückreißen" (Psychiaterin, nach 300 mg *Meskalin* sc., zweiter Arzneiversuch). (21) *

Hierher gehört auch das Faktum, daß bei einigen Prüfern geradezu wimmelnd viele und rasch wechselnde Gestalten das Gesichtsfeld erfüllen, die eine **durch die Phantasie erschaffene Spielzeugwelt** bilden, und die **Idee, mit seinem Willen andere Wesen beeinflussen zu können.** Die in vielen Visionen auftauchenden **Tänzergruppen, Tierreihen, Paraden** usw. sind Gesamtheiten (Systeme), die **durch einen übergeordneten Willen gleichsam architektonisch geformt werden**, also ein bildlicher Ausdruck letzterer Illusion.

Auch die in einigen Symptomen erwähnte Fähigkeit, eigene körperliche **Beschwerden** durch Darauf-Konzentrieren oder Autosuggestion **wegzudenken**, geht auf eine Allmachtsphantasie über Willens- und Gedankenkraft zurück.

Der Begriff der **alten Kulturen,** deren architektonische Elemente in den Visionen auftauchen, verbindet das **„Leben im Unendlichen"** mit dem Thema des **Schöpfens (Architektur)** und dem **„Machtgefühl"**.

Auch der Begriff des Monumentalen (Th. 3) **gehört zum Machtgefühl:** ein Monument (Denkmal) dient der Schaustellung von Macht und Größe.

Lust an der Plastizität oder der Räumlichkeit des Gesehenen, an den geschauten Architekturen, der Struktur des Raums usw. (Th. 40): „Plastisch" hat mit „kneten, formen" zu tun, also mit **Schöpfen**. Ebenso Architektur, die Wissenschaft, welche sich auf der Grundlage der Geometrie mit der Anordnung von Bauelementen (Gegenständen) im Raum befaßt.

Der **Wunsch, eine perfekte Schöpfung zu kreieren**, steht offenkundig hinter der **Übergenauigkeit** der Berauschten (Langsamkeit in der Arbeit mit „unverständlicher Gründlichkeit" (Prüfer 1, 8. T.). (17.1)) und dem **Detailreichtum** der Visionen (Th. 42); dieses Verhalten ist aber nicht selten psorisch gefärbt: **quälendes Klebenbleiben an Details.**

Freude am Chaos, Schöpfen aus dem Chaos: „Da *meinte ich auf einmal, ich wäre Gott,* der auf seine Welten hinunterschaute, die Sehnsucht derer da unten zu verstehen, die wollten, daß ich Ordnung schaffe, ich konnte aber nur sagen: *Mir gefällt dieses Regellose, ich schaffe keine Ordnung*. Dann dachte ich plötzlich daran, daß auf einer der Welten da unten W. K. sei, überhaupt die Menschen, die ich gewöhnlich um mich sehe, und ich fühlte mich schließlich *ganz allein*, aber es war schön und befriedigend, und ich konnte nur schauen und schauen“ (Medizinstudent 1, durch 350 mg *Meskalin* sc.). (21) *

Wollust am Schmerz: Th. 14, dort Sy. 4 - 6.

Kein Ekel, wo man sich ekeln müßte: Th. 49, Sy. 13.

Fühlt sich in lebensfeindlicher Umgebung wohl (Eisberg ist warm, schwimmt ohne Beschwerde in kaltem Wasser): Th. 51 Sy. 10 (51.10), und Th. 60 Sy. 10 (60.10).

Furchtlosigkeit, kein Gefühl für Gefahr: Th. 30 ab Nr. 8, u. a. m.

Mühelosigkeit beim Denken, der Arbeit, körperlichen Anstrengungen (Sy. 19.30 und 19.33; Thema 21; Sy. 20.19; Sy. 21.13)**:** „Beim Gehen Gefühl, als könnte ich 100 Stufen auf einmal nehmen; beim Ausgreifen, als könnte ich noch viel weiter greifen. ... Arme und Beine fühlen sich merkwürdig lang an“ (Arzt 9, nach 400 mg *Meskalin* sc.). (21) * (In Indien ist „O Langarmiger“ eine Verehrungsformel für Götter, die etwa „O Mächtiger“ bedeutet. Im indischen Mahabharata-Epos werden ausgezeichnete Krieger „langarmig“ genannt. vr)

Tricks, Übertreiben und Lügen (Th. 25).

Höchst ausgeprägte Fähigkeit, sich literarisch auszudrücken (32.41) (sehr viele Prüfer).

Empfindet die Leere oder das eigene Sterben als schöpferisches Phänomen (kombiniert sykotisch/ egolytisch): Er will „liegen, ruhen, sterben, nicht-sein und nichts-sein. Ich will die Leere, sie ist ein äußerst positives, *schöpferisches* Phänomen. Ich spüre Kraftzuwachs und Wärme, zugleich Dunkelheit, eine „unio mystica“, ein intensiv empfundener Höhepunkt, der mir ein Gefühl der Kraft in *Hoden, Händen und Herzen* (sic) gibt“ (eine von *Leuners* Versuchspersonen, unter hochdosiertem *Meskalin*). (29) *

Kombiniert sykotisch / alterolytisch ist folgendes Symptom: „Die Unruhe wurde zu einem Drängen, das nach Betätigung verlangte. **Irgendetwas leisten, schaffen, etwas Großes**, des Augenblicks, der den ganzen inneren Menschen aufwühlte, würdig. Kampfstimmung, Niederschlagen, Durchdringen, die schwierigsten und gefährlichsten Situationen wünschte ich herbei, um meine Kraft zu erweisen. In ein Gefühl der Ängstlichkeit, Feigheit, Todesfurcht konnte ich mich nicht versetzen. Der Gedanke an Erfolglosigkeit und Tod schien mir lächerlich. Ich empfand wenig Lust, mich mitzuteilen. Mir war, als offenbare sich ein tiefes Geheimnis - Offenbarung eines Lebenszweckes. Ich verspürte unbezwingbare Lust, das Wesen der Natur in einem Kunstwerk darzustellen, daß jeder, der es betrachten möchte, den tiefsten Sinn der Natur ehrt. Ich erkannte folgenden Weg, der aber nicht eigentlich zu einem Kunstwerk zu führen vermochte, sondern vielmehr auf die Umgestaltung der Welt selbst hinzielte: **Im Anfang stand nicht Schöpfung, sondern Vernichtung**, *Vernichtung des gesamten Gegenwartszustandes, jedoch ohne rohe Gewalt. Es sollte in der Weise ein Abbau geschehen, daß das, was sich zuletzt entwickelte, fortgenommen wird, sodann das vorletzte Glied der Entwicklung, dies so fort bis zum Anfangsglied, zum Urstoff, zum Urphänomen.* Von hier aus sollte die neue Gestaltung der Welt ihren Anfang nehmen. Aufbau wiederum, Glied um Glied, doch nicht so, daß eines zerstört werden mußte, um ein anderes entstehen zu lassen. Jede einmal entstandene Form blieb bestehen, ewig - und daneben regte sich eine andere, die nur entstanden gedacht werden kann aus jener bereits bestehenden und so fort. Die ganze Entwicklung ist schließlich ein Nebeneinander der Entstehungsformen, ewig fortlebend, unteilbar. Es fehlt jeder Wechsel (wie Sommer und Winter, Leben und Tod). Es gibt keine Wertunterschiede. Das letzte Glied vereint alle anderen in sich und schaut sie doch gleichzeitig alle neben sich. Zeit gibt es nicht, da alles zugleich ohne Wechsel besteht. Im letzten Glied scheint auch das Räumliche überwunden. Die Eigenschaft „Unpersönlich, zeitlos, raumlos" Gottes wird hier in ihrer Entstehung begriffen. Im Grunde ist diese Welt nicht anders als die gegenwärtige, doch ist jene die neuerschaffene, die erstandene. Es wurde mir zur Qual, weiter zu denken" (Arzt 14, nach 500 mg *Meskalin* sc.). (21) *

Lyse

A) EGOLYSE

Selbstschädigende Wohltätigkeit: Eine durch *Anh.* Geheilte **tat Gutes für Andere (v.a. Behinderte), aber hatte keinen Gelderwerb für sich.** Diese Patientin hatte **ungeordnete sexuelle Beziehungen zu vielen Männern und auch zu Frauen...** Ihre erste Liebe war ein Mann, der noch zwei andere Weiber gleichzeitig hatte und sie fallen ließ, als sie ihm unbequem wurde, was sie nicht daran hinderte, „Tag und Nacht um ihn zu weinen". Zur Zeit der Anamnese fängt sie jedesmal, wenn sie beim Sex mit einem Mann zum Orgasmus kommt, zu weinen an, und es wird ihr schlecht, und sie will mit dem Mann danach nichts mehr zu tun haben; so geht es ihr v.a., wenn es fremde Männer sind; trotzdem kriegt sie immer wieder einer herum. Sie scheint sich den Männern hinzugeben, weil sie sich ihnen nicht recht widersetzen kann oder ihnen irgendwie eine Freude machen will, und hinterher zu bereuen, wie billig sie sich verkauft hat. **Sie erschien dem Behandler als „willensschwache Märtyrerin",**

aber wurde von der Außenwelt, die ihr Verhalten nicht verstand, als Dirne und schwarzes Schaf verurteilt.

Hierher gehört auch das ganze (Th. 58)**: „will nichts für sich verlangen, abnorm bescheiden, (denn) das eigene Ich ist zuwider“.**

Gleichgültigkeit gegen das eigene Äußere (16.2.).

„Drehschwindel des Denkens“ führt aus dem Zustand der Erleuchtung in den der **Verrücktheit** 19.35.

Stumpfheit, Dämmerzustand, Absence (Th. 18).

Tierwerdung: Er fühlt sich „energiegeladen“ (amped up energy) wie ein Tier, immer bereit (ever ready), wach (alert), bewußt, vorsichtig (Prüfer 9) (18); „Tier werden, willenlos...“ (28.33); Insektwerdung (Th. 9).

Unreflektiertes Befolgen eines fremden Willens, roboter- oder automatenhaftes Verhalten, wie hypnotisiert sein (Th.28.)**:** Er glaubte sich von der halluzinierten Figur des Todes *hypnotisiert*. „Starr und unbeweglich blickten die Augen des Phantoms in meine. Wer jemals hypnotisiert worden ist, wird nachfühlen,was das ist. Erst Angst und das Gefühl: nicht, nicht... Dann eine gleichgültige Ruhe und endlich: nachgeben, Tier werden, willenlos, ohne Gedanken tun, was der Andere will... Ich erkannte das. Und ich fühlte das neue Kampfmittel, das mein Gegner jetzt anwenden will. Die Ärzte nennen es Lethargie. Da kam es über mich wie ein Blutrausch und Rasen. Ich sprang auf und stürzte mich über das Phantom“ (ein gebildeter Deutscher, der in Mexiko aus Neugier *Peyotl* mit Schnaps eingenommen hatte). (2)

Kinder mit **ritualistischem Verhalten**; sie wollen immer dieselben Kleider tragen, dieselben Speisen essen, oder sie ahmen bestimmte Leute nach. (15)

Selbstverletzung: Thema 14.

Todeswunsch aus Angst z. B.: „Steigende, unerklärliche Lebensangst“, schließlich mit Verlangen zu sterben und Gefühl, von niemandem mehr verstanden zu werden (Prüferin 2) (17.2); anhaltende, qualvolle Angst, bricht Prüfung ab, weil sie sich in ihrem Lebenswillen bedroht fühlt (gleiche Prüferin) (17.3); Verif. dazu ist Sy. 37.6 (Anh. heilte suizidale Depression).

„Um mich ist es nicht schade, ich bin psychisch minderwertig“: Verliert den Faden, *wird im Denken, Wollen, Handeln zerfahren*, die Aufmerksamkeit wird gegen ihren Willen immer wieder abgelenkt, die Gedankengänge unterbrochen, „ich brachte es zu keiner rechten Willensdurchführung; dieses *Versagen* bedrückte mich, zudem hatte ich ein peinliches Gefühl, aus der Poliklinik so fortgelaufen zu sein, heraus aus dem Gefühl der Unsicherheit und Unzulänglichkeit". Auch ihre Gedächtnisstörung, durch die sie sich an Patienten, deren Namen sie hört, nur sehr langsam und vage erinnert, empfindet sie als „eigene Insuffizienz". Schließlich kommt sie auf wahnhafte Gedanken, daß man wohl jedem *Meskalin* gebe, der in der Psychiatrie arbeiten wolle, und die meisten kämen darüber hinweg; bei denjenigen, wo dadurch so ein „Chaos in der Psyche" ausbreche wie bei ihr, liege „eine *Insuffizienz* ihrer psychischen Aktivität" vor, und da sie sich selbst nicht helfen könnten, sei es auch nicht schade um sie (Psychiaterin, nach 300 mg *Meskalin* sc.). (21) *

Versteinerung in Sinnlosigkeit: Sy. 7.5, 27.20.

Ekel, Verdruß, Widerwille: Th. 49.

Introspektive, grübelnde und nicht sehr gesellige Menschen: Sy. 10.1.

Entweder ein primärpsorisches Symptom oder egolytisch ist Sy. 8.11: „Mein Körper ist bald aufgehoben, ich bin aufgelöst, mein Körper ist nur so ein Wärmegefühl, wenn ich meine Hand länger bewege, weiß ich, daß sie besteht, aber ich spüre sie nicht... Wärme- und Farbenwellen durchdringen mich; sofern ich überhaupt noch meine Körpergegenden identifizieren kann, verspüre ich einen krampfhaften Schluß meiner Kaumuskulatur und einen Schmerz in der Gegend der Kardia. ... Mein Kragenknopf drückt mich, aber ich lokalisiere diese Empfindung, wenn überhaupt, dann in das Innere des Halses. Der Rausch durchdringt mich und läßt mich in ihm aufgehen. Dies vollzieht sich ganz unmerklich ohne meine affektive Anteilnahme, und ich bemerke es erst, als ich schon tief in diesem Aufgelöstsein drin bin." ... Sagt auf Frage, wie das Kauen funktioniere: „Ich glaube, ich mache richtige Bewegungen, aber ich spüre keinen Kopf." „Der Körper ist vollständig aufgehoben; Parästhesien, aber wo, ist schwer zu sagen, wenn man keinen Körper hat." Sagt dazu: „Ich glaube kaum, daß ich das überleben kann." „ **Ich habe eine ausgesprochene Todesahnung, aber** wiederum **ohne den Drang, dagegen zu kämpfen oder darüber zu klagen**." Später sind „mein Oberkörper und manchmal sogar meine ganze Person aufgelöst. „Mein" Mittelpunkt liegt irgendwo außerhalb von mir. Ich bin aber nicht in der Lage, dieses merkwürdige Phänomen sicherer zu charakterisieren." Solange diese Auflösung bestand, dysphorische, traurige Stimmung, die sich beim Abklingen derselben etwas hob, ohne jedoch jemals euphorisch zu werden (ein Maler, nach 350 mg *Meskalin* sc.). (27) *

„Unsicherheit über Realität und Illusion" ist psorisch-egolytisch (Th. 11). Z. B. Sy. 11.6: ... *Zustand abwechselnd zwischen normalem Bewußtsein und völliger Unsicherheit, ob das Wahrgenommene nicht doch alles Illusion sei*; dadurch „*völlige Halt- und Aktionslosigkeit*", Unfähigkeit, irgendeine Handlung auszuführen, und Idee, wahnsinnig zu sein. „Ich saß am Fenster und schaute hinaus, ich konnte nicht (heraus)finden, in welchem Stockwerk wir wohl seien, alles war so still und ruhig, und ich fühlte mich so trostlos einsam. Plötzlich sah ich die Eisenstäbe vor dem Fenster, *kam nicht mehr davon los und* *dachte: „So, nun bist du also verrückt und in der Klinik." Das machte mich ganz ruhig und zufrieden.* Plötzlich wurde ich wieder klarer, stand auf, ging an ein Fenster, öffnete es, schloß es, ließ es klappen, spürte die frische Luft, die Kühle des Metalls; es war kein Zweifel, das war Wirklichkeit. An diesem Fenstergriff habe ich mich gewissermaßen in die Wirklichkeit gezogen. Ich ging auf Entdeckungsreisen; auf dem Bücherbrett ein Buch über „Psychiatrie für Ärzte", das konnte keine Phantasie sein. Ich untersuchte einen Projektionsapparat, ... Mit diesem Entdecken der Wirklichkeit und der damit verbundenen Sicherheit des Daseins kam, hauptsächlich im Garten, als ich die Zweige und Bäume betastete, ein Gefühl über mich, das ich zu den angenehmsten rechne" (Medizinstudent 4, nach 500 mg *Meskalin* sc.). (21) *

B) ALTEROLYSE

Tendenz, eigene Impulse und Regungen in Form von Bildern oder Wahnwahrnehmung auf Andere zu projizieren (sehr viele Symptome). Z. B. Paranoia (glaubt sich gequält, gestört, verfolgt, verlacht, verurteilt) Th. 31, projizierende Abneigung gegen bestimmte Menschen Sy. 16.24, 16.25, und:

„An Ton und Manieren der anderen untereinander finde ich alles mögliche unpassend und unliebenswürdig, was mir peinlich ist. Daß ich mich selbst auffällig benehme, ist mir klar, aber ich bringe keine Kritik daran auf" (Arzt 12, nach 500 mg *Meskalin* sc.). (21) *

„Ich bin, wie es sein muß, aber der Professor benimmt sich so dumm...; es ist mir peinlich, daß die Umgebung durch ihr Benehmen mich am laisser aller hindert" (Arzt 3, nach 300 mg *Meskalin* sc.). (21) *

Ein Proband glaubt bei Anderen Rechenfehler zu bemerken (21) *.

Unlust wird „in Form **überlegener Ablehnung, ironisierender Kritik und Gereiztheit**" ausgedrückt (Arzt 13, nach 500 mg *Meskalin* sc.) (21) *; reizbar, kritisch, oft ironisch gegen sich und Andere (36); auf Kritik reagiert sie zornig, beleidigt, als Kind mit Wutanfällen (19j. Mdch., paroxysmale Tachykardien) (37); **Respektlosigkeit, Verspotten von Autoritäten** (Thema 15); **Negativismus** (Sy. 15.6); **Streitsucht** (49.3); **schroffes Verurteilen seines Bruders** (59.5).

Möchte kämpfen, töten, erwürgen, „entweder wir töten, oder wir werden getötet" (Sy. 30.13 - 15, sowie 30.36)**:** Ein Prüfer von *Peyotl* C 30 träumt von einer Frau, der es übel ist, weil ein böser Geist an ihr zieht. Die Leute versuchen sie zu heilen und streiten sich über die anzuwendende Technik. Er nimmt ein Gewehr und schießt sie tot, dann hackt er ihren Leichnam mit einer

Axt in Stücke, aus *Haß auf böse Geister*; nach dem Erwachen empfindet er Angst und Depression (1. Nacht). (19)

Zugleich egolytisch und alterolytisch sind die Regungen von **Faulheit, Gleichgültigkeit gegen Pflichten, fehlendem Verantwortungsgefühl**, welche von vielen Prüfern und Anhaloniumpatienten berichtet werden.

Ebenso Symptom 28.34, **das sowohl Homizid- als auch Suizidwunsch beinhaltet**: „Ich versank zwar in das Traumland, aber bei jedem Erwachen lag der Druck von etwas Unverständlichem, Gewaltigem über mir, gegen den ich vergeblich skeptisch geltend machte, daß ich mich wohl genügend kenne, um mich allem auszuliefern, was kommen mag. Aber das Versinken und die Gewaltimpulse erschienen mit dem Moment des Wachbewußtseins doch so drohend, daß keinerlei Garantie mir sicher schien, wenn ich allein wäre. Es überwogen dabei **drei dumpfe Antriebe: Jemand zu erwürgen, alles zu zerstören, mich endgültig in das All einzuordnen**. Dafür erschien mir das immer weiter Hinaussteigen auf einer schrägen moleartigen Mauer, die sich mehr und mehr von fester Masse und vom Wasser trennte und in den leeren Raum hinausragte, als nicht deutlich konstruiertes, aber doch eindeutiges Symbol im Traumbewußtsein, und ich fand mich im Zimmer langsam auf das Fenster zugehend und mit unendlich sanfter Gewalt hinaus- und hinaufgezogen, mich orientierend und unfähig, einem dieser Impulse wirklich nachzugeben, befürchtend, daß das Traumland vollkommen versinken und der Erinnerung nicht bleiben werde, bemächtigte sich meiner eine furchtbare dumpfe Unruhe und Angst, in der ich aufschrieb: *Will - mich - etwas - überwältigen*? ... Man soll sich nicht auf die Vernunft der Mitmenschen verlassen, selbst wenn man es selbst und Psychiater ist, Subjekt und Objekt in einer Person - man ist doch ausgeliefert den Dämonen, die man (wiederum Subjekt und Objekt, aber möglichst irrational) kennt. Es schien mir leichtsinnig, daß Dr. B. mich allein gelassen habe, da ich nirgends eine stichhaltige Hemmung mehr fand, dem dunklen Drange in irgendeiner Richtung nachzugeben. Dann erwachte ich, indem ich fest in das Grundglied meines linken Daumens gebissen hatte“ (Arzt 1, nach 500 mg *Meskalin* sc., zweiter Arzneiversuch). (21) *

Zugleich Wunsch und Furcht, „dämonisch“ hemmungslos zu werden (Sy. 16.13)**, ist kombiniert ego- und alterolytisch.**

Gleichzeitig ego- und alterolytisch ist auch das spöttische Zwangslachen, z. B. Sy. 16.9**:** „Sehr schwierig war für mich das Mittagessen. Da saßen ernste Leute, die redeten ernsthaft und forderten geradezu zu einer Verulkung heraus. Aber diese Verulkung war nicht etwa freimütig, im Gegenteil, es war mir sehr unangenehm... Ich merkte ganz deutlich, wie eine leere Albernheit mich völlig überfiel, und konstatierte in einem Teil meines Ichs verwundert und sehr unangenehm berührt, wie sich mein anderes Ich vorbeibenimmt" (Arzt 2, nach 300 mg *Meskalin* sc., erster Arzneiversuch). (21) * Thema 23 dreht sich insgesamt um das Zwangslachen, das dort **auch psorische Elemente trägt**, z. B. „objektlose Heiterkeit, deren er sich als einer Haltlosigkeit schämt, daneben besteht eine große Qual" (23.10) oder „Mein Gesicht war von Lachtränen überströmt... Ob das nun gelacht oder geweint, ob es Heiterkeit oder Trauer war, wußte ich nicht" (23.11).

***Alle 3 Phasen der miasmatischen Dynamik* enthält Symptom 8.10, und zwar bzgl. Erkenntnis und Körperbewußtsein.**

Diese volle Repräsentation gibt es auch für das Thema der Bewertung: Symptom 13.7.

***Nicht klar zuzuordnende Elemente:* Synästhesie; groteske Verformung gesehener Gegenstände oder des eigenen Körpers.**

Die Symptome 9.19, 9.27, 39.20 sind m. E. **echte Erfahrungen des Transzendenten oder Transpersonalen und stehen somit jenseits der miasmatischen Dynamik.**

SYMBOLE:

Von zentraler symbolischer Bedeutung ist Symptom 5.7, es stellt eine kosmische Beziehungsproblematik dar. „Bei geschlossenen Augen (sieht er) Felslandschaften von tropischem Charakter, mit großen Wäldern. Felsen und Bäume kennzeichneten sich durch bizarren Formenreichtum. Die Baumkronen waren riesengroß, die Stämme schmal und dünn, die Blätter von ungeheurer Länge. Alles war in eine dunkelblaue bis olivgrüne Atmosphäre getaucht. Es waren Landschaften aus der frühesten Erdgeschichte. Dann erblickte ich menschenähnliche Lebewesen mit regenwurmähnlichen Körpern und großen Köpfen, die wie Blutegel mit Saugnäpfen ausgestattet waren, dann wiederum Menschen mit meterlangen Armen und ganz großen Köpfen, deren Ohren sich weit weg vom Körper befanden und mit ihm durch lange Schall-Leitungen verbunden waren. Diese Lebewesen bewegten sich – ohne Flügel – auf Bäumen. Und das Merkwürdigste: alle waren miteinander durch feinste, bis ins Unendliche dehnbare Fäden verkettet und bewegten sich entgegen der gemeinsamen Verbindung heftig gegeneinander. Trotzdem bestand eine allgemeine Bewegung dieser Lebewesen zu einem hohen Gebirge hin. Wie ich meinen Blick dorthin richtete, sah ich jenseits der Berge einen Maelstrom aus brennendem Öl, der wie ein Sog alles verschlang. ... Ich hatte keinerlei Gefühl seelischer Erschütterung, sondern beobachtete alles mit kühler Sachlichkeit. Dieser unheimliche Zustand hielt bis morgens 4 Uhr an (Prüfer 1, nach 3 x 10 Tr. *Anh.* D6). (17.3)

WEITERE:

Gitterwerk, Netzwerk (viele Symptome).

Wasser (viele Sy.), **Kristall** (viele Sy.), **Eis** (viele Sy.).

Gotischer Dom (viele Symptome), **Turm** (viele Sy.).

Architektur alter Kulturen (viele Sy.).

Spirale, Swastika oder Feuerrad (viele Sy.).

Kreuz bzw. Gekreuzigter (viele Sy.).

Jungfrau oder Madonna (viele Sy.).

Kelch oder Hostie (viele Sy.).

Salz (mehrere Sy.).

Insekt (mehrere Sy.), *Schlange* (mehrere Sy.), *Wurm* (mehrere Sy.), *Meeresgetier* (mehrere Sy.).

Motorrad (mehrere Sy.), *Rüstung, Waffenrock* (mehrere Sy.), *Waffen, wie Pfeil, Speer, Gewehr* (mehrere Sy.).

Parade, Mönchszug, marschierende Menschenmengen (mehrere Sy.).

Elektrischer Strom (mehrere Sy.).

Der vielarmige Buddha (drei Sy.).

Die heilige Stadt oder der heilige Berg Gottes (zwei Sy.).

Bewegung von rechts nach links (mehrere Sy.).

Friedrich Nietzsche (ein Sy.).

Schlüssel (ein Sy.).

Kneten (ein Sy.).

Spiegel (ein Sy.).

Frau mit vergrößertem Becken (ein Sy.).

Phallus (ein Sy.), Lichtstab (ein Sy.), Lichtpyramide (ein Sy.).

Der indische Elefantengott Ganesha (ein Sy.).

Feuerameise (ein Sy.).

Plutonium (ein Sy.).

Kreisförmiger goldener Faden v. Magen z. Mund u. zurück, wie ein Uroboros (ein Sy.).

Schlußwort

Anhalonium – je länger ich mich damit beschäftigte, um so mehr – wurde mir begreifbar in den *Vernetzungen* (Th. 61) seiner Themen untereinander, welche die Prüfer, vor allem aus (21) *, verbalisieren und durch welche das Mittel sich wahrhaftig *selbst zu er-klären* (Th. 17, 19, 32) vermag.

Diese Vernetzungen habe ich, damit ein *Verstehen* (Th. 17, 32, 33) dieser unglaublich *komplexen* (Th. 40, 61) Pathogenese auch für Andere möglich wird, in diesem Buch auf vielerlei Weise *auszudrücken* (Th. 32) versucht, auch mittels seines strukturellen Aufbaus, seiner *Architektur* (Th. 40).

Die in dieser Weise zusammengestellte Symptomatik von *Anhalonium* wird jeden, der sie verstehen will, *nolens volens* (Th. 28) *in sich hineinziehen* (Th. 6), in *Selbstreflexion* versetzen (Th. 10) und *verunsichern*, selbst *in seinen Wertmaßstäben* (Th. 11, 15).

Wenn man sich nicht zutraut, dies zu ertragen, läßt man es bleiben und denkt: *Das ist mir alles eine Nummer zu groß* (Th. 12, 27).

Aber man versäumt dann die Chance, einige *Geheimnisse* (Th. 2) *entschlüsselt* (Th. 17) zu bekommen, die uns helfen können, jene Menschen zu *verstehen* und zu *heilen* (Th. 33), die aus ihrer persönlichen *Vergangenheit* oder der *kollektiven Vorzeit* (Th. 4) eine *Bedrückung* (Th. 52) und tiefe *Kontaktstörung* (Th. 31 - 33) mitbekommen haben, die sie hindert, mit den auf *Erden* gegebenen Mitteln *schöpferisch* zu sein (Th. 3, 27) und sich im *Überlebenskampf* (Th. 30) durchzusetzen bzw. *durchzuhalten* (Th. 21), worauf sie *mit dem Rückzug in eine der linearen Zeit entzogene, ästhetische, phantastische, magische, schamanische Traumwelt* aus *Licht, Raum und Musik* und, falls diese und die Realität zu hart auseinanderklaffen, mit *tiefer Verunsicherung* (dann „schüchtern", „faul" und „in der Realität kümmerlich"), *manischer Ich-Glorifizierung* oder *Persönlichkeitsspaltung* reagieren.

Denn des Menschen Seele ist dem *Adler* (Th. 35, 46) ähnlich, der – einer alten Sage zufolge – in die Sonne des *Schattenlosen Lichts* schauen will (Th. 38); doch wenn der Adler zu lange in die Sonne schaut, muß selbst er *sterben* (Th. 37), und um so mehr ist der Mensch überfordert, wenn er zu stark dem, seinen begrenzten Geist *verwirrenden* (Th. 7, 11, 19, 31), Eindruck eines *kosmischen Bewußtseins* (Th. 6, 8, 20) ausgesetzt wird.